NATURKOSMETIK FÜR JEDEN TAG

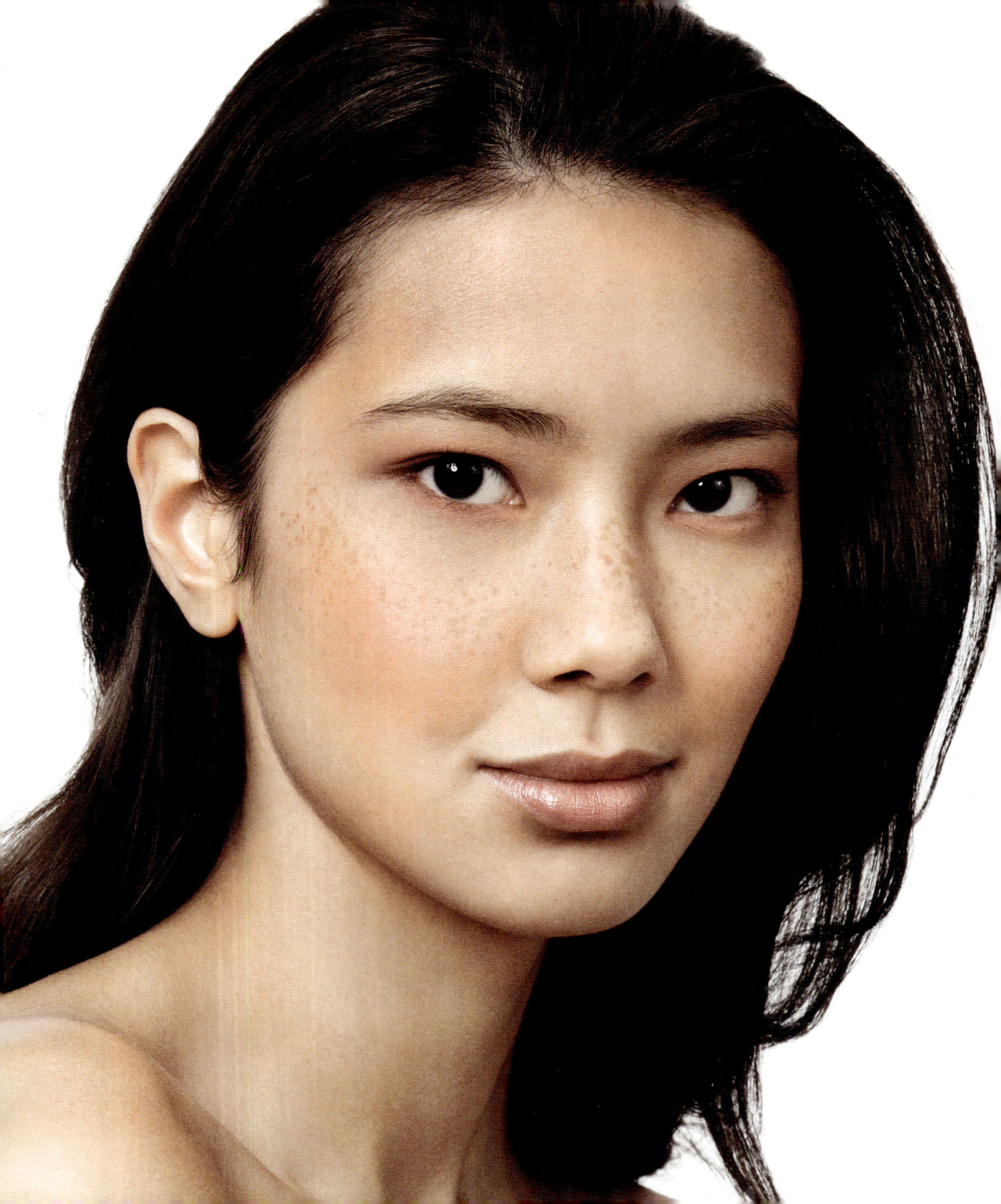

NATURKOSMETIK FÜR JEDEN TAG

DK

DK | Penguin Random House

DK London
Lektorat Martha Burley, Tessa Bindloss, Dawn Henderson, Peggy Vance
Gestaltung und Bildredaktion Laura Buscemi, Christine Keilty, Kathryn Wilding, Nicola Powling, Peter Luff
Herstellung Tony Phipps, Jen Scothern

DK Delhi
Lektorat Manasvi Vohra, Janashree Singha, Alicia Ingty
Gestaltung und Bildredaktion Balwant Singh, Vikas Sachdeva, Pallavi Kapur, Navidita Thapa, Satish Chandra Gaur
Herstellung Sunil Sharma

Für die deutsche Ausgabe:
Programmleitung Monika Schlitzer
Redaktionsleitung Caren Hummel
Projektbetreuung Katharina May
Herstellungsleitung Dorothee Whittaker
Herstellungskoordination Ksenia Lebedeva
Herstellung Christine Rühmer

Titel der englischen Originalausgabe:
Beauty Book

Übersetzung Annerose Sieck
Lektorat Anna Gülicher-Loll

ISBN 978-3-8310-3192-4

Druck und Bindung Hung Hing Printing Group, China

Besuchen Sie uns im Internet
www.dorlingkindersley.de

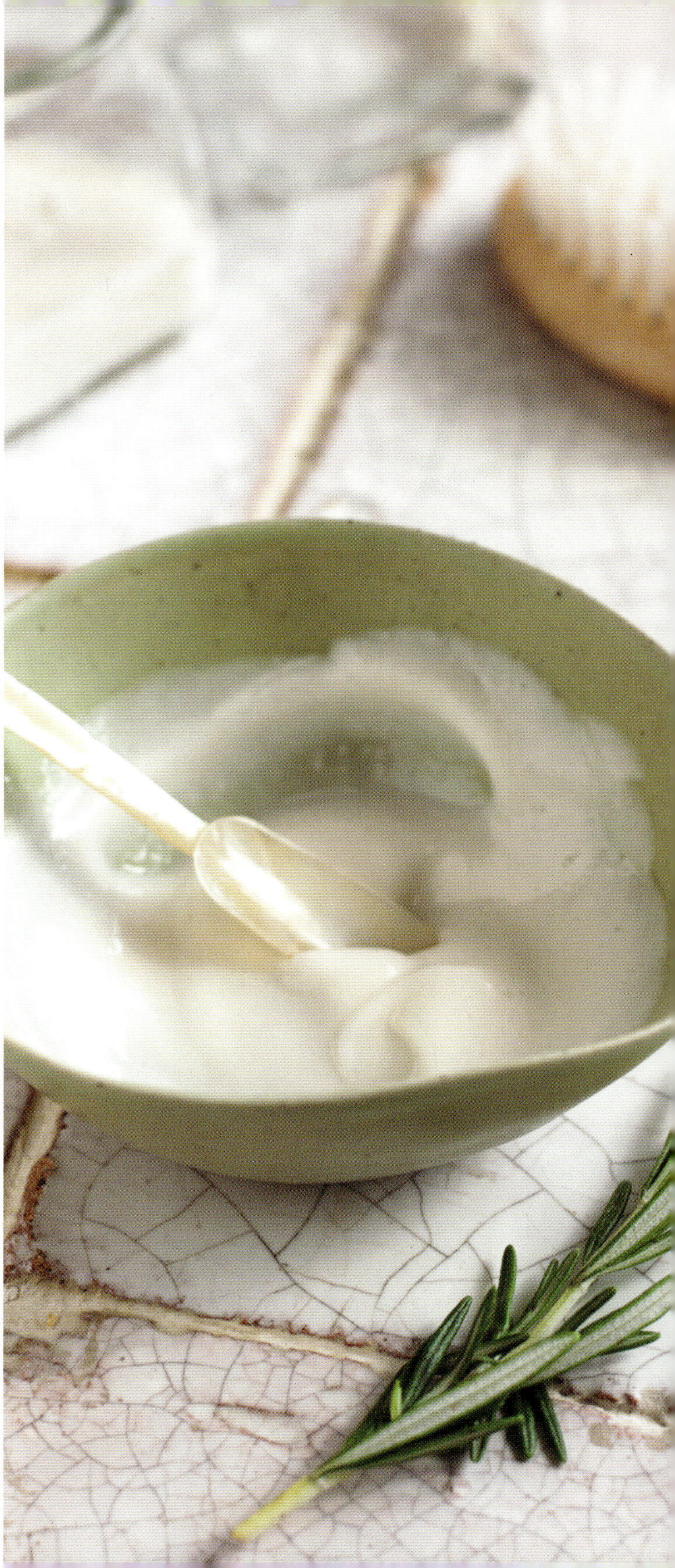

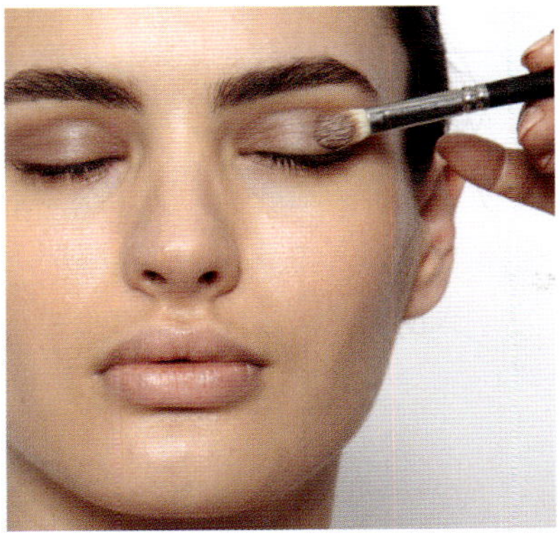

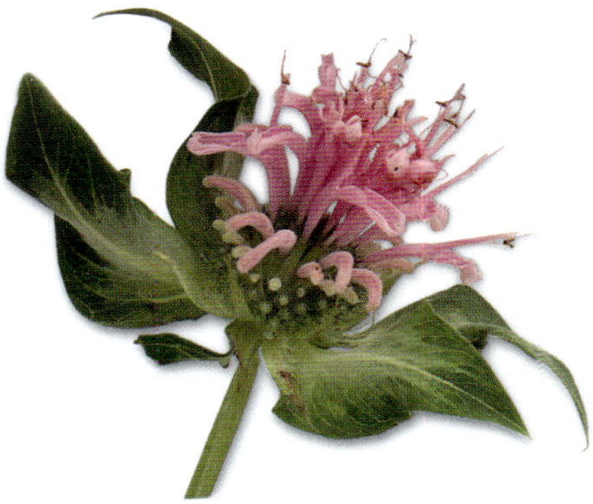

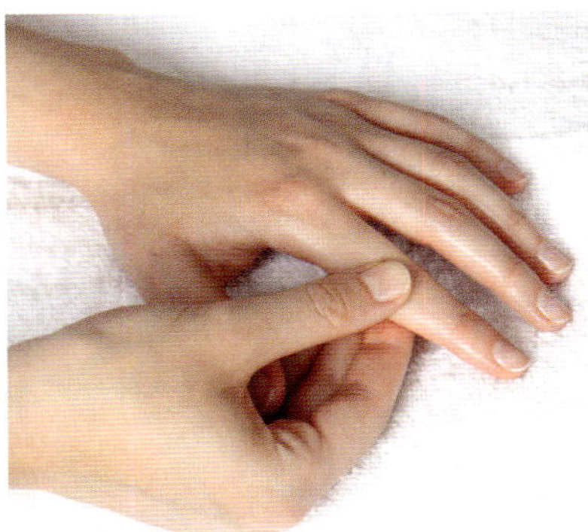

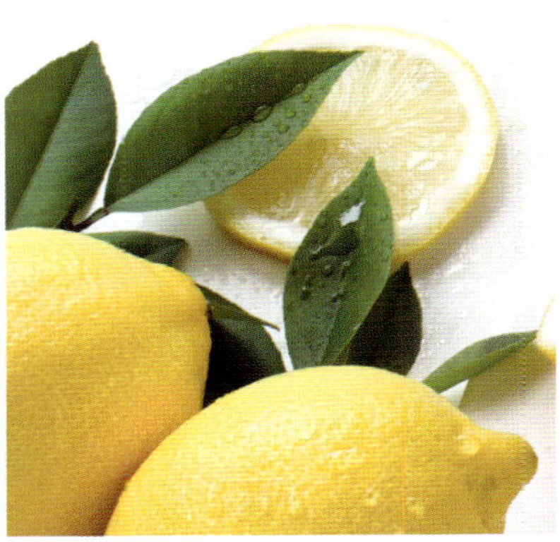

INHALT

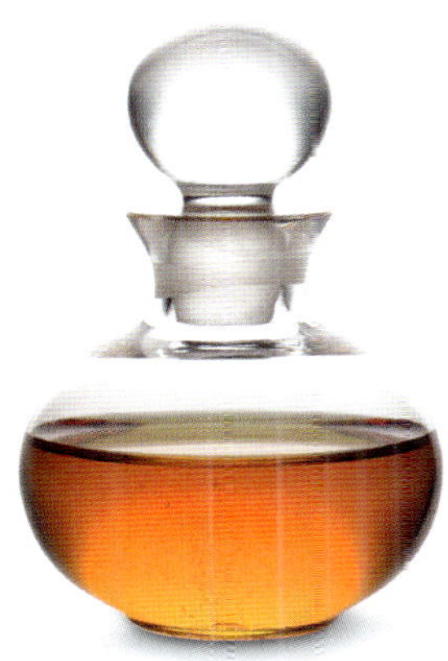

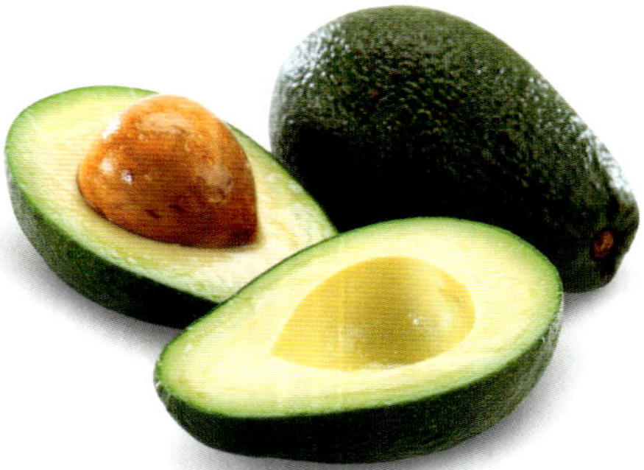

HAARE

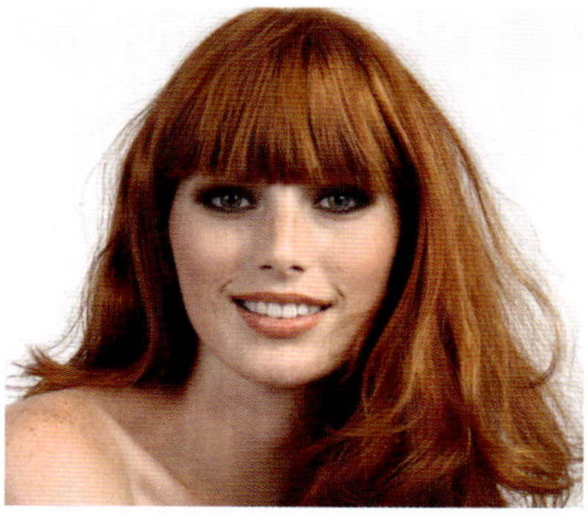

HÄNDE & FÜSSE

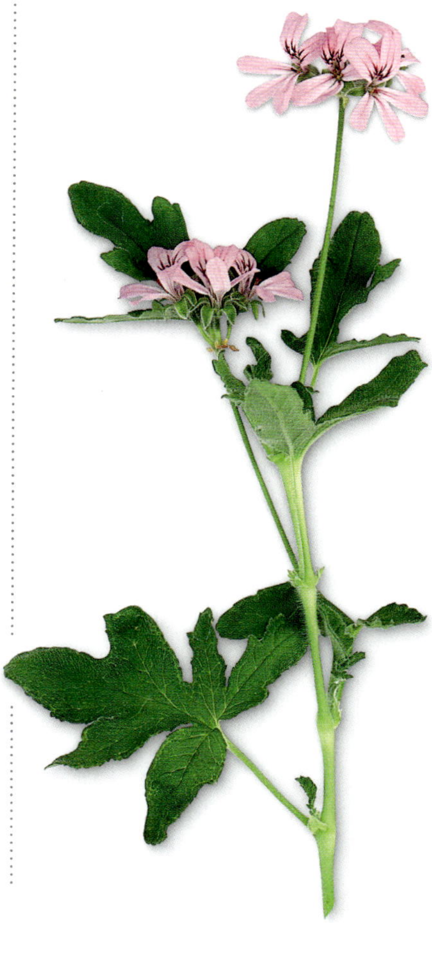

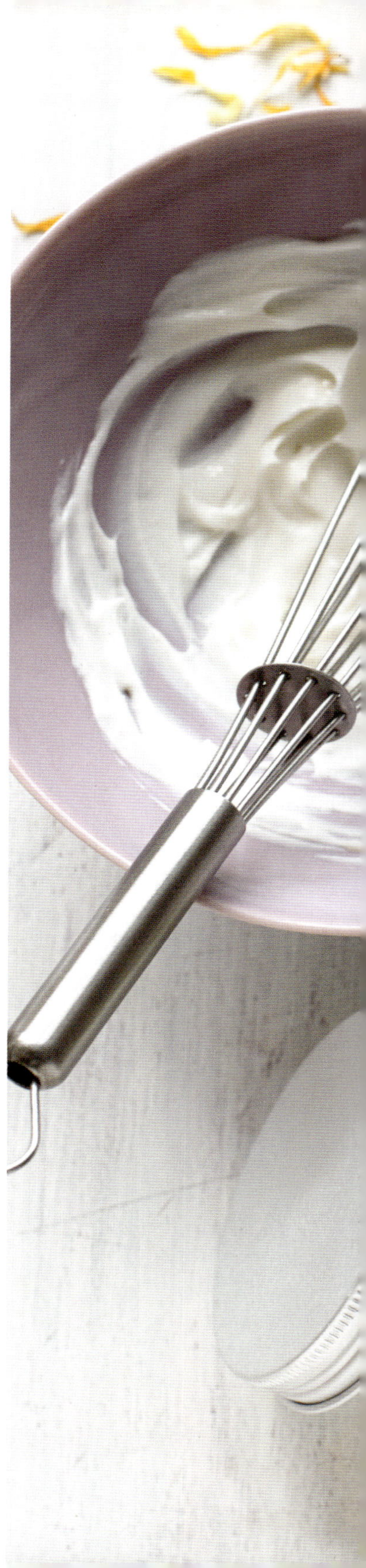

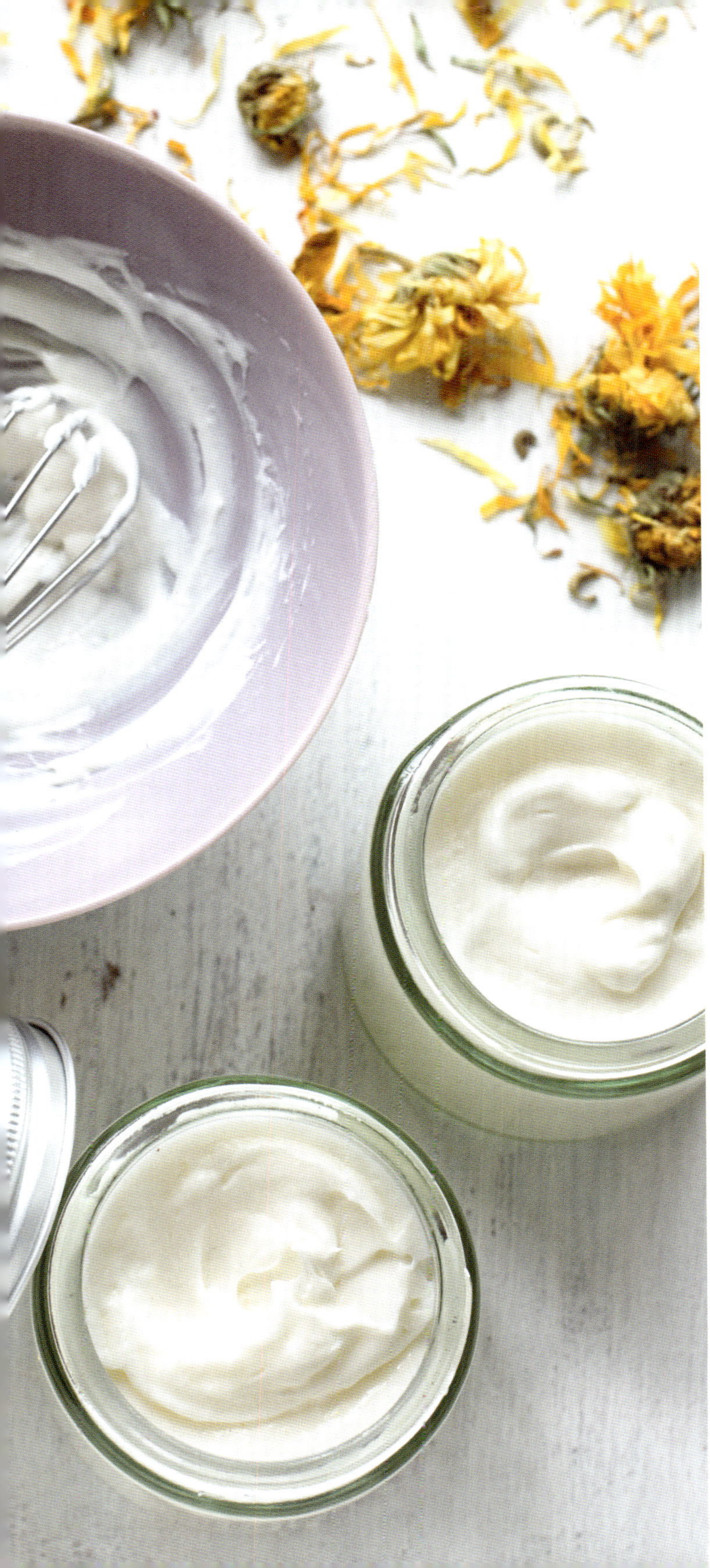

Die Autoren

Susan Curtis ist als Homöopathin und Naturheilpraktikerin tätig sowie Direktorin des *Natural Health for Neal's Yard Remedies*. Sie hat bereits mehrere Bücher geschrieben. Susan Curtis hat zwei Kinder und ist sehr engagiert, andere Menschen darin zu unterstützen, einen natürlicheren, gesünderen Lebensstil zu pflegen.

Fran Johnson ist leidenschaftliche Kosmetikwissenschaftlerin und war seit 2006 bei *Neal's Yard Remedies* tätig. Sie ist Aromatherapeutin und gibt eine Reihe von Kursen für *Neal's Yard Remedies* zu Kosmetikprodukten, Aromatherapie und natürlichen Parfums. Zu den begehrtesten Kursen gehören Rezepturen für natürliche Schönheit.

Pat Thomas ist Journalistin, politische Aktivistin, Rundfunksprecherin und Autorin. In ihren Arbeiten beschäftigt sie sich mit schädlichen Chemikalien in Schönheitsprodukten und propagiert natürliche Alternativen. Sie war Herausgeberin des Magazins *The Ecologist* und Mitglied des *Council of Trustees of the Soil Association*, der ersten Zertifizierungsstelle für Bioprodukte in Großbritannien. Zudem ist sie Herausgeberin der Website *NYR Natural News*.

Make-up-Artist

Justine Jenkins ist anerkannter Make-up-Artist, Botschafterin für tierversuchsfreie Kosmetik, Rundfunksprecherin und Autorin. Ihre Themen: natürliche Schönheit und Make-up. Ihre Texte erscheinen regelmäßig online und in Printmedien.

EINFÜHRUNG

WENN WIR AUF UNS **ACHTGEBEN**, INNERLICH UND ÄUSSERLICH, KANN SICH UNSERE WAHRE **SCHÖNHEIT** ENTFALTEN. DIE NATUR LIEFERT ALLES, WAS UNSER KÖRPER BENÖTIGT, SIE **NÄHRT** IHN, BEHANDELT IHN **PFLEGLICH** UND LÄSST DIE NATÜRLICHE SCHÖNHEIT ERBLÜHEN.

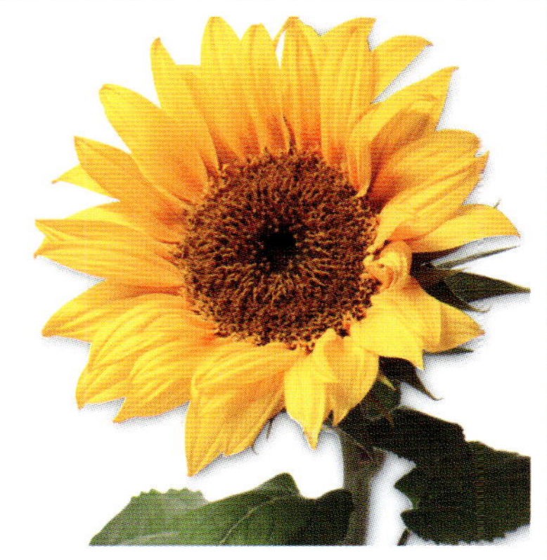
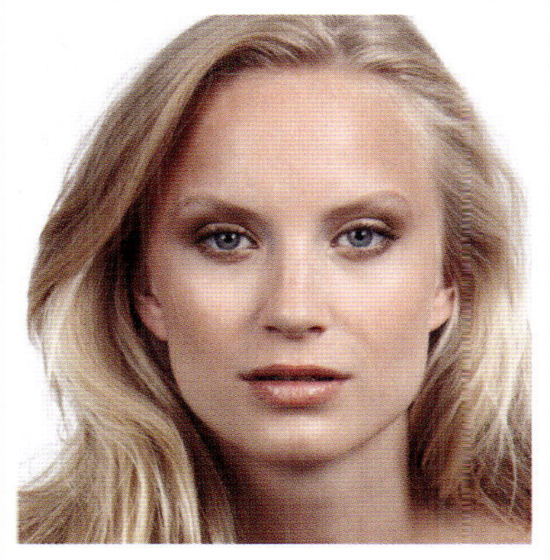
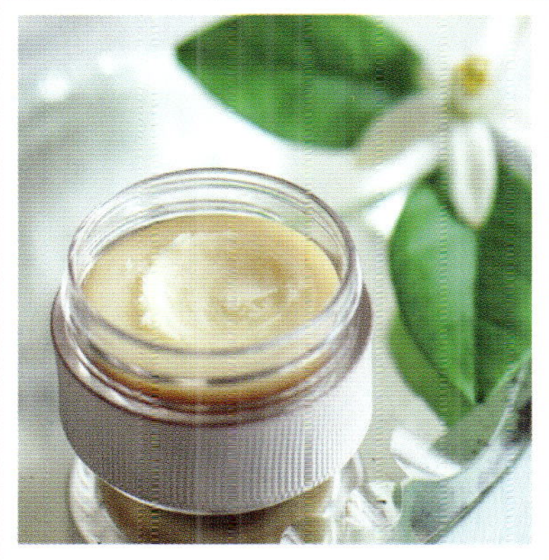

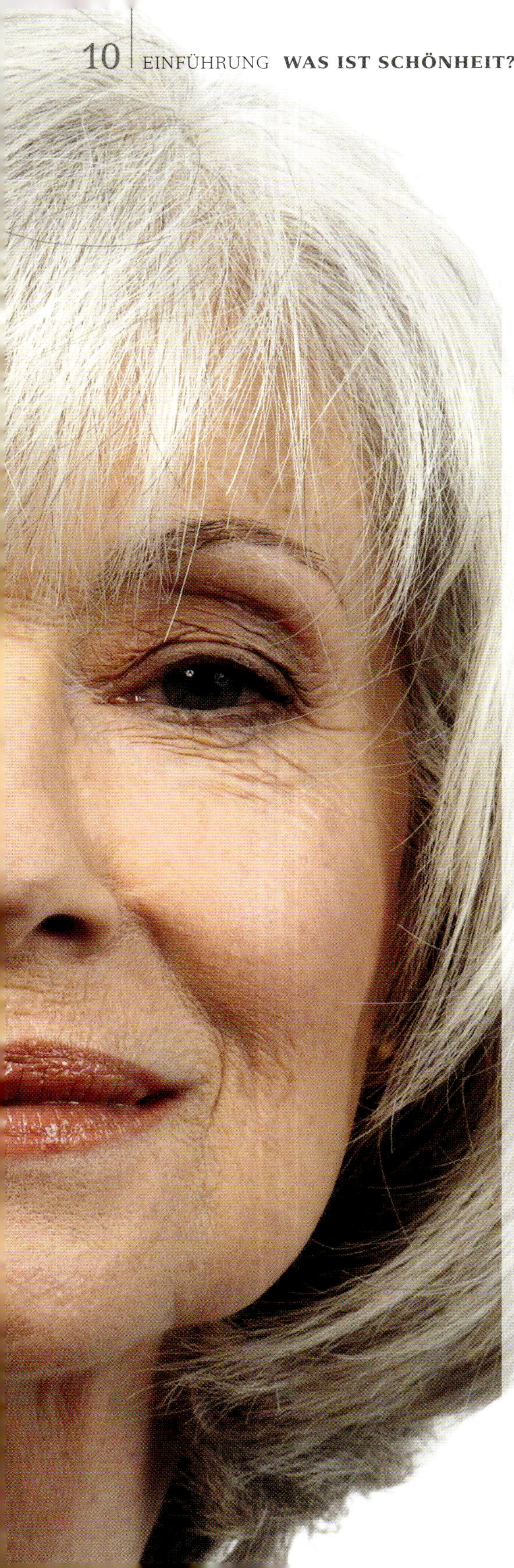

WAS IST SCHÖNHEIT?

Auf diese Frage gibt es unzählige Antworten, da jeder seine eigene Vorstellung davon hat, was schön ist. In Wirklichkeit verändert sich das Bild von Schönheit im Verlauf des Lebens. Was Sie in jungen Jahren noch schön finden, wird Ihnen im höheren Alter vielleicht nicht mehr gefallen.

WAHRNEHMUNGSWANDEL

Vor knapp hundert Jahren definierte das Lexikon Schönheit als »Eigenschaften, die Auge, Ohr, Intellekt, Ästhetik oder Moralempfinden gefallen«. Heute ist die vorgegebene Definition von Schönheit enger und beschränkt sich auf das, was für das Auge angenehm ist. Dieser Wandel hat an Boden gewonnen, da Schönheit lange Zeit von Medien, Hollywood und der globalisierten Schönheitsindustrie bestimmt wurde. Wenn wir an Schönheit als etwas Äußerliches denken, nehmen wir an einem Spiel teil, das wir niemals gewinnen können.

Untersuchungen zeigen, dass Frauen ihre erste »Schönheitskrise« mit 14 Jahren erleben und im Laufe der Jahre oft weiter ihre Selbstachtung zerstören. Diese innere »Aushöhlung« hat einen negativen Effekt auf Gesundheit und Wohlbefinden. Studien zufolge leben Menschen, die ihr Aussehen akzeptieren, zufriedener und gesünder; das wiederum hat Auswirkungen auf die physische Gesundheit.

MIT DER NATUR ARBEITEN

Schönheit wollen wir hier als natürlich, ganzheitlich und die Bedürfnisse, Gefühle und Wahrnehmungen spiegelnd definieren. Auf der Strecke bleibt eine statische Einheitsphilosophie zugunsten einer vielschichtigen Wertschätzung von Menschen

PRO AGING

Die Vorstellung, dass Jugend mit Schönheit gleichzusetzen ist, lässt sich in einer alternden Bevölkerung nicht aufrechterhalten. Wir wissen, dass das Interesse an Jugendelixieren und invasiven OPs nach dem 45. Geburtstag nachlässt. Ältere Frauen möchten lieber »gut für ihr Alter« als für immer jung aussehen. Sie sind auch eher geneigt, therapeutische Behandlungen wie Massagen oder Kuren auszuprobieren. Derartige Therapien verbessern nicht nur die Erscheinung, sie tun auch dem Ich gut und stärken das Wohlbefinden.

unterschiedlichen Alters und verschiedener Kulturen. Ausgelöst wurde so eine Bewegung weg von synthetischen und massenproduzierten Schönheitsprodukten hin zu Zutaten aus sicheren und nachhaltigen, natürlichen Substanzen.

Viele wissen, dass es keine wahre Schönheit geben kann, wenn die Mittel, mit denen diese erreicht werden soll, abstoßend sind: Tierversuche, giftige industrielle Chemikalien, vermeidbare Abfälle, wissenschaftliche Experimente, die Kunden in Laborratten verwandeln, sowie Lügen auf Etiketten!

Unser zunehmendes Interesse an natürlicher Schönheit, das eine wachsende Achtsamkeit der Umwelt gegenüber spiegelt, ist ein positiver und inspirierender kultureller Wechsel und eine kostbare Alternative zur künstlichen Barbie-Schönheit. Der Trend hin zu vollwertigen Lebensmitteln wird davon begleitet, dass wir uns Gedanken darüber machen, was wir auf unsere Körper auftragen. Mit einer Ernährung, die vornehmlich aus Junk Food besteht, kann man nicht gesund leben. Wenn man Schönheitsprodukte verwendet, die aus Petrochemikalien oder synthetischen Düften hergestellt werden, die Studien zufolge das Hormon- oder Nervensystem beeinträchtigen, Krebs verursachen, Allergien hervorrufen oder Föten schaden können, wird sich niemand schön fühlen.

VON INNEN NACH AUSSEN

Weil wir wissen möchten, was in den Produkten steckt, gab es eine zweite Trendwelle, nämlich das verstärkte Interesse daran, Kosmetik aus bekannten und vertrauenswürdigen Zutaten selbst zuzubereiten. Die Natur liefert das meiste, was wir benötigen, um schön zu bleiben, in Form von gesunden, reinen Lebensmitteln, aber auch in Form von Zutaten wie etwa hochwertigen Ölen und Pflanzenessenzen. Wahrscheinlich wird es Sie überraschen, aber einige der besten Kosmetikzutaten befinden sich bereits in Ihrer Küche.

Die Rezepte und Tipps in diesem Buch zeigen, wie effektiv natürliche Produkte sind und wie Sie diese im Alltag verwenden können. Wenn Sie dies auf kreative Weise praktizieren, bekommen Sie die Kontrolle darüber, was Sie auf die Haut oder ins Haar geben. Eine erlernbare Kunst und Wissenschaft, die in Ihren Händen liegt.

Schönheit sollte zuallererst etwas sein, das wir für uns anstreben, damit wir uns besser fühlen und aussehen, um zu zeigen wie es in unserem Innern aussieht, und um uns ab und an auch zu verwöhnen. Wahre Schönheit sollte ein glücklicheres gesünderes, entspanntes, selbstsicheres und angenehmes »Du« zur Folge haben. Studien zeigen, dass unser Verständnis von Schönheit und das, was andere darüber denken, oft meilenweit auseinanderliegen. Rufen wir uns die Idee der natürlichen Schönheit zurück, lässt sich die Lücke zwischen dem, wie Sie sich im Innern fühlen und wie andere Sie sehen, schließen.

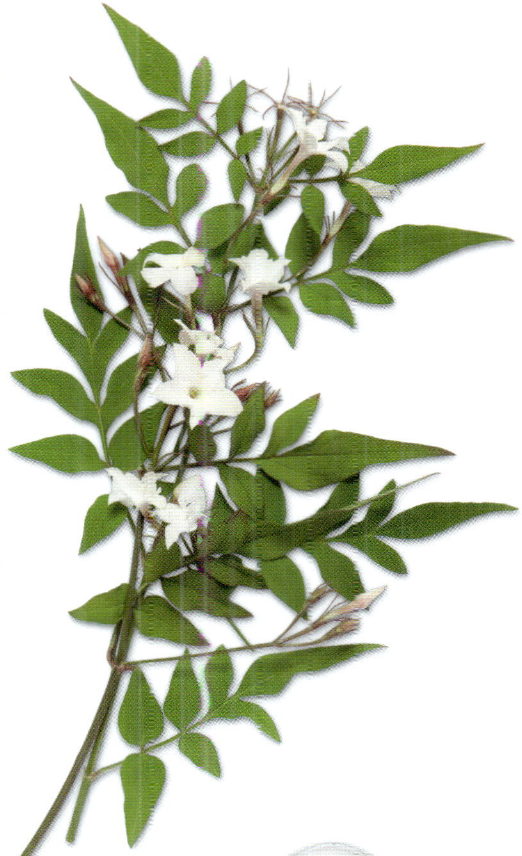

JASMIN
Der antioxidanzienreiche Jasmin kann die Heilung fördern sowie die Haut beruhigen (siehe Seite 35).

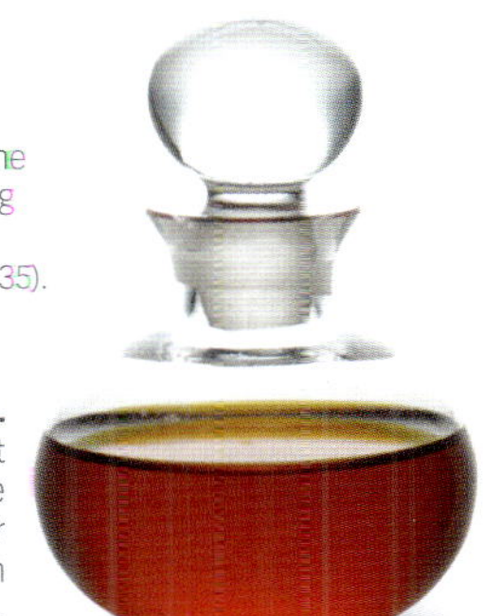

REINES ROSENÖL
Mit seinem feinen Duft kann das ätherische Öl die Zeichen der Alterung bekämpfen (siehe Seite 24–25).

IM NAMEN DER EITELKEIT

Viele Chemikalien in konventionellen Produkten wie etwa den Hormonhaushalt beeinflussende Parabene schaden auch dem Planeten, entweder durch nicht nachhaltige Quellen im Verlauf des Herstellungsprozesses oder durch Ableitung in die Kanalisation und das Grundwasser. Da wir wissen, wie wir dem Planeten schaden, ist es alles andere als anständig, es lediglich aus Eitelkeit zu tun.

DAS GEHEIMNIS IHRER HAUT

Ihre Haut ist lebendig: Sie atmet, wächst und verändert sich ständig. Sie schützt den Körper vor Bakterien, Viren und Schadstoffen, nimmt Nährstoffe auf und leitet über den Schweiß Toxine aus. Sie reguliert die Körpertemperatur, produziert Vitamin D aus Sonnenlicht und liefert durch Berührung und Schmerz Informationen. Jeden Tag zeigt die Haut nach außen, was wir essen und trinken, wie wir schlafen, wie viel Stress wir haben, wie gesund wir sind.

UNTER DER HAUT

Die Haut besteht aus drei Schichten: der Epidermis (Oberhaut), der Dermis (Lederhaut) und der Subcutis (Unterhaut). Jede Schicht hat spezielle Aufgaben.

EPIDERMIS

Die elastische obere Schicht regeneriert sich fortwährend. Sie setzt sich aus unterschiedlichen Zellarten zusammen.

KERATINOZYTEN
Die Hauptzellen der Epidermis entstehen durch Zellteilung an der Basis. Ständig machen sich neue Zellen auf den Weg an die Oberfläche. Auf ihrer »Wanderschaft« sterben sie schrittweise ab, verflachen und lösen sich ab. Dieser Prozess nimmt etwa 14 Tage in Anspruch.

KORNEOZYTEN
Die flachen, abgestorbenen Keratinozyten, die Korneozyten, bilden eine feste, schützende Hornschicht, das *Stratum corneum*. Diese Schicht erneuert sich beständig und löst sich ab. Jeden Tag lösen sich Millionen von abgestorbenen Hautzellen ab.

MELANOZYTEN
Sie stellen das Pigment Melanin her, das vor UV-Strahlen schützt und der Haut ihre Farbe gibt. Sonnenbestrahlung erhöht die Melaninproduktion, in der Folge wird die Haut dunkler bzw. braun. Kann das Melanin das Sonnenlicht nicht zur Gänze absorbieren, weil wir uns zu lange der Strahlung aussetzen, wird die Haut geschädigt und verbrennt.

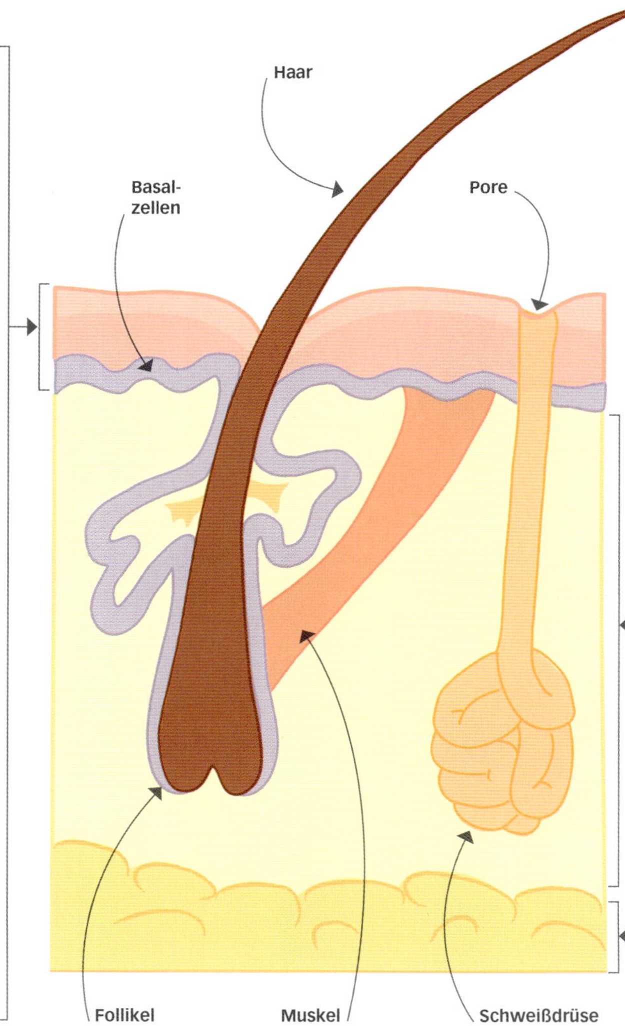

DERMIS

Die innere Schicht der Haut besteht aus Bindegewebe, Elastin (die Fasern, die die Haut dehnfähig und geschmeidig machen) und Kollagen (Fasern, die für Festigkeit sorgen). In der Dermis befinden sich zahlreiche Blutgefäße, Follikel und Drüsen.

HAARFOLLIKEL
Aus den kleinen Papillen wachsen Haare. Haare spielen eine Rolle bei der Temperaturregulierung.

TALGDRÜSEN
Sie produzieren Sebum, um das Haar frei von Verunreinigungen zu halten. Sebum und Schweiß bilden den Oberflächen-»Film« der Haut.

SCHWEISSDRÜSEN
Schweiß wird in den Drüsen produziert und wandert durch die Schweißkanäle zu den Poren. Sie spielen ebenfalls eine Rolle bei der Temperaturregulierung. Die apokrinen Drüsen befinden sich in den behaarten Körperteilen und werden nur in der Pubertät aktiv.

SUBCUTIS

Unter der Dermis liegt das Unterhautgewebe. Es besteht aus Blutgefäßen, Nerven, Bindegewebe und Fett.

UMGANG MIT DER HAUT

Normale Hautveränderungen sollten Sie nicht als Problem wahrnehmen, vorübergehende Veränderungen nicht ständig kritisch beobachten. Seien Sie stattdessen aufmerksam bei der Hautpflege. Einiges können wir nicht beeinflussen, etwa wie Haut altert, ein komplizierter Prozess, bei dem interne und externe Faktoren eine Rolle spielen. Wenn wir älter werden, nehmen Kollagen und Elastin ab, das »Gerüst« der Haut. Darum bekommt sie Falten und wird schlaff. Dann hängt die Haut an Augen und Wangen aufgrund der Schwerkraft herab. Ältere Haut sieht durchsichtiger aus, weil die Pigmentzellen, die Melanozyten, abnehmen. Die Haut wird dünner und verletzlicher, Schäden sind häufig und heilen schlechter.

Wer das Geheimnis seiner Haut kennt und darauf mit der Vorstellung »von innen nach außen« reagiert, ist nicht nur sensibler und gesünder, sondern weiß auch, ob er sich mit seiner Haut auf Kriegsfuß befindet oder mit ihr in friedlicher Koexistenz lebt.

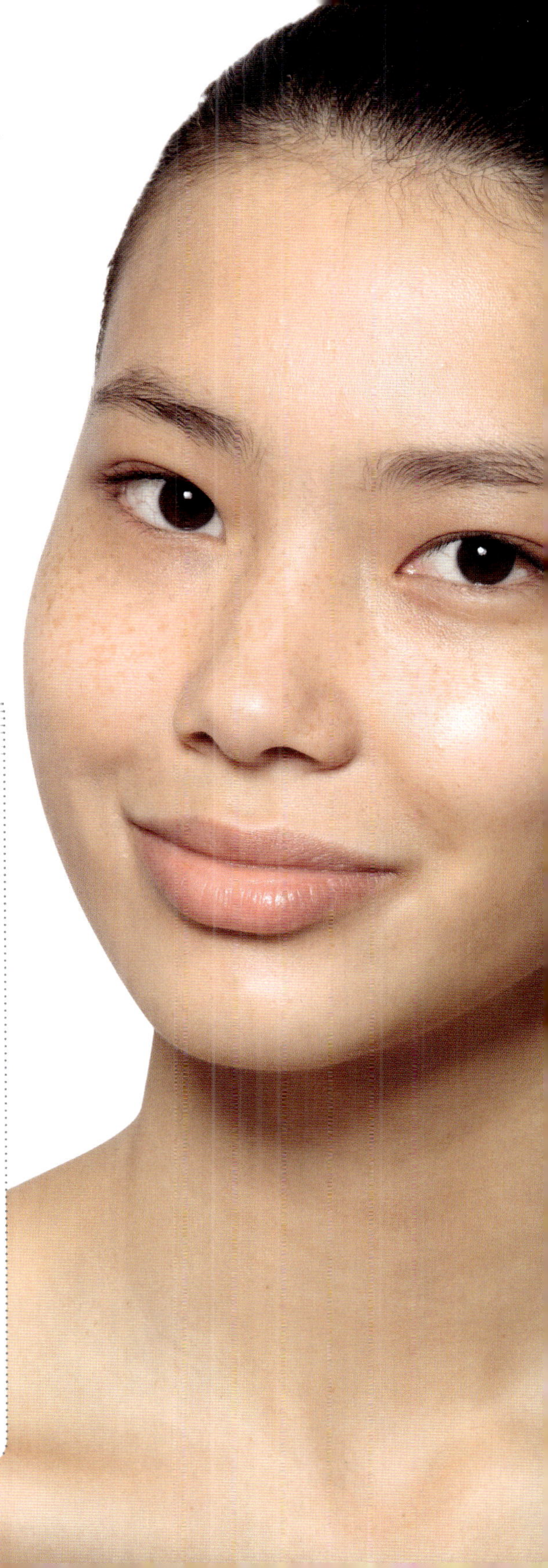

SCHLIESSEN SIE FRIEDEN MIT IHRER HAUT

Wer schöne Haut haben möchte, jugendliche oder reife, muss mit den natürlichen Rhythmen seiner Haut zusammenarbeiten und sie mit einem gesunden Lebensstil unterstützen.

Ausreichend gesunder Schlaf ist enorm wichtig für die Haut. Nicht nur die Stunden zählen, auch die Schlafqualität. Chronischer Schlafmangel kann die Haut zehn Jahre älter aussehen lassen.

Bauen Sie Stress ab und Sie sehen sofort die Wirkung: Gesundheit und Aussehen der Haut ändern sich, wenn weder Stress noch Ängste sie plagen.

Trinken Sie rund 2 Liter Wasser oder Kräutertee täglich, damit Feuchtigkeit und Ausstrahlung der Haut erhalten bleiben.

Meiden Sie Zigaretten und Alkohol, beides wirkt zerstörerisch auf Zellen und kann der Haut Wasser entziehen und ihre Fähigkeit, Nährstoffe zu verwerten, verschlechtern. Blicken Sie nach einer durchzechten Nacht einmal in den Spiegel.

Verwenden Sie qualitativ hochwertige Hautpflegeprodukte mit natürlichen Ölen sowie Pflanzenextrakten. Hände weg von chemischen Derivaten!

Essen Sie gesund, denn die Ernährung hat auf kürzere und längere Sicht Einfluss auf die Hautgesundheit. Studien zufolge lässt viel Zucker die Haut alt aussehen. Eine Ernährung reich an Omega-3-Fettsäuren dagegen kann vor Sonne und sogar Akne schützen.

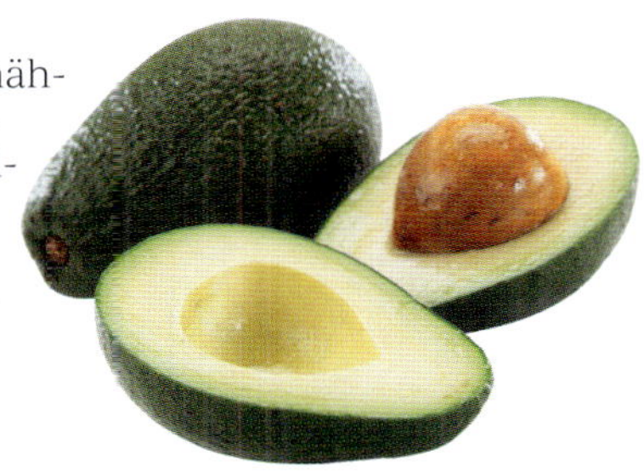

Das Geheimnis Ihrer Haut

Die Haut, flächenmäßig das größte Organ des Körpers, hat einen eigenen Rhythmus. Viele wollen sie fügsam machen, doch es ist der bessere Weg, mit dem natürlichen Rhythmus der Haut zu leben, um sie gesund zu erhalten.

DER TAGESZYKLUS

Gesunde, normale Haut kann sich nahezu stündlich wandeln. Die Uhren unten zeigen, wie häufig die Haut am Tag Änderungen unterworfen ist.

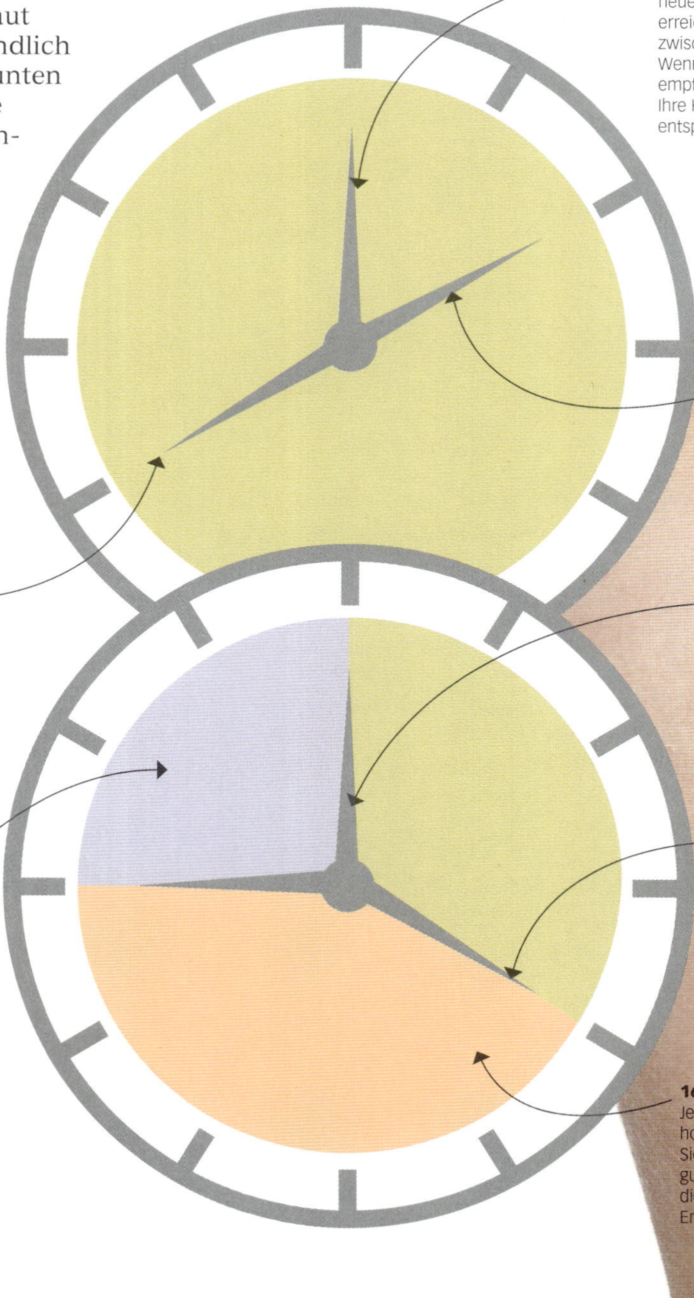

VORMITTAG

Es ist wahrscheinlicher, am Vormittag eine allergische Hautreaktion zu entwickeln als am Nachmittag.

8 Uhr morgens
Ihre Haut absorbiert Produkte schlechter als am Nachmittag, deshalb sollten Sie jetzt keine nährenden Masken oder Seren auftragen.

Mitternacht
Um Mitternacht hat die Produktion neuer Hautzellen ihren Höhepunkt erreicht, auch wenn die Spitze zwischen 21 und 3 Uhr liegen kann. Wenn Sie an Allergien oder Überempfindlichkeiten leiden, sollte Ihre Haut in dieser Zeit relativ entspannt sein.

2 Uhr
Jetzt produziert die Haut nur halb so viel Fett wie mittags und ist sehr trocken. Vor dem Schlafengehen deshalb eine gute Feuchtigkeitscreme auftragen.

NACHMITTAG

Am späten Nachmittag ist die Haut entspannter. Da sie nachts Wasser verliert, sollten Sie vor dem Zubettgehen Feuchtigkeitscremes auftragen.

Mittag
Die Produktion neuer Hautzellen hat ihren Tiefpunkt erreicht. Jetzt können sich Beschwerden wie Psoriasis verschlimmern. Die Produktion von Fett dagegen hat die Spitze erreicht, d. h. die Haut ist geneigt zu glänzen, vor allem in der T-Zone.

16 Uhr
Die optimale Zeit der Aufnahme. Tragen Sie jetzt nährende Masken oder ein Serum auf.

21 bis 24 Uhr
Am späten Abend reagiert die Haut empfindlicher auf Histamin. Abends können sich juckende Haut oder Dermatitis verschlimmern. Wenn Sie einen Allergietest machen möchten, tun Sie dies so spät am Tag wie möglich. Wenn Sie schlafen, ist Ihre Haut saurer und damit fettiger. Verschlimmern Sie das nicht, indem Sie vorher säurehaltige Peelings anwenden.

16 bis 21 Uhr
Jetzt ist die Hauttemperatur sehr hoch. Die Poren sind »offener« und Sie schwitzen vielleicht mehr. Eine gute Zeit für ein warmes Bad oder die Sauna, beides unterstützt die Entgiftung.

MONATSZYKLUS

Die Haut einer Frau verändert sich im Laufe ihres 28-tägigen Menstruationszyklus.

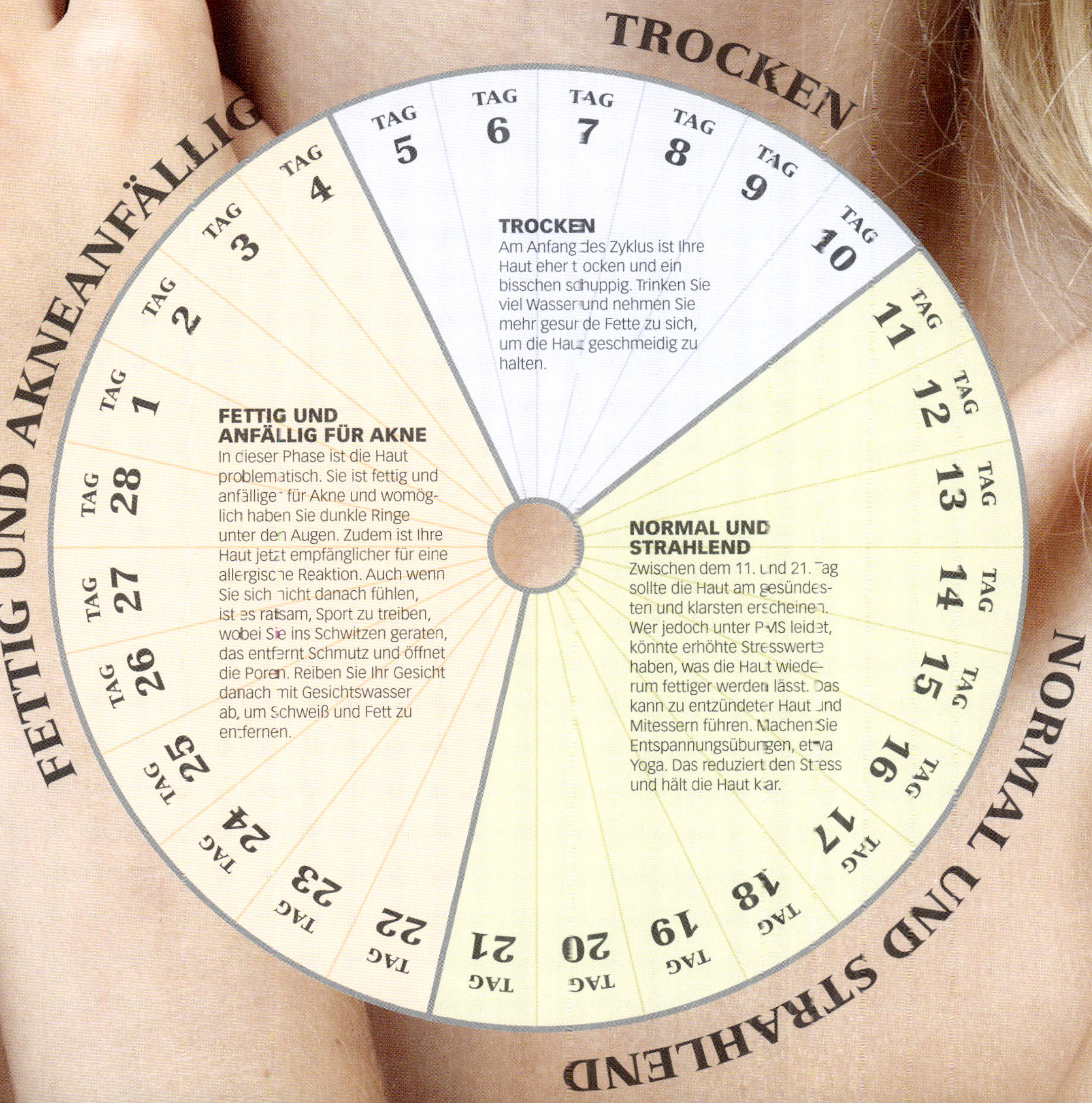

TROCKEN
Am Anfang des Zyklus ist Ihre Haut eher trocken und ein bisschen schuppig. Trinken Sie viel Wasser und nehmen Sie mehr gesunde Fette zu sich, um die Haut geschmeidig zu halten.

NORMAL UND STRAHLEND
Zwischen dem 11. und 21. Tag sollte die Haut am gesündesten und klarsten erscheinen. Wer jedoch unter PMS leidet, könnte erhöhte Stresswerte haben, was die Haut wiederum fettiger werden lässt. Das kann zu entzündeter Haut und Mitessern führen. Machen Sie Entspannungsübungen, etwa Yoga. Das reduziert den Stress und hält die Haut klar.

FETTIG UND ANFÄLLIG FÜR AKNE
In dieser Phase ist die Haut problematisch. Sie ist fettig und anfälliger für Akne und womöglich haben Sie dunkle Ringe unter den Augen. Zudem ist Ihre Haut jetzt empfänglicher für eine allergische Reaktion. Auch wenn Sie sich nicht danach fühlen, ist es ratsam, Sport zu treiben, wobei Sie ins Schwitzen geraten, das entfernt Schmutz und öffnet die Poren. Reiben Sie Ihr Gesicht danach mit Gesichtswasser ab, um Schweiß und Fett zu entfernen.

WAS STECKT IN DER FLASCHE?

Kosmetikartikel versprechen das Blaue vom Himmel. Sie wollen das Hautbild verfeinern und klären, das Haar bändigen und ihm Glanz verleihen, die Jahre optisch abschmelzen. Wir wollen dem gern Glauben schenken, ohne danach zu fragen, was genau in der Flasche steckt. Doch die meisten konventionellen Schönheitsprodukte enthalten dieselben Zutaten: Feuchtigkeitsmittel, Öle und Wachse, Silikone, Emulgatoren, Konservierungs- und Farbstoffe sowie Parfum. Es gibt nur eine begrenzte Zahl von Chemikalien, die reinigen, Feuchtigkeit spenden und Haut oder Haar beeinflussen.

SCHÖNHEIT DURCH CHEMIE?

Täglich nutzen wir diese Produkte und gehen davon aus, dass sie sicher sind und wirken. Das ist jedoch nicht unbedingt der Fall. Abgesehen von der Prüfung, ob die Produkte unmittelbar allergische Reaktionen hervorrufen, sind Kosmetikkonzerne nicht verpflichtet, die langfristige Verträglichkeit ihrer Produkte zu testen. Wer regelmäßig konventionelle Produkte verwendet, setzt sich selbst einer breiten Palette schädlicher industrieller Chemikalien aus. Werfen Sie einmal einen Blick auf das Etikett einer typischen Shampooflasche – Sie werden womöglich mehr als 20 Zutaten entdecken, viele davon im Labor synthetisch hergestellt. Für den Durchschnittskonsumenten ist diese Liste so unverständlich wie ein Buchstabengewirr. Wir öffnen die Flasche und hoffen, dass den Konzernen unsere Schönheit und unser Wohlergehen am Herzen liegt. Labortests haben gezeigt, dass viele Zutaten schädlich sind und nicht nur auf kurze Sicht Folgen haben, etwa Kontaktallergien hervorrufen können, sondern auch langfristig schwerwiegende Schäden verursachen können, etwa Krebs, Geburtsfehler und die Schädigung des Nervensystems. Einige der Chemikalien werden von manchen Regierungen als Sondermüll eingestuft.

Kosmetikhersteller mögen sich damit rausreden, dass sie nur winzige Mengen dieser Substanzen verwenden. Abgesehen davon, dass diese Behauptung unredlich ist, ignoriert sie die Tatsache, dass wir die Mittel täglich verwenden (im Labor werden sie oft nur einmalig angewandt). Sie ignoriert zudem, dass einzelne Toxine, in einer Flasche kombiniert, ganz anders zusammenwirken.

Ihre Haut kann Sie vor diesen Chemikalien nicht schützen. Viele durchdringen die Schutzgrenze der Haut und reichern sich im Körper an. Sind die hochtrabenden Versprechen dieses Risiko wert?

Im Durchschnitt verwenden wir täglich neun unterschiedliche Produkte mit insgesamt 126 chemischen Zutaten: Rund 90 % aller Zutaten wurden niemals vollständig auf Verträglichkeit getestet.

Der bessere Weg

Wenn mehr Leute sich weigerten toxische Produkte zu kaufen und ihre Schönheitsroutine veränderten, würden Hersteller schnell die Botschaft verstehen, dass Chemie in Kosmetik unerwünscht ist.

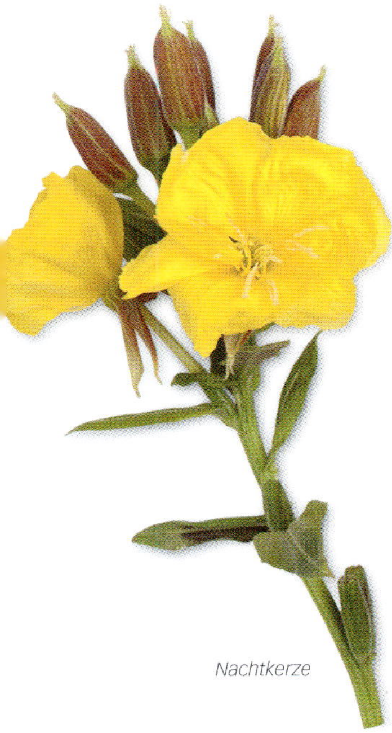

Nachtkerze

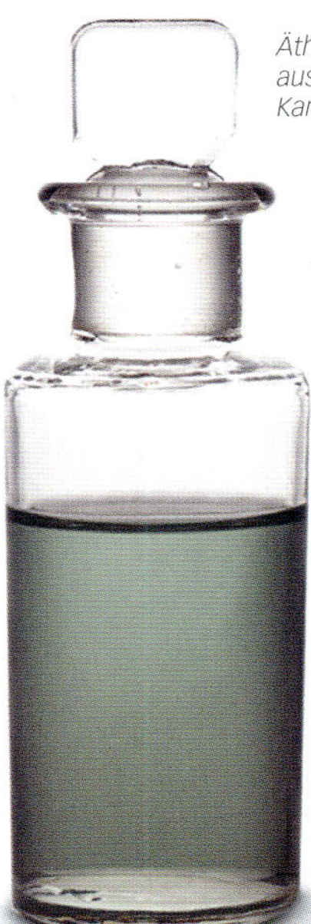

Ätherisches Öl aus Römischer Kamille

1 Weniger ist mehr

Verwenden Sie täglich weniger Produkte und wählen Sie diese bewusster aus.

2 Zertifizierte Biokosmetik

So kann man die schlimmsten Sünden vermeiden, die nach Biorichtlinien nicht erlaubt sind. Vorsicht vor Möchtegern-Bioproduzenten! In deren Artikeln befindet sich nur ein geringer Prozentsatz biologisch angebauter Zutaten, der Rest ist ein toxischer Mix aus synthetischen Chemikalien. Nur Produkte mit anerkannten Biosiegeln sind davon frei.

3 Natürliche Düfte

Nehmen Sie Produkte, deren Duft von ätherischen Ölen stammt. Alle anderen Düfte sind normalerweise synthetisch (siehe Seite 18–19).

4 Selbermachen

Die Produkte selbst herzustellen, ist kreativ und befriedigend. Zudem ist es gut für die Gesundheit. Sie können die Zutaten an Ihre Bedürfnisse anpassen und Sie wissen genau, was Sie verwenden.

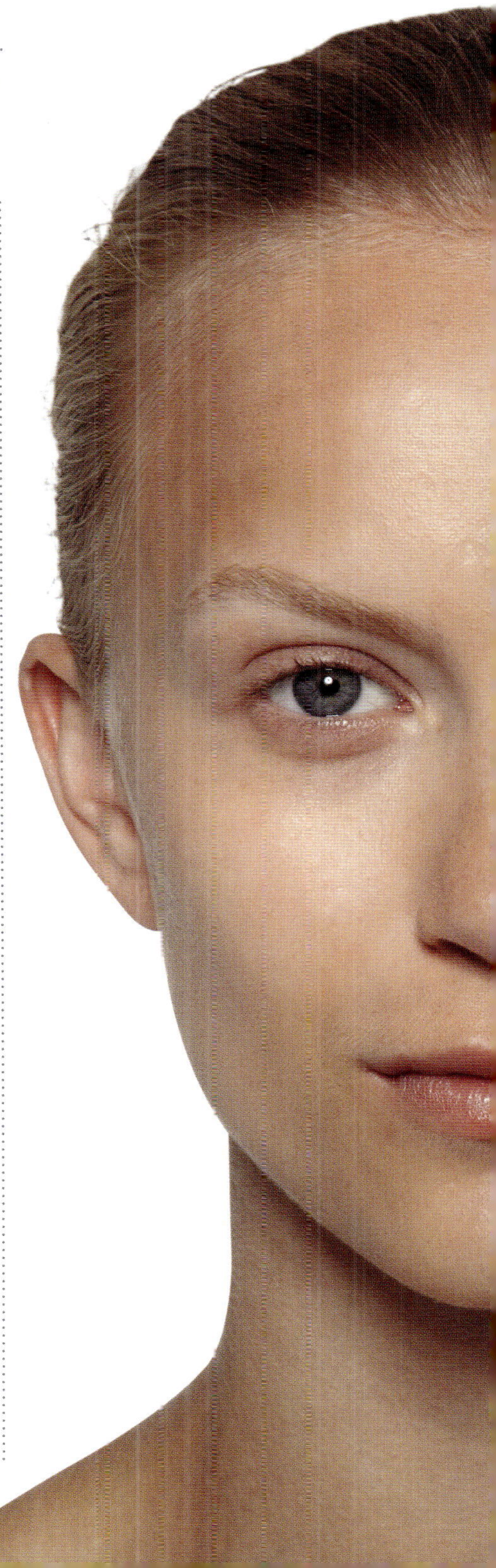

ETIKETTEN LESEN UND VERSTEHEN

Sie werden überrascht sein, was alles in Kosmetik- und Hygieneartikeln steckt. Biomarken lassen die Hände von Chemie, und das können Sie auch, wenn Sie die deklarierten Inhaltsstoffe verstehen. Je mehr Sie verstehen, desto leichter ist es. Bei einigen Inhaltsstoffen

INHALTSSTOFF	WAS IST DAS?
BHA- UND BHT-KONSERVIERUNGSMITTEL	Die künstlichen Konservierungsmittel sollen die Haltbarkeit von Kosmetika verlängern, etwa die von Creme-Make-up, Körperlotionen und Seifen.
BHA- UND BHT-KONSERVIERUNGSMITTEL, DIE FORMALDEHYD ABSPALTEN Etwa MDM Hydantoin, Diazolidinyl-Urea, Imidazolidinyl-Urea, Methenamin, Quaternium 15 und Sodium Hydroxymethylglycinate	Die künstlichen Konservierungsmittel sollen die Haltbarkeit von Produkten und Kosmetik verlängern.
PARABENE Etwa Methyl-, Propyl-, Butyl- und Ethylparabene	Diese Konservierungsmittel werden in der Kosmetikindustrie am häufigsten eingesetzt. Parabene finden sich in Shampoos, Duschgels, Make-up, Körperlotionen, Peelings und Gesichtswasser.
ISOPROPANOL/ISOPROPYLALKOHOL	Ein einwertiger Alkohol, der andere Substanzen tiefer in die Haut transportiert. Isopropanol findet man in Make-up, Shampoos, Feuchtigkeitscremes und Nagellack.
PARAFFINUM LIQUIDUM (Mineralöl)	Ein billiger Inhaltsstoff. Paraffinum liquidum steckt in Gesichtscremes, Make-up, Körperlotionen und Babyölen. Die Produkte lassen sich leicht auftragen und bilden einen Film auf der Haut, um Wasserverlust zu vermeiden.
PETROLATUM (Vaseline)	Die Salbe aus Mineralöl wird wegen seiner filmbildenden Eigenschaften eingesetzt. Sie steckt in Lippen- und Lippenpflegestiften, Haarpflegeprodukten, Feuchtigkeitscremes, Enthaarungsmitteln und Deodorants.
PROPYLENGLYCOL, POLYETHYLENGLYCOL (PEG) UND POLYPROPYLENGLYCOL (PPG)	Die Kombination aus synthetischen Petrochemikalien findet man in Feuchtigkeitscremes, Deos, Make-up, Enthaarungscremes und Seifen. Sie sollen das Produkt feucht halten und Substanzen tiefer in die Haut transportieren.
POLYVINYLPYRROLIDON/ VINYLACETAT-COPOLYMER (PVP/VA)	Eine Substanz, die an Plastik erinnert. Sie trägt dazu bei, dass das Produkt an der Haut haftet bzw. das Haar in Form bleibt. Sie findet sich in Haarsprays, Stylingprodukten, Make-up, Bräunungsmitteln, Zahnpasta und Hautcremes.
NATRIUMLAURYLSULFAT ODER NATRIUMDODECYLSULFAT	Diese Tenside und Schäummittel finden sich in Shampoos, Körperreinigern und Zahnpasta.
SYNTHETISCHE FARBEN (Nummern mit dem Präfix CI – Colour Index)	Sie färben Kosmetik- und Hygieneartikel, etwa Shampoos und Reiniger. Effektiver werden die Produkte dadurch nicht.
PARFUM	Rund 95 % der Düfte in Kosmetik- und Hygieneartikeln haben eine petrochemische Basis und bestehen aus Dutzenden einzelner Inhaltsstoffe.
DIBUTYLPHTHALAT (DBP)	Dibutylphthalat ist ein wirksamer Weichmacher, er findet sich oft in Parfums und Nagellack.
SILOXANE Etwa Cyclotetrasiloxane, Cyplopentasiloxane, Cyclopentasiloxane und Cyclomethicone	Die Komponenten mit Silikonbasis werden für Cremes und Lotionen verwendet, um das Gefühl auf der Haut zu verbessern. Durch die Siloxane lassen sich die Produkte leichter auftragen, sie bilden einen Film, der die Haut weicher erscheinen lässt.
TRICLOSAN	Der bakterienhemmende Wirkstoff wird leicht von der Haut absorbiert. In Antitranspirantien, Gesichtsreinigern, Händedesinfektionsmitteln und Zahnpasta.
BENZOYLPEROXID	Ein starker antibakterieller Wirkstoff, meist in Produkten zur Behandlung von fettiger Haut und Akne.
METHYLCHLOROISOTHIAZOLINON (MIT)	Ein Konservierungsmittel, das die Haltbarkeit des Produkts verlängern soll. Steckt in den meisten Kosmetik- und Hygieneartikeln.

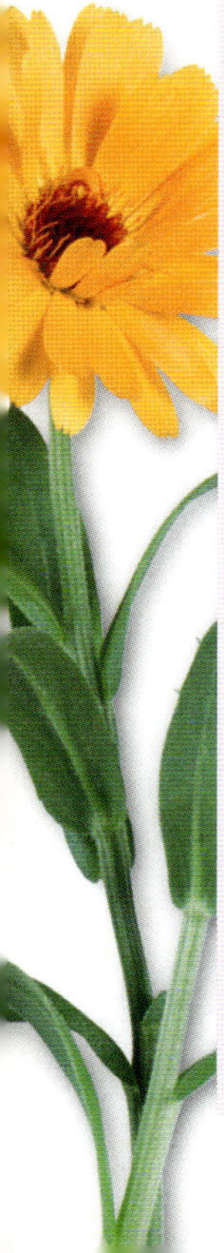

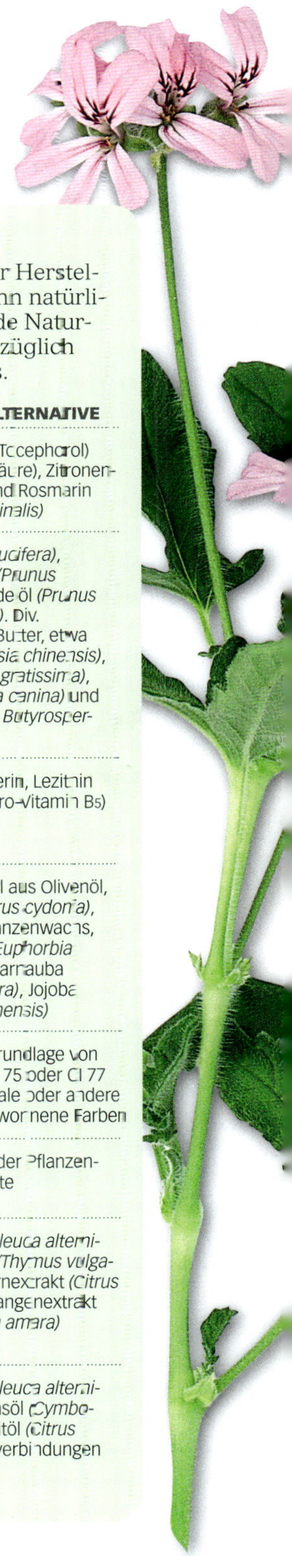

sollten die Alarmglocken läuten, insbesondere bei solchen, die als krebserregend eingestuft sind. Gleiches gilt für Nervengifte. Prüfen Sie mithilfe dieser Tabelle die Etiketten Ihrer Lieblingsprodukte.

DER WIRKSTOFF UND DIE GESUNDHEIT

BHT und BHA können allergische Hautreaktionen hervorrufen. BHA ist ein Hormonhemmer, der Wirkstoff verringert die Aktion von Östrogen im Körper. So erhöht sich das Risiko für östrogenbedingten Krebs: Brust- oder Eierstockkrebs. BHA und BHT sind mögliche Karzinogene.

In geringen Dosen können die Konservierungsstoffe Augen- und Hautirritationen hervorrufen und Allergien auslösen. In höheren Dosen ist die Substanz krebserregend.

Parabene können allergische Reaktionen und Hautausschlag auslösen. Die Substanzen werden leicht aufgenommen. Studien zufolge haben sie eine hormonähnliche Wirkung.

Studien zufolge trocknet Alkohol die Haut aus oder reizt sie, für die Leber ist er potenziell giftig.

Untersuchungen legen nahe, dass Mineralöl den körpereigenen Feuchtigkeitsmechanismus stört, was mit der Zeit zu Trockenheit und zu Rissbildung führt.

Untersuchungen legen nahe, dass das enthaltene Mineralöl den körpereigenen Feuchtigkeitsmechanismus stört, was mit der Zeit zu Trockenheit und zu Rissbildung führt.

Allergien, Nesselausschlag und Ekzeme stehen damit im Zusammenhang. Die Substanzen können aus natürlichen Quellen gewonnen werden (siehe Kasten). PEG kann mit dem krebserregenden 1,4-Dioxan kontaminiert sein.

Wenn empfindliche Menschen diese Substanz einatmen, können die Lungen Schaden nehmen. Auf die Haut aufgetragen verstopft es die Poren.

Die Substanzen können Augenirritationen hervorrufen, Kopfhaut-»Schuppen« (ähnlich Haarschuppen), Hautausschlag und allergische Reaktionen. Kann mit krebserregendem 1,4-Dioxan kontaminiert sein.

Viele synthetische Farbstoffe sind krebserregend. Ausnahmen sind Farben, deren Grundlage Mineralien sind (siehe Kasten).

Parfums sind neurotoxisch und können Kopfschmerzen, Stimmungsschwankungen, Depression, Schwindel und Hautirritationen hervorrufen. Sie gehören zu häufigen Asthma-Verursachern.

Studien zufolge stehen sie im Verdacht, für Entwicklungs- und Fortpflanzungsanomalien verantwortlich zu sein. Für Leber und Nieren giftig.

Einige Siloxane hemmen Hormone, d.h., sie sind potenziell krebserregend und schlecht für die Fortpflanzung.

Triclosan ist ein Hormonstörer. Der Wirkstoff steht zudem in Verdacht, eine Resistenz gegenüber verbreiteten Antibiotika zu verursachen.

Die Chemikalie kann die Haut austrocknen, röten, Juckreiz und Schwellungen verursachen. Bei hoher Empfindlichkeit können sich Blasen bilden.

MIT hat zahlreiche Hautreaktionen ausgelöst, deshalb haben Dermatologen gefordert, diese Substanz nicht mehr in Kosmetika zu erlauben. Zudem gilt sie als Nervengift und potentiell karzinogen.

GRÜNE WISSENSCHAFT

Es gibt keinerlei Entschuldigung für Hersteller, Chemikalien zu verwenden, wenn natürliche Alternativen bestehen. Führende Naturmarken beweisen, dass man diesbezüglich keine Kompromisse eingehen muss.

TOXISCHE KOMPONENTE	NATÜRLICHE ALTERNATIVE
Parabene	Vitamin E (Alpha-Tocopherol) und C (Ascorbinsäure), Zitronensäure, Propolis und Rosmarin *(Rosmarinus officinalis)*
Erdöl, Vaseline und Siloxane	Kokosöl *(Cocos nucifera)*, Aprikosenkernöl *(Prunus armeniaca)*, Mandelöl *(Prunus amygdalus dulcis)*. Div. Pflanzenöle und Butter, etwa Jojoba *(Simmondsia chinensis)*, Avocado *(Persea gratissima)*, Wildrosenöl *(Rosa canina)* und Sheabutter *(Shea Butyrospermum parkii)*
Propylenglycol, Polyethylenglycol (PEG) und Polypropylenglycol (PPG)	Pflanzliches Glyzerin, Lezithin und Panthenol (Pro-Vitamin B5)
Emulgatoren wie PEG-Verbindungen	Xanthan, Cetearyl aus Olivenöl, Quittenkerne *(Pyrus cydonia)*, Reiskleie und Pflanzenwachs, etwa Candelilla *(Euphorbia antisyphillitica)*, Karnauba *(Copernica cerifera)*, Jojoba *(Simmondsia chinensis)*
Synthetische Farbstoffe	Farben auf der Grundlage von Mineralien (als CI 75 oder CI 77 deklariert), Minerale oder andere aus der Natur gewonnene Farben
Parfum	Ätherische Öle oder Pflanzen- und Blütenextrakte
Triclosan	Teebaumöl *(Melaleuca alternifolia)*, Thymianöl *(Thymus vulgaris)*, Grapefruitkernextrakt *(Citrus grandis)*, Bitterorangenextrakt *(Citrus aurantium amara)*
Benzolperoxid	Teebaumöl *(Melaleuca alternifolia)*, Zitronengrasöl *(Cymbopogon)*, Grapefruitöl *(Citrus paradisi)*, Zuckerverbindungen

DIE ERFORDERLICHE AUSSTATTUNG

Hier finden Sie auf einen Blick alles, was Sie benötigen, um wie ein Profi natürliche Schönheitsprodukte herzustellen. Um eine Reihe fantastischer Produkte selbst zu machen, brauchen Sie nur wenig spezielles Equipment. Reduzieren Sie Ihre Grundausstattung auf ein paar wesentliche Dinge.

EIGENE PRODUKTE HERSTELLEN

Es ist in hohem Maße befriedigend, dazu relativ preiswert, und es macht außerdem Spaß, seine Schönheitsprodukte selbst anzurühren. Sie wissen, welche Zutaten darin sind, woher Sie kommen, kennen Qualität und Quantität. Wahrscheinlich befindet sich das meiste, was Sie an Ausstattung brauchen, bereits in Ihren Küchenschränken. Mit sehr sauberen Gerätschaften können Sie Speisen und Kosmetik gleichermaßen zubereiten.

PRODUKTE AUFBEWAHREN

Verwenden Sie die Produkte bald, denn sie verderben schneller als konventionelle. Bereiten Sie diese für sich selbst oder als Geschenk für andere zu.

Produkte mit frischen Zutaten sollten am selben Tag verwendet werden, zwischendurch sollten sie immer wieder in den Kühlschrank gestellt werden.

Ölhaltige Produkte, wie Pflegemittel, halten sich bis zu 6 Monate. Luftdicht verpackt an einem kühlen, dunklen, trockenen Ort aufbewahren.

Rezepte, die Wasser enthalten, etwa Emulsionen, verderben schnell. Luftdicht verschlossen im Kühlschrank aufbewahren.

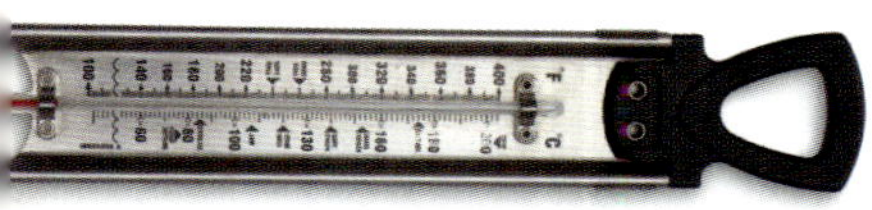

THERMOMETER Verwenden Sie ein Küchenthermometer zum Erhitzen von Mineralwasser auf 80 °C – die optimale Temperatur für Emulsionen mit Wasser.

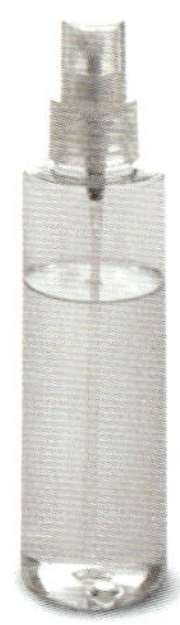

DECKEL, PIPETTEN, ZERSTÄUBER UND PUMPEN Es kommt darauf an, den richtigen Verteiler für das Produkt zu finden. Überlegen Sie, wie oft Sie das Produkt auftragen wollen, und wählen Sie danach den passenden Verschluss.

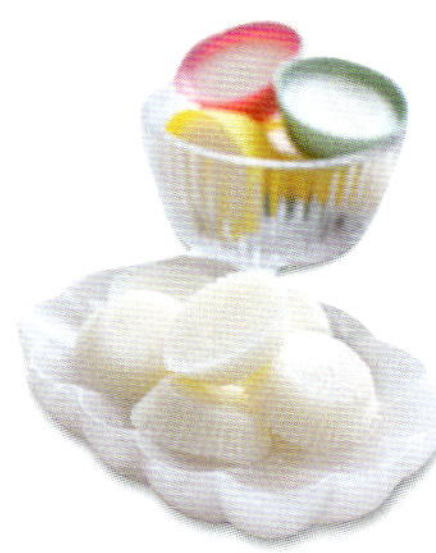

FORMEN Probieren Sie für Seifen, Badekugeln oder -pralinen spezielle Förmchen. Eiswürfelbereiter oder Muffinbleche eignen sich auch.

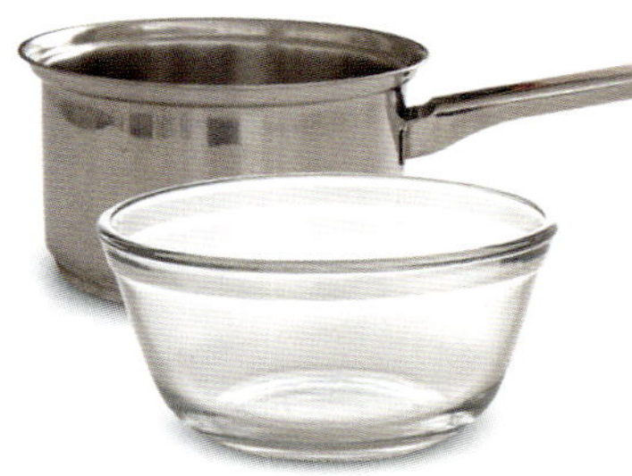

BAIN-MARIE/WASSERBAD Eine einfache Glasschüssel, die in einen Topf passt, ist nötig für Salben, Cremes und Lotions. Achten Sie darauf, dass der Boden der Glasschüssel niemals das kochende Wasser berührt.

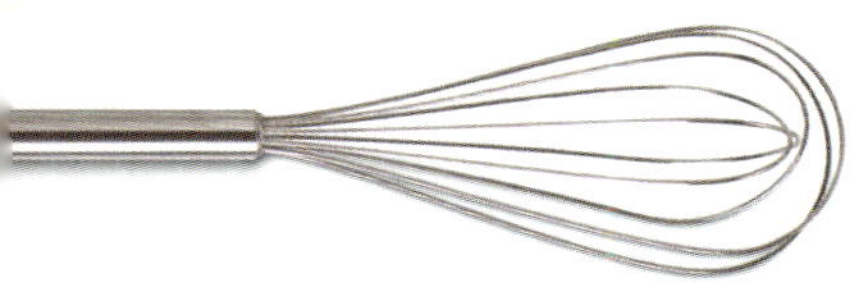

SCHNEEBESEN Zu verwenden, um Emulsionen bis zur richtigen Konsistenz zu rühren.

STABMIXER Ein Stabmixer aus Kunststoff oder Metall ist praktisch und leicht zu reinigen. Sinnvoll für die Zubereitung von Emulsionen und Seife.

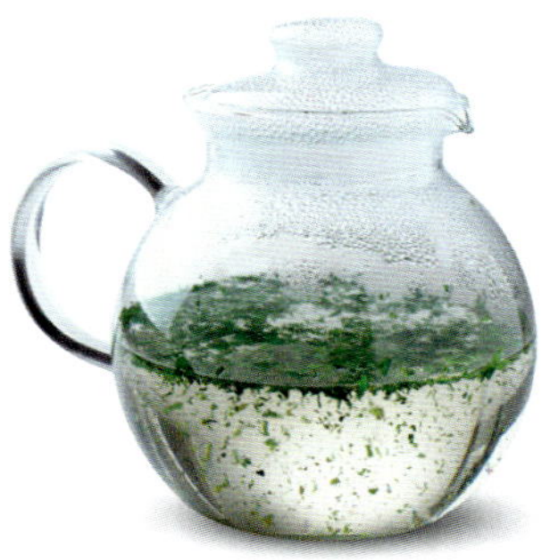

TEEKANNE Mit einem Filter im Inneren oder einem Teesieb zur Herstellung von gesunden Kräuteraufgüssen – zum Trinken oder zur Weiterverarbeitung in Produkten.

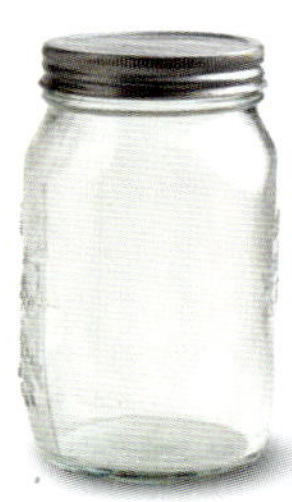

STERILISIERTE GLÄSER, FLASCHEN UND TIGEL Verwenden Sie Gefäße in der passenden Größe. Mit gut schließenden Deckeln halten die Produkte länger.

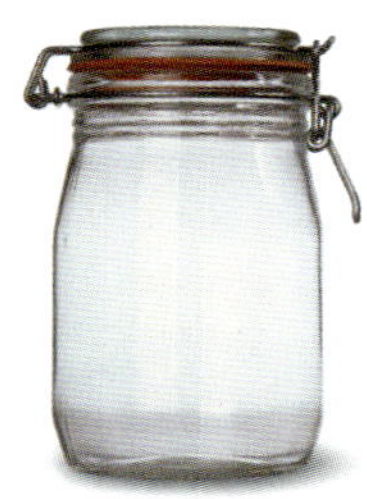

GLÄSER MIT BÜGELVERSCHLUSS Sie sind besonders gut für Peelings und Puder geeignet. Mit gut schließenden Deckeln halten die Produkte länger.

KOSMETIKPRODUKTE AUFTRAGEN

Bei vielen Produkten können Sie die Fingerspitzen oder die ganze Hand zum Auftragen nehmen und dabei Druck und Bewegung kontrollieren. Für gewisse Kosmetika jedoch sind einige einfache Applikatoren vonnöten. Verwenden Sie möglichst Biobaumwolle und -bürsten und achten Sie darauf, dass Teile aus Holz aus nachhaltigen Quellen kommen. Möglicherweise benötigen Sie auch ein waschbares Stirnband, um die Haare aus dem Gesicht zu halten.

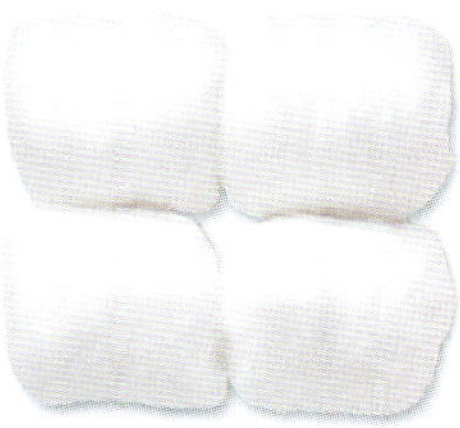

WATTEPADS UND -BÄLLE Sie sind vielseitig einsetzbar, etwa um Make-up zu entfernen und Reinigungsprodukte aufzutragen. Kaufen Sie stets Bioprodukte.

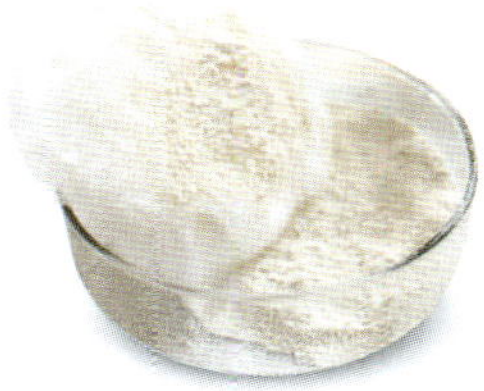

PUDERQUASTE Nach dem Bad tragen Sie damit feinen Körperpuder auf die trockene Haut auf.

FLANELL- ODER MUSSELINTÜCHER Damit entfernen Sie Produkte von der Haut. Die Tücher stets auswaschen, wenn die Haut damit in Kontakt war.

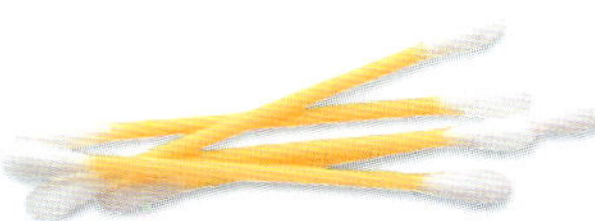

WATTESTÄBCHEN Perfekt, um Fehler von Eyelinern oder Lidschatten zu entfernen oder diese gezielt zu verwischen. Sie können damit sogar Farbe auf die Lippen auftragen.

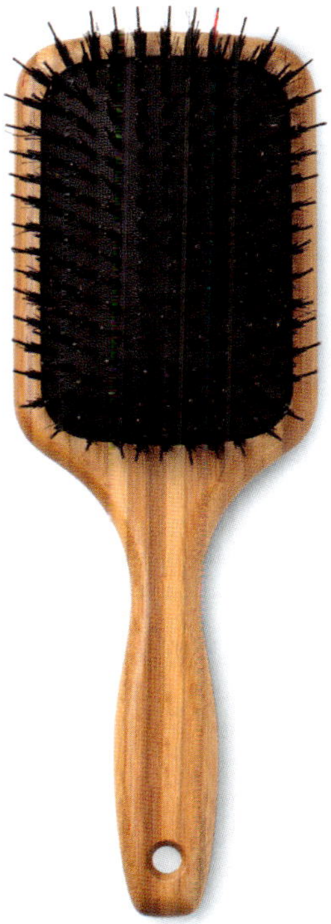

HAARBÜRSTE Für trockenes oder nasses Haar eignet sich eine Bürste mit Naturborsten. Verwenden Sie möglichst keine mit Schweineborsten.

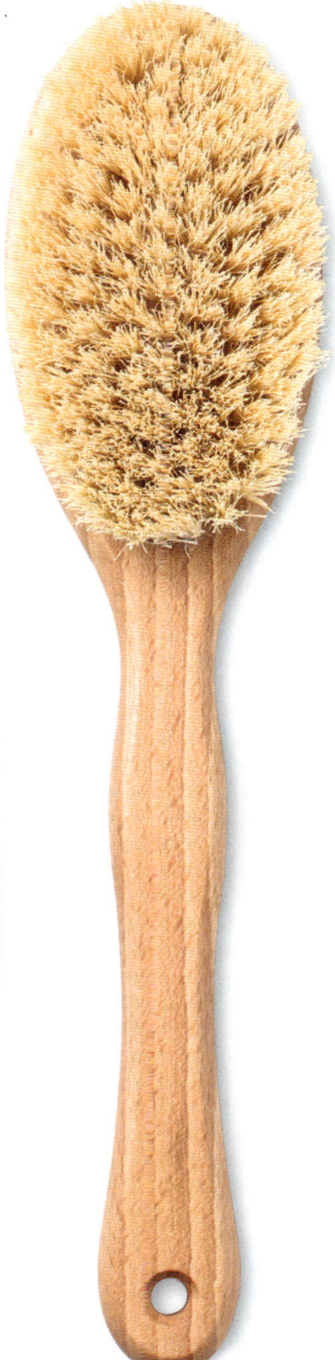

KÖRPERBÜRSTE Einmal in der Woche beleben Sie die Körperhaut vor dem Baden. Nehmen Sie eine Bürste mit langem Griff, um schwierige Stellen zu erreichen.

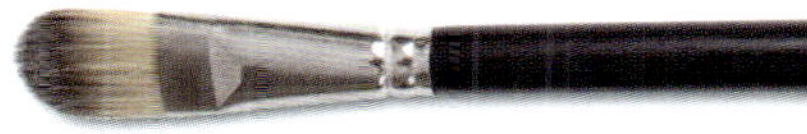

GRUNDIERUNGSPINSEL Ein Mehrzweckpinsel zum Auftragen von Make-up und Masken mit Ton

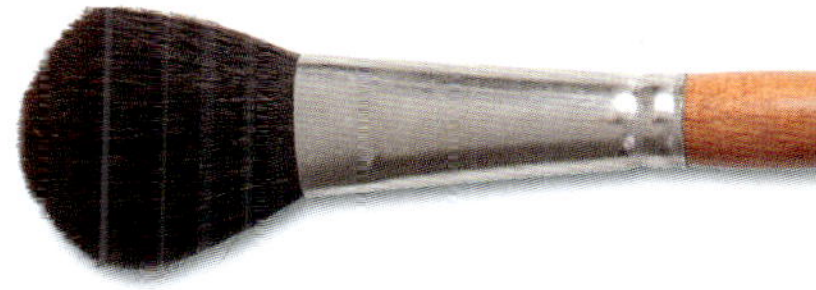

ROUGEPINSEL Gesichtspinsel zum Auftragen von Puder und/oder Mineralpuder auf die Wangen

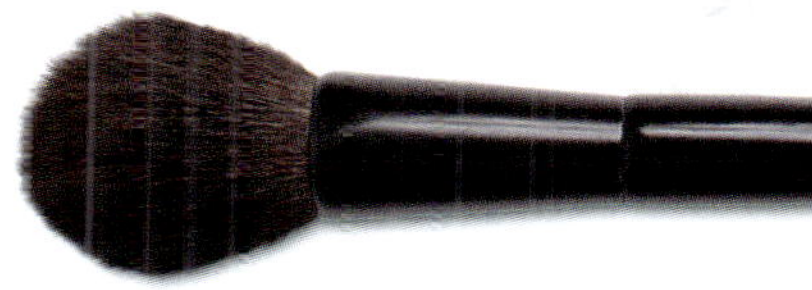

PUDERPINSEL Zum Auftragen von losem, gepresstem oder mineralischem Puder auf Gesicht und Dekolleté (Hals, Schultern, Brust und oberen Rücken)

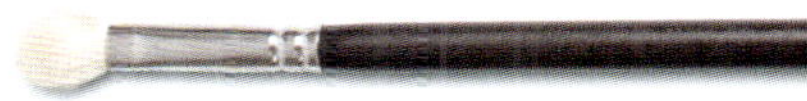

BREITER LIDSCHATTENPINSEL Zum flächigen Auftragen von Lidschatten und zum Konturieren des Augenbereichs

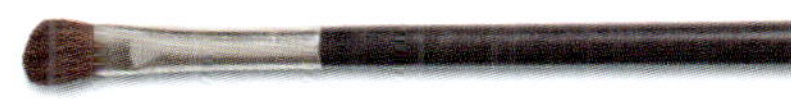

BLENDER/LIDSCHATTENPINSEL Zum Akzentuieren und Verwischen von Lidschatten und für Übergänge

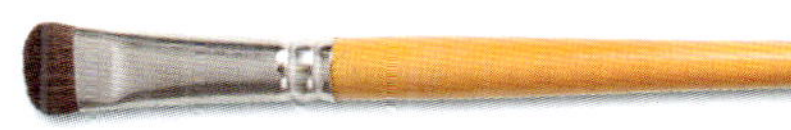

SMUDGE-PINSEL Fest und kurzhaarig zum Auftragen von Lidschatten auf den unteren Wimpernansatz

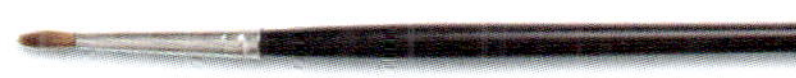

EYELINER-PINSEL Zum Auftragen von Eyeliner auf den oberen und unteren Wimpernansatz

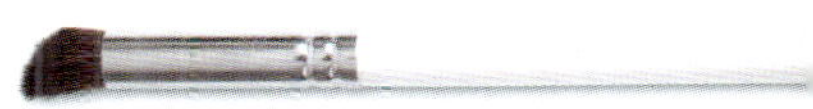

AUGENBRAUENPINSEL Zum Auftragen von Augenbrauenpuder und Eyeliner

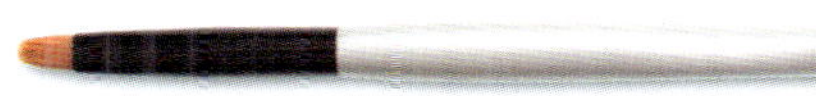

LIPPENPINSEL Zum Auftragen von Lippenstift, Lipgloss und Lip Stain (Lippenfarbe)

Zutaten-verzeichnis

ZUTATEN AUS DER NATUR, OHNE VERSTECKTE, UNERWÜNSCHTE STOFFE DARIN, REVOLUTIONIEREN DIE SCHÖNHEITSINDUSTRIE. STEIGEN SIE UM AUF PRODUKTE, DIE **PFLEGENDE** KRÄUTER, BLÜTEN UND FRÜCHTE MIT **WERTVOLLEN** ÖLEN UND WACHSEN KOMBINIEREN.

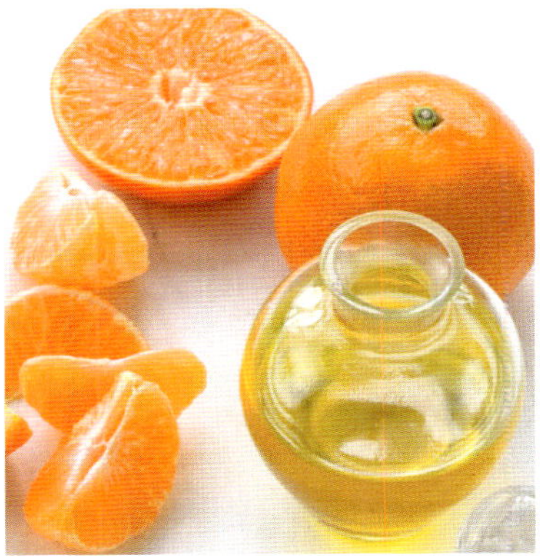

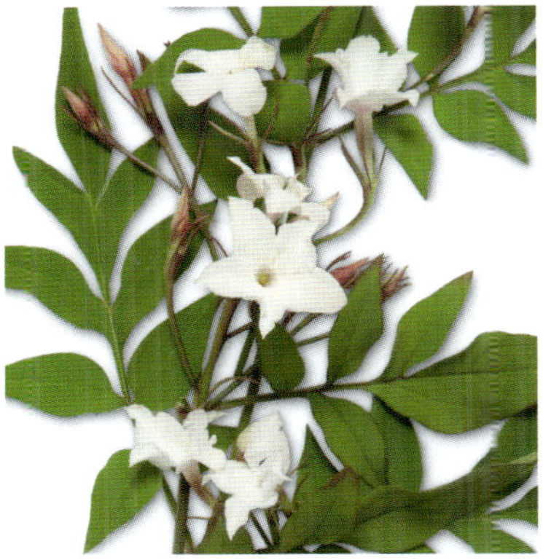

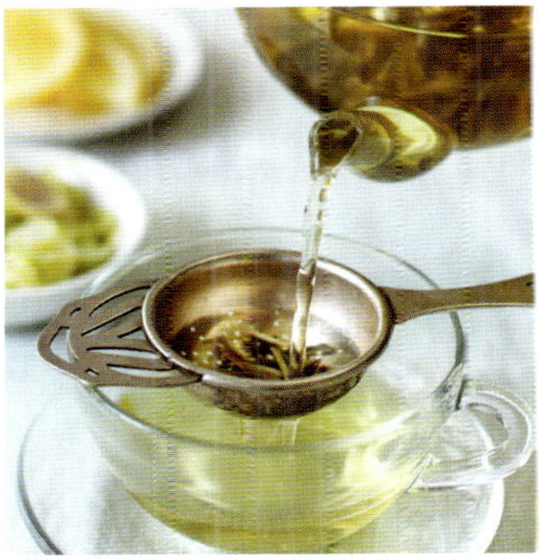

ROSE *Rosa centifolia* und *R. damascena*

Rosenblätter liefern ein exquisites ätherisches Öl mit einem zarten, betörenden Duft und einem **heilenden, verjüngenden** Effekt auf die Haut. Ätherisches Rosenöl wird durch Wasserdampfdestillation gewonnen. Rosenwasser (Rosen-Hydrolat) fällt bei der Herstellung des ätherischen Öls an. Wildrosenöl hingegen wird nicht aus Blütenblättern gewonnen, sondern aus den Hagebuttensamen der *Rosa canina* oder *R. rugosa* gepresst.

Blütenblätter
Alle ungespritzten Rosenblätter sind essbar, wobei dunklere Sorten aromatischer sind.

DAMASZENER-ROSE
Die Damaszener-Rose (*Rosa damascena*) wird vor allem in Bulgarien, in der Türkei, in Pakistan, Indien, Usbekistan, im Iran und in China angebaut. Zur Verwendung in Kosmetika ungespritzte Qualitäten bevorzugen.

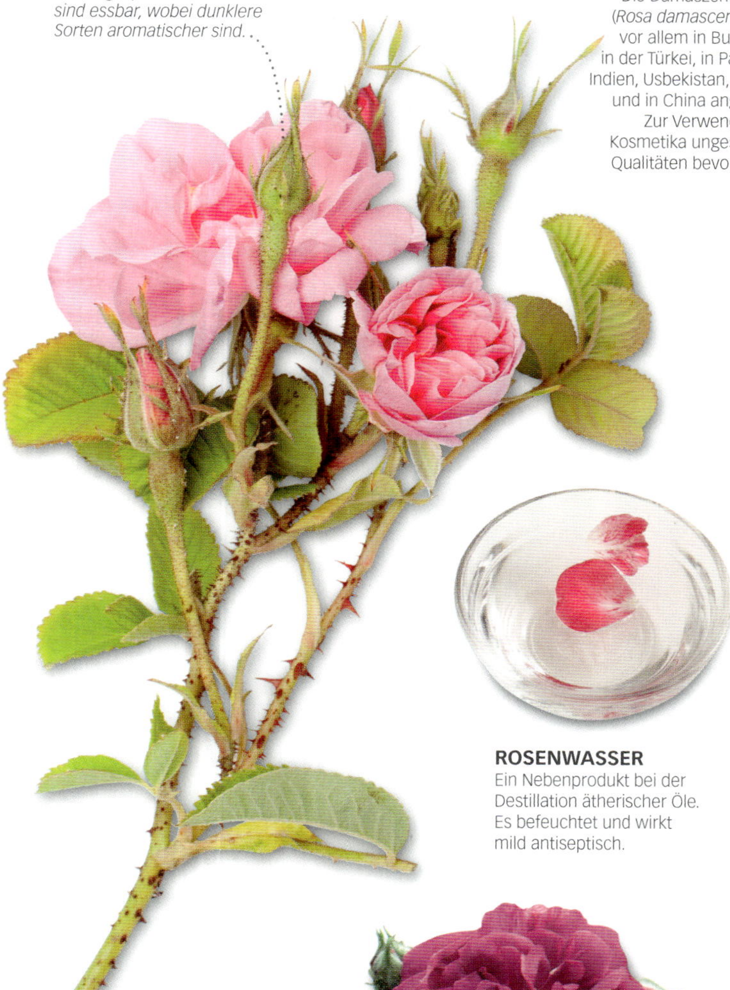

ROSENWASSER
Ein Nebenprodukt bei der Destillation ätherischer Öle. Es befeuchtet und wirkt mild antiseptisch.

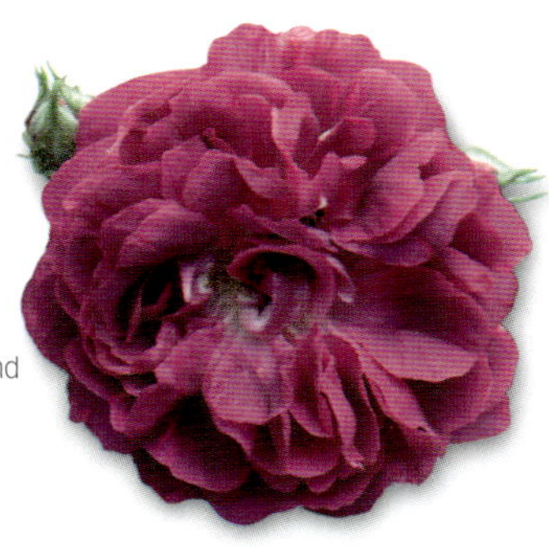

PROVENCE-ROSE
Die Provence- oder Kohl-Rose (*Rosa centifolia*) wird vorwiegend in Marokko, Frankreich und Ägypten kultiviert. Sie hat ein süßliches, zartes Aroma.

ANWENDUNGSBEREICHE

REPARIERT UND SCHÜTZT DIE HAUT Mit Wildrosenöl kann man beschädigte Gefäße, Sonnenschäden, Hautrötungen, Narben und Dehnungsstreifen behandeln. Eine kleine Menge direkt auf den Bereich reiben oder etwas ätherisches Rosenöl verdünnen und auf die Haut auftragen.

VERBESSERT UND BERUHIGT DIE HAUT Beruhigend, kühlend und glättend. Wildrosenöl oder verdünntes ätherisches Öl wird schnell aufgenommen und ist eine Wohltat für trockene, heiße, entzündete, juckende und sogar gerissene Haut.

REINIGT DAS GESICHT Ein gutes Rosenwasser (auch bekannt als Hydrolat) ist ein ausgezeichnetes Gesichtswasser, besonders für reife Haut. Sie können es statt eines synthetischen Produkts für alle Hauttypen verwenden. Das Gesichtswasser erfrischt und reduziert Poren.

BEHANDELT AKNE Wildrosenöl ist eine Quelle für Tretinoin, Vitamin-A-Säure. Insofern ist es nützlich bei der Behandlung von Akne und Rosacea.

BEKÄMPFT ALTERSZEICHEN Ätherisches Rosenöl unterstützt die Zell- und Geweberegeneration, bewahrt die Hautelastizität und reduziert die feinen Linien rund um die Augen. Es ist ideal für junge und reifere Haut gleichermaßen!

Gut für trockene, normale und reife Haut: Ätherisches Rosenöl unterstützt die Zell- und Geweberegeneration.

PFLEGENDE MASSAGE Wildrosenöl kann pur auf die Haut aufgetragen werden, aber ein gutes Öl ist recht teuer. Für ein Massageöl mischen Sie es mit anderen hochwertigen Basisölen, z. B. Mandelöl. Geben Sie ätherisches Rosenöl hinzu, es agiert als Tonikum für Herz und Lunge, fördert die Entgiftung und hilft auch bei Menstruationsschmerzen.

LIEFERT GUTE FETTE Wildrosenöl ist unter den Pflanzenölen die beste Quelle für Omega-3-Fettsäuren und enthält auch Omega-6-Fettsäuren. Beide spielen eine Rolle bei der Zellmembran- und Geweberegeneration.

BEKÄMPFT BAKTERIEN Ätherisches Rosenöl wird Kosmetika oft zugesetzt, weil es antibakteriell wirkt. In einer Studie wirkte Damaszener-Öl gegen 15 verschiedene Bakterien.

FÖRDERT WOHLBEFINDEN Ätherisches Rosenöl wird seit Jahrhunderten aufgrund seiner stimmungsaufhellenden Fähigkeit geschätzt.

BAUT STRESS AB Verwenden Sie ätherisches Rosenöl in der Aromatherapie, wenn Sie sich gestresst oder deprimiert fühlen, Kopfweh haben oder traurig sind.

ESSEN SIE SICH SCHÖN!

Blütenblätter Meist werden sie getrocknet und nur zur Deko verwendet, dabei sind sie ungespritzt essbar. Sie enthalten Antioxidanzien, die gegen frühzeitige Alterung wirken sollen. Entfernen Sie den weißen Boden, er kann bitter sein, und geben Sie die Blütenblätter in Sommer-Drinks, streuen Sie sie auf Desserts oder Salate. Auch Konfitüren und Essig können sie veredeln. Probieren Sie Rosenblütensirup auf frischem Obstsalat. Köstlich!

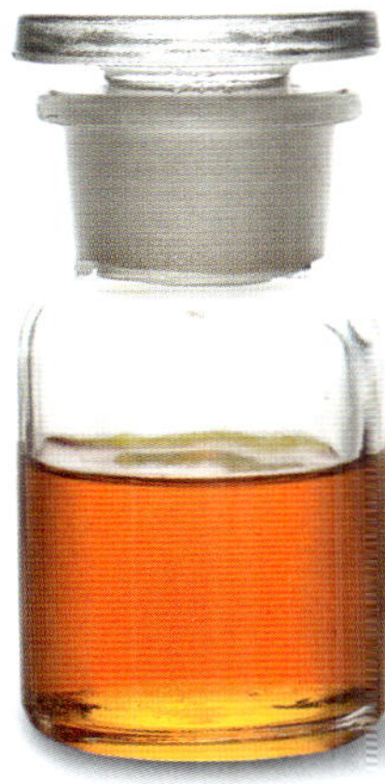

WILDROSENÖL
Es ist reich an Omega-3- und Omega-6-Fettsäuren und unterstützt die Regeneration der Zellmembranen und des Gewebes. Dazu liefert es natürliches Vitamin A.

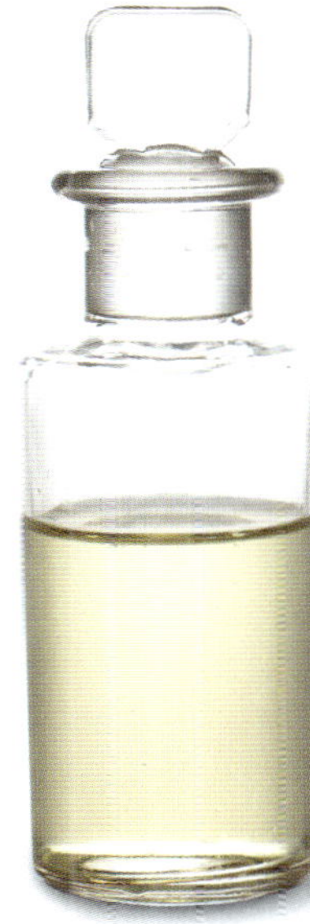

ÄTHERISCHES ROSENÖL
Es ist sehr intensiv und hochwertig. Durch die Dampfextraktion ist es nahezu farblos. In der Anwendung braucht man nur ein paar Tropfen.

DUFT-KOMPOSITION

Für einen romantischen Blütenduft Rosenöl mit Geranium-, Palmarosa-, Zedern- und Patchouli-Öl kombinieren. Sie können es auch mit Salbei- oder Lavendelöl mischen.

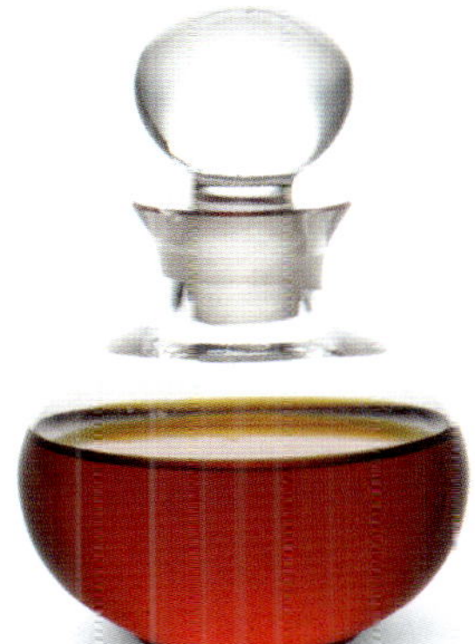

ROSE ABSOLUE
Ein hochkonzentrierter, öliger Duftstoff, der nicht mittels Wasserdampfdestillation, sondern mit Lösungsmitteln gewonnen wurde.

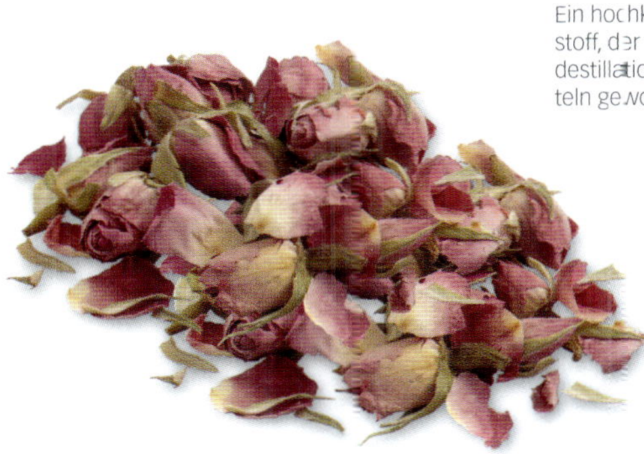

GETROCKNETE BLÜTENBLÄTTER
Mit getrockneten Blüten und Knospen erhalten Kräutertees einen feinen Duft. Sie wirken beruhigend und leicht diuretisch.

ARNIKA *Arnica montana*

Arnikablüten enthalten koffeinähnliche Substanzen mit **entzündungshemmenden** und **belebenden** Eigenschaften, sie helfen bei Prellungen und Wunden. In der Kosmetik reduzieren sie Schwellungen, etwa im Augenbereich. Der Extrakt kann Blutfluss und **Blutzirkulation** unter der Haut anregen und **revitalisiert** den Teint. Arnika ist giftig, bitte keinesfalls innerlich anwenden!

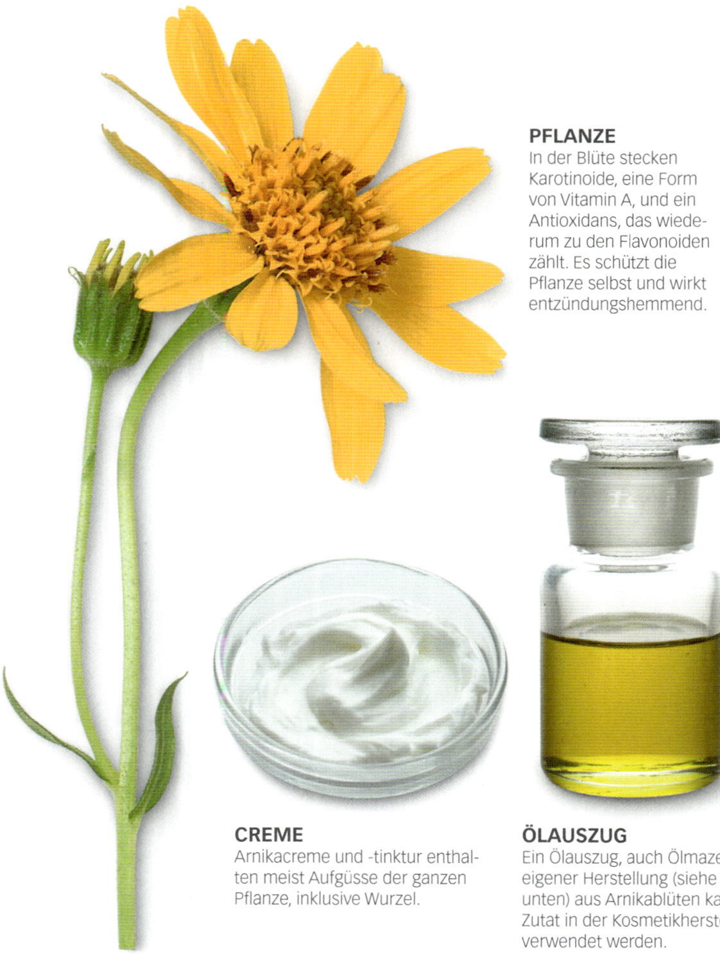

PFLANZE
In der Blüte stecken Karotinoide, eine Form von Vitamin A, und ein Antioxidans, das wiederum zu den Flavonoiden zählt. Es schützt die Pflanze selbst und wirkt entzündungshemmend.

CREME
Arnikacreme und -tinktur enthalten meist Aufgüsse der ganzen Pflanze, inklusive Wurzel.

ÖLAUSZUG
Ein Ölauszug, auch Ölmazerat, eigener Herstellung (siehe Kasten unten) aus Arnikablüten kann als Zutat in der Kosmetikherstellung verwendet werden.

SELBST EINEN AUSZUG HERSTELLEN

Ölauszug Ein sauberes, steriles Glas mit Kräutern oder Blüten Ihrer Wahl füllen. Mit einem Basisöl, z. B. Oliven-, Traubenkern- oder Sonnenblumenöl, auffüllen. Bei Zimmertemperatur 2–6 Wochen ziehen lassen, jeden Tag einmal schütteln. Das Öl verfärbt sich und riecht »holzig«, wenn es fertig ist. Durch Musselin oder Käseleinen in eine saubere, sterilisierte Flasche abfüllen und fest verschließen. An einem kühlen, dunklen Ort lagern.

ANWENDUNGSBEREICHE

HEILT SCHNITTE, KRATZER UND PRELLUNGEN Die Anregung der Blutzirkulation sorgt für eine schnellere Heilung. Es gibt wässrige und ölige Auszüge von Arnikablüten sowie Cremes und Salben. Die Zubereitungen haben heilende Eigenschaften und werden traditionell bei Verbrennungen und Prellungen eingesetzt. Tragen Sie sie direkt auf, aber nicht auf verletzte Haut.

BERUHIGT DIE HAUT Arnikaöl und -creme kann raue Hautstellen glätten. Direkt auftragen, etwa auf spröde Lippen.

REDUZIERT NARBEN Arnikamassageöl kreisförmig auftragen. Reduziert auch Dehnungsstreifen.

SPENDET FEUCHTIGKEIT Arnikaöl kann das Hautbild bei Besenreisern verbessern. Massieren Sie einige Tropfen kreisförmig ein. Oder verwenden Sie es für eine Massage, um Schwellungen und den Schmerz von Krampfadern zu lindern.

WIRKT ENTZÜNDUNGSHEMMEND Mit Arnikatinktur reduzieren Sie Rötungen und Entzündungen durch Insektenstiche.

STÄRKT HAAR UND KOPFHAUT Wie einen normalen Conditioner verwenden. Alternativ Arnikatinktur mit Wasser verdünnen und gegen Schuppen als Haarspülung verwenden. Im Ayurveda wird es auch bei Haarverlust eingesetzt.

LINDERT SCHMERZEN Mit Arnikaöl massieren, um Rückenschmerzen und Schmerzen durch Arthritis und Rheuma zu lindern.

SONNENBLUME *Helianthus annuus*

Sonnenblumenkerne liefern ein helles Öl mit einem feinen, nussigen Duft, ideal als Basisöl für Massageöle oder als Träger für ätherische Ölmischungen. Sonnenblumenöl ist reich an Vitamin E, Omega-6-Fettsäure und Karotinoiden, die die Haut **schützen** und **reparieren** können. Trockene, raue Haut wird **geglättet**, Ekzeme und andere Entzündungen werden **gelindert**.

ANWENDUNGSBEREICHE

REPARIERT UND SCHÜTZT DIE HAUT Sonnenblumenöl schützt vor Vernarbungen, glättet bereits bestehende Falten und verbessert insgesamt das Erscheinungsbild der Haut. Studien zufolge kann Sonnenblumenöl die Haut von Frühgeburten, die für Infektion und Erkrankung anfälliger ist, schützen. Es pflegt auch sonnenverbrannte Haut. Mit feuchten Händen auf die Haut auftragen, es zieht schnell ein und muss nicht abgewaschen werden.

REINIGT UND SCHENKT FEUCHTIGKEIT Das Öl ist ein guter Allrounder zum Entfernen von Schmutz oder Make-up. Emollientien machen die Haut weich und halten sie feucht. Das Öl kann für alle Hauttypen verwendet werden, sogar bei fettiger Haut. Seine Linolsäure hilft dabei, Entzündungen zu reduzieren und große Poren zu verkleinern. Mit feuchter Watte oder den Fingern auftragen. Überschüssiges Öl mit einem feuchten Musselin- oder Kosmetiktuch entfernen und dieses warm, nicht heiß, ausspülen.

BEI AKNE Ideal zum Reinigen und zur Feuchtigkeitsanreicherung bei Akne. Die Pflanze enthält Karotinoide. Beta-Karotin in hautpflegenden Produkten verbessert das Hautbild bei roten, entzündeten Flecken und kann ausgleichend wirken.

STÄRKT HAAR UND KOPFHAUT Das Öl kann widerspenstiges Haar bändigen und das Aussehen gesplissten Haares verbessern. Behandeln Sie das Haar damit vor dem Shampoonieren oder geben Sie 1–2 Tropfen auf die feuchten Hände und reiben Sie sie in die kaputten Spitzen. Auch für die Kopfmassage gegen Kopfschuppen oder Seborrhoisches Ekzem geeignet.

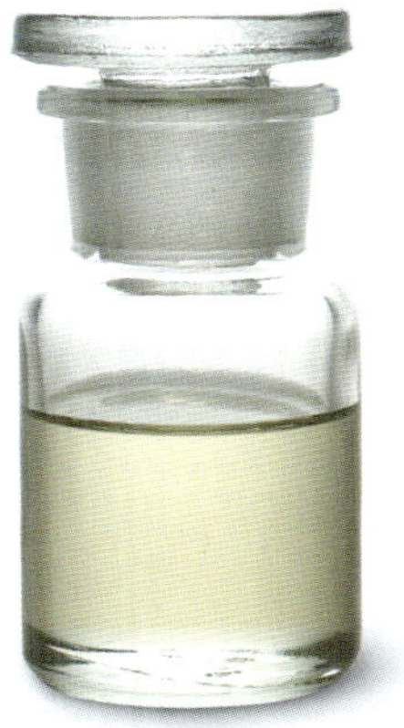

KEIMÖL
Reich an Vitaminen und Mineralien. Es enthält zudem Lezithin, einen natürlichen Emulgator. Für die Anfertigung eigener Wasser-in-Öl-Emulsionen ist es sehr beliebt.

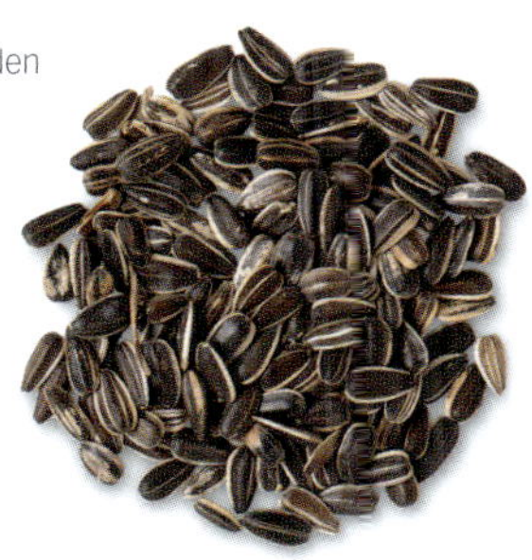

SAMEN
Die Samen werden geschält und gepresst. Bevorzugen Sie kaltgepresste Ware.

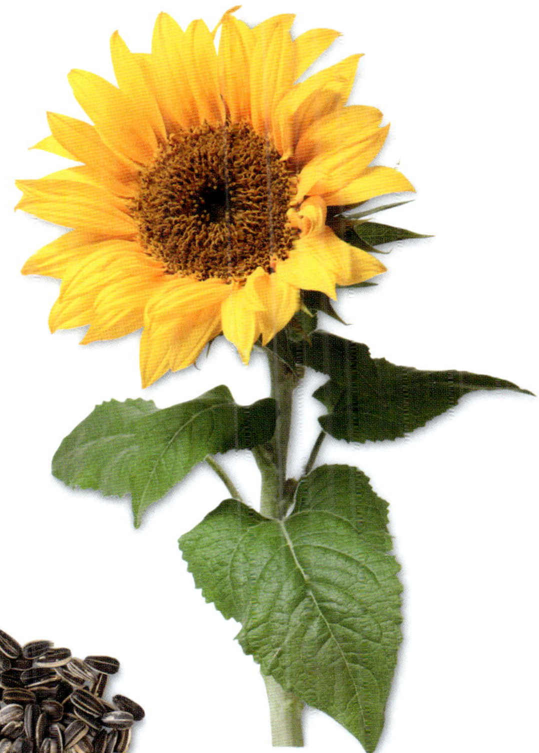

PFLANZE
Sonnenblumenblütenblätter sind essbar und bringen Farbe und ein Nussaroma auf den Teller. Die Blume produziert überaus viele kleine schwarze Samen.

ESSEN SIE SICH SCHÖN!

Samen Die Kerne sind essbar und wirken diuretisch und als Antioxidans. Eine wohlschmeckende Quelle für Protein sowie die Vitamine B, D, E und K.

Salatdressing Phytonährstoffe werden durch Hitze zerstört, deshalb sollten Sie das Öl kalt als Salatdressing verwenden, um den größten Nutzen daraus zu ziehen. Wählen Sie kaltgepresstes Öl, es enthält mehr Nährstoffe und ist etwas kräftiger im Geschmack.

RINGELBLUME *Calendula officinalis*

Die Ringelblume hat einen **heilenden** und **verjüngenden** Effekt auf die Haut und kann in Aufgüssen, unterschiedlichen Auszügen, in Cremes oder Salben verwendet werden. Oft ist sie Bestandteil von Feuchtigkeits-, Sonnen-, Haar- und Babypflegeprodukten. Sie ist insbesondere bei empfindlicher und trockener Haut beliebt, denn sie **besänftigt** gereizte Haut und **repariert** das Hautgewebe.

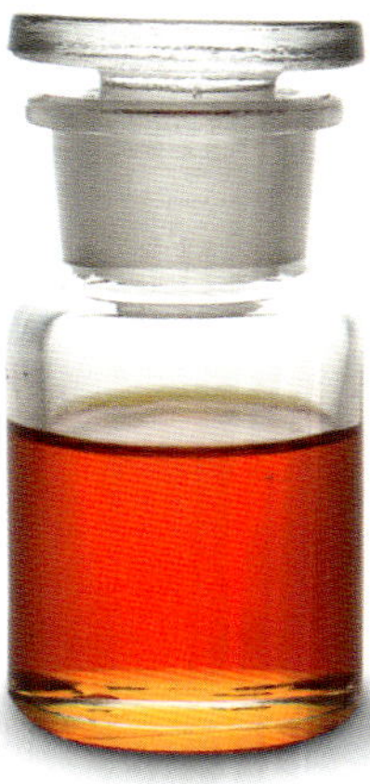

ÖLAUSZUG/ÖLMAZERAT
Verwenden Sie die frischen Blüten der Pflanze, um daraus einen heilenden und wohltuenden Ölauszug (siehe Seite 26) herzustellen.

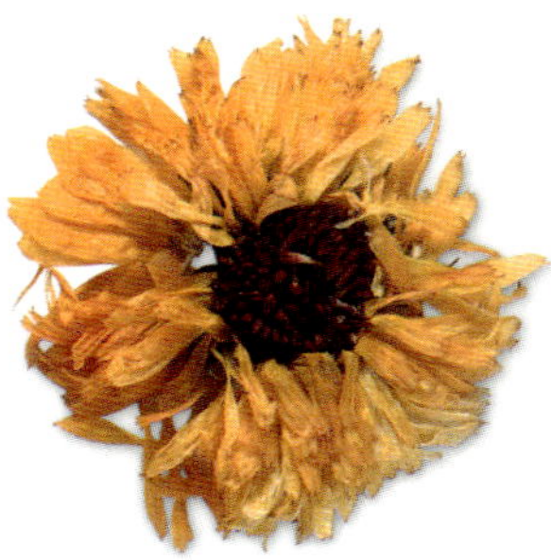

GETROCKNETE BLÜTEN
Aus den getrockneten Blüten lassen sich Ölauszüge, Aufgüsse oder Tinkturen herstellen.

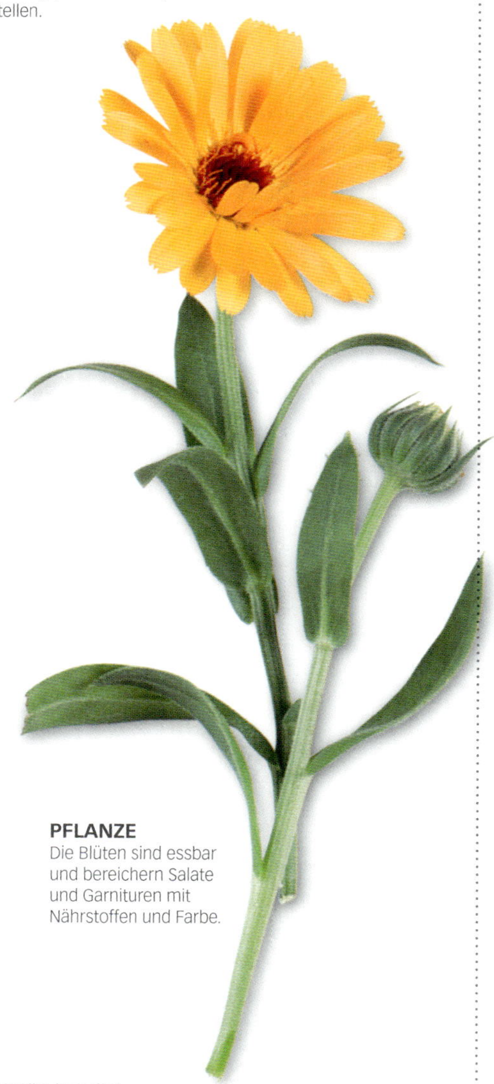

PFLANZE
Die Blüten sind essbar und bereichern Salate und Garnituren mit Nährstoffen und Farbe.

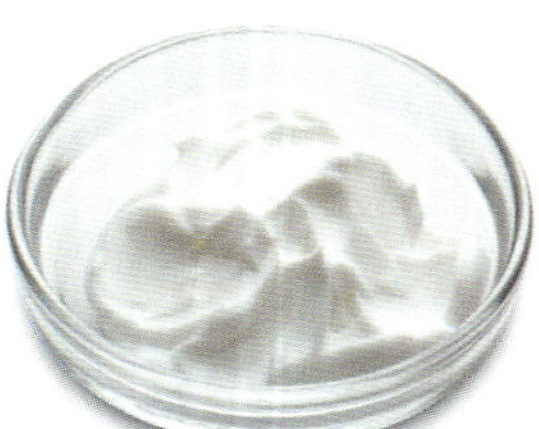

SALBE
Calendulaextrakt in einer Creme oder Salbe kann bei der Behandlung von Besenreisern hilfreich sein.

ANWENDUNGSBEREICHE

VERBESSERT UND BERUHIGT DIE HAUT Mitsamt seinen wirksamen natürlichen Harzen und flüchtigen Ölen liefert das Öl hochwirksame entzündungshemmende Antioxidanzien. Naturheilkundige kombinieren Calendula, Beinwell, Echinacea und Johanniskraut zu einer Allzweckhautsalbe.

REPARIERT UND SCHÜTZT DIE HAUT Calendulaöl oder -creme ist geeignet, Schnitte und Hautgeschwüre zu heilen und eine Dermatitis abklingen zu lassen. Als mildes Antiseptikum wehrt es hilfreich Infektionen ab. Eine Creme aus Calendula und Johanniskraut sollte Bestandteil Erster-Hilfe-Kästen sein. Calendulasalbe hilft auch bei Dammrissen unter der Geburt. Sie können Calendulaöl oder -creme auch nach dem Sonnenbad auftragen.

PFLEGT ZAHN- UND ZAHNFLEISCH Zahnpasta mit Calendulaextrakt kann die Neigung zu Zahnbelag, Zahnfleischbluten und -entzündung reduzieren. Gurgeln Sie mit einem Calendulaaufguss oder einem wässrigen Auszug.

PFLEGT DIE FÜSSE Calendulaöl ist ein traditionelles Heilmittel bei entzündeten Fußballen, Warzen und Fußulkus.

Calendulaöl liefert Antioxidanzien gegen freie Radikale.

ECHTE KAMILLE *Matricaria recutita*

Kamille wirkt mild **gefäßverengend** und **antibakteriell**. Das ätherische Öl dringt bis in tiefere Hautschichten vor. Dort agiert es entzündungshemmend, **repariert** und **beruhigt** gereizte Haut, **heilt** Aphten, Ekzeme, Brandwunden, Prellungen und mehr. Kaufen Sie ein Bioprodukt, um in den vollen Genuss der Vorteile zu kommen – ohne Chemikalien und Pestizide.

ANWENDUNGSBEREICHE

BERUHIGT EMPFINDLICHE HAUT Kamillenöl wirkt antientzündlich. Deshalb ist es hilfreich bei problematischer, allergischer oder empfindlicher Haut. Kamille in Cremes und Salben hilft bei Juckreiz und Entzündungen, etwa Hautausschlag, auch bei Windeldermatitis, spröden Lippen und Windpocken. Bei Ekzemen sollen Cremes und Salben genauso wirksam sein wie Hydrokortison.

REINIGT DIE HAUT Ihre adstringierenden Eigenschaften machen die Kamille geeignet für die Porenreinigung. Mit einem Wattebausch auftragen. Sie können ein wenig Tinktur mit Wasser mischen, einen starken Kamilleblütentee ansetzen oder einfach etwas Öl in Ihr selbst gemachtes Gesichtswasser geben.

HEILT SCHNITTE, KRATZER UND PRELLUNGEN Nehmen Sie Mazerat oder Öl, um Schrammen und Wunden zu behandeln. Wir wissen, dass Kamille schneller heilt als Kortikoide. Geben Sie 4–5 Tropfen ätherisches Öl ins Badewasser.

VERBESSERT HAAR UND KOPFHAUT Auch wenn es die Haarfarbe nicht verändert – wenn Sie blondes Haar mit einem Kamillenaufguss spülen, wird es glänzen und Highlights werden betont. Geben Sie Kamillenöl in Haarpflegemittel, um eine empfindliche oder allergische Kopfhaut zu beruhigen.

LINDERT SCHMERZEN Studien haben gezeigt, dass Kamille entzündungshemmendes Bisabolol enthält sowie Apigenin, das bei bösartigen Tumoren das Zellwachstum stört. Beide Substanzen reduzieren Entzündungen auf ähnliche Weise wie der nichtsteroidale Entzündungshemmer Paracetamol. Bisabolol kann auch Fieber und selbst arthritischen Schmerz lindern.

BERUHIGT AUGEN Legen Sie einen ausgedrückten, lauwarmen Kamillenteebeutel auf müde Augen. Das wirkt sogar bei Bindehautentzündung.

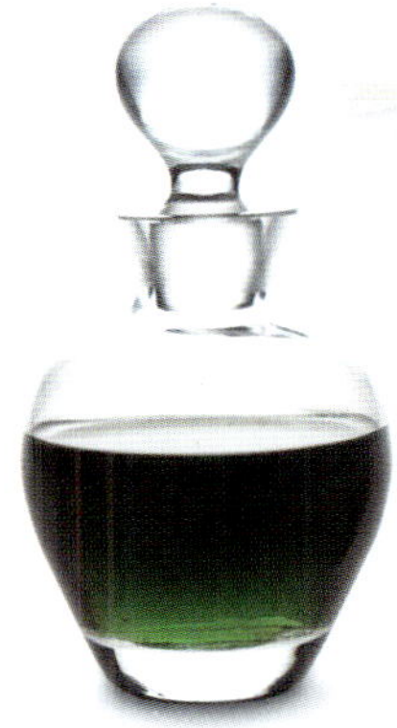

ÄTHERISCHES ÖL DER ECHTEN KAMILLE
Eine aromatische und antientzündliche Substanz, Chamazulen, gibt diesem Öl seine dunkelblaue bis tiefgrüne Farbe. Die Farbe verblasst mit der Zeit, doch die Wirksamkeit bleibt erhalten.

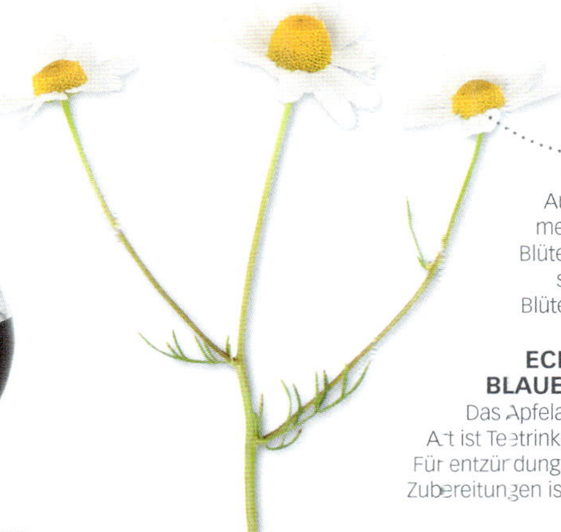

Blüten
Für Tees und Aufgüsse nehmen Sie frische Blüten. Teebeutel sollten ganze Blüten enthalten.

ECHTE ODER BLAUE KAMILLE
Das Apfelaroma dieser Art ist Teetrinkern bekannt. Für entzündungshemmende Zubereitungen ist sie perfekt.

DUFT-KOMPOSITION

Für einen zarten, beruhigenden Duft kombinieren Sie Kamille mit Lavendel- und Rosenölen. Gut dazu passen auch Muskatellersalbei-, Majoran- und Schafgarbenöl.

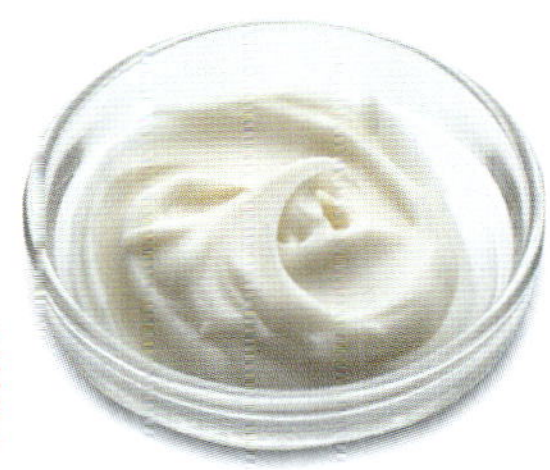

SALBE
Kamille findet sich in den meisten Heilsalben für Schürfwunden, raue Haut und Insektenstiche.

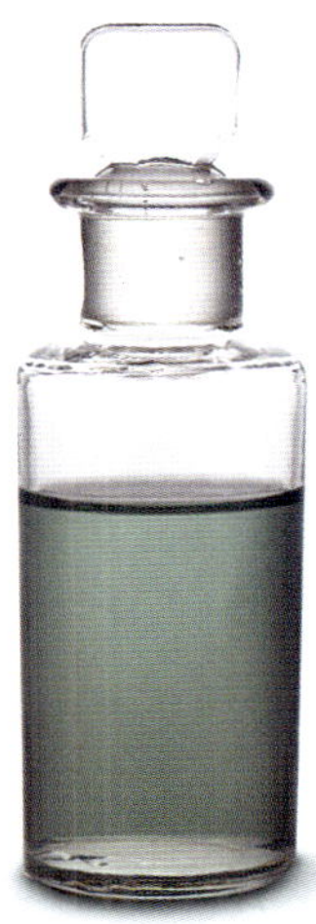

ÄTHERISCHES ÖL DER RÖMISCHEN KAMILLE
In ihr steckt weniger Chamazulen. Deshalb ist die Farbe des Öls sehr viel blasser.

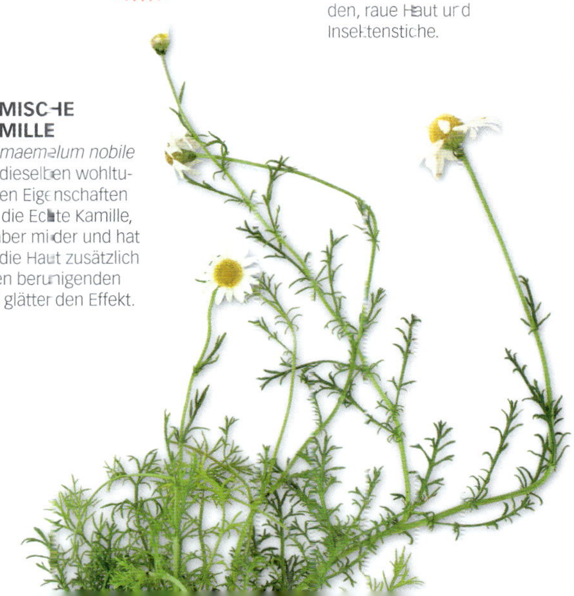

RÖMISCHE KAMILLE
Chamaemelum nobile hat dieselben wohltuenden Eigenschaften wie die Echte Kamille, ist aber milder und hat auf die Haut zusätzlich einen beruhigenden und glättenden Effekt.

Segensreicher Bienenhonig

Honigbienen *(Apis mellifera)* sind ganz bemerkenswerte Geschöpfe. Sie bestäuben rund 85 % der weltweiten Nahrungsernte. Darüber hinaus erzeugen sie Honig, Wachs und Propolis – alle werden seit Tausenden von Jahren als Hautheil- und pflegemittel geschätzt. Alle drei Zutaten haben **feuchtigkeitsspendende, antiseptische** und **hautpflegende** Eigenschaften. Sie können Honig vielseitig anwenden: von einer Gesichtsmaske bis zur Salbe für die Wundheilung.

Honig ▶

HEILT SCHNITTE, SCHÜRFWUNDEN UND PRELLUNGEN Honig wirkt gegen Bakterien, Pilze und Krankheitserreger. Er enthält Wasserstoffperoxid, das zum Teil für die heilsame Wirkung verantwortlich ist. Medizinischer Honig wird eingesetzt, um alle Arten von Wunden zu heilen – von kleinen Schnitten und Verbrühungen bis zu Hautgeschwüren.

WIRKT ANTISEPTISCH Honig ist ein traditionelles Heilmittel bei Akne. Auch im Kampf gegen den MRSA-Keim hat man seine heilende Wirkung untersucht.

REPARIERT UND SCHÜTZT DIE HAUT Als natürliches Feuchthaltemittel ist Honig ein guter Zusatz für Hautpflegeprodukte, insbesondere für empfindliche Haut.

HELLT DIE HAUT AUF Mit Honig lässt sich auf natürliche Weise Haut und Haar aufhellen, das ist der Effekt des Wasserstoffperoxids. Sie können ihn direkt auftragen, meist ist er aber Bestandteil von Produkten.

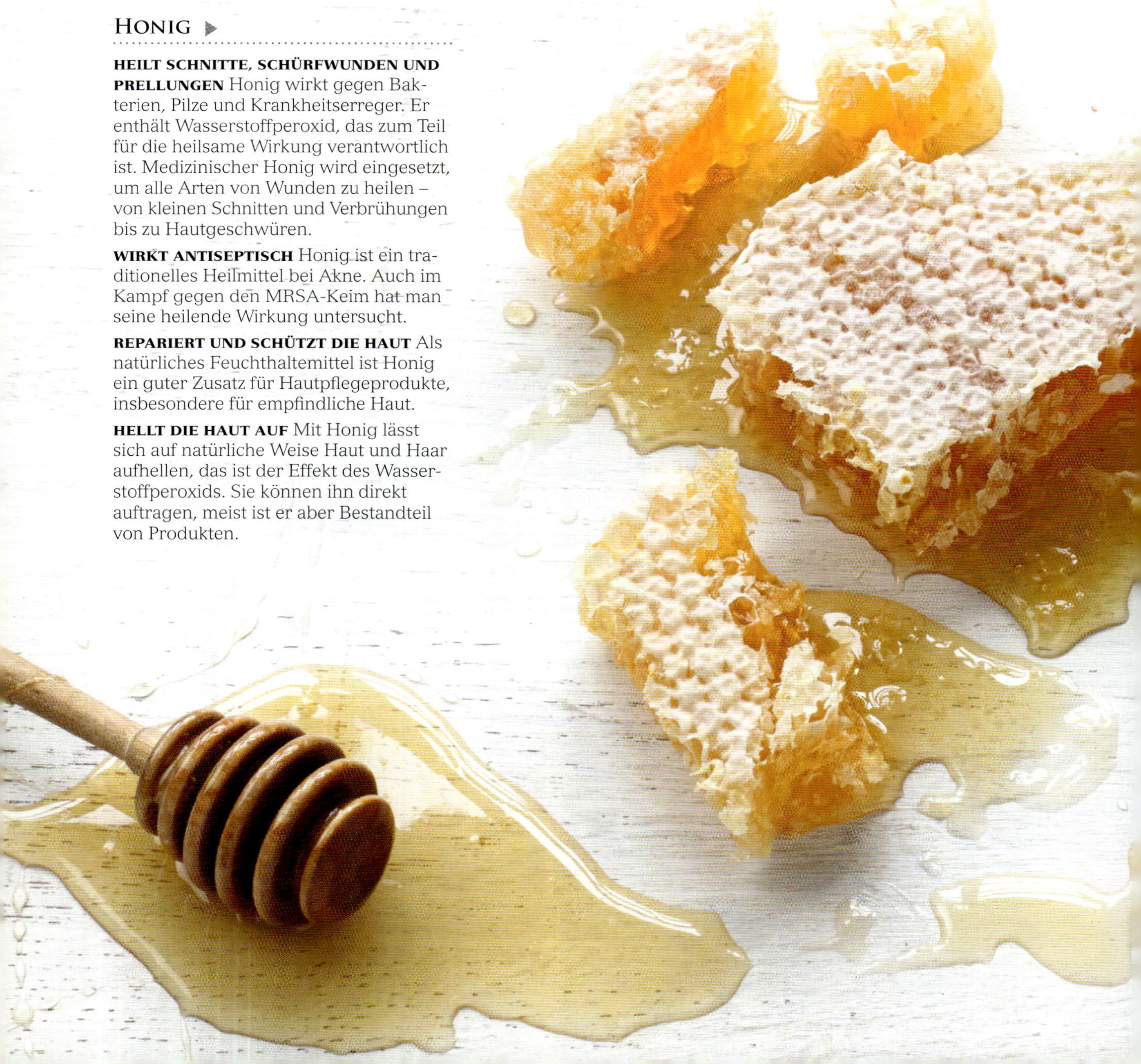

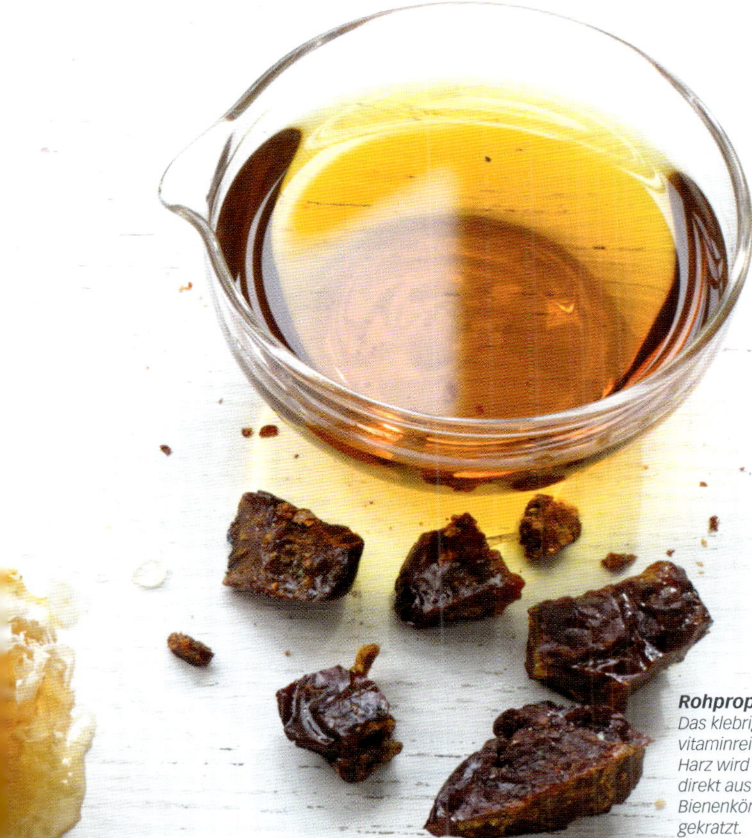

Rohpropolis
Das klebrige, vitaminreiche Harz wird direkt aus den Bienenkörben gekratzt.

PROPOLIS

WIRKT ANTISEPTISCH Gesichtscremes mit Propolis sind auch wohltuend bei Verbrennungen, Wunden, Entzündungen und Hautverletzungen sowie Beingeschwüren.

BEHANDELT AKNE Viele Aknemittel nutzen die antibakteriellen Eigenschaften von Propolis. Es tötet aknefördernde Bakterien.

REPARIERT UND SCHÜTZT DIE HAUT Die phenolischen Komponenten, insbesondere die Koffeinsäure, sind wirksamer als die Vitamine C und E. Propolis besitzt deshalb antientzündliche Eigenschaften und wirkt als Antioxidans. Deshalb ist Propolis eine wertvolle Zugabe in Cremes gegen Sonnenbrand und Verbrühungen. Es kann das Zellwachstum der Haut fördern, die Blutzirkulation erhöhen und Narben verhindern.

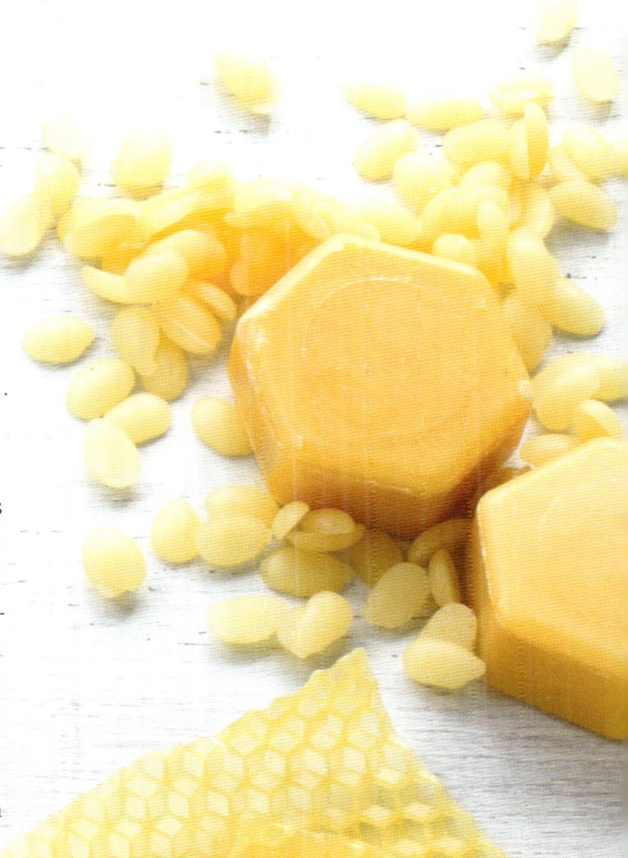

BIENENWACHS *Cera*

HEILT SCHNITTE, KRATZER UND PRELLUNGEN Eine gute Basis für Salben. Bienenwachs heilt außerdem Verbrennungen und Entzündungen.

VERBESSERT UND BERUHIGT DIE HAUT Bienenwachs verleiht Cremes feuchtigkeitsspendende Qualität, ist also besonders gut bei trockener Haut. Zudem erzeugt es eine wasserfeste Hautbarriere, was ideal ist bei Hauterkrankungen wie Psoriasis und Dermatitis oder häufigem Wasserkontakt.

REPARIERT UND SCHÜTZT DIE HAUT Als natürlicher Feuchtigkeitsspender ist Bienenwachs ideal für die Haut, besonders für spröde oder wettergeschädigte Lippen und Hände.

WIRKT ANTIBAKTERIELL Bienenwachs soll Studien zufolge gegen das Bakterium Staphylococcus wirken sowie gegen den Pilz Candida albicans.

LAVENDEL *Lavandula angustifolia*

Lavendel verbreitet einen süßlichen, **beruhigenden** Duft. Sein ätherisches Öl wird oft und gern genutzt: Die **regenerative** Wirkung auf die Haut regt das Wachstum neuer Zellen an, fördert eine schnelle **Heilung** und verhindert Narbenbildung. Das ätherische Öl und das Blütenwasser haben **ausgleichende** Eigenschaften. Man verwendet sie bei Verbrennungen, Wunden, Bissen und entzündlichen Hauterkrankungen.

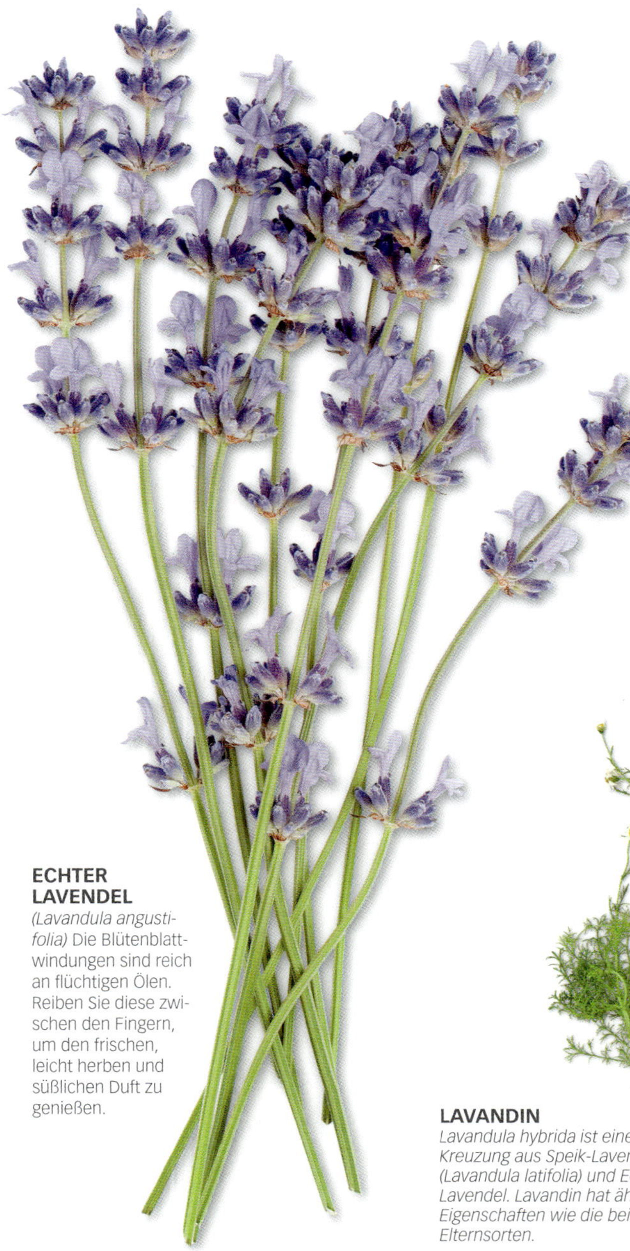

ECHTER LAVENDEL
(Lavandula angustifolia) Die Blütenblattwindungen sind reich an flüchtigen Ölen. Reiben Sie diese zwischen den Fingern, um den frischen, leicht herben und süßlichen Duft zu genießen.

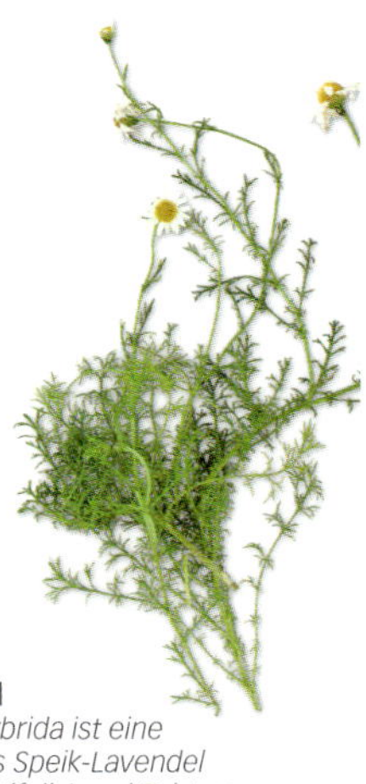

LAVANDIN
Lavandula hybrida ist eine Kreuzung aus Speik-Lavendel (Lavandula latifolia) und Echtem Lavendel. Lavandin hat ähnliche Eigenschaften wie die beiden Elternsorten.

ANWENDUNGSBEREICHE

HEILT SCHNITTE, ABSCHÜRFUNGEN UND PRELLUNGEN Das ätherische Öl des Lavendels ist äußerst wirksam bei der Behandlung von Wunden, Geschwüren, Verbrennungen und Kratzern aller Art. Seine antiseptischen Eigenschaften verhindern ein Eindringen von Krankheitserregern und beschleunigen gleichzeitig die Heilung bzw. verringern die Narbenbildung. Sie können es pur oder in etwas Trägeröl auf die Haut auftragen. Als Erste-Hilfe-Mittel auch bei Insektenbissen und -stichen geeignet.

KLÄRT DIE HAUT Nach der Reinigung Lavendelblütenwasser (Lavendel-Hydrolat) auftragen oder in eine Sprühflasche geben und das Gesicht damit besprühen. Das revitalisiert und erfrischt, die antiseptischen Eigenschaften sind besonders gut geeignet bei fettiger Haut oder Akne.

VERBESSERT UND BERUHIGT DIE HAUT Lavendelblütenwasser regeneriert entzündete und geschädigte Haut. Lavendelöl trägt dazu bei, entzündete Haut zu beruhigen, etwa bei Dermatitis, Ekzemen und Psoriasis. Geben Sie das Öl zu Lotionen, Massageölen oder in Badezusätze. Einige industrielle Produkte können mit synthetischem Linalool und Linalylacetat versetzt sein. Prüfen Sie das Etikett und achten Sie darauf, dass der lateinische Name *Lavendula angustifolia* daraufsteht.

REPARIERT UND SCHÜTZT DIE HAUT Leiden Sie unter einem Sonnenbrand, kühlt ein Sprühnebel Lavendelwasser und hilft der Haut bei ihrer Reparatur.

Lavendelöl fördert den Schlaf und kann Stress und Ängste mindern.

VERBESSERT FETTIGES HAAR UND KOPF-SCHUPPEN Mit ätherischem Öl, gemischt mit warmem Wasser, das Haar spülen. Oder einen kräftigen Aufguss aus Lavendelblüten verwenden. Damit lassen sich auch Nissen und Läuse bekämpfen.

REGT DEN HAARWUCHS AN Studien zufolge regt eine Massage der Kopfhaut mit Lavendelöl den Haarwuchs signifikant an.

FUSSPFLEGE Lavendelöl wirkt antiseptisch und desodorierend, ist also ideal als Zugabe für ein Fußbad oder eine Massage müder Füße – vor allem nach einem langen Tag.

LINDERT STRESS Lavendelöl fördert den gesunden Schlaf. Bei Messungen der Gehirnströme hat man festgestellt, dass es Stress und Ängste abbaut. Als Massageöl beeinflusst es Atmung oder Herzrhythmus. Es hilft auch bei einem stressbedingt nervösen Magen.

REINIGT DIE LUFT Sein beruhigendes Aroma und seine antiseptischen Eigenschaften machen ätherisches Lavendelöl zu einem prima Raumspray, insbesondere in Krankenzimmern. Geben Sie 5 Tropfen Öl auf 120 ml Wasser (oder halb Wasser, halb klarer Alkohol, z. B. Wodka oder Doppelkorn) und füllen Sie die Mischung in einen Zerstäuber. Es duftet stärker, wenn Sie die Mischung vor der ersten Verwendung einige Stunden ruhen lassen.

ESSEN SIE SICH SCHÖN!

Blüten Obwohl sie essbar sind, werden die Blüten meist für die Zubereitung eines entspannenden Kräutertees genutzt. Trinken Sie ihn vor dem Zubettgehen oder nach einer Mahlzeit.

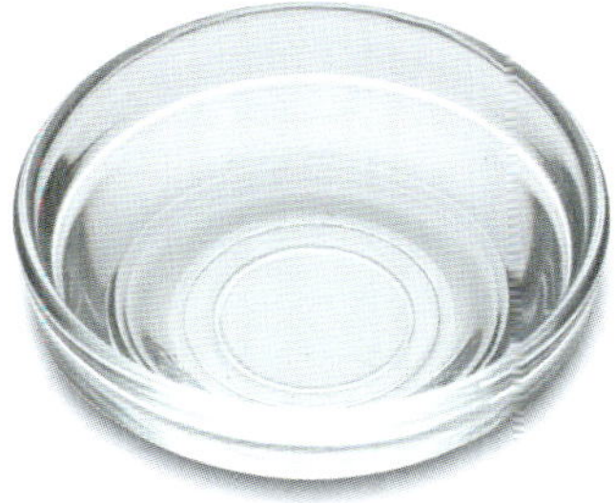

LAVENDELBLÜTENWASSER
Das Blütenwasser, auch als Lavendel-Hydrolat bekannt, ist ein Nebenprodukt der Destillation des ätherischen Öls. Es ist milder als das Öl, enthält aber ebenso positive Eigenschaften.

DUFT-KOMPOSITION

Für ein erfrischendes Eau de Cologne mischen Sie Lavendel- mit Rosmarin- und Zitrusölen wie Bergamotte, Petitgrain, Zitrone, Neroli und Orange.

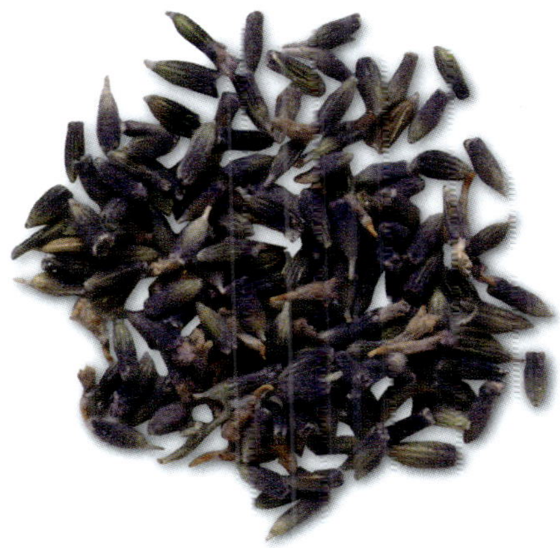

GETROCKNETER LAVENDEL
Bereiten Sie daraus einen Aufguss zu. Dieser kann als Gesichtswasser oder als Haarspülung verwendet werden.

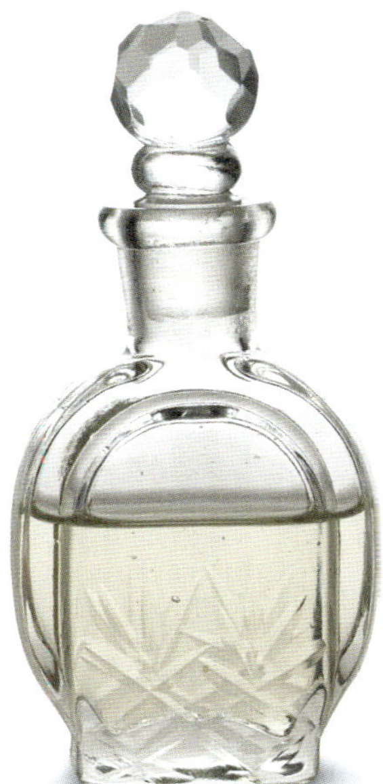

ÄTHERISCHES ÖL
Das farblose oder blassgelbe Lavendelöl wird den frischen Blüten mittels Dampfdestillation entzogen.

RASCHE HILFE

Befreit von Kopfweh
Lavendelöl ist eines der wenigen Öle, das Sie pur auf die Haut auftragen können. Bei Kopfschmerzen auf die Schläfen reiben. Oder 2 Tropfen Lavendel- und Pfefferminzöl kombinieren.

YLANG-YLANG *Cananga odorata*

Der exotische Blumenduft von Ylang-Ylang hat eine **stimmungsaufhellende** Wirkung, vertreibt Stress und Ängste und ist gleichzeitig anregend. Parfümeure verwenden das ätherische Öl in luxuriösen Parfums. Es handelt sich um ein **stimulierendes** und **ausgleichendes** Öl, das für alle Hauttypen geeignet ist. Es war Bestandteil des Makassar-Öls, einem Haaröl, das im 19. Jahrhundert sehr beliebt war.

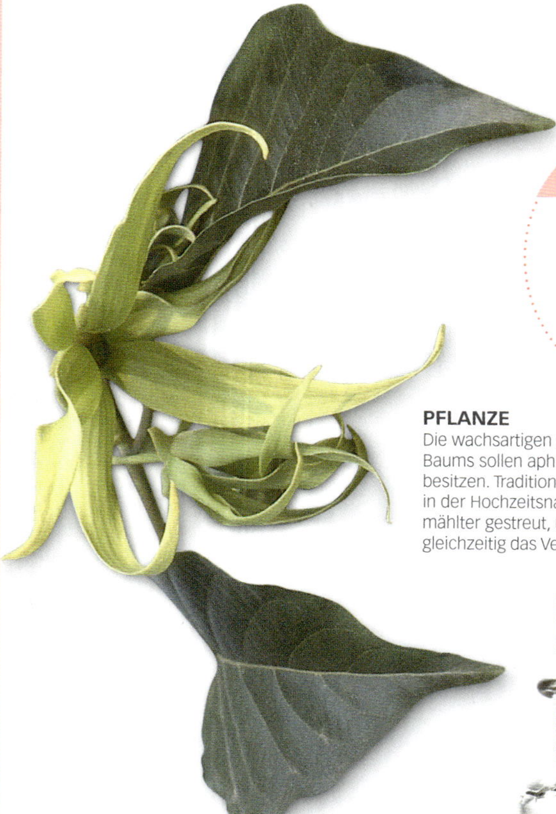

DUFT-KOMPOSITION

Für einen würzigen Duft Ylang-Ylang-Öl mit Rosenholz-, Zedern-, Schwarzer-Pfeffer- und Patschuli-Öl mischen. Harmoniert auch mit Zitronen- oder Rosenöl.

PFLANZE
Die wachsartigen gelben Blüten des tropischen Baums sollen aphrodisierende Eigenschaften besitzen. Traditionell werden die Blütenblätter in der Hochzeitsnacht auf das Bett frisch Vermählter gestreut, um Nervosität zu lindern und gleichzeitig das Verlangen zu steigern.

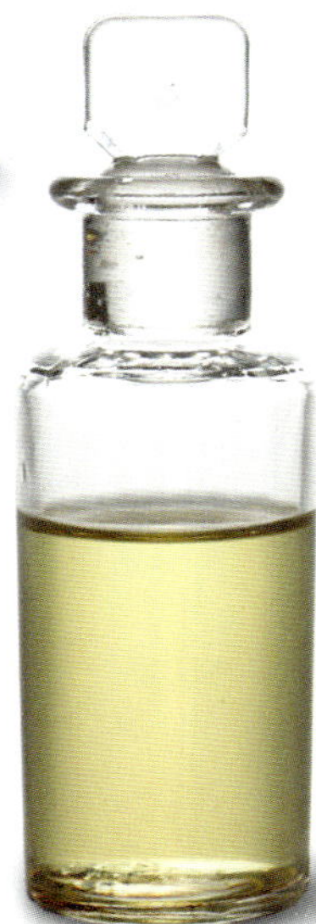

ÄTHERISCHES ÖL
Ylang-Ylang-Blüten liefern ein blassgelbes Öl mit intensiv süßlichem Duft, der so überwältigend sein kann, dass er in hoher Konzentration Übelkeit und Kopfschmerzen verursachen kann.

RASCHE HILFE

Trockene Kopfhaut
Geben Sie 1–2 Tropfen Ylang-Ylang-Öl auf 1 Teelöffel Olivenöl und massieren Sie damit die Kopfhaut, bevor Sie zu Bett gehen. Ist das Haar selbst trocken, reiben Sie das Öl in die Spitzen.

ANWENDUNGSBEREICHE

HILFT BEI AKNE Ylang-Ylang-Öl wirkt ausgleichend auf die Talgproduktion, darum ist es für fettige und trockene Haut gleichermaßen geeignet. Es ist häufig in Hautpflegeprodukten für problematische Haut zu finden.

STRAFFT DIE HAUT Das Öl hat einen hautstraffenden Effekt. Es stimuliert die Durchblutung und hat somit auch Einfluss auf das Aussehen.

BEKÄMPFT ZEICHEN DER ALTERUNG In einem guten Basisöl oder in Naturhautpflegeprodukten verbessert Ylang-Ylang das Erscheinungsbild reiferer Haut.

REGT DEN HAARWUCHS AN Das Öl nährt und stimuliert die Kopfhaut und wird traditionell zur Steigerung des Haarwuchses eingesetzt. Mischen Sie eine kleine Menge des Öls mit einem Basisöl, etwa Sonnenblumenöl, und massieren Sie dies in die Kopfhaut.

WIRKT GEGEN DEPRESSIVE STIMMUNG Ylang-Ylang wirkt auf das vegetative Nervensystem, es beruhigt und hellt bei depressiven Verstimmungen auf.

BAUT STRESS AB Mischen Sie 1–2 Tropfen Ylang-Ylang-Öl in einen Teelöffel Basisöl, z. B. Aprikosenkern- oder Sonnenblumenöl. Heraus kommt ein einfaches Parfum, das anregt und zugleich das Wohlbefinden erhöht, Ängste reduziert und Herz- und Atemrhythmus beruhigt.

Das Öl nährt und stimuliert die Kopfhaut und wird traditionell zur Verbesserung des Haarwuchses eingesetzt.

JASMIN *Jasminum officinale*

Es existieren mehr als 200 Jasminarten, doch nur etwa ein Dutzend eignet sich für die Produktion des berauschenden ätherischen Öls. In der Hautpflege wird es wegen seines **stimmungsaufhellenden** Dufts und seiner **kühlenden** und **glättenden** Eigenschaften eingesetzt. Das ätherische Jasminöl kann pur als Parfum auf die Haut aufgetragen werden, es entspannt und baut Stressgefühle ab.

ANWENDUNGSBEREICHE

VERBESSERT DAS HAUTBILD Verdünntes Jasminöl ist eine Wohltat für erhitzte, trockene, empfindliche und entzündete Haut, insbesondere, wenn Stress der Auslöser dafür ist.

HEILT NARBEN Wegen seiner Fähigkeit, Rötungen und Narbenbildung zu reduzieren, ist das Öl eine wichtige Zutat in Rezepturen gegen Schwangerschaftsstreifen. Sie können verdünntes Jasminöl auch pur auf die Narbe auftragen.

BAUT STRESS AB Das Inhalieren von Jasminöl, das haben Messungen ergeben, verändert die Gehirnwellen. Das liegt an der Reduzierung von Stress und Lustlosigkeit und der Erhöhung des Wohlbefindens und allgemeiner Wachheit. Linalool, ein natürlicher Bestandteil des ätherischen Öls, ist für diese stressmindernden Eigenschaften verantwortlich. Studien zeigen, dass das Inhalieren von Linalool die Aktivität von Genen dämmt, die unter Stress für Überaktivität verantwortlich sind.

WIRKT GEGEN DEPRESSIVE STIMMUNG Gibt man es zu einem Basis-Massage- oder Badeöl, hat das ätherische Jasminöl einen stimmungsaufhellenden Effekt und trägt schnell dazu bei, dass Wohlbefinden und Stimmung steigen.

ESSEN SIE SICH SCHÖN!

Tee Brühen Sie sich einen Tee aus Jasminblüten und grünem Tee auf. Er schmeckt süßlich, ist reich an Antioxidanzien und fördert die Entspannung.

PFLANZE
Das üppige, runde Aroma wird den weißen Blüten der Kletterpflanze durch Lösemittel entzogen.

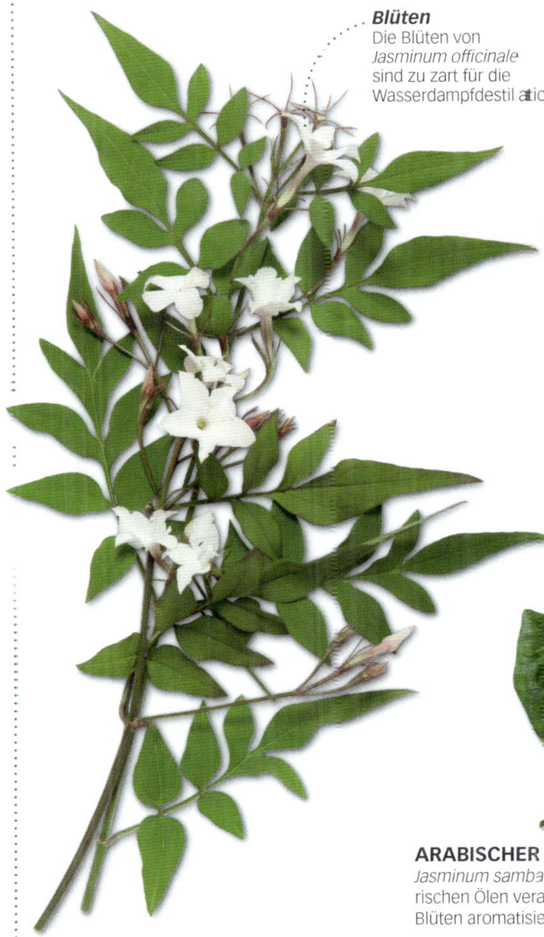

Blüten
Die Blüten von *Jasminum officinale* sind zu zart für die Wasserdampfdestillation.

DUFT-KOMPOSITION

Ein sinnlicher Blumenduft entsteht, wenn Sie Jasminöl mit Rosen-, Neroli-, Bergamotte- und Ylang-Ylang-Öl kombinieren. Harmoniert auch mit Orangenöl.

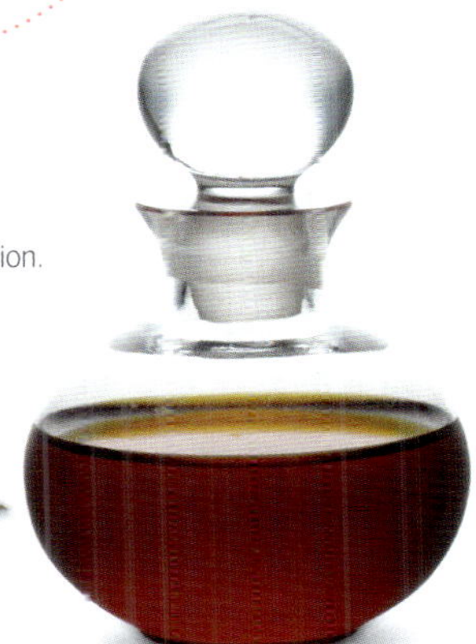

ÄTHERISCHES ÖL
Das dunkle Öl gilt traditionell als Aphrodisiakum. Wie bei vielen stark riechenden Ölen genügt eine winzige Menge.

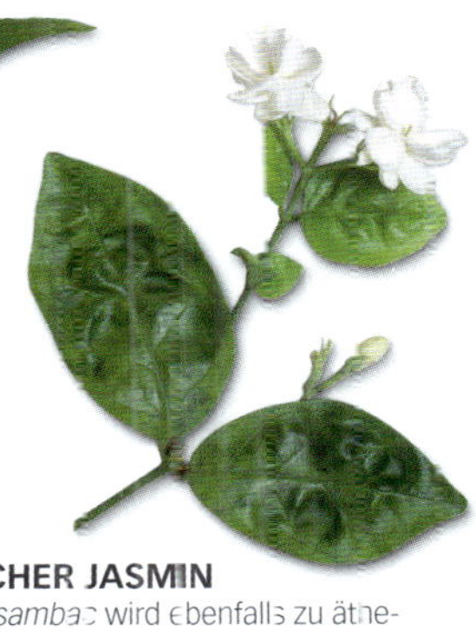

ARABISCHER JASMIN
Jasminum sambac wird ebenfalls zu ätherischen Ölen verarbeitet. Die getrockneten Blüten aromatisieren Jasmintee.

ROSENGERANIE *Pelargonium graveolens*

Überraschenderweise wird das ätherische Geranienöl aus den Blüten *und* aus den grünen Blättern dampfdestilliert. Die Duftpelargonie *P. graveolens* wird wegen ihres Öls kultiviert. Es hat einen **kühlenden** und **ausgleichenden** Effekt auf die Haut, und zwar bei trockener, fettiger und sogar bei zu Akne neigender Haut. Seine **revitalisierende** Eigenschaft belebt müde aussehende Haut.

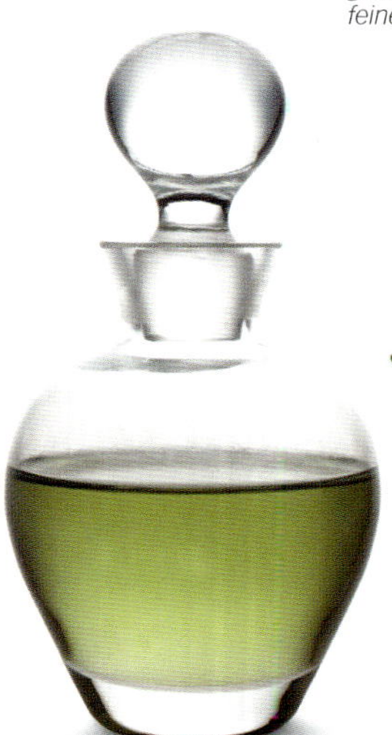

ÄTHERISCHES ÖL
Das grüne oder bernsteinfarbene Öl hat einen kräftigen, süßlichen Blumengeschmack mit fruchtig-minzigen Untertönen.

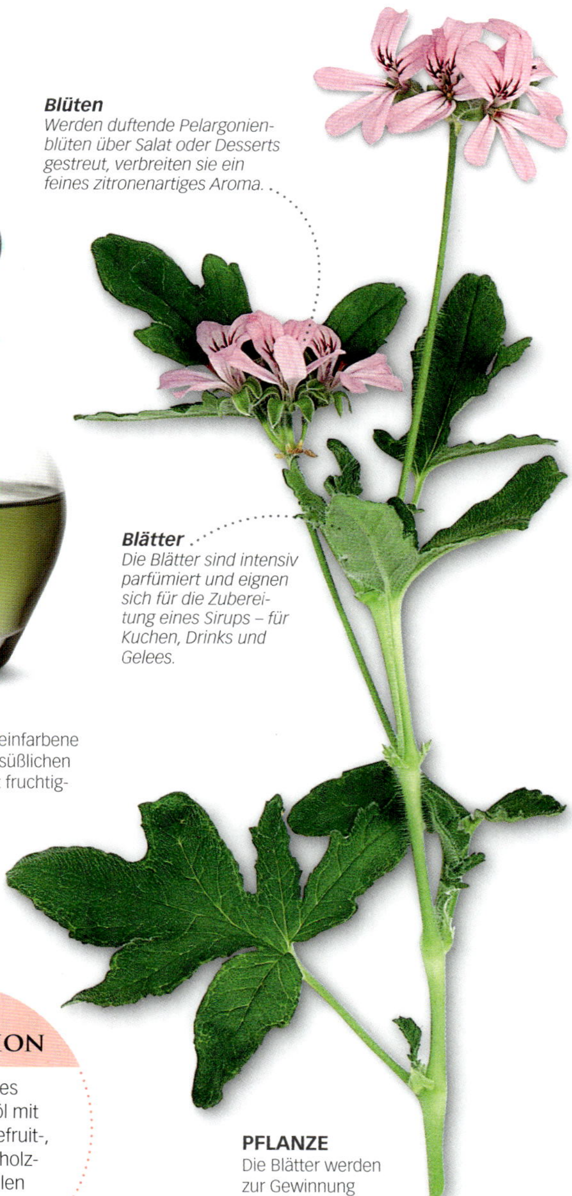

Blüten
Werden duftende Pelargonienblüten über Salat oder Desserts gestreut, verbreiten sie ein feines zitronenartiges Aroma.

Blätter
Die Blätter sind intensiv parfümiert und eignen sich für die Zubereitung eines Sirups – für Kuchen, Drinks und Gelees.

PFLANZE
Die Blätter werden zur Gewinnung des regenerativen, antiseptischen Öls gepresst.

DUFT-KOMPOSITION

Für ein feminines Parfum Geranienöl mit Bergamotte-, Grapefruit-, Patschuli-, Sandelholz- und Rosenholzölen mischen.

ANWENDUNGSBEREICHE

VERBESSERT UND BERUHIGT DIE HAUT Für alle Hauttypen geeignet. Rosengeranienöl hat einen ausgleichenden Effekt auf die Haut. Es kühlt und spendet trockener, gereizter Haut Feuchtigkeit. Verdünntes Öl auf die gewünschten Bereiche auftragen, allerdings nicht auf Verletzungen.

REPARIERT UND SCHÜTZT DIE HAUT Verdünntes Rosengeranienöl tut sonnenverbrannter Haut und Narben gut. Es fördert die Heilung von Wunden und Geschwüren.

DÄMPFT ALTERSERSCHEINUNGEN Seine zellregenerativen Eigenschaften sind ideal, um reifere oder faltige Haut zu verjüngen.

HILFREICH BEI FETTIGER HAUT UND KOPFSCHUPPEN Als Bestandteil von Gesichtspflegeprodukten kann das Öl fettige Haut reinigen und beleben. Mit etwas Basisöl mischen und gegen Schuppen auf der Kopfhaut auftragen. Eine Stunde einziehen lassen, dann wie gewohnt die Haare waschen.

HILFREICH BEI AKNE Seine antiseptischen und antientzündlichen Eigenschaften halten die Akne in Schranken. Dazu verdünntes ätherisches Rosengeranienöl auf die betroffenen Stellen auftragen.

VERTREIBT KOPFLÄUSE Geben Sie ins Haarshampoo 1–2 Tropfen Rosengeranienöl.

STÄRKT DAS WOHLGEFÜHL Ein sehr angenehmes Öl fürs Badewasser oder als Massageölzusatz. Es wirkt ausgleichend auf den Körper und hellt bei depressiver Verstimmung auf.

ENTGIFTET Nehmen Sie Rosengeranienöl für die Massage, es hat einen diuretischen Effekt. Es fördert die Ausschwemmung von Wasser und Giftstoffen und reduziert Schwellungen.

GEMEINE NACHTKERZE *Oenothera biennis*

Die Blüten der Nachtkerze sind ein schöner Anblick, doch die Seele der Pflanze steckt in den Samen, aus denen ein reiches, nährendes Öl mit vielen guten Eigenschaften für die Haut gewonnen wird. Es enthält rund 10 % Gamma-Linolensäure (GLA), wovon Neurodermitiker zu wenig haben. Das Öl zeigt auch Anti-Aging-Effekte.

ANWENDUNGSBEREICHE

DÄMPFT ALTERSERSCHEINUNGEN Die GLA im Nachtkerzenöl besitzt natürliche entzündungshemmende und hautverjüngende Eigenschaften und reaktiviert gewisse gealterte und sonnengeschädigte Zellen.

HILFREICH BEI AKNE Akneanfällige Haut benötigt trotz allem Feuchtigkeit. Dies ist ein leichtes Öl, das von der Haut gut und schnell aufgenommen wird. Damit lassen sich speziell kleine betroffene Bereiche behandeln. Einfach auf die Haut auftragen.

VERBESSERT UND BERUHIGT DAS HAUTBILD Das leichte Öl der Nachtkerze zieht gut in die Haut ein und hält deren Sanftheit und Geschmeidigkeit aufrecht. Seine feuchtigkeitsspendende Eigenschaft verhindert ein Austrocknen der Haut und macht sie weniger anfällig für Ekzeme und Akne. Das Öl erhöht zudem die Fähigkeit der Zellen, Sauerstoff aufzunehmen und Infektionen abzuwehren. Das Öl kann pur aufgetragen werden. Oder Sie verwenden es für die Zubereitung eigener Produkte und Massageöle. Der Nachtkerzenölanteil sollte dann 5–10 % betragen.

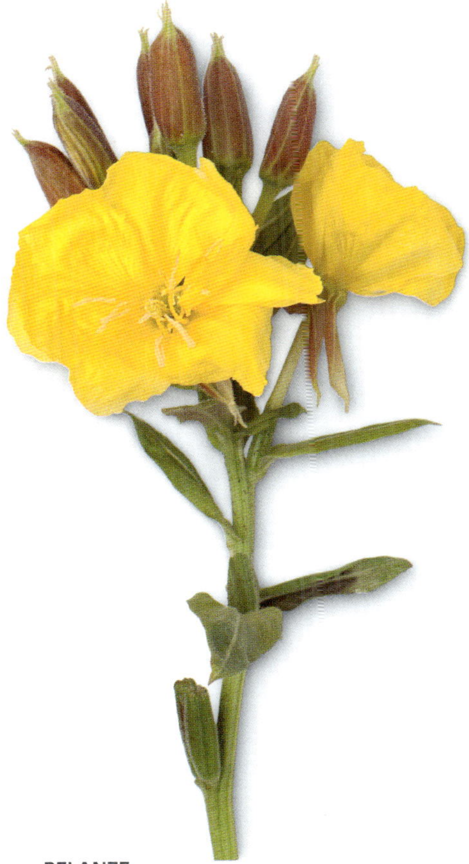

PFLANZE
Die zarten, gelben Blüten sind essbar und verleihen Salaten und Garnituren Farbe und Nährstoffe. Niemals Blumen essen, die möglicherweise mit Pestiziden behandelt wurden.

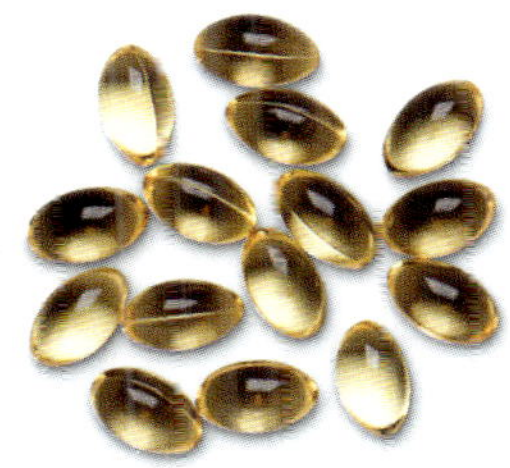

NAHRUNGS-ERGÄNZUNGSMITTEL
In der Drogerie wird das Öl in Kapseln angeboten. Wer diese regelmäßig einnimmt, profitiert von der positiven Wirkung des Öls.

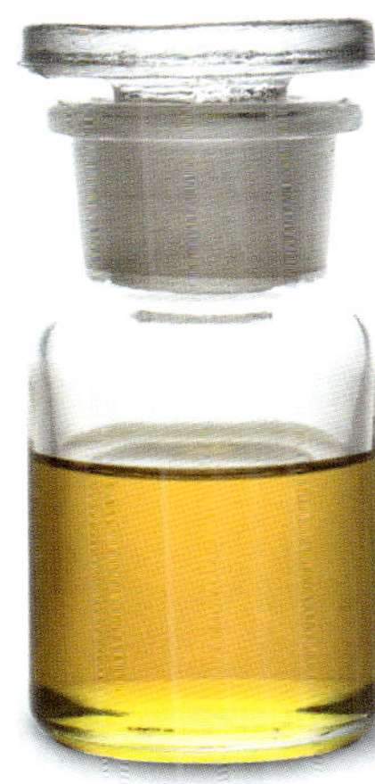

SAMENÖL
Das Öl wird aus den Samen der Pflanze gepresst. Es hält sich nicht lange, deshalb sind zur Einnahme die Kapseln dem Öl vorzuziehen.

ESSEN SIE SICH SCHÖN!

Ergänzungsmittel Täglich eine Kapsel Nachtkerzenöl kann das Hautbild verbessern und die Zellatmung erhöhen, d. h. die Fähigkeit der Zellen, Sauerstoff aufzunehmen. Die Haut wird Sonnenlicht und Umwelteinflüssen gegenüber belastbarer, die für vorzeitige Hautalterung in hohem Maße mit verantwortlich sind. Die Menge bestimmter Hormone, der Prostaglandine, wird erhöht. Sie wirken einem Verlust an Elastizität, Falten und Entzündungen entgegen.

RASCHE HILFE

Gesunde Nägel Reiben Sie Ihre Nägel täglich mit 1–2 Tropfen des Samenöls ein. Das verbessert die Oberhäute und macht sie weich. Außerdem wirkt es spröden und brüchigen Nägeln entgegen.

PFEFFERMINZE *Mentha × piperita*

Trägt man Pfefferminze auf die Haut auf, wird die Durchblutung so stark **angeregt**, dass es sich zuerst **kühl** und **frisch**, dann **warm** anfühlt. Pfefferminze hilft bei Neuralgien, Muskelschmerzen und Kopfweh und ist ein Erste-Hilfe-**Antiseptikum**. Pfefferminze wird in vielen Schönheitsprodukten verwendet. Das ätherische Öl sollte nicht mehr als 1 % einer Mischung ausmachen.

KRAUT
Eine der beliebtesten Minzearten für medizinische Zwecke, die *Mentha x piperita*, ist eine natürliche Hybridkreuzung aus *Mentha aquatica* (Wasserminze) und *Mentha spicata* (Grüne/Krause Minze).

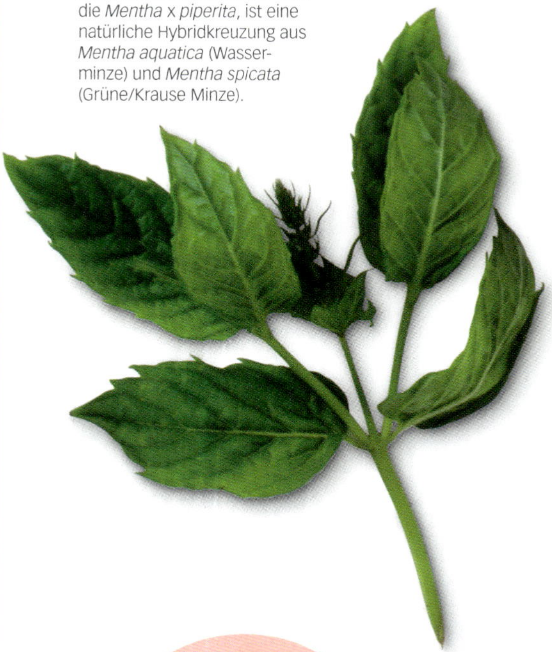

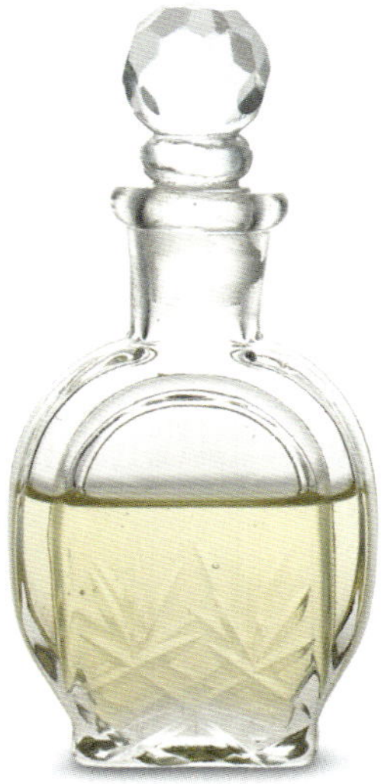

ÄTHERISCHES ÖL
Pfefferminzöl ist klar bis blassgelb und hat einen frischen, scharfen Geschmack. Die Konsistenz ist leicht wässerig.

DUFT-KOMPOSITION

Für ein Parfum, das den Geist entspannt, Pfefferminzöl mit Lavendel-, Neroli-, Zitronen- und Kiefernöl mischen. Harmoniert auch mit Eukalyptus- und Rosmarinöl.

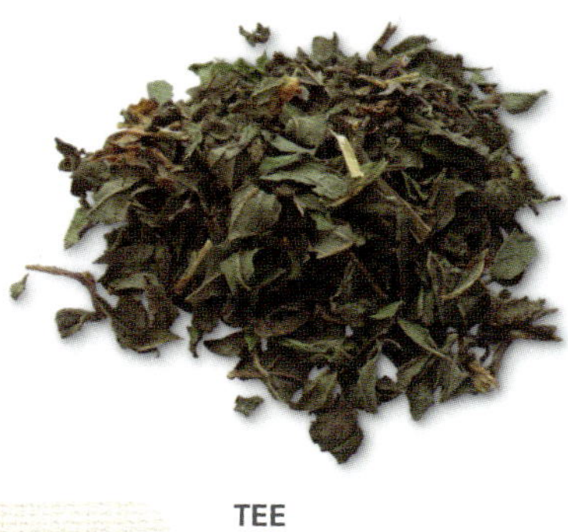

TEE
Durch die adstringierende Eigenschaft von Pfefferminztee kann er äußerlich als Gesichtswasser verwendet werden.

ESSEN SIE SICH SCHÖN!

Tee Als Getränk fördert Pfefferminztee die Verdauung und den Schlaf.

ANWENDUNGSBEREICHE

REINIGT UND VERBESSERT DAS HAUTBILD Pfefferminzöl und -extrakte werden oft Reinigungs- und Gesichtswasser gegen fettige Haut und Akne zugefügt. Für ein schnell zubereitetes Gesichtswasser starken Pfefferminztee aufbrühen und abkühlen lassen – fertig.

VERBESSERT UND BERUHIGT DIE HAUT In Lotionen und Körperölen kühlt und beruhigt Pfefferminzöl die Haut. Besonders angenehm bei müden Füßen oder gereizter Haut. Für ein erfrischendes Fußbad geben Sie ¼ Liter Pfefferminztee oder einige Tropfen Öl in eine Schüssel mit warmem Wasser.

WIRKT ANTIVIRAL Pfefferminzöl hat antivirale Eigenschaften. Es lindert Fieberbläschen und bekämpft das Herpes-Simplex-Virus. Eine kleine Menge verdünntes Öl auf die betroffenen Stellen tupfen.

WIRKT ANTISEPTISCH Das Öl in Lippenbalsam und Handcremes mischen.

LINDERT BISSE UND STICHE Pfefferminzöl ist ein natürliches Insektenabwehrmittel. Es lindert Mückenstiche und andere Reizungen wie Nesselsucht und Erscheinungen durch Giftefeu und Gifteiche. Mit etwas Basisöl verdünnen und auf den betroffenen Bereich tupfen.

REDUZIERT KÖRPERGERUCH Pfefferminzöl wird für Deodorants und Fußbäder eingesetzt, auch in Zahnspülungen, wo seine antiseptischen und desodorierenden Eigenschaften gegen Mundgeruch helfen.

VERBESSERT HAAR UND KOPFHAUT Ein starker, dann abgekühlter Pfefferminztee kann als Haarspülung für mehr Glanz und gegen Schuppen verwendet werden.

HILFT BEI KOPFWEH Das Öl erfrischt den Geist und verbessert die Konzentrationsfähigkeit. Seit Langem wird es als effektives Mittel bei Kopfweh eingesetzt, denn seine Wirkung entspricht durchaus dem konventioneller Medikamente wie Paracetamol. Geben Sie 1 Tropfen Eukalyptusöl in eine verdünnte Pfefferminzlösung, das verstärkt die Wirkung noch.

ZITRONENMELISSE *Melissa officinalis*

Das ätherische Öl der Melisse findet sich wegen seines angenehmen Zitronenduftes und seiner **beruhigenden** und **antientzündlichen** Wirkung auf gereizte und von Allergien betroffene Haut in zahlreichen Hautpflegeprodukten. Es wirkt **heilsam** bei Hautbeschwerden und **stimmungsaufhellend**. Das Öl sollte verdünnt werden und nicht mehr als 1 % einer Mischung ausmachen.

ANWENDUNGSBEREICHE

VERBESSERT UND BERUHIGT DIE HAUT Entzündete und juckende Haut wird durch verdünntes Melissenöl beruhigt. Sie können damit auch Geschwüre und Ekzeme behandeln, insbesondere solche, die stressbedingt sind. Es reduziert Rötungen und Reizungen durch Insektenstiche und Sonnenbrand. Niemals pur auf die Haut auftragen.

VERBESSERT DIE ELASTIZITÄT Melissenöl ist eine ideale Zutat für selbst gemachtes Gesichtswasser. Es regt die Durchblutung an.

LINDERT ALTERSERSCHEINUNGEN Das Öl ist reich an Antioxidanzien, was im Kampf gegen Schäden durch freie Radikale hilft.

REPARIERT UND SCHÜTZT DIE HAUT Zwei Bestandteile der Zitronenmelisse – Kaffeesäure und Ferulasäure – können tief in die Hautschichten vordringen und schützen so gegen Schäden durch UV-Strahlung.

ANTISEPTISCH UND ANTIVIRAL Die antibakterielle Eigenschaft des Öls hilft bei Akne und anderen Hautunregelmäßigkeiten. Es unterstützt die Bekämpfung von Herpesviren und kann Fieberbläschen lindern. Etwas Tinktur oder verdünntes ätherisches Öl auftupfen.

LINDERT KOPFWEH UND MIGRÄNE Der Melissenduft ist stimmungsaufhellend und lindert Kopfweh und Migräne, insbesondere wenn diese mit Nacken- und Schulterverspannung in Zusammenhang stehen.

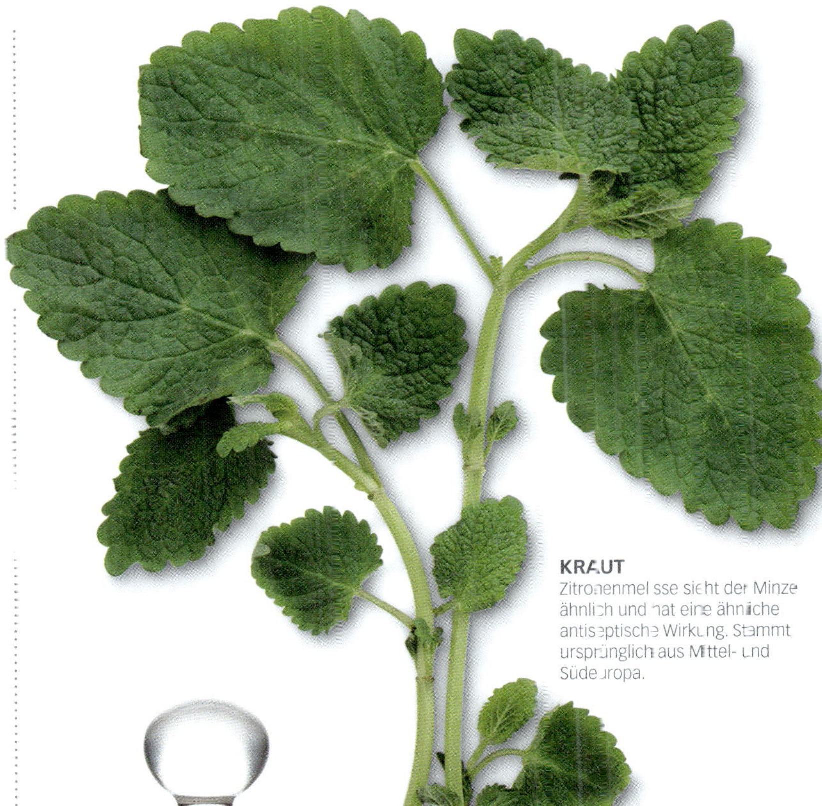

KRAUT
Zitronenmelisse sieht der Minze ähnlich und hat eine ähnliche antiseptische Wirkung. Stammt ursprünglich aus Mittel- und Südeuropa.

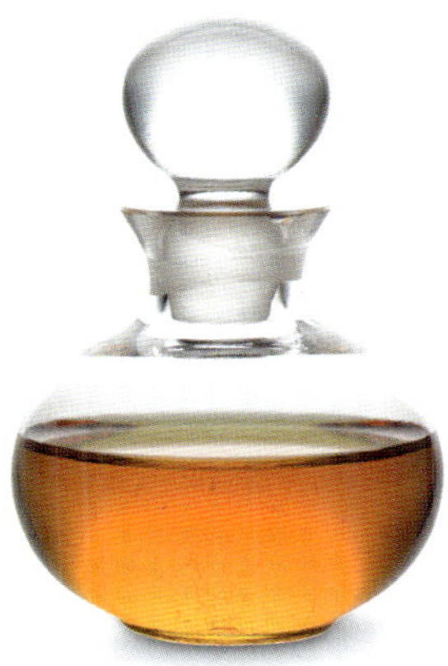

ÄTHERISCHES ÖL
Das goldfarbene Melissenöl duftet nach Zitrone und Gras. Bei Aromatherapeuten wird es als Wohlfühlmittel geschätzt.

ESSEN SIE SICH SCHÖN!

Tee Trinken Sie Melissentee zur allgemeinen Erbauung bei nervösen Beschwerden. Daneben ist er hilfreich bei Kopfweh und Migräne.

DUFT-KOMPOSITION

Für einen erhebenden Duft kombinieren Sie Melissenöl mit Rosengeranien-, Rosen-, Jasmin- und Zitrusöl. Harmoniert ebenfalls gut mit Kamille und Lavendel.

INDISCHES PATSCHULI *Pogostemon cablin*

Aus den Blättern dieser Pflanze wird ein Öl mit **anregenden** und **kräftigenden** Eigenschaften gewonnen. Es kann Hautgewebe **regenerieren** und Narbengewebe und Dehnungsstreifen verbessern. Ältere Haut wird **revitalisiert** und Falten werden reduziert. Seine **antiseptischen** Eigenschaften helfen bei Akne und der orientalische Duft kann Ängste und Stress vertreiben.

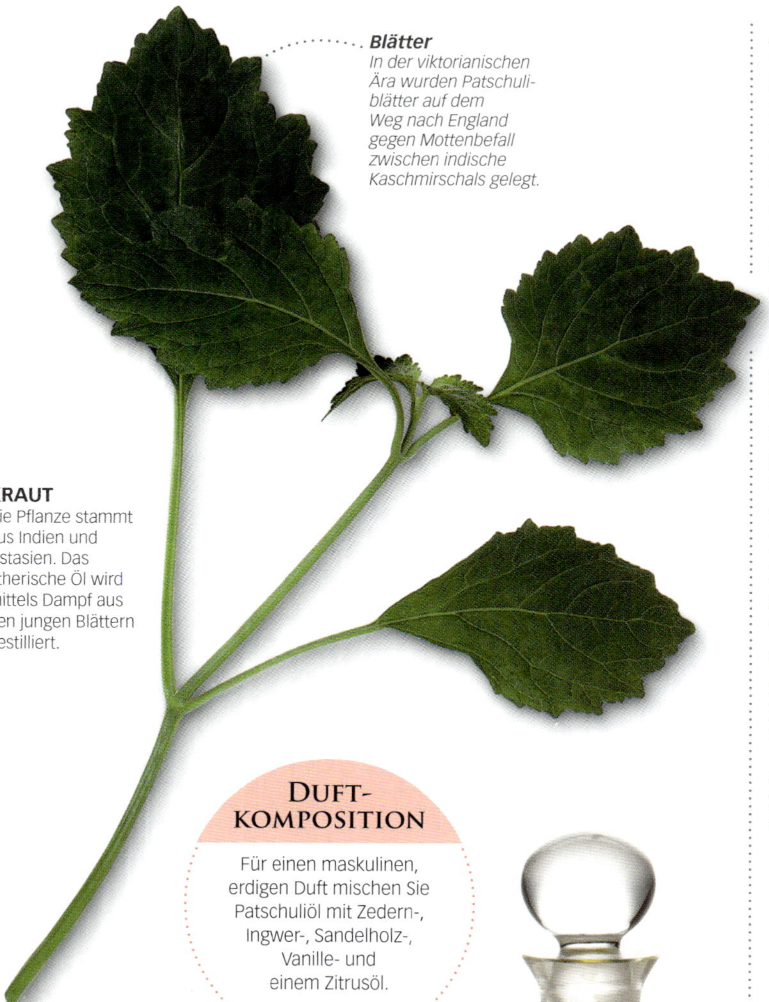

Blätter
In der viktorianischen Ära wurden Patschuliblätter auf dem Weg nach England gegen Mottenbefall zwischen indische Kaschmirschals gelegt.

KRAUT
Die Pflanze stammt aus Indien und Ostasien. Das ätherische Öl wird mittels Dampf aus den jungen Blättern destilliert.

DUFT-KOMPOSITION

Für einen maskulinen, erdigen Duft mischen Sie Patschuliöl mit Zedern-, Ingwer-, Sandelholz-, Vanille- und einem Zitrusöl.

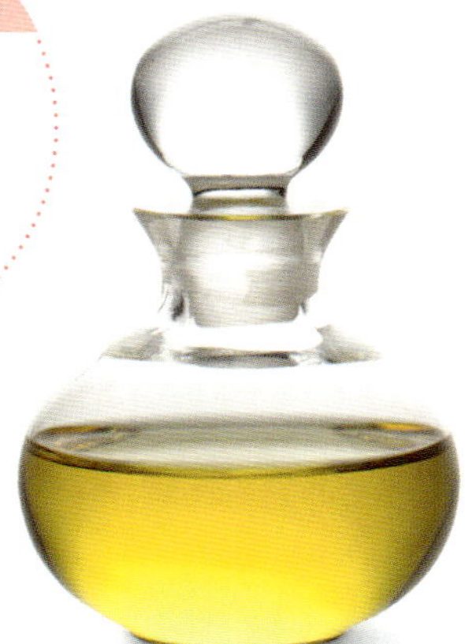

ÄTHERISCHES ÖL
Es stimuliert nicht nur, sein würziger, holziger, moschusartiger Duft wird von Parfümeuren sehr geschätzt. Im Gegensatz zu anderen Ölen wird Paschuliöl besser, je älter es ist.

ANWENDUNGSBEREICHE

REPARIERT UND SCHÜTZT DIE HAUT Die regenerativen Eigenschaften des Patschuliöls können Falten, Narben und Dehnungstreifen mindern. Man gibt es in Seren, Lotionen und Cremes, die traditionell bei Besenreisern verwendet werden. Zudem ist es ein gutes Feuchtigkeitsmittel bei rauer, gerissener oder dehydrierter Haut.

WIRKT ANTISEPTISCH Patschuliöl lässt sich bei der Behandlung von Akne, fettiger Haut, nässenden Geschwüren und Impetigo einsetzen. Hilfreich auch bei Fußpilz und anderen Pilzinfektionen.

REINIGT DIE HAUT Patschuliöl wirkt adstringierend, gleicht die Talgproduktion aus und normalisiert fettige Haut sowie Akne.

WIRKT ALS MÜCKENSCHUTZ Es kann als Notfallbehandlung bei Insektenstichen auch pur auf die Haut aufgetragen werden.

HILFT GEGEN STRESS In der Aromatherapie wird Patschuliöl bei Stress und Ängsten eingesetzt.

ENTGIFTET Geben Sie Patschuliöl zu einer Massageölmischung. Es wirkt ausleitend bei Wasseransammlung und Cellulite.

APHRODISIAKUM Das stimulierende Öl ist ein traditionelles Aphrodisiakum und soll nervöse Stimmungen und Lethargie vertreiben.

Patschuliöl ist ein gutes Insektenabwehrmittel.

ROSMARIN *Rosmarinus officinalis*

Das mediterrane Kraut agiert **reinigend**. Es enthält Carnosolsäure, ein Konservierungsmittel und Antioxidans, sowie die antientzündlich agierende Rosmarinsäure. Rosmarin stimuliert die Durchblutung und den Lymphfluss und ist geeignet zur Behandlung von fadem Teint und Kopfhautproblemen. Das Öl stets verdünnen – sein Gehalt sollte nicht mehr als 1 % der Mischung betragen.

ANWENDUNGSBEREICHE

REINIGT HAUT UND HAAR Seine adstringierenden Eigenschaften machen das Öl ideal für ein Gesichtswasser und eine Haarspülung. Gut bei Haarverlust und Schuppen. Einfach in etwas Basisöl geben.

BEKÄMPFT ALTERSZEICHEN Ob Sie nun Rosmarintee trinken oder das Öl bzw. eine Tinktur zur Massage verwenden, die Antioxidanzien reduzieren Entzündungen und verhindern oxidative Schäden, die vorzeitige Alterung zur Folge haben.

GEHALTVOLLE MASSAGE Bei einer Massage kann Rosmarinöl das Lymphsystem aktivieren, die Entgiftung beschleunigen und Cellulite und Wasseransammlungen mildern. Sein wärmender Effekt ist hilfreich, um nach dem Training die Muskeln zu lockern.

WIRKT ALS INSEKTENREPELLENT Rosmarin wehrt Läuse und Krätze ab. Die Tinktur pur auf Insektenstiche tupfen, um Entzündungen zu verhindern und die Heilung anzukurbeln.

WIRKT ALS ANTIOXIDANS Carnosolsäure ist ein kräftiges Antioxidans und damit natürliches Konservierungsmittel in Produkten. Jüngere Studien zeigen, dass es UVA-Schäden von Hautzellen verhindert, damit ist sie eine wirksame Zutat in Sonnencremes.

STÄRKT KONZENTRATION UND GEDÄCHTNIS Rosmarinöl hat einen stärkenden Effekt auf Konzentration und Gedächtnis bei Müdigkeit, Schwäche oder Lethargie. Hilft gut bei Jetlag.

SELBST MACHEN

Tinktur Füllen Sie ein Schraubglas zu ¾ mit Kräutern. Gießen Sie Wodka, Doppelkorn oder Ethanol aus der Apotheke dazu. Das Glas verschließen und 3 Wochen stehen lassen. Dreimal pro Woche schütteln, dann durch Musselin in eine dunkle Glasflasche abseihen.

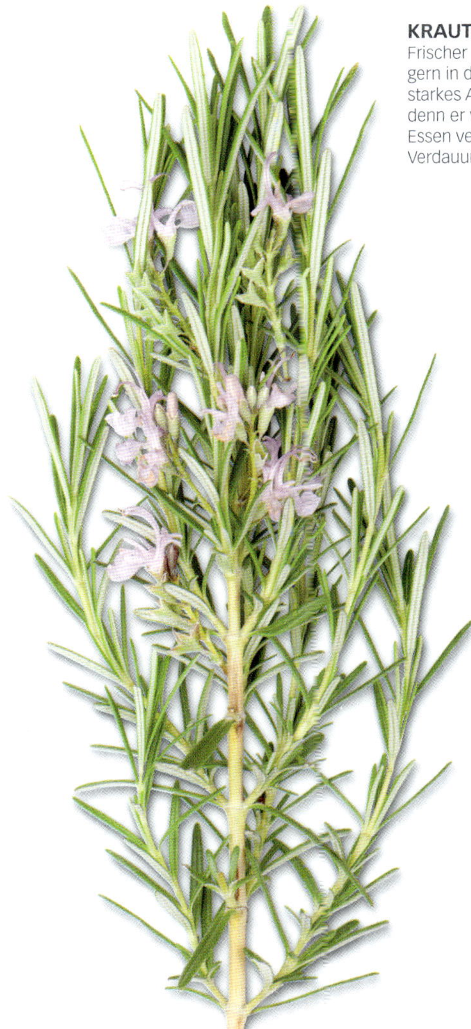

KRAUT
Frischer oder getrockneter Rosmarin wird gern in der Küche verwendet. Er hat ein starkes Aroma und wirkt konservierend, denn er vernichtet Bakterien, die das Essen verderben. Ein Aufguss fördert die Verdauung.

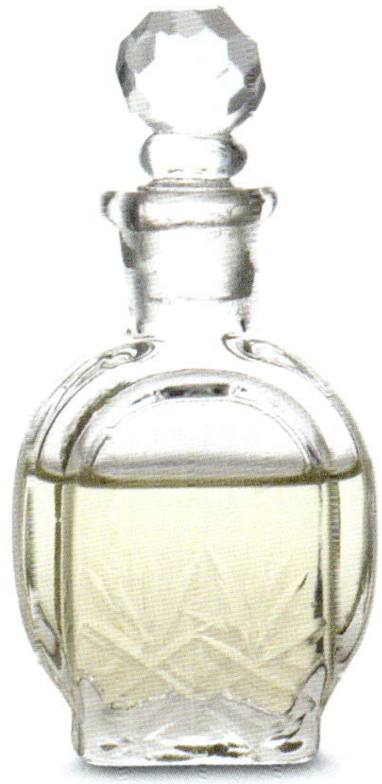

ÄTHERISCHES ÖL
Das Öl wird der Pflanze mittels Wasserdampfdestillation entzogen. Im Mittelalter glaubte man, dass der kräftige Duft des Öls vor bösen Geistern und der Pest schützt.

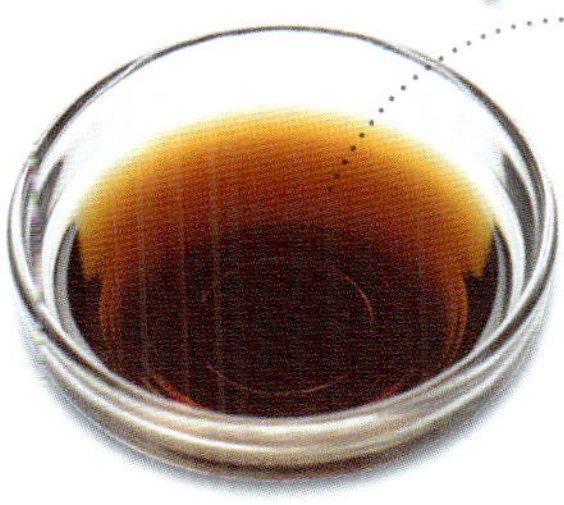

Rosmarintinktur
Gegen Kopfweh und Verdauungsbeschwerden den alkoholischen Auszug mit Wasser verdünnen.

TINKTUR
Spülen Sie Ihr Haar damit.

DUFT-KOMPOSITION

Für einen erfrischenden Duft, der den Kopf frei macht, Rosmarinöl mit Pfefferminz-, Lavendel-, Zypressen-, Orangen- und Petitgrainöl mischen.

ECHTER SALBEI *Salvia officinalis*

Salbei besitzt **entzündungshemmende** Eigenschaften, die zur Verbesserung des Hautbildes beitragen. Er enthält Rosmarinsäure, was ihn zum **Antiseptikum** macht. Er ist zudem ein **Diuretikum** und unterstützt die Entgiftung. Salbei regt die **Durchblutung** an und fördert die **Konzentration**. Verdünnen Sie das Öl. Nehmen Sie es nicht zu sich, wenn Sie zu Krämpfen neigen oder schwanger sind!

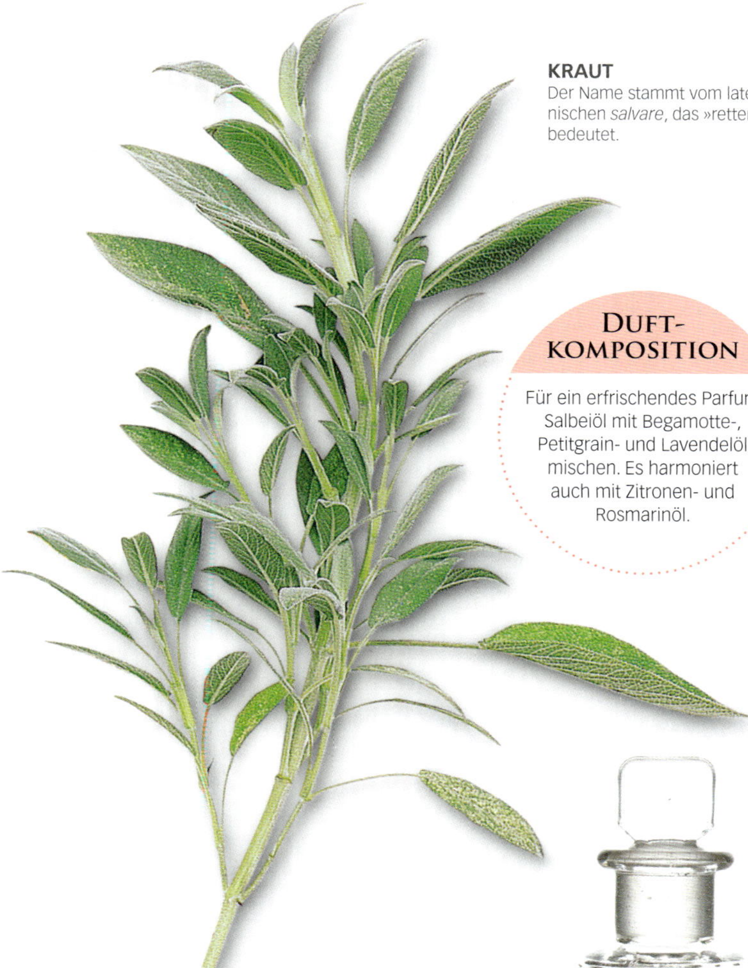

KRAUT
Der Name stammt vom lateinischen *salvare*, das »retten« bedeutet.

DUFT-KOMPOSITION

Für ein erfrischendes Parfum Salbeiöl mit Begamotte-, Petitgrain- und Lavendelöl mischen. Es harmoniert auch mit Zitronen- und Rosmarinöl.

RASCHE HILFE

Halsmittel Nehmen Sie einen starken Tee oder etwas Tinktur in Wasser und gurgeln Sie damit. So behandeln Sie wirksam Mundgeschwüre (Aphten), Zahnfleischentzündung, schlechten Atem und Halsweh.

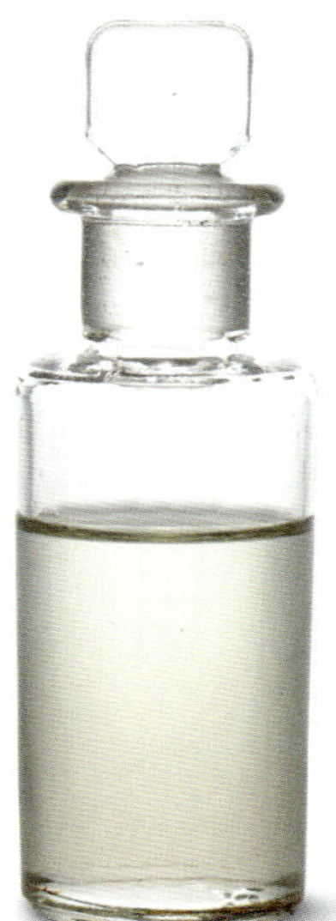

ÄTHERISCHES ÖL
Das scharfe Pflanzenaroma des Öls hat einen unterstützenden Effekt bei Müdigkeit und Stress.

ANWENDUNGSBEREICHE

HEILT UND BERUHIGT DIE HAUT Geben Sie Salbeiöl in Salben und Waschungen, um Schnitte und Schürfwunden zu behandeln. Das verdünnte Öl hilft auch, Fieberbläschen auszutrocknen und Ekzeme und Psoriasis zu lindern.

VERBESSERT DAS HAUTBILD Salbeiöl oder Kaltwasseraufgüsse verbessern das Hautbild, weil sie die Durchblutung fördern und die Porengröße reduzieren.

MILDERT ALTERSANZEICHEN Die antioxidativen Eigenschaften im Salbeiöl zögern den Hautalterungsprozess heraus und reduzieren die schädlichen Angriffe freier Radikale.

NÄHRSTOFFE FÜRS HAAR Salbeiöl kann als Haarspülung verwendet werden, um Schuppen in den Griff zu bekommen und grauem Haar wieder Glanz zu verleihen. Verdünnen Sie das Öl einfach mit Wasser oder Essig. Sie können das Öl für eine Haarkur auch mit Olivenöl mischen. Geben Sie es ins Haar und lassen Sie das Ganze einige Stunden einwirken, dann wie gewohnt shampoonieren. Intensiver wirkt es, wenn es über Nacht im Haar bleibt.

BAUT STRESS AB Das Öl wirkt stärkend auf das vegetative Nervensystem. Wer unter Stress leidet, wird dadurch gelassener.

BEKÄMPFT KÖRPERGERUCH Geben Sie ätherisches Öl oder Tinktur zu normalen Deodorants, um Bakterien abzutöten, die Körpergeruch hervorrufen. So riechen Sie länger frisch. Auch gut in einem lauwarmen Bad, um müde Füße zu erfrischen.

ESSEN SIE SICH SCHÖN!

Tee Regelmäßiges Trinken von Salbeitee oder die Einnahme von Nahrungsergänzungsmitteln verringern starkes Schwitzen, insbesondere in der Menopause.

ECHTER THYMIAN *Thymus vulgaris*

Lassen Sie sich von den winzigen Blättern nicht täuschen. Dieses aromatische Kraut hat es in sich. Seit der Antike wird Thymian ins Badewasser gegeben, um Schmerzen zu **lindern**. Thymol, der aktive Bestandteil des Thymians, ist ein kräftiges **Antiseptikum**. Sein Aroma regt an und **erfrischt** den Geist. Das Öl hat einen **wärmenden, anregenden** Effekt auf die Haut und fördert die Durchblutung.

ANWENDUNGSBEREICHE

VERBESSERT UND BERUHIGT DIE HAUT Ätherisches Öl und Tinktur heilen effektiv Ekzeme, aber verwenden Sie sie nur verdünnt. Nicht verwenden bei sehr empfindlicher oder geschädigter Haut und nicht bei Kindern unter zwei Jahren.

VERBESSERT DIE HAUTELASTIZITÄT Verdünntes Thymianöl oder Tinktur hat einen stimulierenden Effekt auf das Kreislaufsystem und wirkt so gegen Blässe. Phenole und Flavonoide schützen die Haut vor den Angriffen freier Radikale.

HILFREICH BEI AKNE Tests im Labor haben gezeigt, dass Thymiantinktur effektiver ist als Benzolperoxid, das in den meisten Aknecremes oder Waschlotionen steckt. Es tötet Propionibakterien, die Hautporen infizieren und für Mitesser, Pusteln und Pickel verantwortlich sind.

WIRKT ANTISEPTISCH Verwenden Sie stark verdünntes Thymianöl in einer Kompresse, um Infektionen, Furunkel und Geschwüre zu heilen. Sie können damit auch Läuse und Krätze bekämpfen. Es wirkt zudem gegen Candida albicans, insbesondere bei Infektionen der Haut und der Füße.

BESSERT HAAR UND KOPFHAUT Geben Sie Thymianöl oder Tinktur in Haarspülungen und andere Mittel zur Kopfhautbehandlung. Das hilft bei Schuppen und seborrhoischem Ekzem.

LINDERT SCHMERZEN In eine neutrale Salbe gerührt ist das Öl wunderbar zum Einreiben schmerzender Gelenke und Muskeln.

BAUT STRESS AB Eine Massage mit einem Öl mit Thymian bringt Entspannung, wenn man gestresst ist, sich ausgepowert fühlt oder Ängste hat. Es fördert zudem einen gesunden Schlaf.

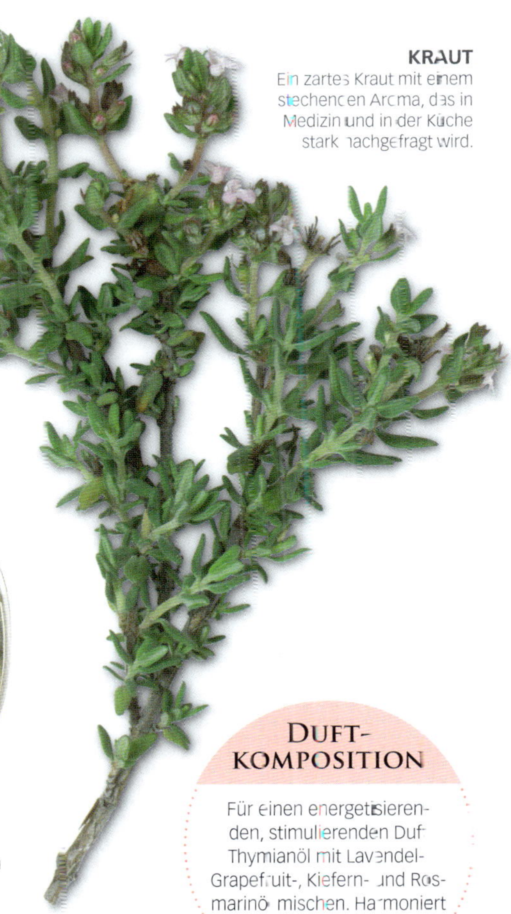

KRAUT
Ein zartes Kraut mit einem stechenden Aroma, das in Medizin und in der Küche stark nachgefragt wird.

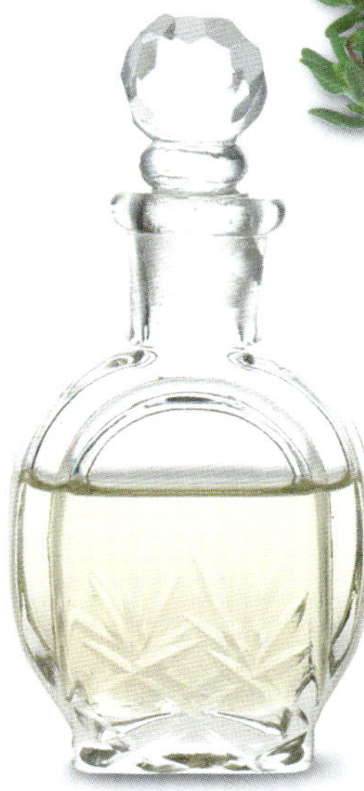

ÄTHERISCHES ÖL
Es wirkt antiseptisch und ist ein natürliches Konservierungsmittel. Verwenden Sie keine Konzentrationen über 3%.

DUFT-KOMPOSITION

Für einen energetisierenden, stimulierenden Duft Thymianöl mit Lavendel-, Grapefruit-, Kiefern- und Rosmarinöl mischen. Harmoniert auch mit Nelken- und Zitronenöl.

RASCHE HILFE

Antiseptische Lotion
Verlängern Sie Thymiantinktur mit etwas Wasser bei winzigen Schnitten, Schürfwunden oder Aphten. Sie können stattdessen auch einen starken Tee aus frischem Thymian verwenden.

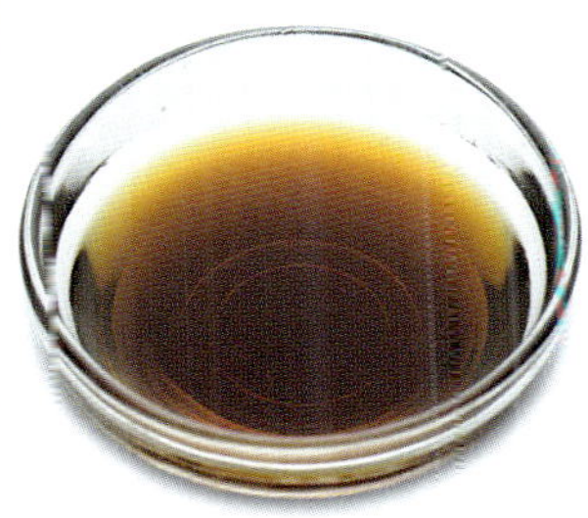

TINKTUR
Entziehen Sie den Blättchen die aktiven Bestandteile mit Alkohol (siehe Seite 41).

TEE *Camellia sinensis*

Insbesondere grüne und weiße Tee-Extrakte sind Bestandteil von Kosmetikprodukten. Tee-Extrakt besitzt **antientzündliche** und **antikarzinogene** Eigenschaften, die vor Sonne und Umwelteinflüssen **schützen** können und so **Anti-Aging**-Effekte haben. Da Tee oft mit vielerlei Pestiziden behandelt wird, verwenden Sie möglichst Bioprodukte.

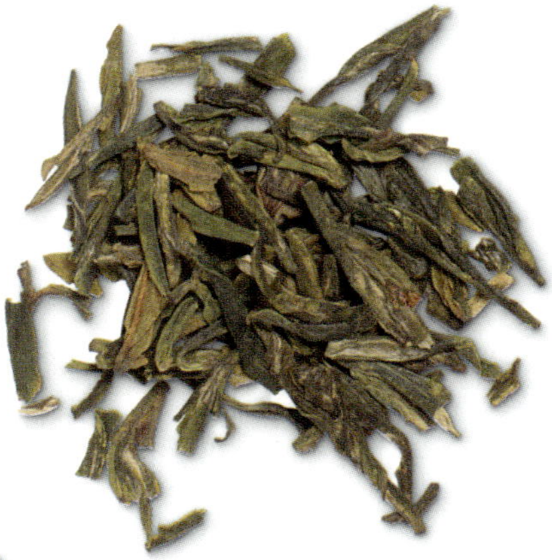

GRÜNER TEE
Dieser feine Tee wird erst leicht gedämpft oder geröstet, dann werden die Blätter gerollt und getrocknet.

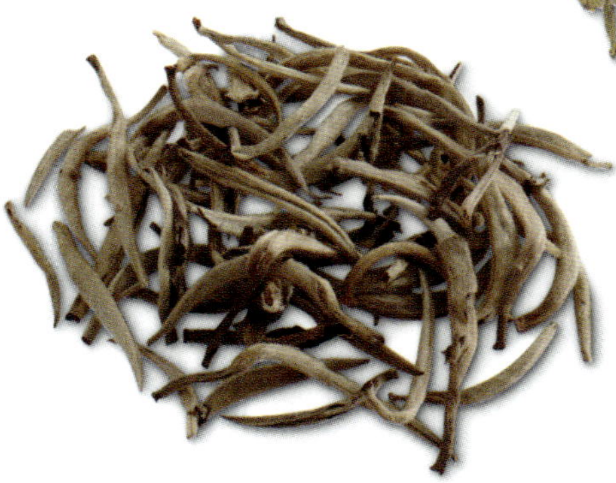

WEISSER TEE
Knospen und Blätter trocknen in natürlichem Sonnenlicht und fermentieren minimal, bevor sie dann behutsam weiterverarbeitet werden, um weitere Oxidation zu vermeiden.

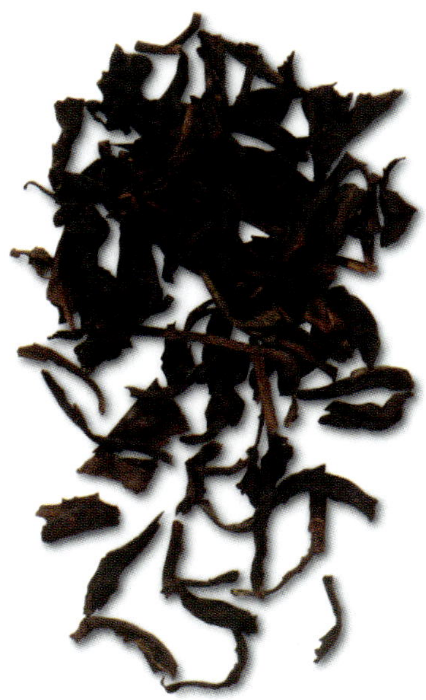

SCHWARZER TEE
Durch das Fermentieren und Trocknen des Tees wird eine Vielzahl an Antioxidanzien freigesetzt, u. a. Theaflavine.

ANWENDUNGSBEREICHE

BEKÄMPFT ALTERSERSCHEINUNGEN Tee-Extrakte sind reich an Antioxidanzien. In Kosmetikartikeln wirken sie gegen vorzeitige Hautalterung, hervorgerufen durch Entzündung und oxidativen Stress. Die Catechine im grünen Tee, ob äußerlich aufgetragen oder getrunken, machen die Haut widerstandsfähiger gegenüber UV-Strahlung.

REINIGT DIE HAUT Teeblätter enthalten Koffein, Nährstoffe wie Beta-Carotin, Vitamin C und Polyphenole. Ein Extrakt kann den Kreislauf anregen, das Hautbild verfeinern und dessen Struktur verbessern.

SCHÜTZT VOR DER SONNE Schwarze, grüne und weiße Tees haben UV-absorbierende Eigenschaften. Oberflächlich aufgetragen schützen sie vor der Sonne. Verwenden Sie aber nie ausschließlich einen Tee-Extrakt als Sonnenschutz.

ENTGIFTET Tee hat einen leicht adstringierenden Effekt und wirkt diuretisch, kann so Schwellungen und überschüssiges Wasser eliminieren helfen.

SCHNELLE HILFE

Haarspülung Um das Haar zum Glänzen zu bringen, einen Aufguss aus grünem Tee zubereiten. Abkühlen lassen und das Haar damit tränken. 10 Minuten einziehen lassen, dann wie gewohnt shampoonieren.

ESSEN SIE SICH SCHÖN!

Grüner Tee Eine Tasse kann antiallergische Eigenschaften haben, z. B. bei Heuschnupfen. Reduziert auch die Ausprägung von Ekzemen.

Weißer Tee Wer mehrere Tassen weißen Tee täglich trinkt, kann wahrscheinlich sein Risiko für Krebs, rheumatische Arthritis oder selbst Altersfalten mindern.

ECHTES JOHANNISKRAUT *Hypericum perforatum*

Es ist bekannt, dass Johanniskraut ein wirksames **Sedativum** ist und depressive Verstimmungen lindern kann. Weniger bekannt ist die wohltuende äußerliche Nutzung der Tinktur oder des Ölmazerats. Beides wirkt auf der Haut **entzündungshemmend**, **beruhigt** bei Nervenschmerzen und **heilt** kleinere Schnitte und Schürfwunden.

ANWENDUNGSBEREICHE

VERBESSERT UND BERUHIGT DIE HAUT Der Ölauszug, wegen der Farbe auch Rotöl genannt, beruhigt entzündete Haut, insbesondere bei Ekzemen, Psoriasis und Hautlupus. Öl, Tinktur oder ein starker Tee können oberflächlich eingesetzt werden, um Fieberbläschen und Wunden zu heilen. Das Öl pur auftragen, aber nicht, bevor Sie sich starker Sonneneinstrahlung aussetzen, denn die Lichtempfindlichkeit der Haut wird erhöht.

HEILT SCHNITTE, KRATZER UND PRELLUNGEN Rotöl und Tinktur helfen bei Nervenschmerzen, entzündeten Gelenken und Sehnenentzündung, zudem lindern sie Entzündungen wunder Haut, schwache Verbrühungen, Sonnenbrand, Schnitte und Hautabschürfungen.

LINDERT MUSKELSCHMERZ Rotöl lindert Muskelschmerzen. Verwenden Sie es als Massageöl.

WIRKT STIMMUNGSAUFHELLEND Das Kraut beruhigt das Nervensystem und hat sich bewährt bei leichten Depressionen und Ängsten in den Wechseljahren. Der entspannende, antidepressive Effekt führt auch zu besserem Schlaf, was wiederum für die Gesundheit von Haut und Haar wichtig ist.

Der entspannende, antidepressive Effekt von Johanniskraut sorgt auch für besseren Schlaf.

KRAUT
Die alten Griechen glaubten, das Kraut mit seinen gelben Blüten würde vor bösen Geistern schützen. Heute wird es als Heilmittel bei leichter Depression geschätzt.

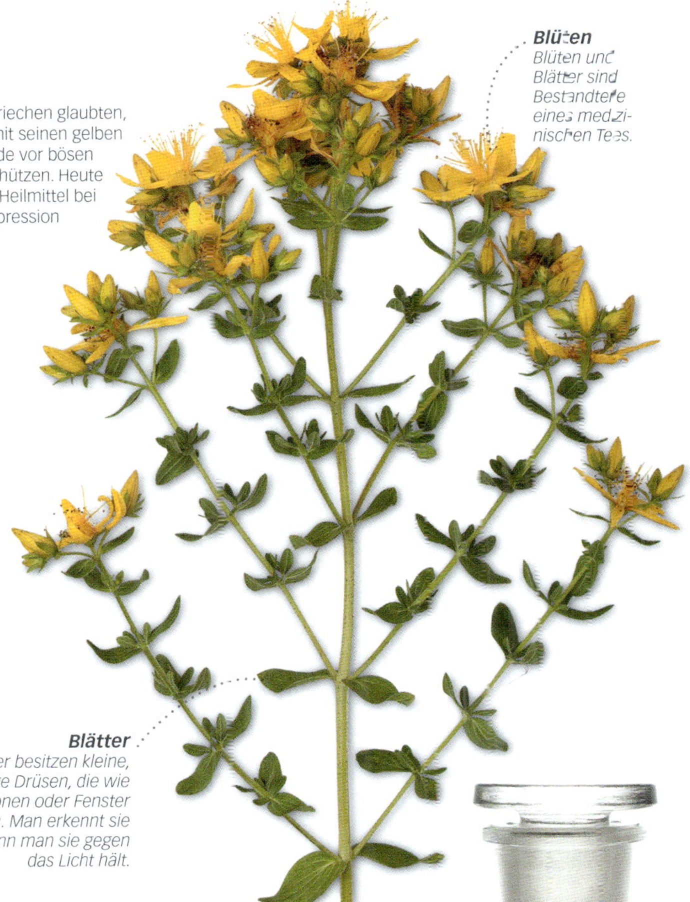
Blüten
Blüten und Blätter sind Bestandteile eines medizinischen Tees.
Blätter
Die Blätter besitzen kleine, ölige Drüsen, die wie Perforationen oder Fenster aussehen. Man erkennt sie gut, wenn man sie gegen das Licht hält.

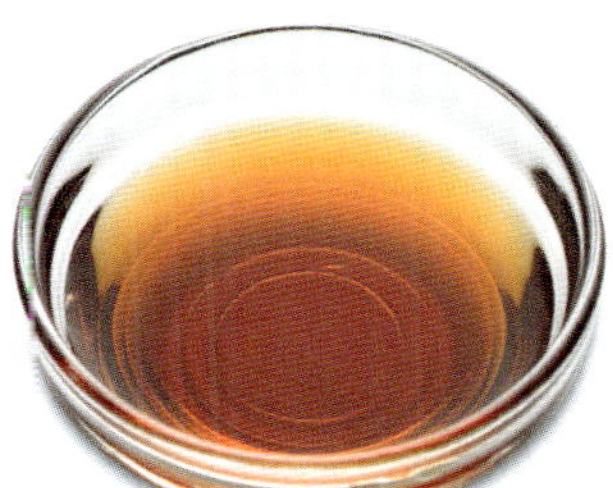

TINKTUR
Johanniskrauttinktur (siehe Seite 41) wirkt schnell bei Menstruationsbeschwerden.

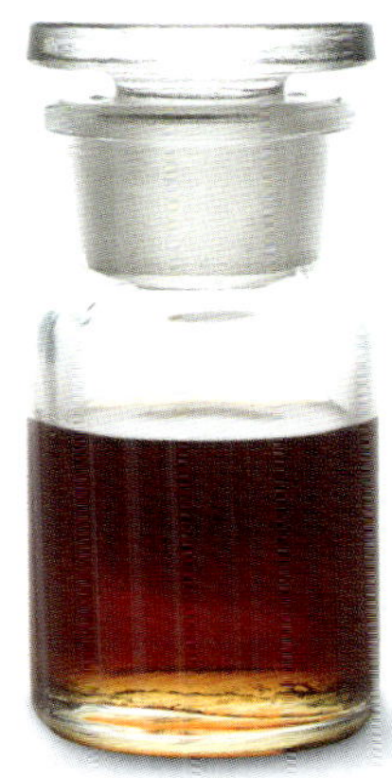

ÖLAUSZUG
Bereiten Sie einen Auszug frischer Blüten in Öl, etwa Olivenöl (siehe Seite 26). Das dunkle Öl hat antientzündliche und analgetische Eigenschaften.

VIRGINISCHE ZAUBERNUSS *Hamamelis virginiana*

Zaubernuss hat **adstringierende, kühlende und erfrischende** Eigenschaften. Meist wird ein Aufguss oder Kräuterwasser (Hydrolat) zum **Reinigen** und Erfrischen der Haut verwendet. Die Zaubernuss ist reich an Phenolen und Tanninen, die entzündete Haut **beruhigen**, Reizungen, raue Haut und Wundsein lindern können. Wunden und Schrammen können damit **gereinigt** werden.

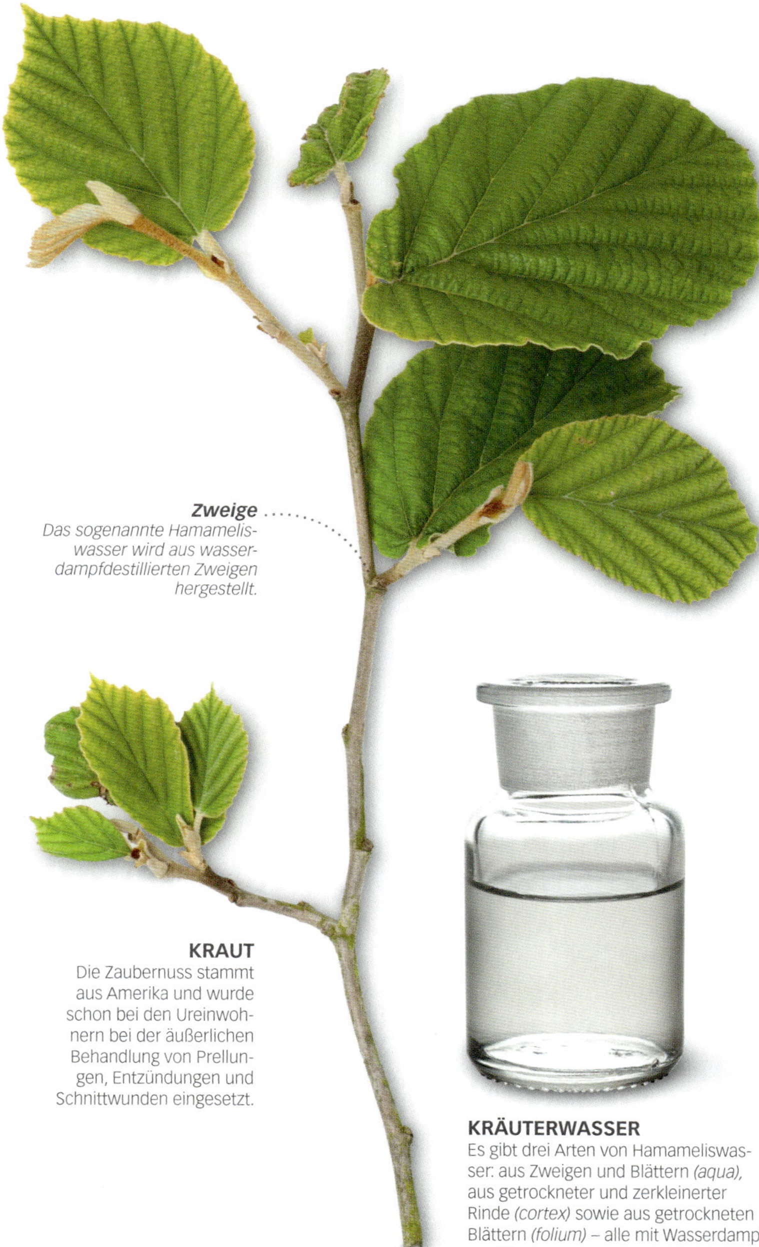

Zweige
Das sogenannte Hamameliswasser wird aus wasserdampfdestillierten Zweigen hergestellt.

KRAUT
Die Zaubernuss stammt aus Amerika und wurde schon bei den Ureinwohnern bei der äußerlichen Behandlung von Prellungen, Entzündungen und Schnittwunden eingesetzt.

KRÄUTERWASSER
Es gibt drei Arten von Hamameliswasser: aus Zweigen und Blättern *(aqua)*, aus getrockneter und zerkleinerter Rinde *(cortex)* sowie aus getrockneten Blättern *(folium)* – alle mit Wasserdampf destilliert.

ANWENDUNGSBEREICHE

BESSERT FETTIGE HAUT Verdünnte Zaubernuss eignet sich für normale und fettige Hauttypen. Bei fettiger Haut wirkt Zaubernuss ausgleichend und trocknet Mitesser aus. Betupfen Sie die Stellen.

VERBESSERT UND BERUHIGT DIE HAUT Traditionell wird Zaubernuss zur Hautberuhigung eingesetzt, etwa bei Ekzemen, Psoriasis und allergischen Reaktionen der Haut. Sie können sie verdünnt auf die Problembereiche auftragen.

WIRKT ADSTRINGIEREND Ihre adstringierende Eigenschaft lindert Krampfadern und lässt Besenreiser zurückgehen.

HEILT SCHNITTE, SCHÜRFUNGEN UND PRELLUNGEN Bei kleineren Hautverletzungen waschen und desinfizieren Sie die Wunde damit und dämmen die Blutung ein. Heilsam auch bei Prellungen, Insektenstichen und als Kompresse bei Verstauchungen.

WOHLTUENDES AFTERSHAVE Vergessen Sie teure, unnötig parfümierte Produkte und geben Sie nach der Rasur Hamameliswasser auf die Haut.

TUT DEN AUGEN GUT Um müde Augen zu erfrischen und geschwollenen Augen vorzubeugen, Hamameliswasser auf einen Wattepad träufeln oder einen Zipfel eines Waschlappens hineintauchen und die feuchte Kompresse 20 Minuten auf die geschlossenen Augen legen.

Bei fettiger Haut stellt Zaubernuss das Gleichgewicht wieder her und trocknet Mitesser aus.

BORRETSCH *Borago officinalis*

Das Öl ist reich an Gamma-Linolensäure (GLA) und wird deshalb oft bei Neurodermitis eingesetzt. Es kann die Haut verjüngen, insbesondere sonnengeschädigte und ältere Haut. Geben Sie eine kleine Menge Öl (2–10 %) in Ihr Präparat.

ANWENDUNGSBEREICHE

VERBESSERT UND BERUHIGT DIE HAUT Olein-, Palmitin- und Stearinsäure verleihen dem Öl pflegende Eigenschaften. GLA wirkt entzündungshemmend und lindert Ekzeme, Psoriasis und seborrhoische Dermatitis. Ob Sie Nahrungsergänzungsmittel oder äußerliche Anwendung bevorzugen, die Effekte sind vergleichbar. Da das Öl sich nicht gut hält, nutzen Sie für geringe Mengen lieber die Kapseln. Das getrocknete Kraut kann als Tee aufgebrüht werden, mit getränkten Wattebällchen können betroffene Stellen betupft werden.

LINDERT ALTERSERSCHEINUNGEN Borretschöl glättet, hydriert und heilt. Es verbessert zudem die Hautelastizität. Seine regenerativen Eigenschaften sind insbesondere für reifere Haut geeignet. Es bindet Wasser und nährt die Hautzellen.

KRÄFTIGT DIE NÄGEL GLA im Öl kräftigt die Nägel und sorgt für gesunde Oberhäute. Das Öl einfach einreiben.

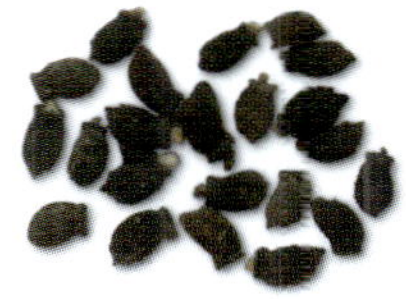

SAMEN
Borretsch wird wegen seiner ölreichen Samen kommerziell angebaut.

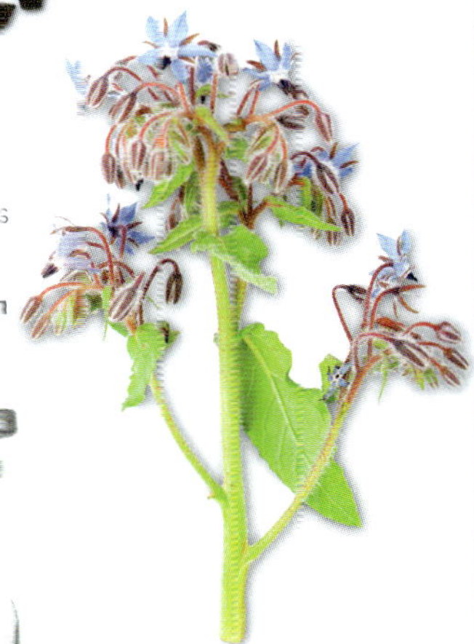

KRAUT
Die jungen Blätter schmecken nach Salatgurke und können zu Cocktails oder Salaten gegeben werden. Die essbaren Blüten sind eine hübsche Garnitur.

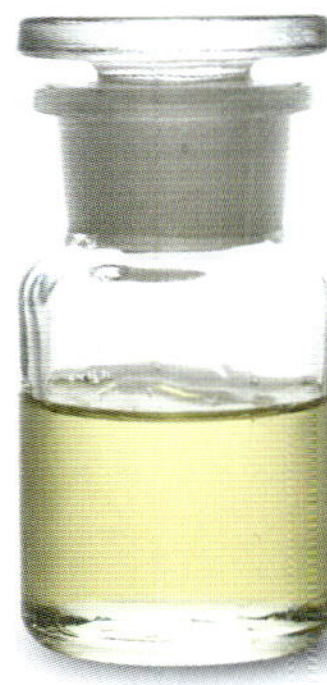

BORRETSCHSAMENÖL
Das Öl enthält 24 % GLA – mehr als das Öl von Nachtkerze oder schwarzer Johannisbeere.

BEINWELL *Symphytum officinale*

Beinwell heilt Schnitte, Kratzer und sogar Knochen. Er besitzt zudem antientzündliche und hautverjüngende Eigenschaften. Die Blätter sind reich an Tanninen und Allantoin, das gegen Feuchtigkeitsverlust wirkt und Zellwachstum und -reparatur ankurbelt.

ANWENDUNGSBEREICHE

KRÄFTIGT UND BERUHIGT DIE HAUT Beinwell enthält Allantoin, das heilende, antientzündliche Eigenschaften besitzt. Geeignet für alle Hauttypen, besonders für gereizte, trockene und rissige Haut.

SCHÜTZT VOR SONNE Beinwell enthält Rosmarinsäure, die antientzündlich und antioxidativ wirkt. Das schützt die Haut vor UV-Strahlung.

HEILT SCHNITTE, KRATZER UND PRELLUNGEN Tinktur, Salbe, Creme oder Ölmazerat – alles wird seit alters her zum Heilen von Wunden, Geschwüren, Insektenstichen und anderen Hautirritationen eingesetzt. Seine antibakteriellen Eigenschaften schützen vor Wundinfektion. Öle und Salben nicht auf tiefe Wunden oder infizierte Hautbereiche geben; es könnte die oberflächliche Heilung anregen, bevor die Wunde innen geheilt ist.

NÄHRT DAS HAAR Weichen Sie Beinwellblätter in heißem Essig ein. Abkühlen lassen, dann das Haar damit spülen. Es wird weich und leicht kämmbar.

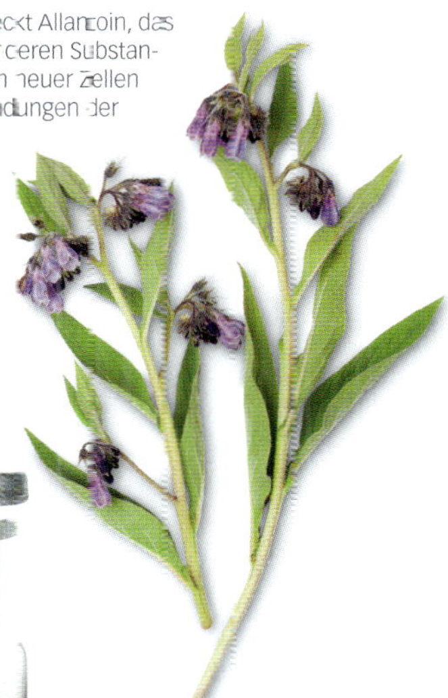

KRAUT
In den Blättern steckt Allantoin, das gemeinsam mit anderen Substanzen das Wachstum neuer Zellen anregt und Entzündungen der Haut eindämmt. Für Cremes und Salben wird oft der Wurzelstock verwendet.

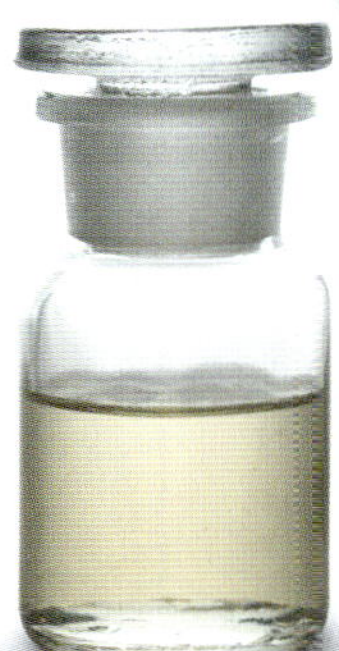

ÖLAUSZUG
Das Öl kann auf große Hautbereiche aufgetragen werden und so den Heilungsprozess beschleunigen.

ZITRONENGRAS *Cymbopogon flexuosus* und *C. citratus*

Ein Stärkungsmittel, das Körper und Geist **erfrischt** und **anregt** und bei entzündlicher, nässender und juckener Haut hilft. Es **lindert Schmerzen** und wirkt **antiseptisch** bei Schnitten, Schürfwunden und Bissen. Zudem wehrt es **Insekten** ab. Verwenden Sie stets verdünntes ätherisches Öl (im Handel oft als Lemongrassöl) – es sollte nicht mehr als 1 % der fertigen Mischung ausmachen.

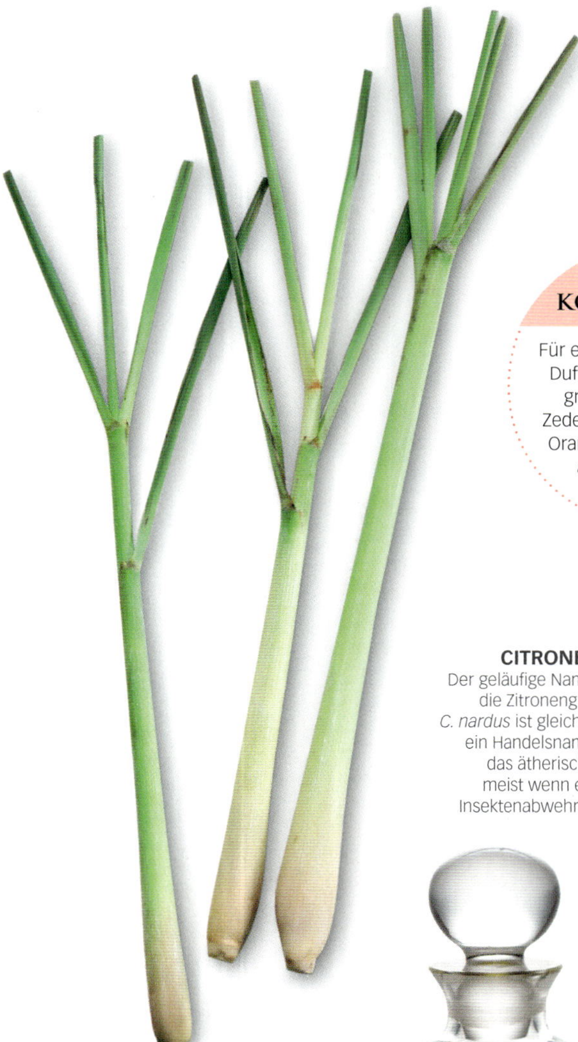

ZITRONENGRAS
Stammt möglicherweise aus Indien. Das aromatische, adstringierende Gras wird im Ayurveda seit Jahrhunderten als Diuretikum für die Entgiftung verwendet.

DUFT-KOMPOSITION

Für einen energetisierenden Duft können Sie Zitronengrasöl mit Zypressen-, Zedernholz-, Geranien- und Orangenöl mischen. Passt auch zu Basilikum- oder Teebaumöl.

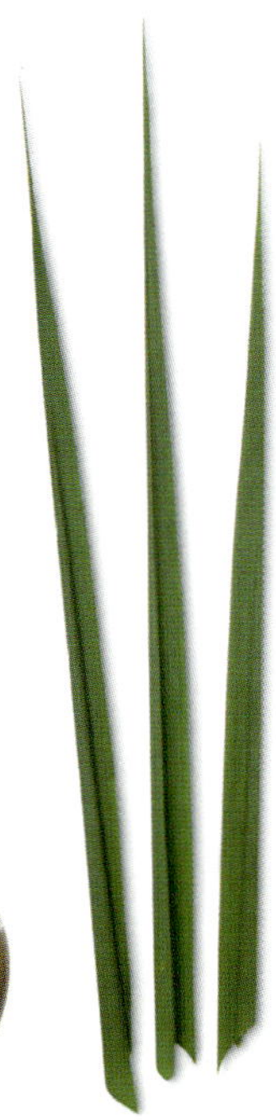

CITRONELLA
Der geläufige Name für die Zitronengrasart *C. nardus* ist gleichzeitig ein Handelsname für das ätherische Öl, meist wenn es um Insektenabwehr geht.

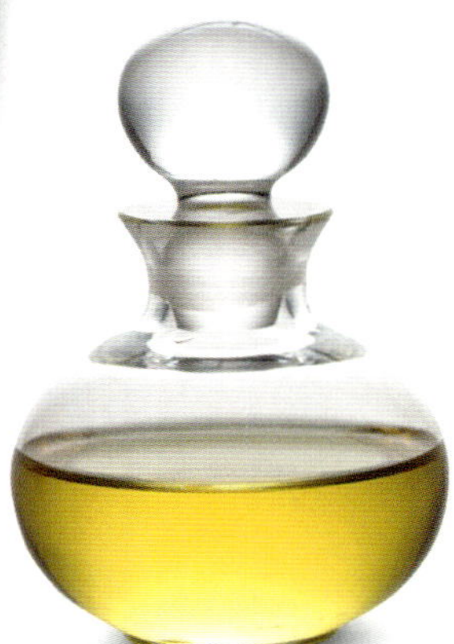

ÄTHERISCHES ÖL
Durch Dampfdestillation gewonnen. Das süße Zitrusaroma des Öls steigert das Wohlbefinden.

ANWENDUNGSBEREICHE

WIRKT ALS ADSTRINGENS Zitronengrasöl wirkt adstringierend und antisepisch. Geben Sie es in ein Dampfbad zur Tiefenreinigung und Porenöffnung der Haut.

REPARIERT UND SCHÜTZT DIE HAUT Mit dem Öl lassen sich Hautprobleme wie Akne, Ekzeme und Fußpilz behandeln.

REINIGT DIE HAUT Das Zitronengraswasser (Hydrolat), das bei der Produktion des ätherischen Öls anfällt, enthält die gleichen guten Eigenschaften, nur weniger konzentriert. Verwenden Sie es für Hautpflegelotionen, Cremes oder pur als Gesichtswasser.

BEKÄMPFT KÖRPERGERUCH Der frische Duft und die antiseptische Eigenschaft von Zitronengrasöl reduzieren übermäßiges Schwitzen. Es desodoriert durch seine aktiven, antibakteriellen Inhaltsstoffe Citral und Myrcen.

WEHRT INSEKTEN AB Zitronengrasöl ist Bestandteil von Insektenmitteln, die Mücken und Flöhe bekämpfen. Auch bei Läusen, Krätze und Zecken erprobt. Citronella wirkt in Bezug auf Insekten genauso stark und ist in vielen natürlichen Insektiziden enthalten.

WIRKT STIMMUNGSAUFHELLEND Das Öl ist ein mildes Antidepressivum. Inhaliert man es, werden Stress und Ängste abgebaut.

LINDERT KOPFWEH Zitronengras lindert Kopfschmerzen, vor allem als Jetlagsymptom.

ESSEN SIE SICH SCHÖN!

Tee Als Kräuteraufguss (siehe rechts) kann Zitronengras die Stimmung aufhellen und die Konzentration steigern. Es fördert zudem die Verdauung.

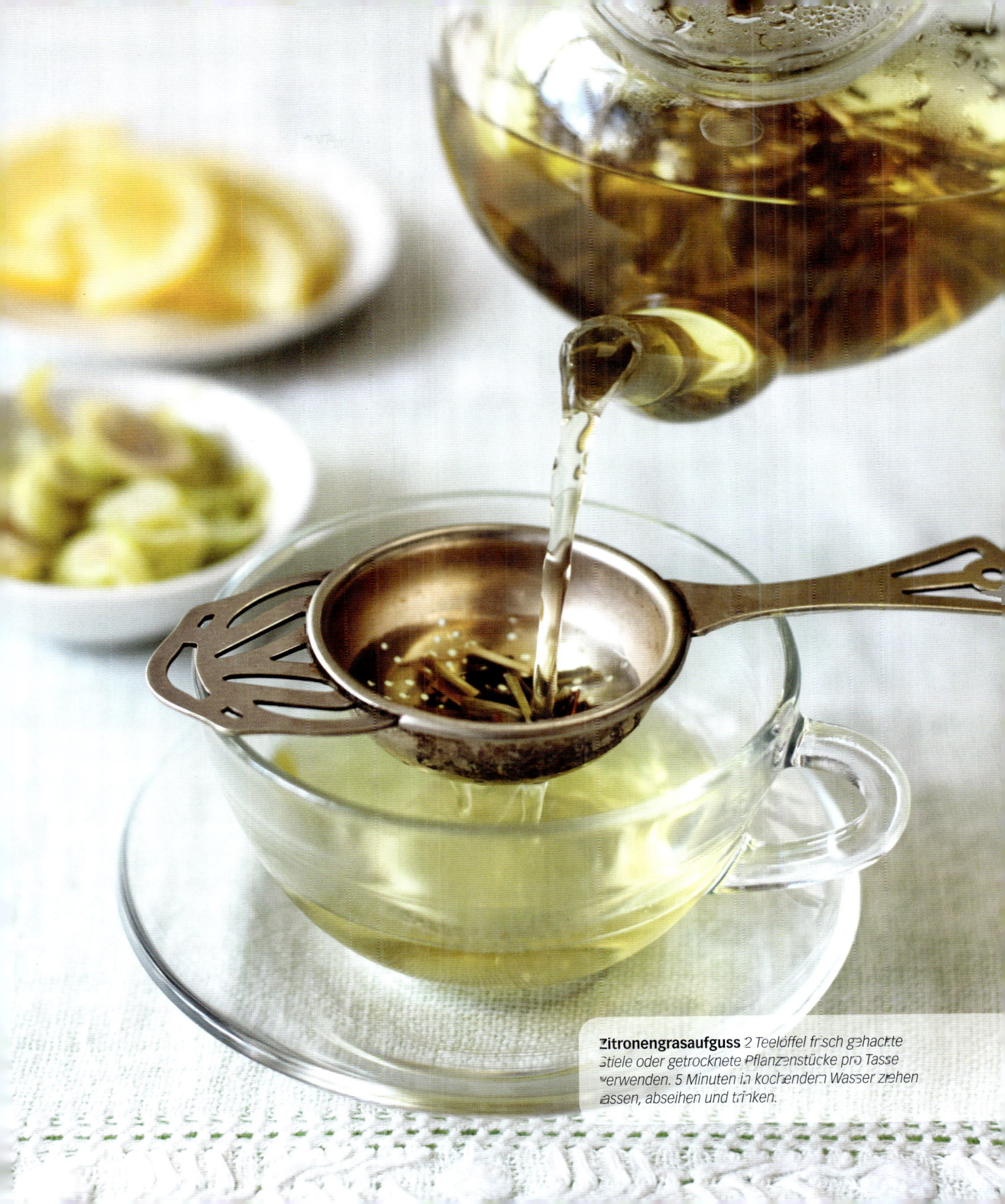

Zitronengrasaufguss *2 Teelöffel frisch gehackte Stiele oder getrocknete Pflanzenstücke pro Tasse verwenden. 5 Minuten in kochendem Wasser ziehen lassen, abseihen und trinken.*

PALMAROSA *Cymbopogon martini*

Das ätherische Öl wird aus dem blühenden Gras destilliert, das in Indien wild wächst. Das ätherische Öl hat einen angenehmen, süßlich blumigen Geschmack. Palmarosa ist für seine **hautpflegenden** und **harmonisierenden** Eigenschaften bekannt. Das Öl schenkt trockener Haut **Feuchtigkeit** und normalisiert die Talgproduktion fettiger Haut. Müde Haut bekommt ein **frischeres Aussehen**.

DUFT-KOMPOSITION

Für einen jugendlichen Blumenduft mischen Sie Palmarosaöl mit Rosen-, Geranien-, Grapefruit- und Ylang-Ylang-Öl. Harmoniert auch mit Sandelholz- und Mandarinenöl.

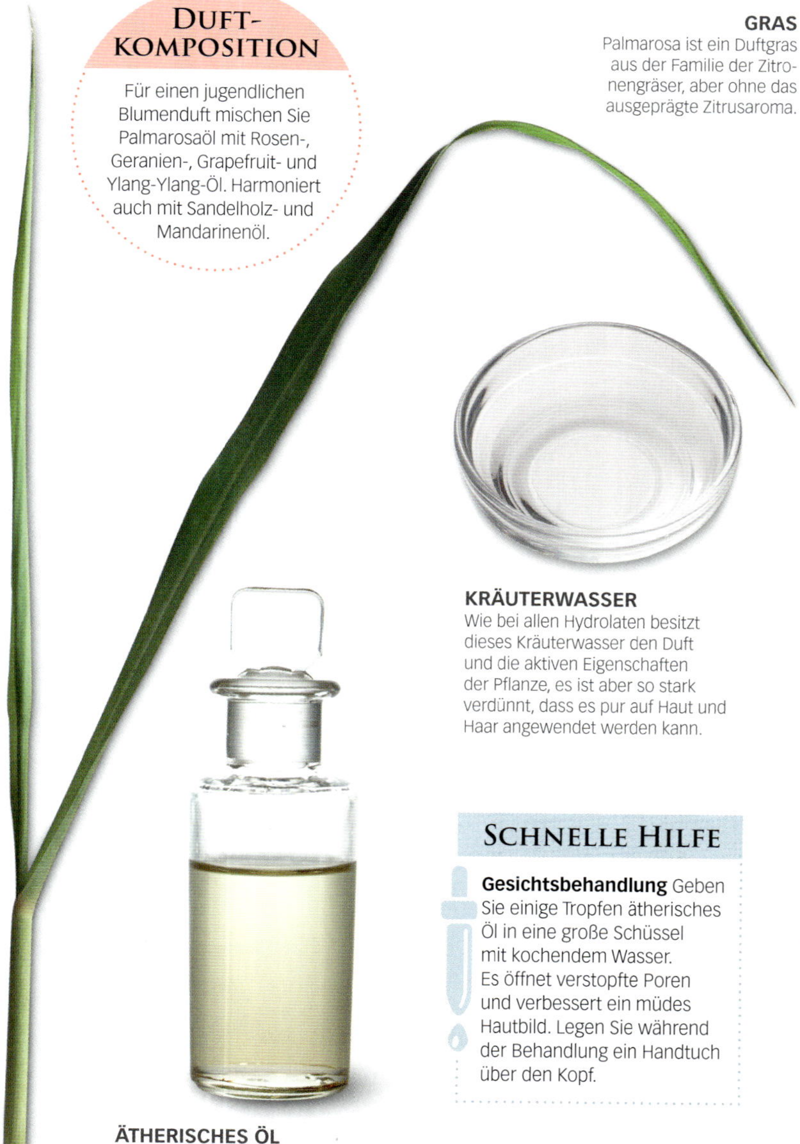

GRAS
Palmarosa ist ein Duftgras aus der Familie der Zitronengräser, aber ohne das ausgeprägte Zitrusaroma.

KRÄUTERWASSER
Wie bei allen Hydrolaten besitzt dieses Kräuterwasser den Duft und die aktiven Eigenschaften der Pflanze, es ist aber so stark verdünnt, dass es pur auf Haut und Haar angewendet werden kann.

ÄTHERISCHES ÖL
Das durch Dampfdestillation gewonnene Öl wird aus getrocknetem Gras gewonnen. Man nennt es auch irreführend Ostindische oder Türkische Geranie.

SCHNELLE HILFE

Gesichtsbehandlung Geben Sie einige Tropfen ätherisches Öl in eine große Schüssel mit kochendem Wasser. Es öffnet verstopfte Poren und verbessert ein müdes Hautbild. Legen Sie während der Behandlung ein Handtuch über den Kopf.

ANWENDUNGSBEREICHE

REPARIERT UND SCHÜTZT DIE HAUT Palmarosaöl hat einen harmonisierenden und befeuchtenden Effekt auf alle Hauttypen. Es fördert die Rückbildung von Narbengewebe und Dehnungsstreifen. Das Öl verdünnt auf die Problemstellen auftragen.

VERBESSERT DAS HAUTBILD Geben Sie das Öl für ein frischeres Aussehen zu Ihren Gesichts- und Körperprodukten.

BEKÄMPFT ALTERSERSCHEINUNGEN Das Öl regt die Zellregeneration an und reduziert Falten und feine Linien. In Hautpflegeprodukten belebt es müde Haut.

WIRKT ANTISEPTISCH Eine hilfreiche Zutat in Produkten bei fettiger Haut. Ätherisches Öl und Palmarosawasser können auch Akne, Dermatitis und Fußpilz heilen und Hautinfektionen lindern.

BAUT STRESS AB Geben Sie Palmarosaöl zum Massageöl, um die Sinne zu beleben und Körper und Geist zu harmonisieren. Baut Stress, nervöse Spannungen und Ängste ab.

WIRKT WIE EIN APHRODISIAKUM Das Öl hat eine beruhigende Wirkung auf die Nerven, es kann aber auch beleben, von daher steht es im Ruf, die Libido zu steigern.

Das Öl regt die Zellerneuerung an und reduziert Falten und feine Linien.

ECHTE ALOE *Aloe vera syn. A. barbadensis Miller*

Aloe-vera-Gel findet man in unzähligen Kosmetikprodukten. Das kühlende Heilmittel hilft bei Verbrennungen, bei der Wundheilung und beruhigt die Haut bei Ekzemen und Psoriasis. Aloe vera ist am wirkungsvollsten, wenn sie nur minimal verarbeitet wird. Wenn Sie sie nicht frisch aus den Blättern erhalten, halten Sie Ausschau nach Produkten aus Saft und reinen Gelen aus 100 % Aloe-vera-Anteil. Verzichten Sie auf Extrakte aus mazerierten Blättern.

ANWENDUNGSBEREICHE

HEILT VERBRENNUNGEN UND WUNDEN Das Gel hilft – äußerlich aufgetragen – bei einer Vielzahl von Verbrennungen, auch Sonnenbrand und Verbrühungen. Um Wunden herum verhindert es, dass die Haut austrocknet.

BERUHIGT DIE HAUT Die antientzündlichen Eigenschaften des Gels beruhigen die Haut, die der Sonne ausgesetzt war. Es blockiert zudem die Bildung von Histamin und eignet sich daher für allergische Erkrankungen wie Kontaktdermatitis.

VERBESSERT DAS HAUTBILD Gel und wässrige Lösung können Hautunreinheiten beseitigen.

KLÄRT DIE HAUT Aloe-Vera-Saft eignet sich als Hautreiniger bei fettiger Haut. Pur wie ein Gesichtswasser anwenden.

LINDERT AKNE Die antimikrobiellen Eigenschaften der Pflanze können Bakterien abtöten, die Akne verursachen.

BEKÄMPFT ALTERSZEICHEN Gel oder Saft, zu Schönheitsprodukten gegeben, schenken der Haut Feuchtigkeit. Auch Falten und feine Linien werden so abgemildert.

VERBESSERT HAAR UND KOPFHAUT Die natürliche Salicylsäure in Aloe-Vera-Extrakten kann Schuppenbildung entgegenwirken. Bei seborrhoischem Ekzem verringert sie Schuppigkeit und Juckreiz.

ZAHN- UND ZAHNFLEISCHPFLEGE Sie können mit Aloe-vera-Saft gurgeln und ihn dann herunterschlucken – eine Wohltat bei Aphten und entzündetem Zahnfleisch. Aloe-vera-Pulver kann zum Putzen auf die Zahnbürste gegeben werden. Tragen Sie frisches Gel bei Entzündungen und Schmerzen aufs Zahnfleisch auf.

PFLEGENDES AFTERSHAVE Männer können das Gel pur als Aftershave verwenden. Es reduziert Reizungen und Entzündungen der Haut und heilt Schnitte und Risse.

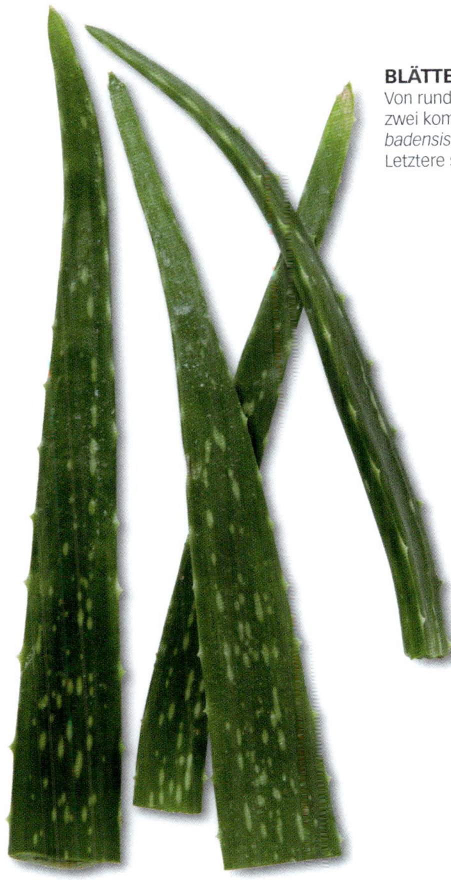

BLÄTTER
Von rund 350 Aloe-Arten werden nur zwei kommerziell genutzt: *Aloe barbadensis Miller* und *Aloe arborescens*. Letztere soll antikarzinogen wirken.

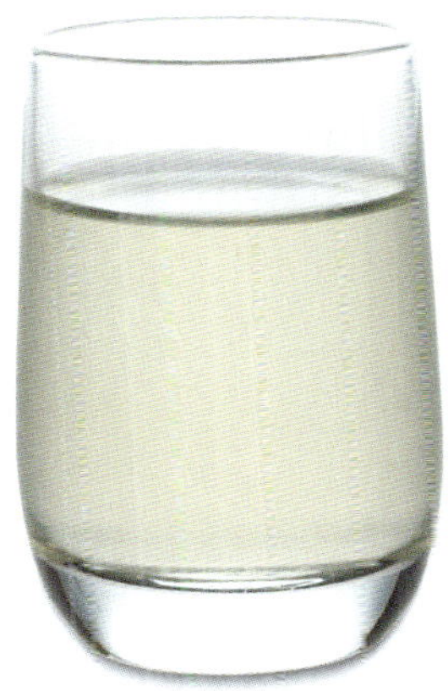

SAFT
Macht die Haut weich und schützt sie. Wird vor allem für Gesichtsreinigungs- und Feuchtigkeitsprodukte verwendet.

GEL UND SAFT
Gel wird aus den geschälten Blättern gewonnen, es ist fast farblos und viskos. Für den Saft werden auch oder sogar nur die äußeren Blattteile verarbeitet. In diesem Buch wird nur die äußerliche Anwendung besprochen.

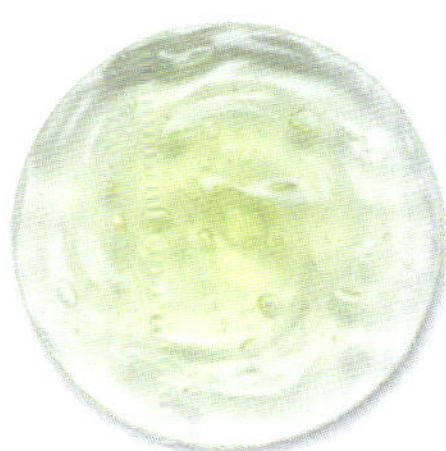

Aloe-Gel

Aloe-Latex (Saft)

AVOCADO *Persea gratissima*

Avocados sind reich an Vitaminen und Mineralstoffen, gesunden Fetten, Lezithin und Phytosterinen. Das Öl **revitalisiert** die Haut und **spendet Feuchtigkeit**. Ob Sie die Avocado essen oder das Öl äußerlich anwenden, beides ist überaus **nährend** und unterstützt den Kampf gegen freie Radikale, die mit Krankheit und frühzeitiger Alterung assoziiert werden.

ÖL
Das grüne Öl wird aus dem Fruchtfleisch gepresst. Avocadoöl ist empfindlich und sollte in einer dunklen Flasche an einem kühlen Ort aufbewahrt werden. Mischen Sie es mit einem stabileren Öl im Verhältnis 1:9.

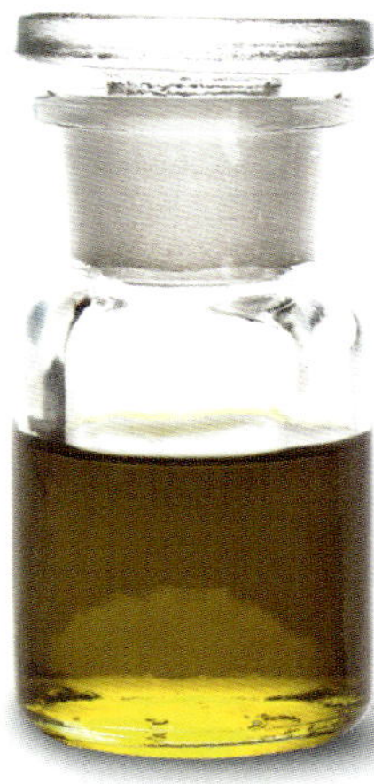

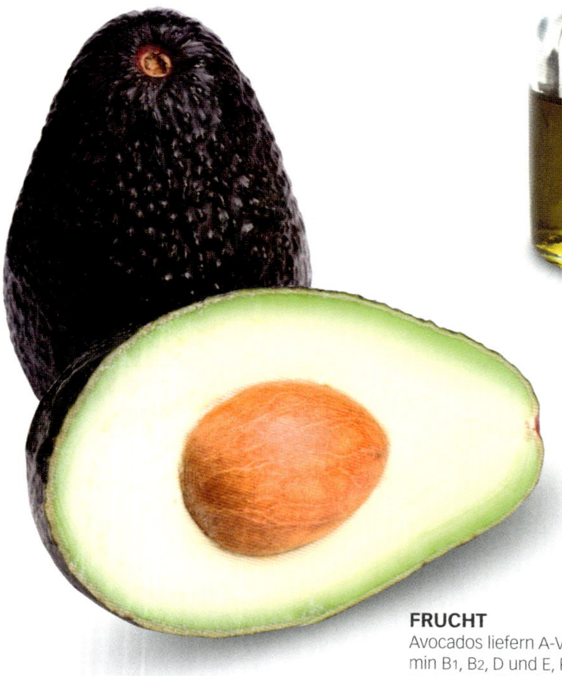

FRUCHT
Avocados liefern A-Vitamine, Vitamin B1, B2, D und E, Pantothensäure, Protein, Lezithin, hochwertige Fettsäuren und reichlich Antioxidanzien.

ANWENDUNGSBEREICHE

FÜR HAUT UND HAAR Avocadoöl schenkt ausgetrockneter Haut Feuchtigkeit und fördert die Hautzellenregeneration. Der hohe Fettsäureanteil verbessert raue Haut an Füßen, Knien oder Ellenbogen und pflegt Haar, das durch Styling, Sonne oder strenges Winterwetter gelitten hat. Es kann pur auf angegriffene Stellen aufgetragen werden, doch für die tägliche Verwendung sollten Sie 10–25 % mit leichteren Ölen mischen. Pürieren Sie frisches Avocadofruchtfleisch zu einer glatten Paste und schon haben Sie eine nährende Gesichtsmaske für alle Hauttypen. 20 Minuten einziehen lassen, dann abwaschen und zurück bleibt ein strahlender Teint.

REPARIERT UND SCHÜTZT DIE HAUT Regelmäßig angewendet, hilft Avocadoöl dabei, Dehnungsstreifen zu verhindern oder später zu mindern. Mit feuchten Händen nach dem Baden oder Duschen auftragen.

BEKÄMPFT ZEICHEN DER HAUTALTERUNG Avocadoöl bringt einen müden oder faden Teint wieder zum Erstrahlen. Fettsäuren und Phytosterol tragen dazu bei, reifere Haut wieder aufzufrischen und zu revitalisieren.

SCHÜTZT DIE HAUT VOR SONNE Auch wenn Avocadoöl nicht allein als Sonnenschutz angewendet werden kann, kann es doch Haut und Haar beim Sonnenbad schützen. Zudem lindert das Öl die Symptome von Sonnenbrand.

ESSEN SIE SICH SCHÖN!

Avocado Frische Avocados liefern Biotin. Ein Mangel daran hat trockene Haut, splissiges Haar und brüchige Nägel zur Folge. Die Frucht steckt voller Stoffe, die freie Radikale bekämpfen und damit die Abwehr stärken und Alterserscheinungen reduzieren.

Öl Geben Sie das Öl an einen Salat. Sie erhöhen damit die Aufnahme zweier hautschützender Antioxidanzien – Lycopen und Beta-Carotin – um 200–400 %.

Avocadoöl bringt einen müden oder blassen Teint wieder zum Strahlen.

OLIVE *Olea europaea*

Das reichhaltige Öl mit gesunden Fetten, **hautregenerierenden** Phenolen, Vitamin E, Squalen und Omega-9-Fettsäure ist überaus **feuchtigkeitsspendend**. In der Schönheitsbehandlung lässt es sich vielfältig einsetzen. Ein gutes Basisöl in der **Naturmedizin**.

ANWENDUNGSBEREICHE

REINIGT UND VERBESSERT DIE HAUT Olivenöl dringt tief in die Haut ein und spendet lang anhaltend Feuchtigkeit. Die Haut bleibt geschmeidig. Geben Sie 1 Teelöffel extra natives Öl auf einen Wattepad, um wasserfestes Augen-Make-up schonend zu entfernen.

BEKÄMPFT ZEICHEN DER HAUTALTERUNG Die Antioxidanzien und Vitamin E verlangsamen den Zellabbau und damit auch die vorzeitige Hautalterung. Squalen schützt vor Wasserverlust.

KRÄFTIGT NÄGEL Einige Tropfen Olivenöl in Nägel und Nagelhaut massieren, um sie zu schützen und zum Glänzen zu bringen.

BESSERT HAAR UND KOPFHAUT Mit Olivenöl lässt sich trockenes Haar und empfindliche Kopfhaut behandeln. Behandeln Sie das Haar damit vor dem Shampoonieren oder lassen Sie es über Nacht einwirken.

WIRKT FUNGIZID Olivenöl wirkt gegen Pilze. Der Extrakt aus den Blättern kann Fieberbläschen und Pilzinfektionen heilen, etwa Candida, Soor und Fußpilz.

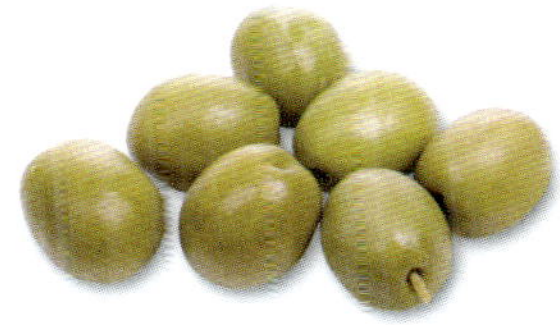

FRUCHT
In der Schale stecken viele entzündungshemmende Antioxidanzien.

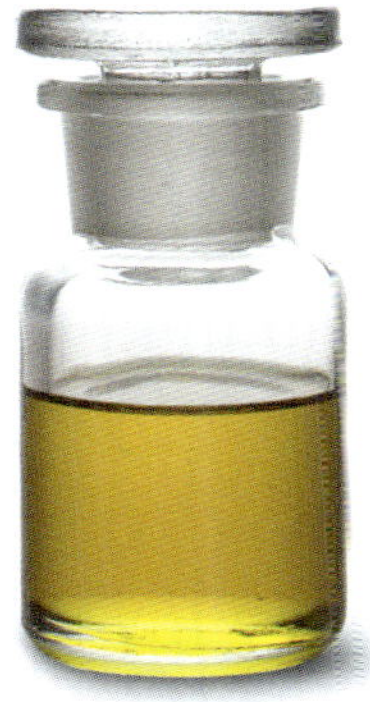

ÖL
Die ganze reife Frucht wird zu einer feinen Paste verarbeitet, die dann ausgepresst wird.

ESSEN SIE SICH SCHÖN!

Öl Macht fettlösliche Vitamine aus der Nahrung verwertbar. Fördert die Hautgesundheit. Das Öl vor Sonnenlicht schützen.

GRANATAPFEL *Punica granatum*

Das aus den Kernen gewonnene Öl wirkt klärend, **feuchtigkeitsspendend** und **verjüngend** auf die Haut. Auch Extrakte aus Schale und Mark sind reich an antioxidativen Punicalaginen, die **Entzündungen reduzieren** und die Collagenproduktion stabilisieren.

ANWENDUNGSBEREICHE

REPARIERT UND SCHÜTZT DIE HAUT In der Schale steckt die antientzündlich agierende Ellagsäure, die zur Heilung von Verbrennungen und Hautgeschwüren beiträgt. Zudem kräftigt sie die Membran der Hautzellen, die dadurch weniger anfällig für Angriffe der freien Radikale wird. Sie schützt auch vor Wasserverlust.

VERBESSERT UND BERUHIGT DIE HAUT Das Öl nährt und repariert trockene Haut, Ekzeme, Psoriasis und sonnenverbrannte Haut. Seine Punicinsäure reduziert Entzündungen und Schwellungen.

BEKÄMPFT ZEICHEN DER HAUTALTERUNG Äußerlich angewandte Produkte, die Öl oder Extrakte enthalten, verbessern die Elastizität der Haut und reduzieren Entzündungen. Schalenextrakte, zusammen mit Öl eingesetzt, stärken die Collagenproduktion und das Hautzellwachstum.

SCHÜTZT VOR SONNE Extrakt, Öl und Saft werden Sonnenschutzprodukten zugegeben. Die bioaktiven Inhaltsstoffe schützen vor UV-Strahlung.

ZAHN- UND ZAHNFLEISCHPFLEGE Gurgeln mit in Wasser aufgelöstem Granatapfelpulver bekämpft schlechten Atem.

KERNE
Sie sind reich an hautschützenden Nährstoffen und sehr ballaststoffreich. Genießen Sie sie als Teil einer gesunden Ernährung.

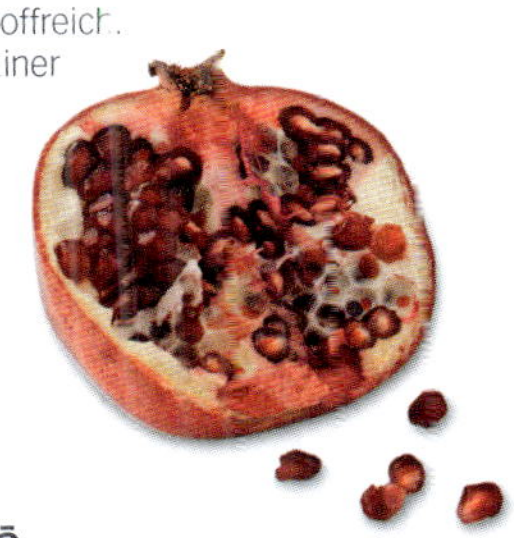

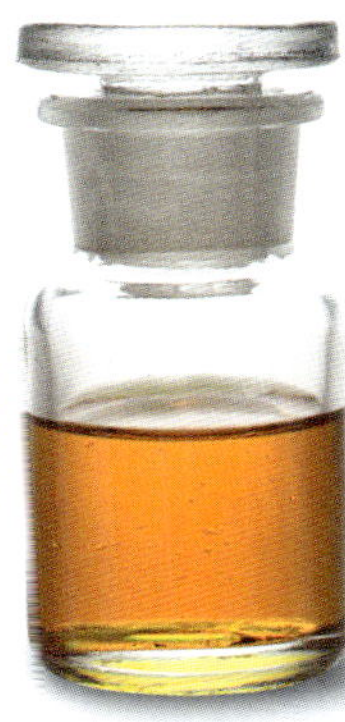

ÖL
Das Öl aus Kernen und Mark ist klar bis goldfarben. Man kann es pur anwenden oder stellt Cremes und Salben daraus her.

ESSEN SIE SICH SCHÖN!

Saft Trinken Sie den Saft aus Kernen und Mark, er enthält überaus viele wohltuende Antioxidanzien, die den Kreislauf und das Hautbild verbessern.

HIMBEEREN *Rubus idaeus*

Jüngere Studien belegen, dass Himbeeren und Himbeeröl ein breites Spektrum an **Antioxidanzien** enthalten. Die Ellagsäure wirkt **antientzündlich**. Ein Extrakt aus Himbeerblättern wirkt **antiseptisch** und hilft, Haut zu glätten und zu **beruhigen**.

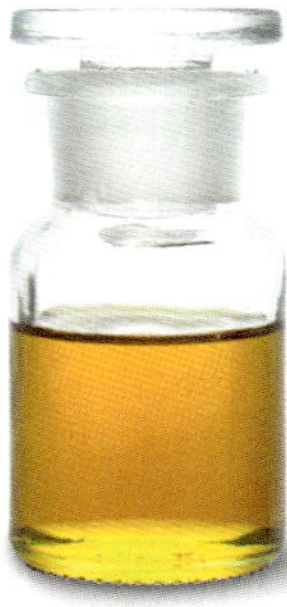

SAMENÖL
Kalt gepresstes Himbeersamen- oder Himbeerkernöl ist gelblich braun und riecht nur leicht nach Himbeere.

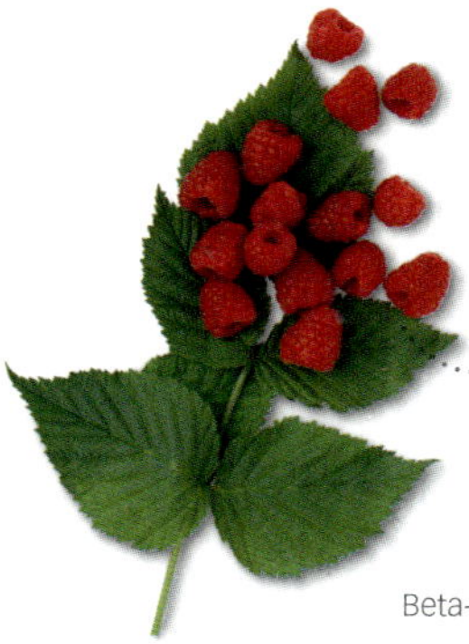

Blätter
Als loser Tee oder in Nahrungsergänzungsmitteln erhältlich.

FRISCHE FRÜCHTE
Himbeeren liefern viel Beta-Carotin, Vitamin C, Folate und Antioxidanzien.

ANWENDUNGSBEREICHE

REPARIERT UND SCHÜTZT DIE HAUT Das Samenöl ist außerordentlich reich an den Antioxidanzien Alpha- und Gamma-Tocopherol (Vitamin E). Zudem enthält es Alpha-Linolensäure, eine essenzielle antientzündlich agierende Omega-3-Fettsäure.

STRAFFT DIE HAUT Der Blattextrakt ist mild adstringierend und festigt die Oberfläche der Haut. Bei fettiger Haut einen kräftigen Aufguss aus getrockneten Blättern verwenden.

BESSERT UND BERUHIGT DIE HAUT Das Samenöl hilft dabei, die Hautelastizität zu verbessern und die Feuchtigkeit zu bewahren. Die enthaltene Ellagsäure trägt dazu bei, Psoriasis und Ekzeme zu lindern. Aus reifen, frischen und zerdrückten Himbeeren können Sie eine Gesichtsmaske herstellen; sie belebt müde aussehende Haut.

SCHÜTZT VOR SONNE Studien zufolge hilft Himbeersamenöl, UVB- und UVC-Strahlen zu absorbieren. Deshalb ist es eine sinnvolle Ergänzung in Sonnenschutzprodukten.

ESSEN SIE SICH SCHÖN!

Himbeeren Die Früchte enthalten eine Vielzahl pflanzlicher Nährstoffe, die möglicherweise vor Krebs schützen und das Gewicht kontrollieren.

ERDBEEREN *Fragaria vesca*

Abgesehen davon, dass frische Erdbeeren köstlich schmecken, liefern sie jede Menge Nährstoffe, Vitamine, Mineralien und Antioxidanzien – gut für Gesundheit, Haut und Haar. Gut in Produkten, die die Haut reinigen, klären und mit Nährstoffen versorgen.

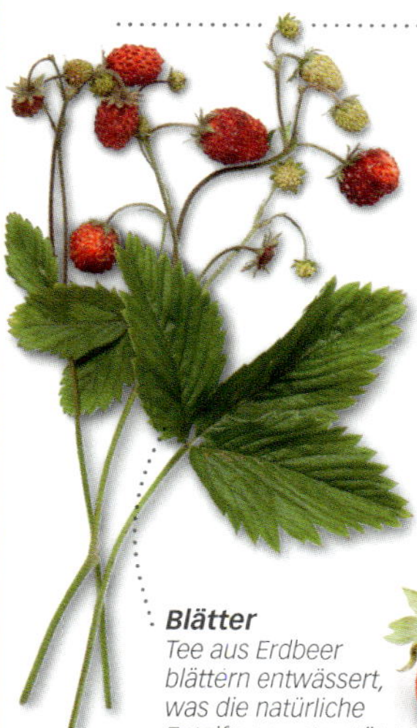

FRUCHT
Die süß-säuerlichen Beeren sind Toplieferanten für Antioxidanzien.

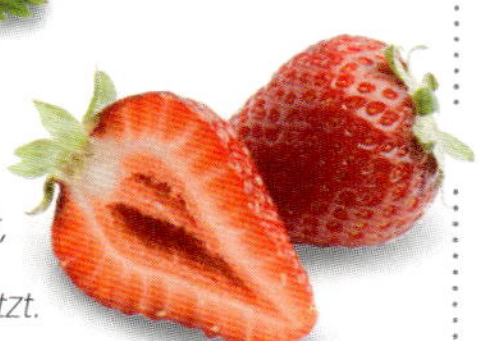

Blätter
Tee aus Erdbeerblättern entwässert, was die natürliche Entgiftung unterstützt.

ANWENDUNGSBEREICHE

KLÄRT DIE HAUT Erdbeeren enthalten Salicylsäure. Diese trägt dazu bei, dass abgestorbene Zellen und Unreinheiten entfernt werden.

SCHÜTZT UND REPARIERT DIE HAUT Ellagsäure kann Enzündungen reduzieren, die durch Umweltverschmutzung und andere Reizungen entstehen. Zur Behandlung von Sonnenbrand aus Erdbeerblättern einen kräftigen Aufguss zubereiten und abkühlen lassen. Die Haut damit betupfen; das kühlt und beruhigt.

FÜR STRAFFE HAUT Auf die Haut aufgetragener frischer Erdbeersaft hat einen aufhellenden Effekt, damit werden traditionell Altersflecken und Sommersprossen behandelt.

ZAHN- UND ZAHNFLEISCHPFLEGE Erdbeerextrakt ist ein mildes Zahnputzmittel und findet sich oft in Kinderzahnpasta.

BEKÄMPFT ZEICHEN DER HAUTALTERUNG Der Extrakt schützt vor schädlicher Sonneneinstrahlung und verzögert so die Hautalterung. Zusätzlich erhöht er die Zellgesundheit.

ESSEN SIE SICH SCHÖN!

Erdbeeren Salicylsäure, Vitamin C und Alpha-Hydroxy-Säuren (AHAs) können Akne bessern und fettige Haut ins Gleichgewicht bringen.

BLAUBEEREN *Cyanococcus* und *Vaccinium*

Blaubeeren werden wegen ihrer Nährstoffe und medizinischen Eigenschaften geschätzt. Sie sind eine überaus reiche Quelle für alle wertvollen Antioxidanzien mit Anti-Aging-Effekten und liefern die hautklärenden Vitamine A und C.

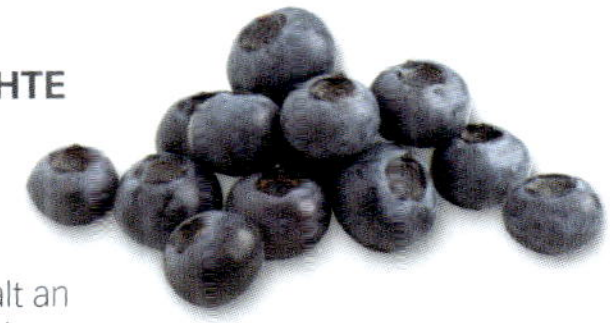

FRISCHE FRÜCHTE Studien zufolge haben Blaubeeren von allen Lebensmitteln mit den höchsten Gehalt an aktiven Antioxidanzien.

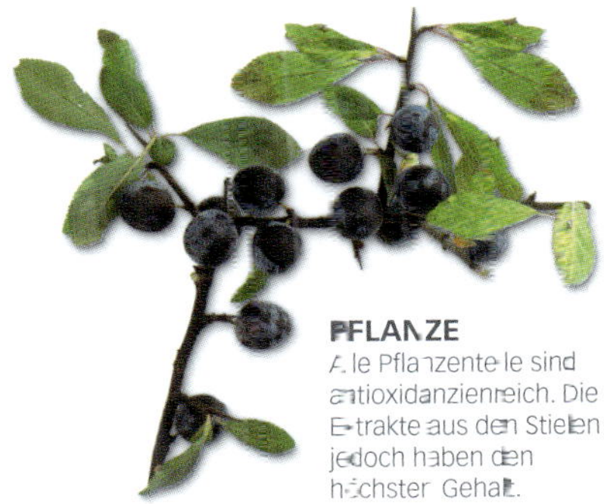

PFLANZE Alle Pflanzenteile sind antioxidanzienreich. Die Extrakte aus den Stielen jedoch haben den höchsten Gehalt.

ANWENDUNGSBEREICHE

STÄRKEN DEN KREISLAUF Blaubeeren enthalten viel Vitamin C und reichlich Ballaststoffe, sie entgiften und halten Arterien und Venen gesund. Das führt zu einer gesünderen Haut und weniger Problemen wie Besenreisern und Flecken.

BEKÄMPFT ZEICHEN DER HAUTALTERUNG Das Vitamin C in frischen Blaubeeren fördert die Collagenproduktion, was die Elastizität der Haut verbessert. Blaubeeren enthalten Polyphenole, die freie Radikale bekämpfen. Letztere sind mitverantwortlich für Faltenbildung. Das ist einer der Gründe, dass Blaubeerextrakt immer häufiger für Kosmetikprodukte verwendet wird. Anthocykane reduzieren die Produktion von Stoffen, die den Abbau von Collagen beeinflussen. Untersuchungen bei Frauen zwischen 46 und 61 Jahren haben bestätigt, dass verdünnter Blaubeerextrakt, der drei Monate täglich aufgetragen wird, die Qualität reifer Haut deutlich verbessert.

HILFREICH BEI FETTIGER HAUT Die Nährstoffe in frischen Blaubeeren normalisieren den Fettgehalt der Haut und machen verstopfte Poren und Akne unwahrscheinlicher.

ESSEN SIE SICH SCHÖN!

Blaubeeren 100 g frische Früchte enthalten dieselbe Menge an Antioxidanzien wie fünf Portionen andere Früchte oder Gemüse.

SANDDORN *Hippophae*

Für seine Fähigkeit, trockene, beschädigte und ältere Haut zu **hydrieren** und zu **reparieren**, wird Sanddorn hoch geschätzt. Sein Öl, Saft und Fruchtfleisch sind reich an Karotinoiden, Vitamin E und Pflanzensterolen, die die Haut **klären** und **schützen**.

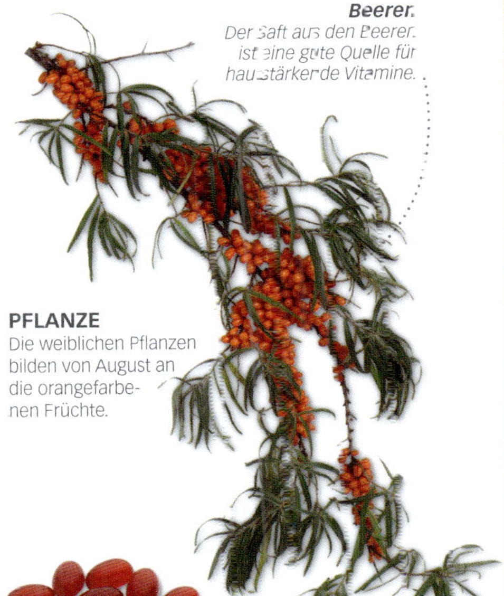

Beeren *Der Saft aus den Beeren ist eine gute Quelle für hautstärkende Vitamine.*

PFLANZE Die weiblichen Pflanzen bilden von August an die orangefarbenen Früchte.

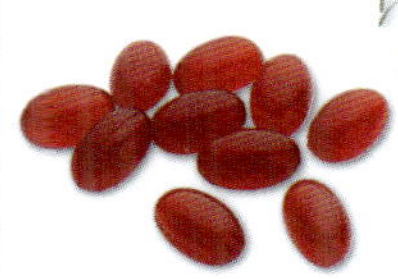

ERGÄNZUNGSMITTEL Auch als Nahrungsergänzungsmittel von Wert: Sie benötigen nur wenig Öl, weil es stark konzentriert ist.

ANWENDUNGSBEREICHE

KLÄRT DIE HAUT Die Antioxidanzien Vitamin A, C und E sowie Beta-Carotin tragen dazu bei, die Haut klar und rein aussehen zu lassen.

REPARIERT UND SCHÜTZT DIE HAUT Das Öl ist gut für Haut, Haar und Nägel. Es enthält Omega-3-, Omega-6- und Omega-9-Fettsäure und ist reich an Palmitoleinsäure, die intensiv gegen Trockenheit und Elastizitätsverlust agieren. Das Öl unterstützt die Collagenproduktion und verbessert zudem die Regeneration des Zellgewebes.

VERBESSERT UND SCHÜTZT DIE HAUT Der Fettsäuregehalt macht aus dem Öl ein feuchtigkeitspendendes Pflegeprodukt. Ob als Nahrungsergänzungsmittel oder auf die Haut aufgetragen: Trockene und rissige Haut wird wieder weich und glatt.

ESSEN SIE SICH SCHÖN!

Sanddorn Die Beeren liefern reichlich Vitamin C – mehr als Erdbeeren, Kiwis und Orangen. Ihr säuerlicher Saft wird oft zu Fruchtsaftmischungen gegeben.

KOKOS *Cocos nucifera*

Die Kokosnuss liefert ein leichtes, **feuchtigkeitsspendendes** und **nährendes** Öl, geeignet für alle Haut- und Haartypen. Vor allem **trockene Haut** und **sprödes Haar** profitieren davon. Das Öl wirkt **antientzündlich** und trägt dazu bei, dass Wunden, Blasen und Ausschlag **heilen**. Auch Kokosmilch und -wasser sind gut für Haut und Haar.

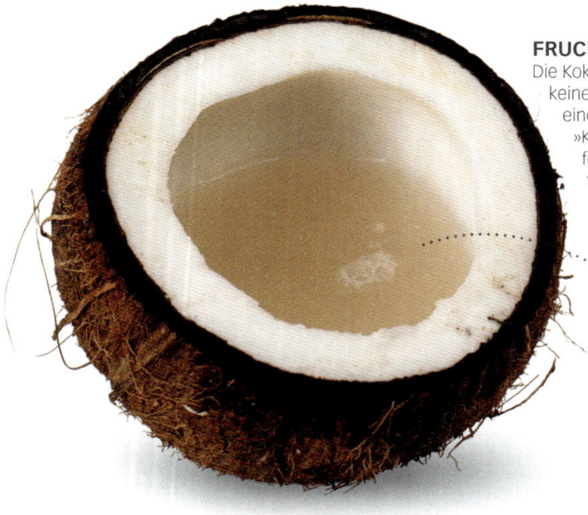

FRUCHT
Die Kokosnuss ist botanisch keine echte Nuss, sondern eine Steinfrucht. Die »Kokosnuss« ist jedoch fest im Sprachgebrauch verankert.

Wasser
In jungen, grünen Früchten ist das meiste Kokoswasser. Ein isotonisches Getränk, das den Körper besser hydriert als Wasser.

Bioöl
Kaufen Sie keine raffinierten Sorten, sondern greifen Sie zu einem nativen Bioprodukt.

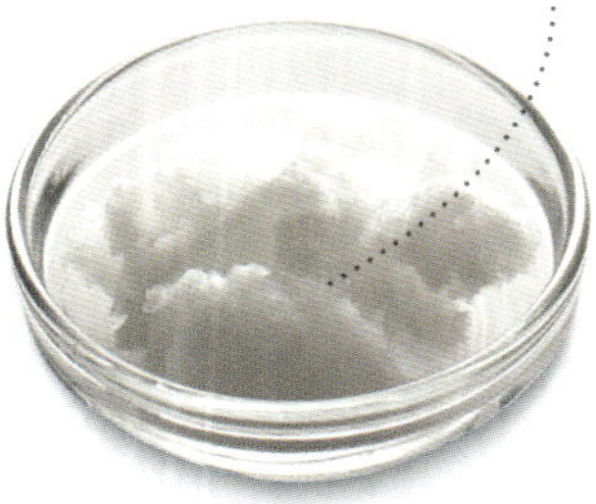

KOKOSFETT
Kokosfett zum Kochen schmeckt kräftig und ist bei Zimmertemperatur fest, aber schon bei Körpertemperatur schmilzt es. Fraktioniertes Kokosöl riecht nicht und ist eine gute Basis für ätherische Öle.

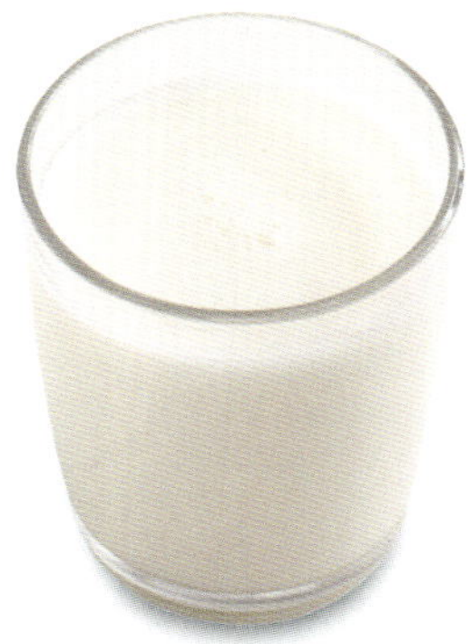

KOKOSMILCH
Die Milch ist reich an guten Fetten. Sie wird aus dem mit Wasser pürierten, faserigen Fruchtfleisch gepresst.

ESSEN SIE SICH SCHÖN!

Öl Verwenden Sie es zum Kochen, statt Butter oder anderen Ölen. Es ist wesentlich hitzestabiler als viele andere Pflanzenöle.

Kokoswasser Ein tolles Getränk, um das pH-Wert-Gleichgewicht im Körper stabil zu halten.

ANWENDUNGSBEREICHE

VERBESSERT UND GLÄTTET DIE HAUT Kokosöl wird schnell aufgenommen und macht die Haut seidenglatt. Verwenden Sie es statt eines Mineralöls bei spröden Lippen, Ekzemen und Dermatitis und als Aftershave-Öl. Tragen Sie es auf die feuchte Haut oder mit feuchten Händen auf, so lässt es sich besser auf größeren Körperbereichen verteilen.

REINIGT UND KLÄRT DIE HAUT Ein großartiger Make-up-Entferner. Kokosöl reinigt und spendet zugleich Feuchtigkeit. Sie können Kokoswasser als Gesichtswasser verwenden, um Schmutz, Fett und Flecken zu entfernen.

NÄHRT DAS HAAR Machen Sie aus dem Öl eine Über-Nacht-Maske fürs Haar oder behandeln Sie es vor dem Waschen damit. Schuppen haben so keine Chance und trockenes Haar bekommt wieder Glanz.

WIRKT ANTIFUGAL Die Fettsäuren im Kokosöl hemmen Pilz- und Bakterieninfektionen. Sie sind ein gutes Heilmittel für Nägel und Füße.

ZAHN- UND ZAHNFLEISCHPFLEGE Bewegen Sie 20 Minuten lang eine kleine Menge Kokosöl im Mund (auch Ölkur genannt). Dann spucken Sie es wieder aus, Ausspülen ist unnötig. Die Ölkur reduziert Bakterien und kontrolliert Plaque, Karies und Zahnfleischinfektionen. Studien zufolge ist es bei Mundgeruch effektiver als mit Chlorhexidin zu gurgeln.

ECHTE VANILLE *Vanilla planifolia*

Vanilleschoten sind botanisch gar keine Schoten, sondern Kapselfrüchte einer Orchideenart. Ihr Extrakt hat **glättende, weich machende** Eigenschaften und ist **antioxidanzienreich**; damit ist er ideal für raue und beschädigte Haut. Seine **antiseptischen** Eigenschaften können bei Akne helfen. Vanille war lange Zeit bei Parfümeuren beliebt; mittlerweile hat sie die Kosmetikindustrie erobert.

ANWENDUNGSBEREICHE

REPARIERT UND SCHÜTZT DIE HAUT Vanilleextrakt ist ideal für Gesichtscremes, weil seine antioxidativen Eigenschaften die Haut vor Schäden schützen, die durch Umwelt und Gifte auftreten können.

HILFREICH BEI AKNE Die antibakteriellen Eigenschaften der Vanille sind ideal für Aknemittel. Der Inhaltsstoff Vanillin wirkt antibakteriell und reinigt die Haut, was Akne und Pickel eindämmt.

VERBESSERT DAS HAAR Vanilleextrakt kann das Haar weicher machen und Spliss reduzieren. Es soll zudem das Wachstum anregen.

LINDERT SCHMERZEN Das Vanillin im Vanilleextrakt wirkt genauso wie das Capsaicin in Paprikaschoten und Euganol in Zimt. Äußerlich aufgetragen wirken seine analgetischen Eigenschaften lokal schmerzlindernd. In der ayurvedischen Medizin kommt der Extrakt bei Zahnschmerzen zum Einsatz.

BAUT STRESS AB Gibt man Vanilleextrakt zu Aromatherapiemischungen, verflüchtigen sich negative Gefühle wie Angst.

WIRKT ALS APHRODISIAKUM Der Extrakt wirkt euphorisierend. Deshalb wird er wohl auch als Aphrodisiakum betrachtet.

Vanilleextrakt kann das Haar weicher machen und Spliss reduzieren.

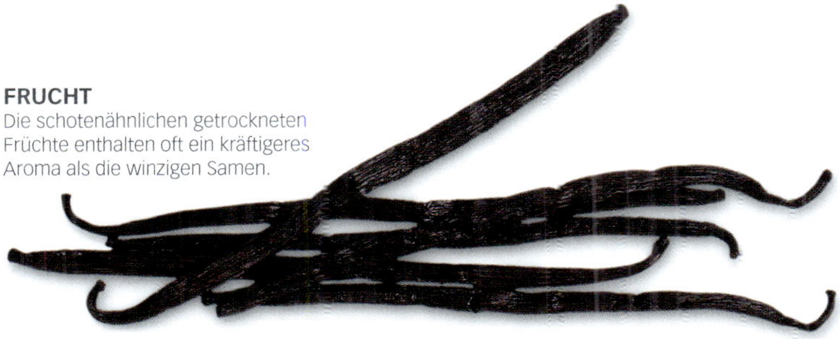

FRUCHT
Die schotenähnlichen getrockneten Früchte enthalten oft ein kräftigeres Aroma als die winzigen Samen.

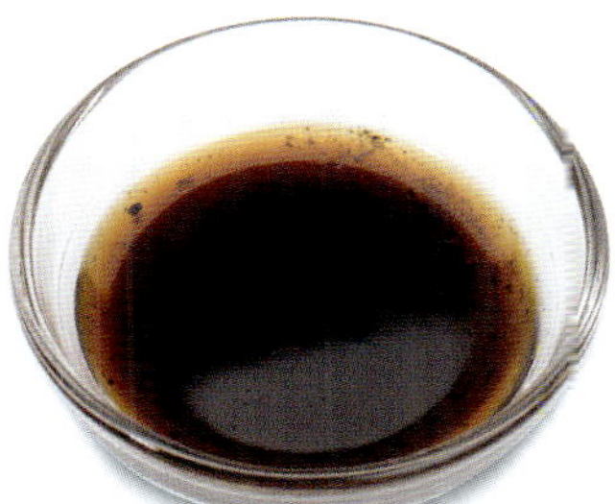

EXTRAKT/ESSENZ
Der Extrakt ist ein alkoholischer Auszug. Achten Sie beim Kauf darauf, dass es sich nicht um synthetische Aromen handelt.

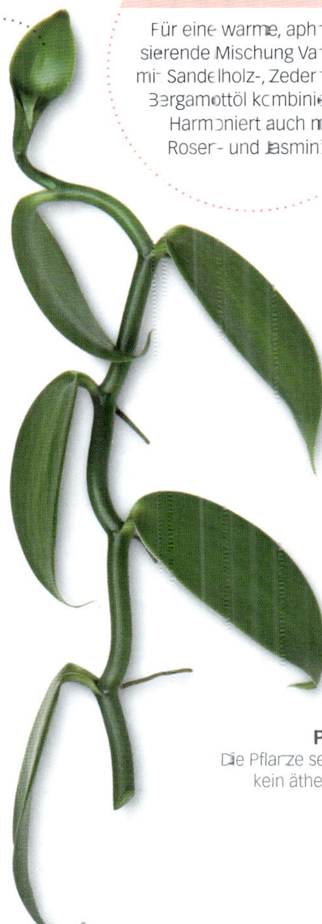

Unreife Schote
Die grünen Schoten werden langsam getrocknet, bis sie schwarz oxidieren. Wenn sie sich zu krümmen beginnen, kommen sie in den Handel.

PFLANZE
Die Pflanze selbst liefert kein ätherisches Öl.

DUFT-KOMPOSITION

Für eine warme, aphrodisierende Mischung Vanilleöl mit Sandelholz-, Zedern- und Bergamottöl kombinieren. Harmoniert auch mit Rosen- und Jasminöl.

SCHNELLE HILFE

Conditioner fürs Haar Für eine duftende Haarmaske lassen Sie aufgeschnittene Vanilleschoten in Kokosöl ziehen. Es kräftigt das Haar und gibt ihm Glanz. Alternativ einen qualitativ hochwertigen Extrakt verwenden.

ZITRUSFRÜCHTE ALS STIMMUNGSAUFHELLER

Das Aroma von Zitrusfrüchten ist – obwohl kein Therapeutikum – in kommerziellen Produkten mittlerweile häufig zu finden. Der Duft von Zitrone, Orange & Co. ist herrlich erfrischend und belebend, die Schalen sind reich an ätherischen Ölen, und weil es so viele davon gibt, sind sie preiswert. Die ätherischen Öle klären, entgiften und halten jeden Hauttyp im Gleichgewicht.

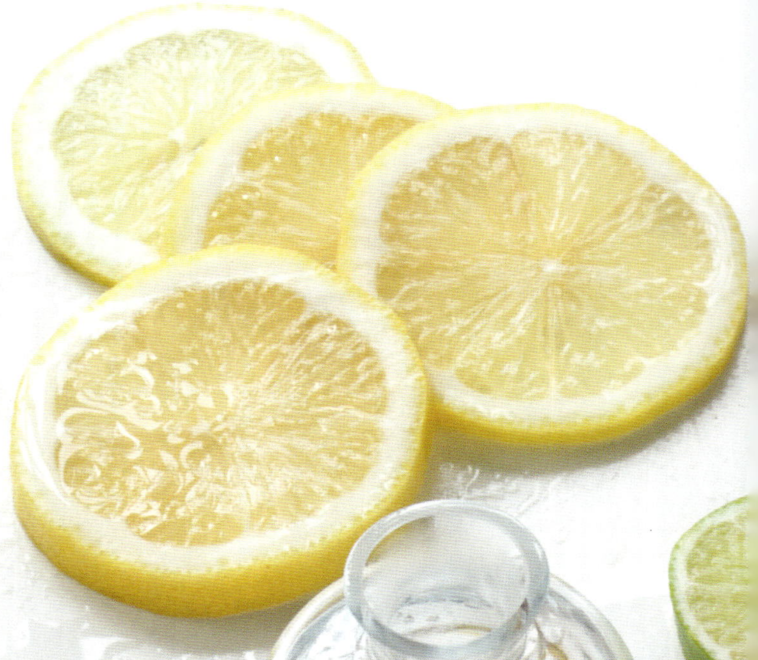

ZITRONE *Citrus × limon* ▶

KLÄRT DIE HAUT Wenn es verdünnt oberflächlich aufgetragen wird, kann ätherisches Zitronenöl den Kreislauf ankurbeln; belebend bei Krampfadern; verhütet Frostbeulen. Bei fettiger Haut wirkt es klärend und seine belebenden Eigenschaften helfen im Kampf gegen Falten.

WIRKT ANTISEPTISCH Wie die meisten Zitrusöle wirkt ätherisches Zitronenöl antiseptisch. Als Bestandteil von Hautpflegezubereitungen ist es hilfreich bei Problemhaut, etwa Akne.

UNTERSTÜTZT DIE ENTGIFTUNG Das ätherische Öl wirkt diuretisch und kann Cellulite und Flüssigkeitseinlagerungen reduzieren. Heißes Wasser mit einer Scheibe Zitrone darin trinken, unterstützt die Entgiftungsarbeit der Leber.

STÄRKT DAS HAAR Zitronensaft, pur oder mit Wasser verdünnt, ergibt eine gute, schnelle Haarspülung, die das Haar aufhellt und kräftigt.

LINDERT KOPFWEH Zitronenöl riecht angenehm, das tut bei Kopfweh gut. Es fördert die Konzentration und verleiht eine positive Einstellung.

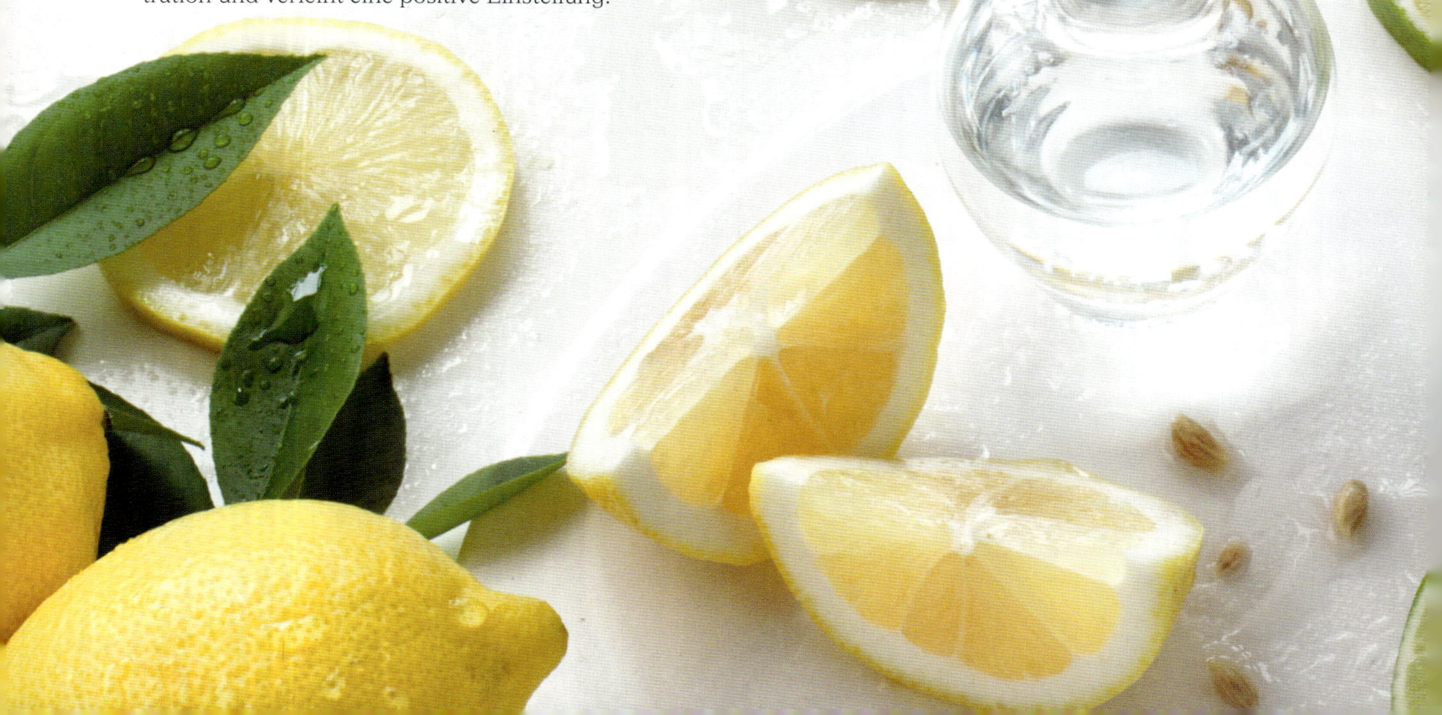

GRAPEFRUIT *Citrus paradisi*

FÖRDERT DIE ENTGIFTUNG Das ätherische Öl der Grapefruit wirkt diuretisch und hat so einen positiven Einfluss auf die Haut. Hilft bei Wasseransammlungen und Schwellungen. Es regt den Kreislauf an.

UNTERSTÜTZT BEIM ABNEHMEN Einer Studie zufolge kann das Inhalieren von ätherischem Grapefruitöl den Stoffwechsel ankurbeln, sodass die Pfunde leichter schwinden.

VERHINDERT HAUTKREBSNEIGUNG In Laborstudien hat man entdeckt, dass kleine Konzentrationen des Öls das Krebszellenwachstum hemmen können.

KLÄRT DIE HAUT Grapefruitöl hat antiseptische Eigenschaften, es ist ideal bei der Behandlung fettiger Haut, offener Poren und Akne. Als Teil eines Produkts oder verdünnt mit Basisöl oder Wasser kann es die Haut straffen und beleben.

VERLEIHT WOHLGEFÜHL Der energetisierende, spritzige Duft des Öls hebt die Stimmung. Nach einer langen Nacht macht der Duft munter.

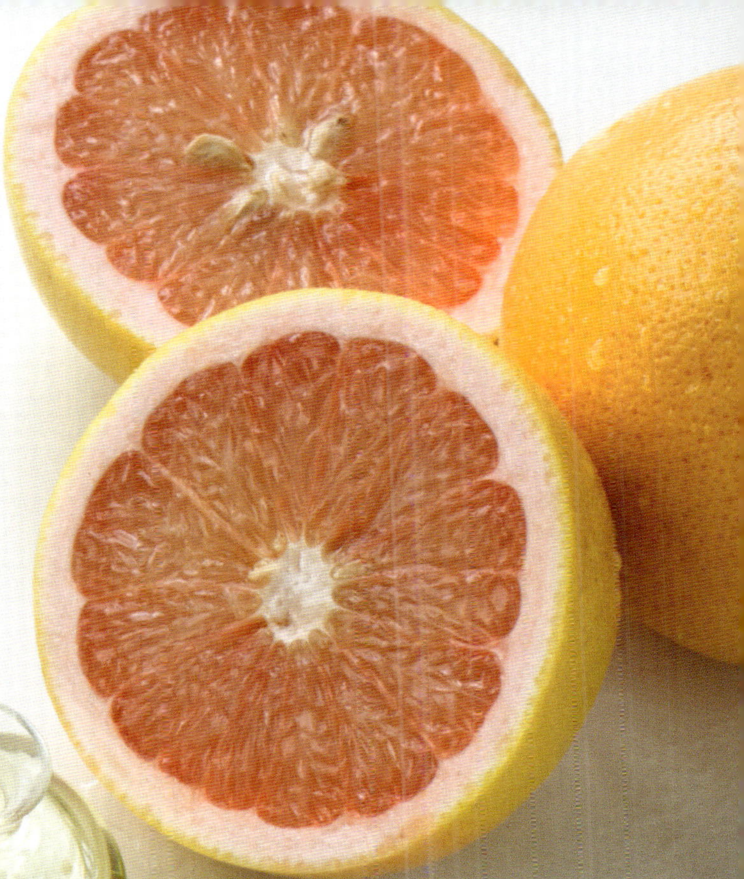

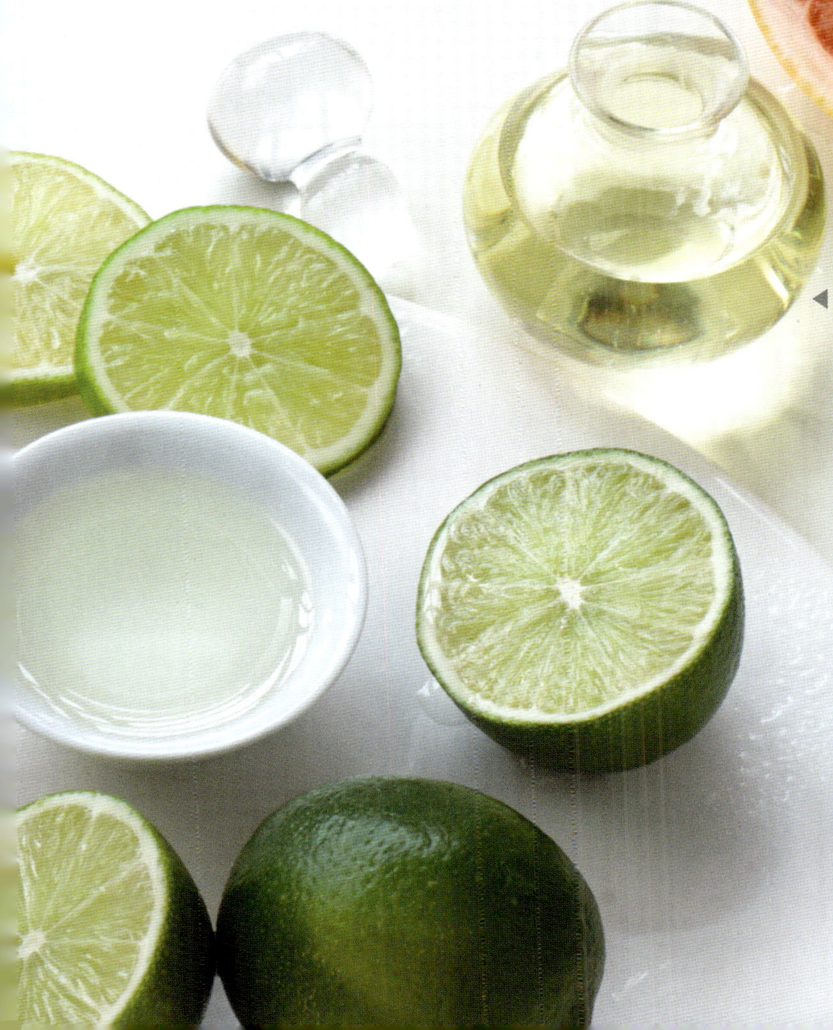

ECHTE LIMETTE *Citrus aurantiifolia*

FÖRDERT DIE ENTGIFTUNG Das ätherische Öl der Limette wirkt entgiftend. In Massageölen kann es Cellulite behandeln.

UNTERSTÜTZT ABNEHMEN Das Inhalieren von ätherischem Limettenöl kann den Stoffwechsel ankurbeln, sodass die Pfunde leichter schwinden.

HILFREICH BEI FETTIGER HAUT UND FETTIGEM HAAR Verdünntes Öl hat einen belebenden Effekt auf die Haut und hilft bei fettiger Haut und Akne. Als Teil einer Haarspülung stärkt es das Haar und entfernt Öl von der Kopfhaut. Bei Schuppen verdünnen Sie Limettensaft mit Wasser und verwenden dies als letzte Haarspülung.

WIRKT ANTISEPTISCH Limettenöl ist beruhigend und wirkt antiseptisch. Das verdünnte Öl auf Fieberbläschen, Insektenstiche und Schnitte auftragen.

BELEBT DEN GEIST Limettenöl hat einen erfrischenden, stimulierenden Effekt, der klares Denken und Kreativität fördern soll.

ZITRUSFRÜCHTE *Fortsetzung*

▼ ORANGE *Citrus × sinensis*

REPARIERT UND SCHÜTZT DIE HAUT In Hautpflegeprodukten hilft ätherisches Orangenöl die Collagenproduktion zu verbessern und Hautreparaturprozesse zu unterstützen. Heilende Eigenschaften verspricht das reichlich enthaltene Limonen. Frisch gepresster Orangensaft enthält Vitamin C und Antioxidanzien.

KLÄRT DIE HAUT Bitterorangen *(Citrus × aurantium)* liefern Petitgrainöl (siehe Seite 77) aus Blättern und Zweigen und Neroliöl aus Blüten. Beide klären und verbessern das Hautbild. Tragen Sie Orangenblütenwasser als Gesichtswasser pur auf Haut und Gesicht auf.

FÖRDERT DIE ENTGIFTUNG Mit einem Trägeröl zu einem Massageöl gemischt, kann ätherisches Orangenöl den Kreislauf ankurbeln und Lymphsystem, Blase und Nieren anregen. So werden Giftstoffe aus dem Körper entfernt.

SORGT FÜR WOHLGEFÜHL Das Öl hat einen süßen, stimmungsaufhellenden Duft, der Energie schenkt und revitalisiert. Der Duft von Neroli- und Petitgrainöl kann ebenfalls die Sinne beleben.

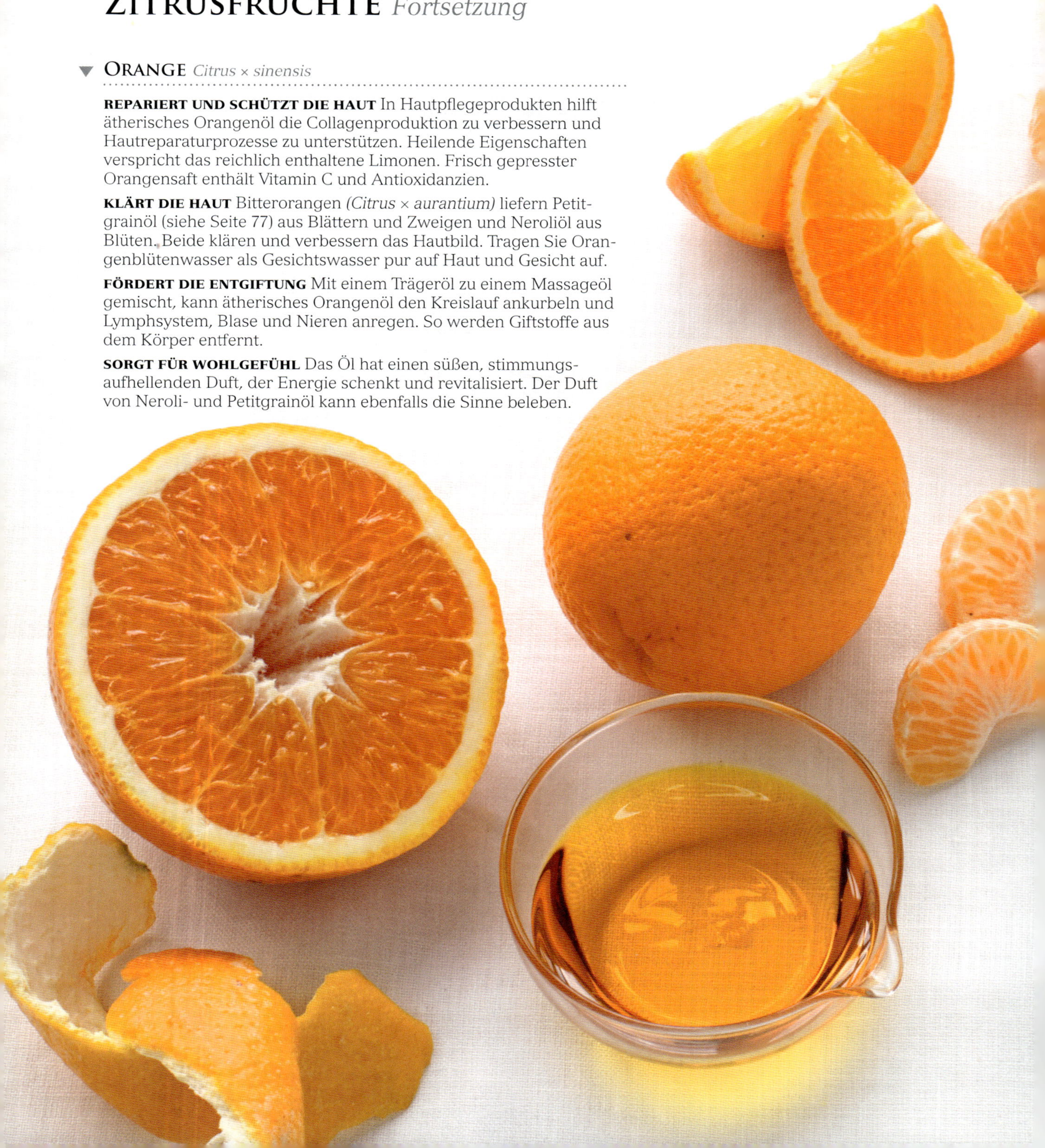

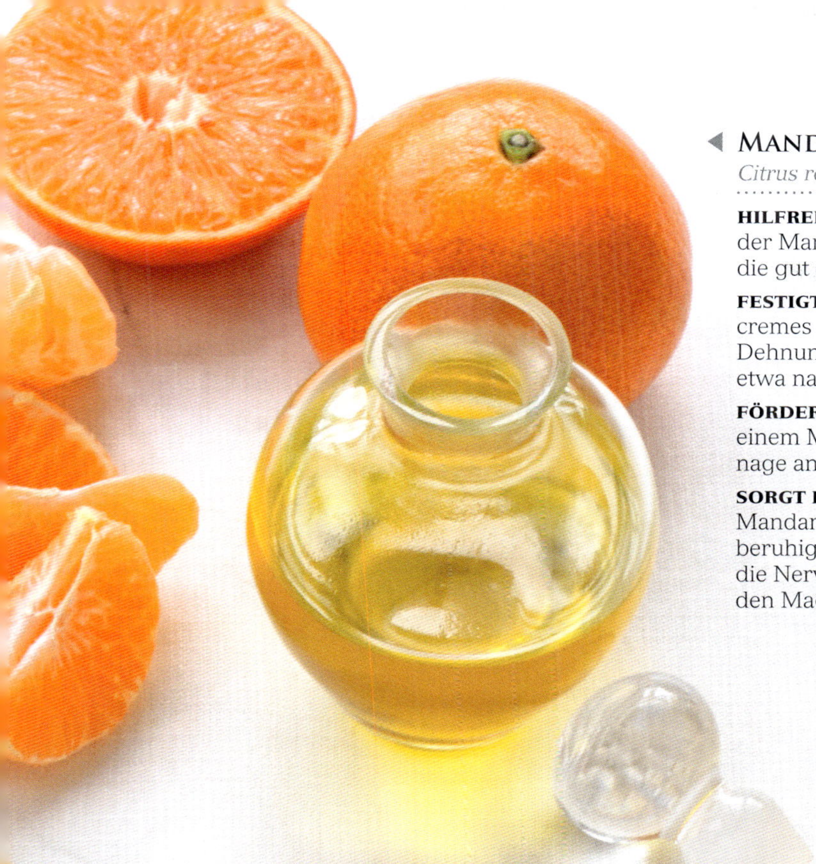

MANDARINE (UND KREUZUNGEN)
Citrus reticulata

HILFREICH BEI FETTIGER HAUT Die ätherischen Öle der Mandarine haben adstringierende Eigenschaften, die gut gegen fettige Haut und Akne wirken.

FESTIGT DIE HAUT Beide Öle können in Körpercremes oder Massageölen verwendet werden, um Dehnungsstreifen zu behandeln und schlaffe Haut etwa nach Gewichtsverlust zu festigen.

FÖRDERT DIE ENTGIFTUNG Mit einem Trägeröl zu einem Massageöl vermischt, wird die Lymphdrainage angekurbelt.

SORGT FÜR WOHLGEFÜHL Von allen Zitrusölen hat Mandarinenöl das süßeste Aroma und wirkt sanft beruhigend. Es entspannt und wärmt und beruhigt die Nerven. Ist Ihnen leicht übel, kann Mandarinenöl den Magen beruhigen.

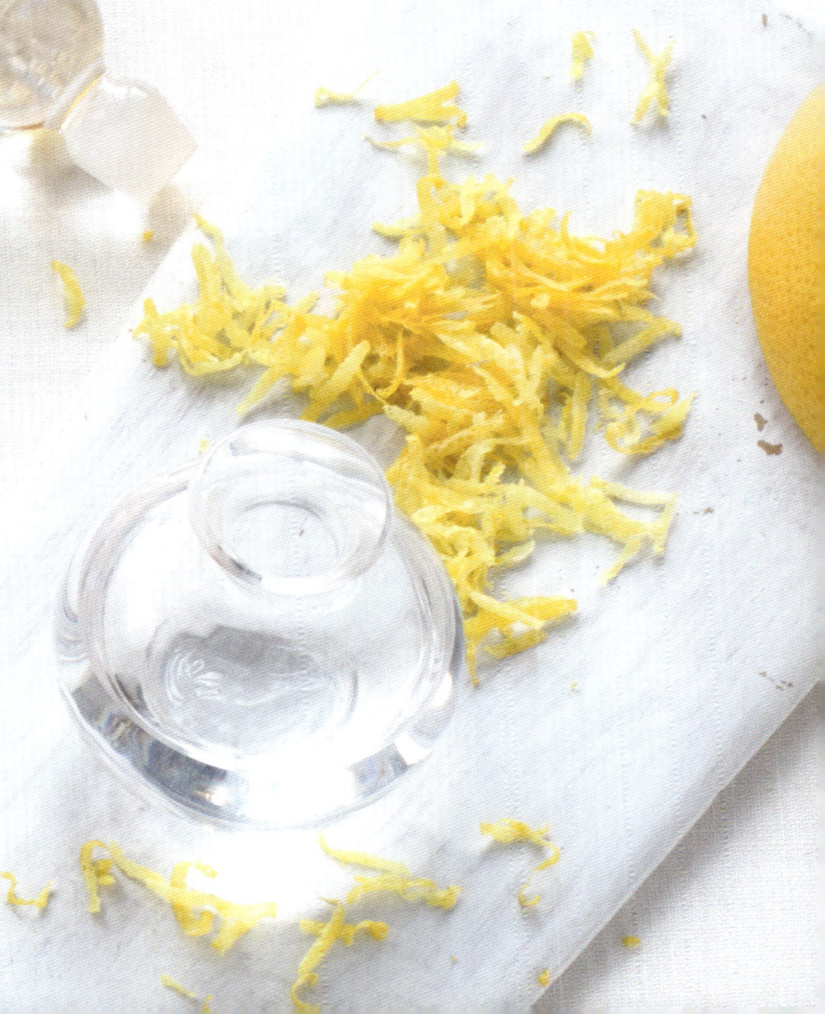

BERGAMOTTE *Citrus bergamia*

KLÄRT DIE HAUT Bergamottöl ist eine Wohltat für Mischhaut und fettige Haut, denn es sorgt für ein Gleichgewicht. Bergamotte enthält den Inhaltsstoff Bergapten, der das Risiko für Sonnenbrand erhöht. Verwenden Sie deshalb Öle, die kein Bergapten enthalten. Bergamottöl steckt in Hautpflegeprodukten für jeden Hauttyp

WIRKT ANTISEPTISCH Das Öl hat antivirale und antibakterielle Eigenschaften, aufgelöst in einem Basisöl ist es ideal bei Fieberbläschen und Akne.

VERBESSERT UND BERUHIGT DIE HAUT Bergamottöl hat einen beruhigenden Effekt auf trockene, juckende Haut und kann das Aussehen von Narben verbessern.

SORGT FÜR WOHLGEFÜHL Das Fruchtfleisch ist säuerlich, die Schale duftet stark. Diese Frucht verleiht dem Earl-Grey-Tee sein einzigartiges Aroma. In der Aromatherapie ist es ein ausgleichendes, beruhigendes Öl mit einem fruchtigen, stimmungsaufhellenden Duft.

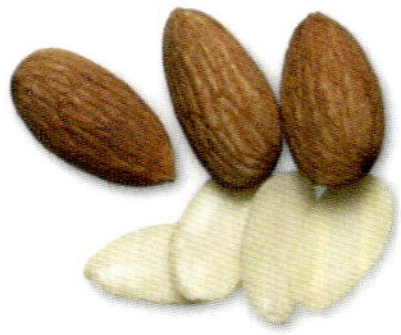

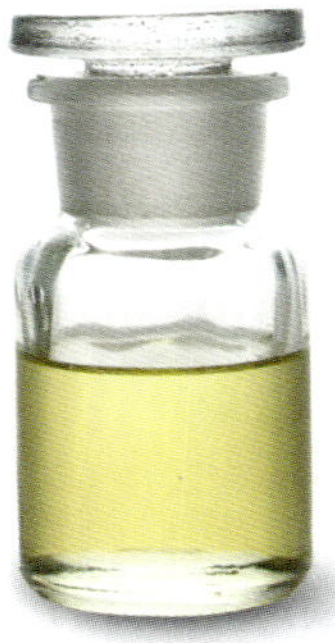

ÖL Mandelöl ist immer kaltgepresst, wird aber zum Teil noch raffiniert. Eignet sich für alle Hauttypen.

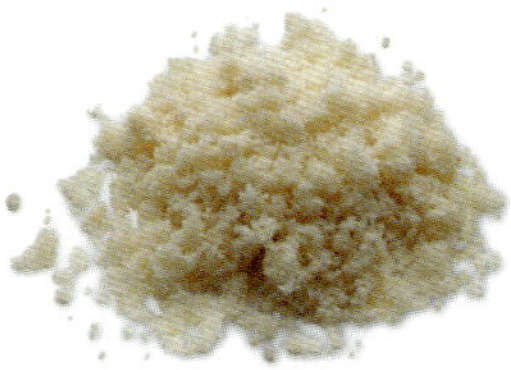

GEMAHLENE MANDELN Für ein sanftes, Vitamin-E-reiches Peeling; enfernt abgestorbene Zellen und fördert die Hautregeneration.

MANDEL *Prunus amygdalus dulcis*

Vitaminreiche Mandeln liefern ein **mildes**, geruchsneutrales Allzwecköl, sanft genug für Babys und zart zu empfindlicher Haut.

ANWENDUNGSBEREICHE

REINIGT UND VERBESSERT DIE HAUT Ein leichtes Öl für empfindliche, gereizte oder trockene Haut, das vor Feuchtigkeitsverlust schützt und Entzündungen mildert. Es versieht die Haut mit einer Schutzschicht, nährt und hält die Geschmeidigkeit aufrecht. Gemahlene Mandeln reinigen und peelen.

NÄHRENDE MASSAGE Mandelöl wird langsam aufgenommen, deshalb eignet es sich gut für die Massage. Sie können es pur verwenden oder mit anderen Prunusölen mischen, etwa Aprikosen- oder Pfirsichkernöl.

SCHÜTZT VOR SONNE Das Öl hat einen niedrigen Sonnenschutzfaktor. Verwenden Sie es nie als einzigen Sonnenschutz.

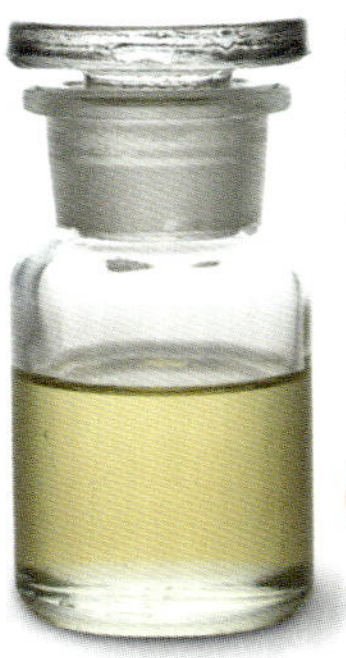

ÖL
Dieses Öl voller Vitamine und Mineralien wirkt leicht ausgleichend und adstringierend.

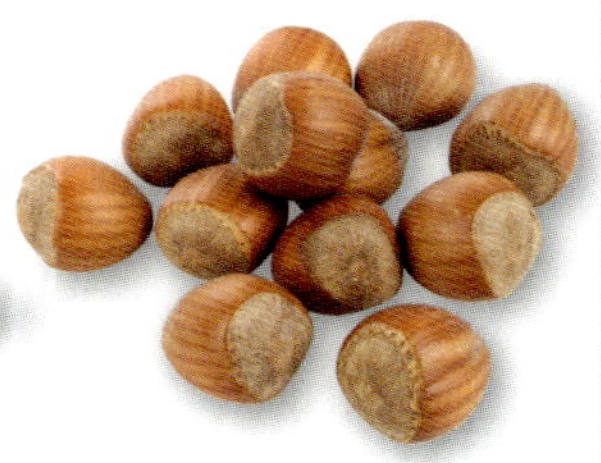

NUSSKERNE
Haselnüsse sind reich an Proteinen und gesunden Fetten, die die Haut nähren.

HASELNUSS *Corylus avellana*

Haselnüsse liefern ein mildes, **nährendes, adstringierendes** Öl. Besonders gut bei fettiger und reparaturbedürftiger Haut.

ANWENDUNGSBEREICHE

VERBESSERT UND BERUHIGT DIE HAUT Haselnussöl ist für empfindliche Haut geeignet, selbst für Babyhaut. Es macht die Haut weich und geschmeidig, als Adstringens ist es gut für fettige Haut, die noch Feuchtigkeit braucht. Es wirkt auf fettige und Mischhaut ausgleichend.

REPARIERT UND SCHÜTZT DIE HAUT Haselnussöl zieht tief in raue oder geschädigte Haut ein. Mischen Sie es mit Wildrosenöl, um damit Narben und Dehnungsstreifen zu behandeln.

STÄRKT DAS HAAR Haselnussöl pflegt strapaziertes Haar.

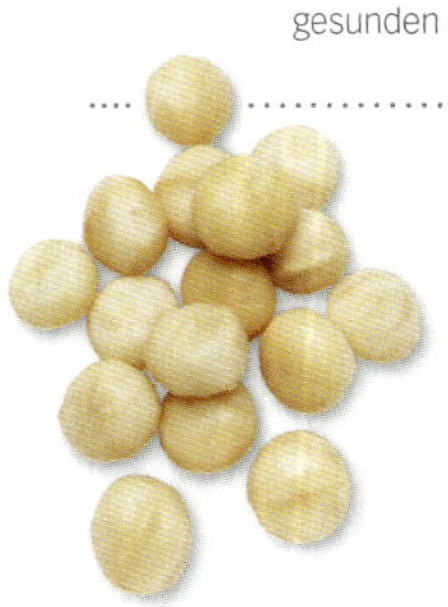

NÜSSE
Selen, Zink und essenzielle Fettsäuren in der Macadamianuss helfen dem Körper, Fett effektiver zu verbrennen.

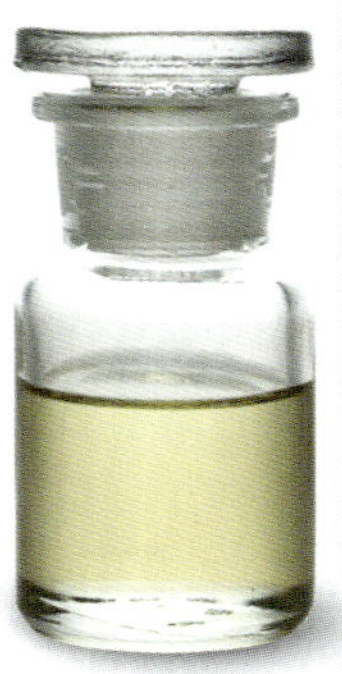

ÖL
Aus der aus Australien stammenden Nuss wird das Öl gepresst. Es hat eine ausgleichende Wirkung auf die Haut.

MACADAMIA *Macadamia ternifolia*

Macadamianüsse produzieren ein Öl mit **schützenden** und heilenden Eigenschaften, besonders bei sonnengeschädigter Haut.

ANWENDUNGSBEREICHE

REPARIERT UND SCHÜTZT DIE HAUT Macadamias enthalten unter den Nussarten die größte Menge einfach ungesättigter Fette und rund 22 % Palmitoleinsäure, ein wichtiger Baustein bei der Hautreparatur. Ein seidiges Öl, dessen Fettsäuren und Sterine dazu beitragen, die schützende Hautbarriere zu erhalten und so vor Wasserverlust zu bewahren. Vor allem bei sonnengeschädigter Haut sinnvoll, auch gut als Haarconditioner.

BEKÄMPFT ZEICHEN DER HAUTALTERUNG Regenerierend, feuchtigkeitsspendend und nährend: Macadamiaöl ist reich an Palmitoleinsäure, die die Alterung der Hautzellen verlangsamen kann.

NIEMBAUM *Melia azadirachta*

Die Samen liefern ein antiseptisches und feuchtigkeitsspendendes Öl gegen Infektionen, Hautausschlag und Entzündungen.

ANWENDUNGSBEREICHE

STÄRKT UND BERUHIGT DIE HAUT Zwei entzündungshemmende Bestandteile enthält das Niemöl: Nimbidin und Nimbin. Sie können Ekzeme und Psoriasis lindern.

BEKÄMPFT ZEICHEN DER HAUTALTERUNG Niemöl wirkt Faltenbildung entgegen bzw. mildert Falten.

WIRKT ANTISEPTISCH Mit Niemöl lassen sich Fieberbläschen behandeln. Das Öl verhindert, dass der Virus in die Zellen eindringt und sie infiziert.

WEHRT INSEKTEN AB Niemöl ist ein starkes Insektizid, deshalb ist es ein Bestandteil vieler Kopfläusekuren und Mückenschutzmittel.

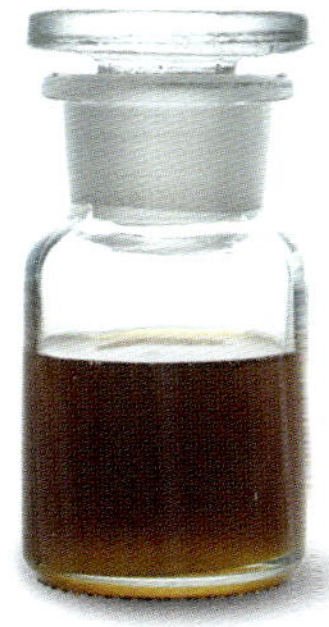

ÖL
Das antiseptische Öl wird aus den Samen des Baums gepresst. Schon eine geringe Menge Öl genügt.

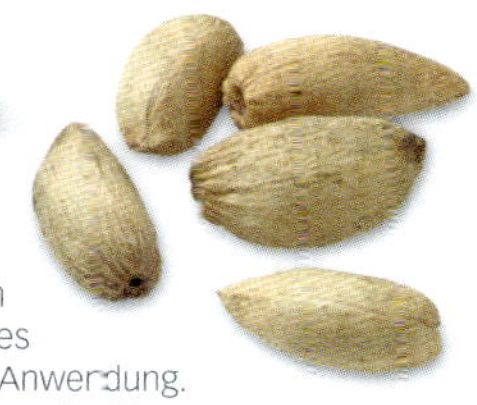

SAMEN
Die Samen liefern ein medizinisch relevantes Öl für die äußerliche Anwendung. Sie können giftig sein und sollten deshalb nie roh gegessen werden.

ARGAN *Argania spinosa*

Ein nährendes und exotisches Allzwecköl aus Marokko. Arganöl stärkt und schützt sowohl Haut als auch Haar.

ANWENDUNGSBEREICHE

REPARIERT UND SCHÜTZT DIE HAUT Arganöl ist reich an »hautliebenden« Fettsäuren, Sterolen und Antioxidanzien, es enthält reichlich Vitamin E. Gut für Narben, Dehnungsstreifen und sonnengeschädigte Haut. Vor dem Zubettgehen eine kleine Menge Arganöl auf die Lippen streichen, dann heilen sie über Nacht.

STÄRKT UND BELEBT DIE HAUT Tragen Sie etwas Arganöl auf Haut und Nägel, um beides zu beleben. Leichter verstreichen lässt sich das Öl mit feuchten Händen. Regelmäßig angewendet, verbessert sich das Hautbild signifikant.

STÄRKT DAS HAAR Das Öl ist ein guter Conditioner bei trockenem oder geschädigtem Haar.

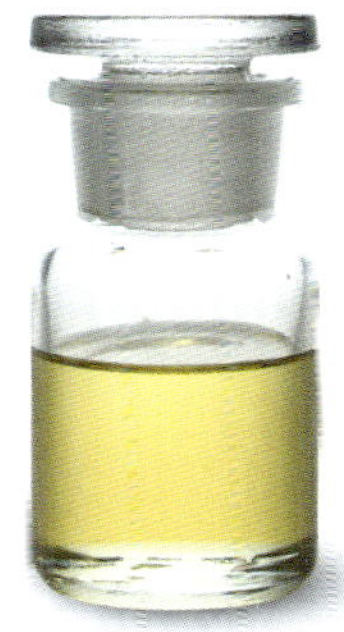

ÖL
Arganöl hat einen ähnlichen Fettgehalt wie Olivenöl. Es zieht ebenso leicht und schnell ein.

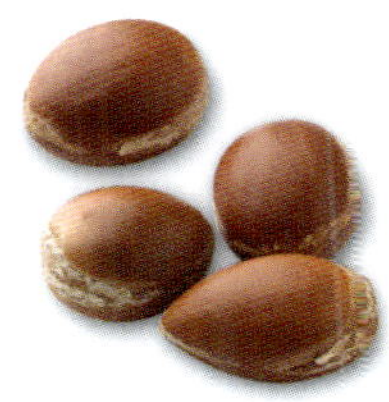

SAMEN
Der Kern der Arganfrucht enthält zwei Samen. Aus ihnen wird ein reichhaltiges Öl mit einem nussigen Geschmack gewonnen.

JOJOBA *Simmondsia chinensis*

Der Jojobastrauch liefert ein Öl mit revitalisierenden und feuchtigkeitsspendenden Eigenschaften für alle Hauttypen.

ANWENDUNGSBEREICHE

REINIGT UND VERBESSERT DIE HAUT Jojobaöl ist ein großartiger Make-up-Entferner für alle Hauttypen. Es entfernt Schmutz und Öl, das die Poren verstopft. Das tief einziehende Öl macht schwielige, raue Haut wieder weich und lindert Ekzeme und Psoriasis.

REPARIERT UND SCHÜTZT DIE HAUT Jojobaöl zieht gut ein. Seine Struktur ähnelt dem menschlichen Hauttalg. Für reife oder wettergegerbte Haut.

GUT FÜR HAAR UND KOPFHAUT Verwenden Sie Jojobaöl pur, um trockene Haut und Kopfhaut zu behandeln. Es soll sogar den Haarwuchs anregen.

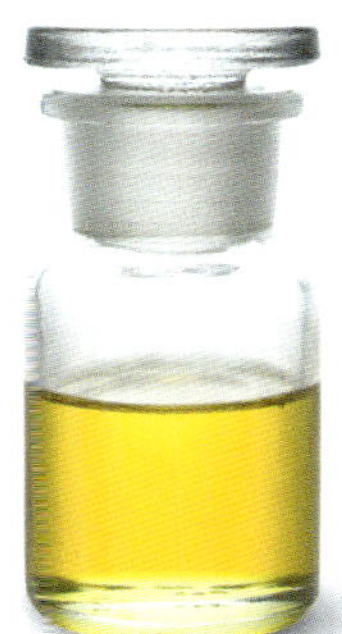

ÖL
Es ist eigentlich kein Öl, sondern flüssiges Wachs. Es ist äußerst stabil und reich an Proteinen und Mineralien.

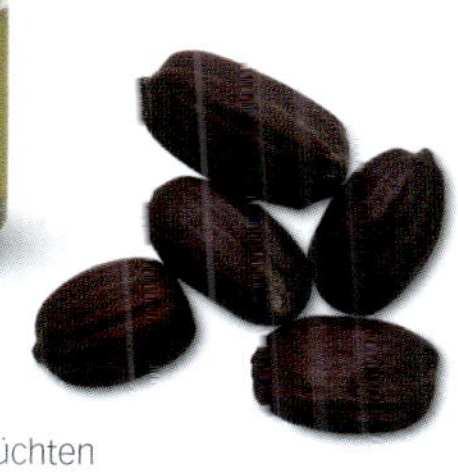

SAMEN
In den Kapselfrüchten befinden sich braune, runzelige Samen.

HANF *Cannabis sativa*

Aus Hanf wird ein ausgleichendes Öl für alle Hauttypen produziert, das dem Fettsäuremuster von Hauttalg ähnlich ist.

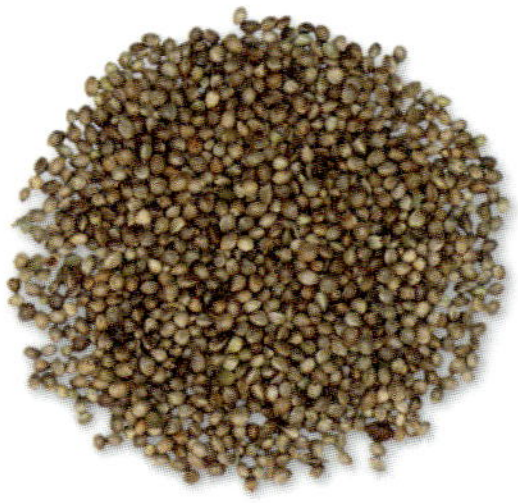

SAMEN
Hanföl wird nährwertschonend kalt gepresst, also bei 40–60 °C.

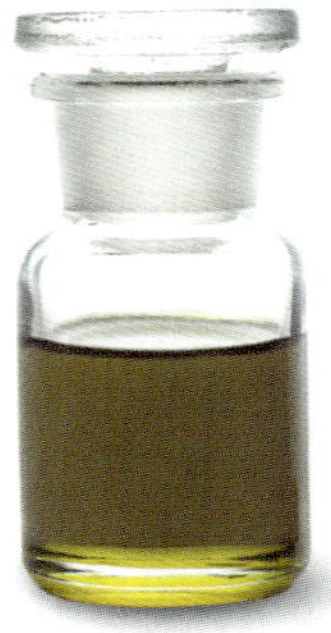

ÖL
Hanfsamen liefern das Pflanzenöl, aus Blättern und Blüten wird ätherisches Öl gewonnen.

ANWENDUNGSBEREICHE

REPARIERT UND SCHÜTZT DIE HAUT Hanföl ist für die meisten Hauttypen geeignet. Es hilft der Haut, die Feuchtigkeit zu binden. Raffiniertes Öl ist farblos und nahezu geruchlos, deshalb lässt es sich in der Kosmetik vielfältig einsetzen. Es ist Bestandteil von Sonnenschutzlotionen und anderen Hautpflegeprodukten für Menschen, die extremen Temperaturwechseln ausgesetzt ist.

VERBESSERT UND BERUHIGT DIE HAUT Das Öl ist besonders reich an essenziellen Fettsäuren und Proteinen. Das leichte, nicht fettige Öl ist ein Feuchtigkeitsspender für trockene und wettergegerbte Haut.

LEIN/FLACHS *Linum usitatissimum*

Diese Samen nähren und verjüngen insbesondere trockene Haut. Wählen Sie ein Bioöl, das kalt gepresst und nicht gefiltert wurde.

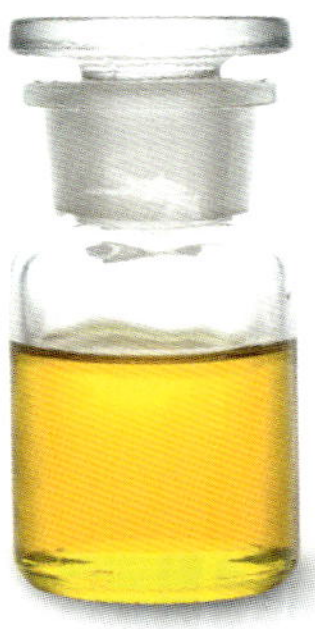

ÖL
Die Linolensäure im Leinöl wirkt antientzündlich. Das Öl kann innerlich und äußerlich angewendet werden.

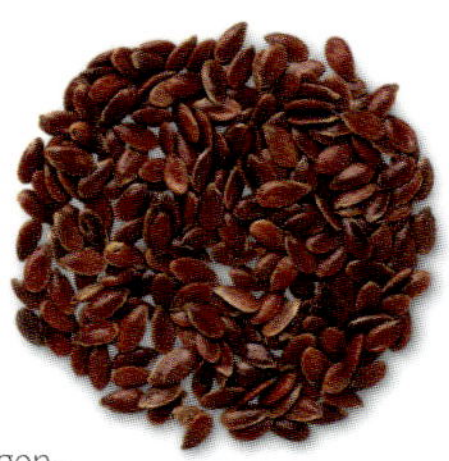

SAMEN
Leinsamen sind reich an Lignanen, die östrogenähnlich wirken.

ANWENDUNGSBEREICHE

BEKÄMPFT ZEICHEN DER HAUTALTERUNG Die Omega-3-Fettsäuren im Leinöl schützen und verjüngen Hautzellen, lassen fade Haut wieder erstrahlen und glätten Fältchen.

VERBESSERT UND BERUHIGT DIE HAUT Leinöl bindet die Hautfeuchtigkeit und eignet sich deshalb gut für trockene Haut. Seine antientzündliche Wirkung ist hilfreich bei Ekzemen und Psoriasis. Die Samen enthalten Fettsäuren, die die Haut verwöhnen, essen Sie diese also regelmäßig, etwa im Müsli.

HILFREICH BEI AKNE Das Öl eignet sich zum Reinigen und zur Stärkung fettiger Haut oder bei Akne und Rosacea.

WUNDERBAUM *Ricinus communis*

Seine Samen liefern ein schweres Pflanzenöl, das stärkt und eine schützende Barriere auf der Haut bildet.

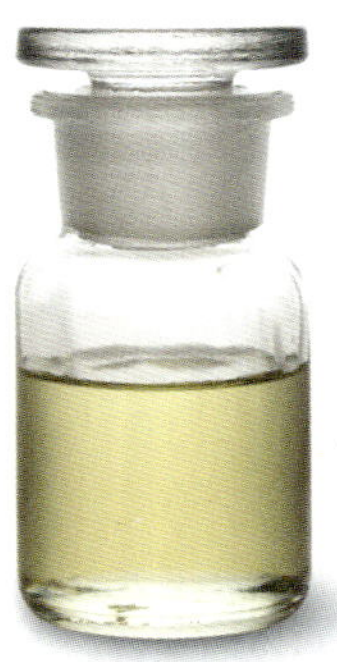

ÖL
Rizinusöl bzw. Kastoröl wird aus den Samen kalt gepresst. Früher war es verbreitet als Abführmittel.

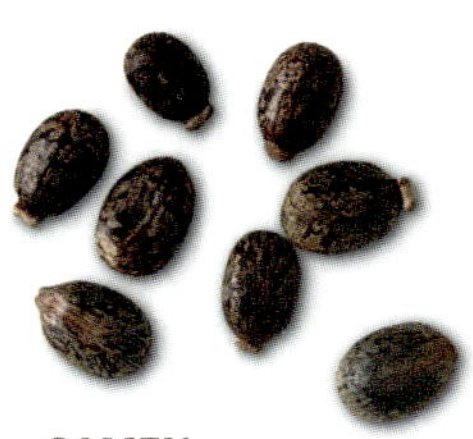

SAMEN
Im Gegensatz zum heilsamen Öl sind die Samen selbst bzw. die Schale hoch giftig.

ANWENDUNGSBEREICHE

STÄRKT UND BERUHIGT DIE HAUT Das Öl wird in Kosmetikprodukten für trockene, rissige Haut verwendet.

STÄRKT HAAR UND KOPFHAUT Viele Haar- und Hautprodukte verwenden das Öl des Wunderbaums, weil es trockenes, brüchiges Haar stärkt.

REPARIERT UND SCHÜTZT DIE HAUT Das Öl des Wunderbaums wird in Kosmetikprodukten wegen seiner feuchtigkeitsspendenden Funktion geschätzt. Es bildet eine Hautbarriere und schützt insbesondere trockene Haut vor Wasserverlust.

APRIKOSE *Prunus armeniaca*

Aprikosensteine liefern ein weich machendes Öl für alle Hauttypen, das Feuchtigkeit bindet und die Haut glatt aussehen lässt.

ANWENDUNGSBEREICHE

STÄRKT UND BERUHIGT DIE HAUT Aprikosenkernöl beruhigt trockene, entzündete und vorzeitig gealterte Haut. Es bildet eine leichte Barriere vor Umwelteinflüssen.

REINIGT UND BELEBT DIE HAUT Das Öl hilft, Schmutz und Talg zu lösen, die die Poren verstopfen könnten.

BEKÄMPFT ZEICHEN DER HAUTALTERUNG Aprikosenkernöl macht die Haut weich, bewahrt ihre Elastizität und glättet feine Linien.

NÄHRENDE MASSAGE Da Aprikosenkernöl langsamer von der Haut aufgenommen wird als andere Öle, eignet es sich für längere Massagen.

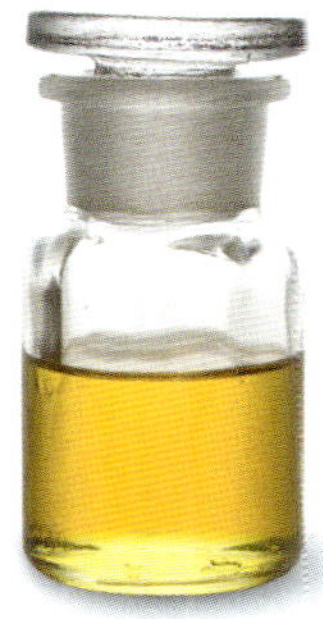

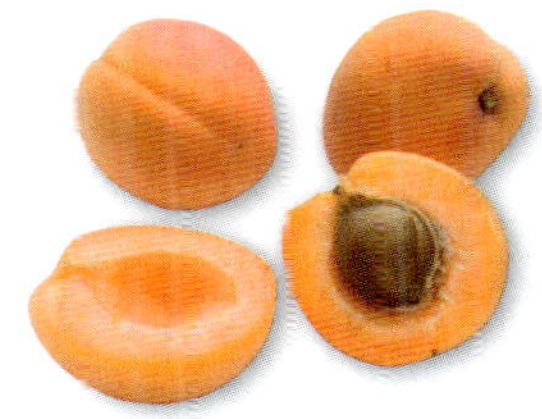

STEINE
Die Steine von Aprikosen werden vielseitig verwendet.

ÖL
Obwohl die Aprikose eine Steinfrucht ist, spricht man in der Kosmetik von Kernöl. Ist Aprikosenöl nicht erhältlich, probieren Sie stattdessen Pfirsichkernöl – es hat dieselben Eigenschaften.

WEINREBE *Vitis vinifera*

Aus Traubenkernen wird ein beruhigendes Öl für Akne und empfindliche Haut gewonnen. Das Öl pflegt auch trockene Haut.

ANWENDUNGSBEREICHE

BELEBT DIE HAUT Etwa ⅔ des Öls besteht aus Linolsäure. Das mild adstringierende Öl belebt die Haut, festigt und stärkt sie.

BERUHIGT EMPFINDLICHE HAUT Ein herrlich weiches und mildes Öl für Menschen mit empfindlicher Haut. Es ist allergenarm und darum ein guter Ersatz für Nussöle.

HILFREICH BEI AKNE Fettige Haut und Akne profitieren von den adstringierenden Eigenschaften.

NÄHRENDE MASSAGE Traubenkernöl macht die Haut seidenweich. Bei Frühchen wird es als Feuchtigkeitsspender für Massagen verwendet.

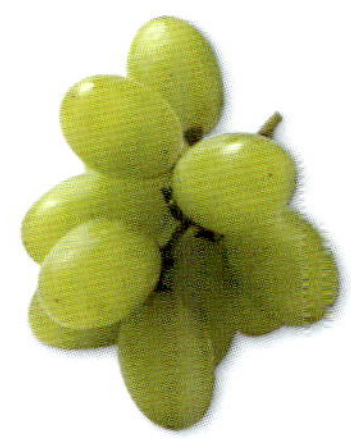

FRUCHT
Weintrauben werden seit Jahrhunderten genutzt.

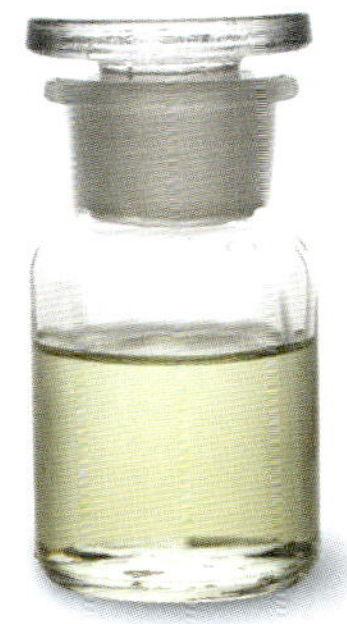

ÖL
Traubenkernöl ist ein nährstoffreiches Öl für die Verwendung in der Kosmetik und in der Küche.

WEIZEN *Triticum*

Die Keime sind reich an Antioxidanzien und liefern ein Öl, das die natürliche Zellreparatur unterstützt und die Haut vitaler macht.

ANWENDUNGSBEREICHE

BEKÄMPFT ZEICHEN DER HAUTALTERUNG Weizenkeimöl revitalisiert die Haut und wirkt gegen Linien um Augen und Mund.

REPARIERT UND SCHÜTZT DIE HAUT Das Öl kann Dehnungsstreifen während der Schwangerschaft verhindern und ist gut bei der Behandlung von Verbrennungen, Wunden und anderen Hautproblemen.

VERBESSERT UND BERUHIGT DIE HAUT Das Öl ist reich an Antioxidanzien, an Vitamin E und Beta-Carotin, die die Haut schützen. Es eignet sich hervorragend für Massagen und als hautkräftigendes Öl.

WEIZENKEIME
Der Keim ist der Kern im Weizensamen, aus dem eine neue Weizenpflanze sprießt. Es ist der nahrhafteste Teil des Weizens.

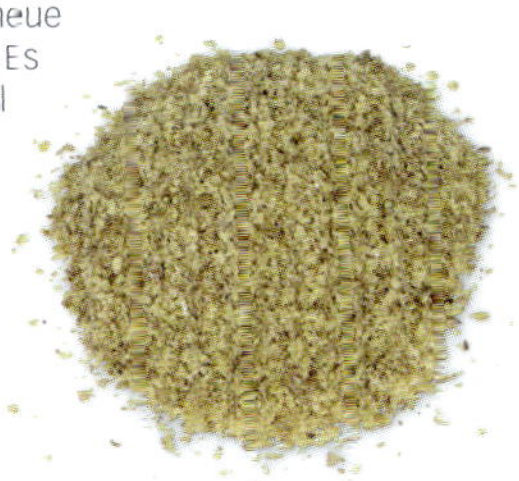

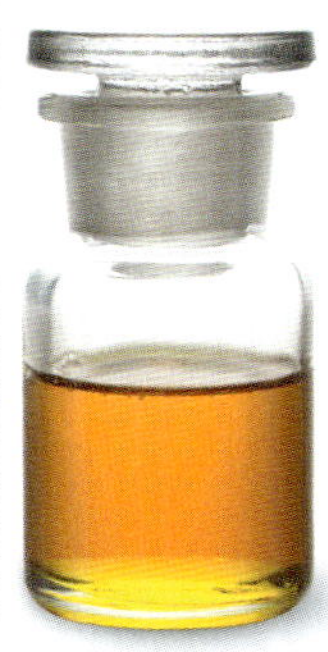

KEIMÖL
Weizenkeimöl hat den höchsten Vitamin-E-Gehalt aller Samenöle. Es ist leider nicht sehr stabil.

Wachse & Butter

Wachse und Butter verleihen Gesichtsreinigern sowie Körper- und Gesichtscremes feuchtigkeitsspendende Eigenschaften. Sie geben der Haut eine länger anhaltende Schutzschicht als Öle. Das macht sie vor allem in Rezepturen für trockene, raue und spröde Haut wirkungsvoll. Die Funktion als Schutzbarriere reduziert Feuchtigkeitsverluste und fördert die natürliche Heilung.

CANDELILLA *Euphorbia cerifera* ▶

FÜR VEGANER GEEIGNET Candelillawachs wird aus Blättern und Stängeln einer Wüstenpflanze desselben Namens gewonnen, insofern ist es für Vegetarier und Veganer geeignet. Oft ersetzt es nicht vegane Wachse, etwa Bienenwachs.

STÄRKT UND BERUHIGT DIE HAUT Candelilla wird für Produkte verwendet, die einen haltbaren Schutzfilm bilden, etwa für Lippenbalsam. Es verhindert, dass Feuchtigkeit durch die Haut verlorengeht. Es agiert zudem antientzündlich, d. h., es beruhigt juckende Hautbeschwerden und reduziert Unreinheiten.

REPARIERT UND SCHÜTZT DIE HAUT Candelillawachs ist reich an Nährstoffen und Fettsäuren und nicht zu schwer auf der Haut. Ideal, wenn die Haut zwischendurch eine extra Portion Feuchtigkeit und Schutz braucht.

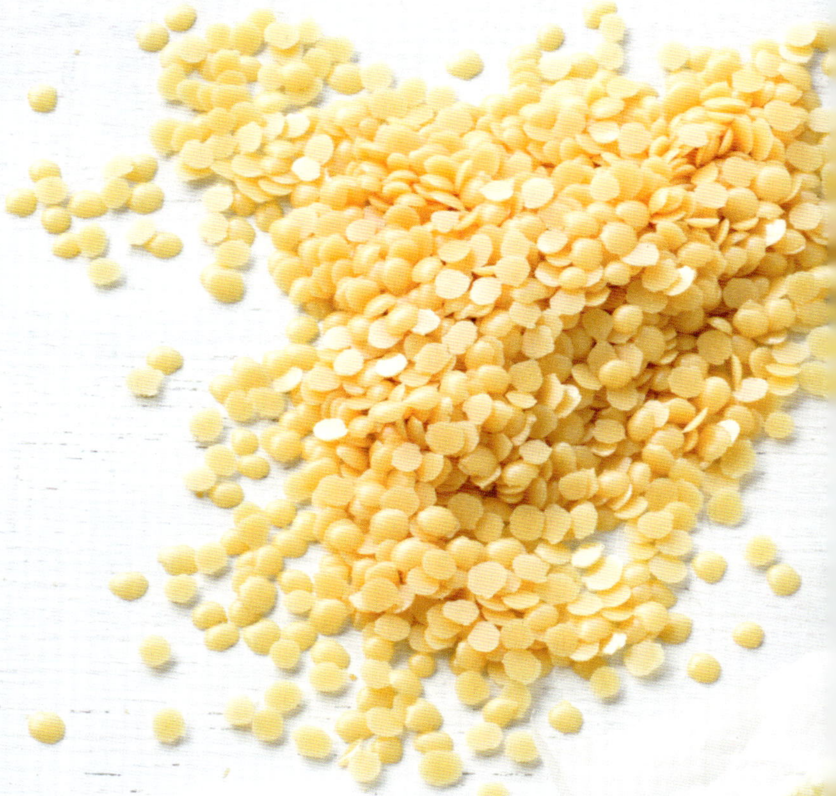

CARNAUBA *Copernicia cerifera* ▶

STÄRKT UND BERUHIGT DIE HAUT Carnaubawachs von der Carnaubapalme ist eine häufige Zutat in Lippenstiften und Lippenbalsam. Es erzeugt einen schützenden Film auf Lippen, hält sie feucht und weich. Es ist ein geruchloses, hypoallergenes Wachs, das für alle Hauttypen geeignet ist, besonders aber für empfindliche Haut.

GIBT KOSMETIKA TEXTUR UND GLANZ Carnaubawachs wird in Kosmetika als Festigungsmittel eingesetzt. Es ist das härteste aller natürlichen Wachse und hat einen hohen Schmelzpunkt. Schon kleine Mengen geben Lippenpflegestiften die nötige feste Konsistenz.

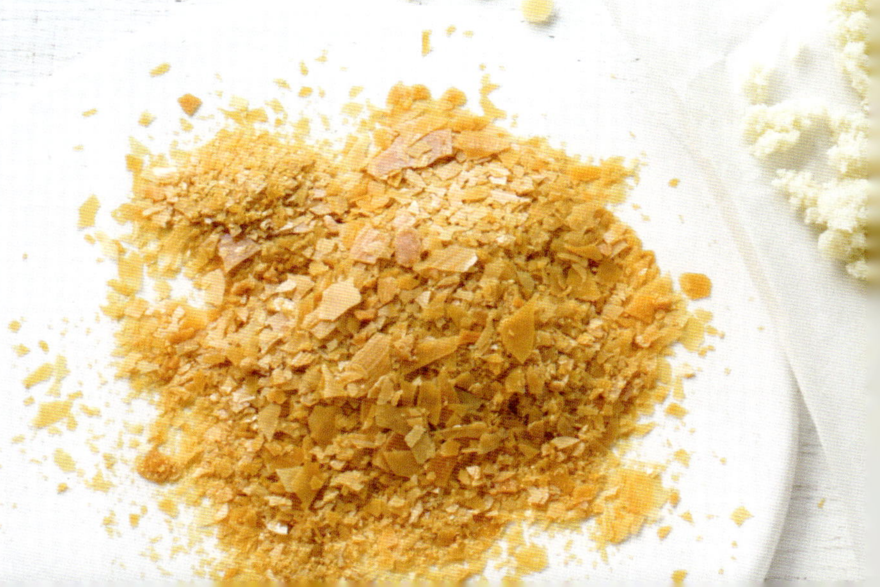

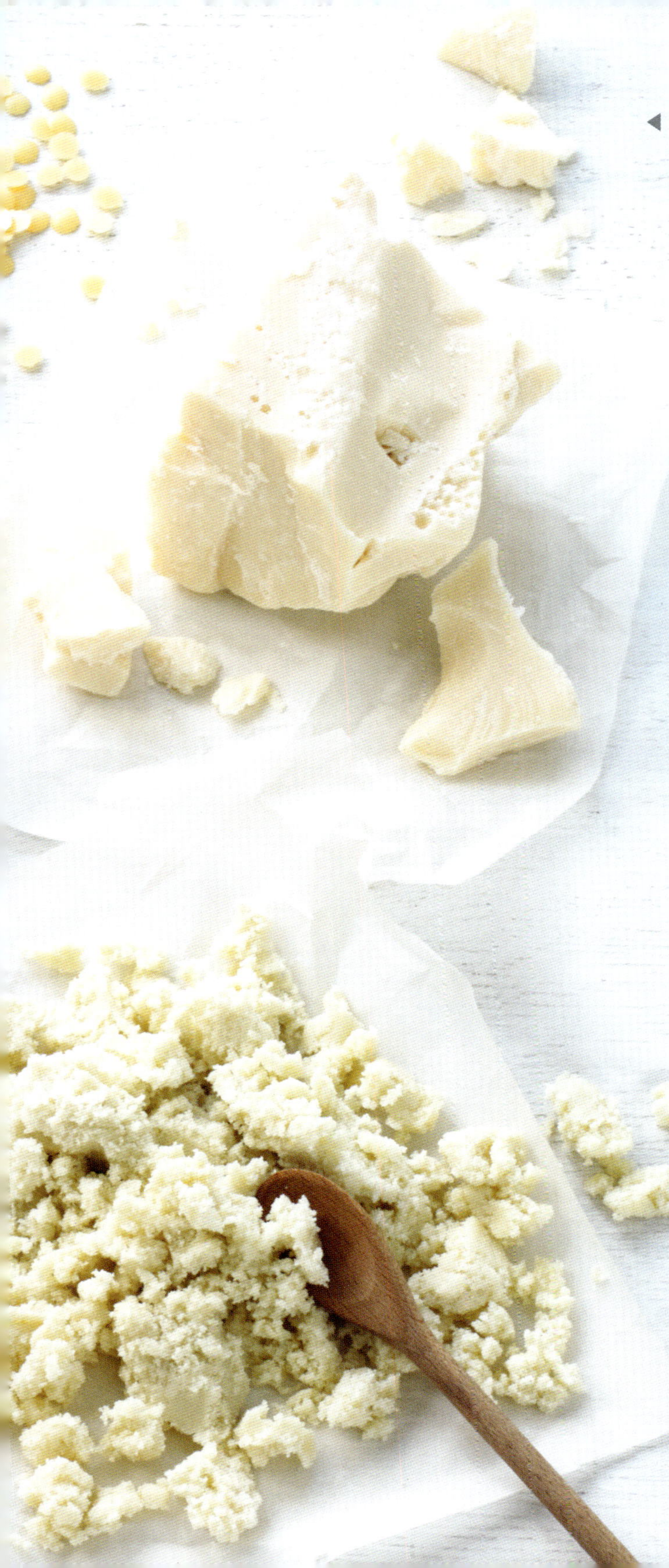

KAKAOBUTTER *Theobroma*

REPARIERT UND SCHÜTZT DIE HAUT Bei Kakaobutter handelt es sich um das Fett aus dem Kakaosamen. Es ist ein Feuchtigkeitsmittel, bildet eine Hautschutzschicht und verhindert so Wasserverlust. Die Haut bleibt weich. Es unterstützt die Collagenproduktion und verhindert so die Bildung von Fältchen und Dehnungsstreifen.

BERUHIGT EMPFINDLICHE HAUT Als mildes Wachs für die meisten Hauttypen geeignet. Da es abschließt, d.h., die Verdunstung von Wasser durch die Haut verlangsamen kann, ist es bei verstopften Poren und Akne ungeeignet.

VERBESSERT UND BERUHIGT DIE HAUT Kakaobutter ist ein natürlicher Feuchtigkeitsspender und macht Haut und Haare weich. Sie besitzt zudem stärkende Eigenschaften, deshalb ist sie ideal als Zusatz für Haut- und Haarrezepturen.

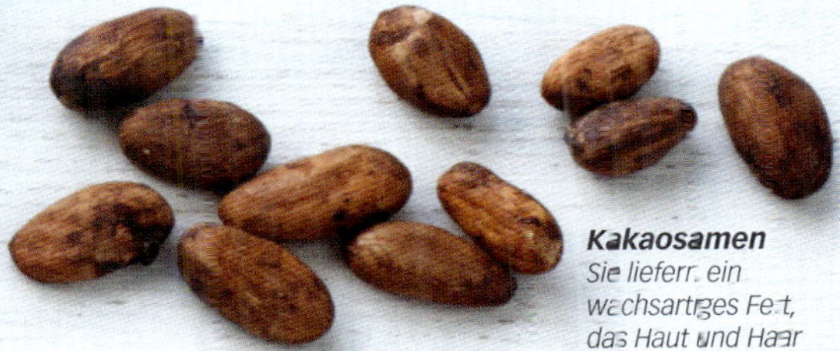

Kakaosamen
Sie liefern ein wachsartiges Fett, das Haut und Haar Feuchtigkeit verleiht.

SHEABUTTER *Butyrospermum parkii*

BERUHIGT DIE HAUT Sheabutter ist eine großartig feuchtigkeitsspendende Zutat mit ausgesprochen heilsamer Wirkung. Sie ist reich an Vitamin A, was Hautbeschwerden wie Ekzeme, Psoriasis, allergische Symptome und andere Auffälligkeiten lindert und bessert. Besonders gut für trockene und geschädigte Haut.

REPARIERT UND SCHÜTZT DIE HAUT Sheabutter ist ein sanftes und effektives Feuchtigkeitsmittel, das Oleinsäure, eine gesättigte Fettsäure, enthält, die dem von unserer Haut produzierten Talg sehr ähnlich ist. Sie wird gut absorbiert und soll die Aufnahme anderer aktiver Substanzen erleichtern. Gibt man Sheabutter zu Rasiercreme, wird die Haut glatter.

BEKÄMPFT ZEICHEN DER HAUTALTERUNG Sheabutter ist eine ideale Ergänzung in hautpflegenden Produkten. Die Butter enthält 5–10 % Phytosterol, das Hautzellen zum Wachstum anregt. Zudem enthält sie Vitamin E, ein natürliches Antioxidans, das die Haut vor den Angriffen freier Radikaler schützt.

MYRRHE *Commiphora myrrha*

Die antiseptischen Eigenschaften der Myrrhe beschleunigen langsame **Wundheilung**. Sie kann trockene und **geschädigte Haut** verbessern und trägt dazu bei, dass Falten und andere Zeichen der Hautalterung später in Erscheinung treten. In der Aromatherapie wird sie wegen der **stimmungsaufhellenden** Wirkung eingesetzt.

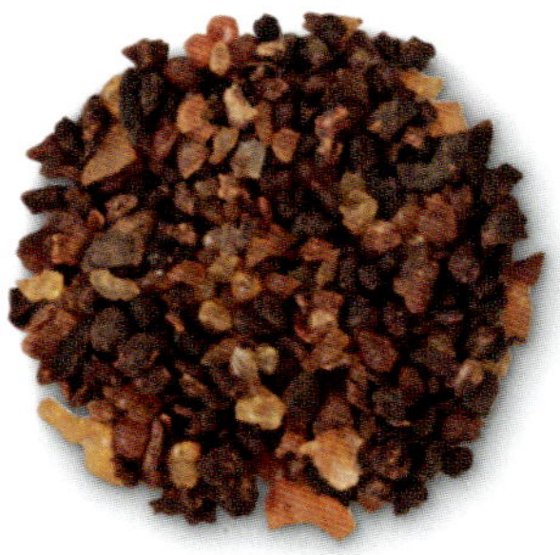

HARZ
Das Baumharz fließt aus Rissen der Rinde und kann in getrockneter Form in Wasser oder Alkohol gelöst werden. So entsteht ein einfaches Hydrolat bzw. eine Tinktur.

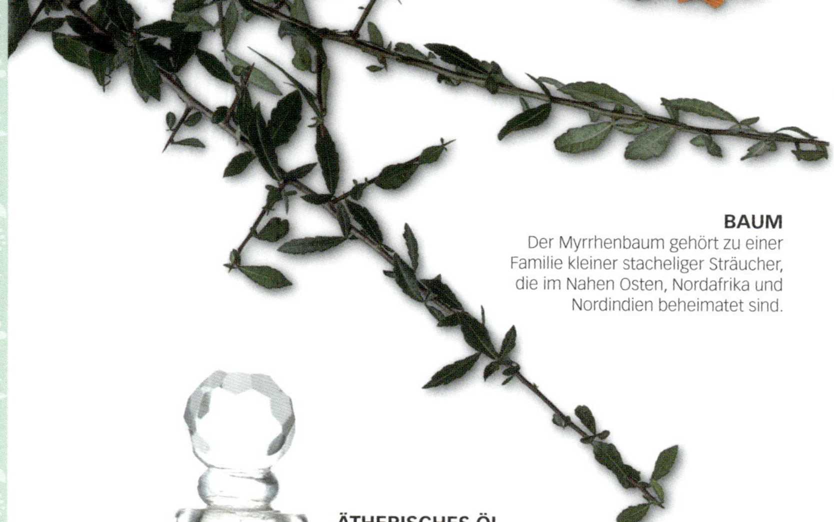

BAUM
Der Myrrhenbaum gehört zu einer Familie kleiner stacheliger Sträucher, die im Nahen Osten, Nordafrika und Nordindien beheimatet sind.

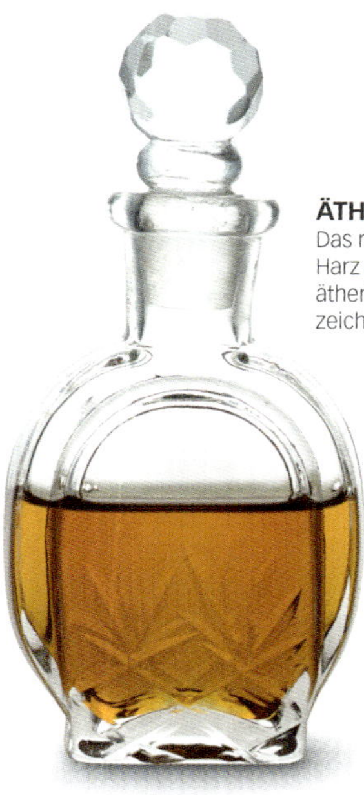

ÄTHERISCHES ÖL
Das mittels Dampf aus dem Harz des Baums destillierte ätherische Öl ist ein ausgezeichnetes Antiseptikum.

DUFT-KOMPOSITION

Für einen romantischen Männerduft Myrrheöl mit Weihrauch-, Sandelholz- oder Vanilleöl mischen. Harmoniert auch mit Zedernholz-, Zypressen- und Zitronenöl.

ANWENDUNGSBEREICHE

VERBESSERT UND BERUHIGT DIE HAUT Myrrheöl eignet sich hervorragend zur Beschleunigung der Wundheilung spröder und rissiger Haut. Geben Sie es zu Lippenbalsam und Salben.

WIRKT ANTISEPTISCH Myrrheöl wird seit Langem genutzt, um viele Arten von Hautreizungen zu behandeln, etwa Akne, Fußpilz und nässende Ekzeme. Das nicht reizende Öl kann direkt auf betroffene Stellen gegeben werden, etwa auf Schnitte, Geschwüre, Brandwunden und infizierte Stellen wie Fieberbläschen.

BEKÄMPFT ZEICHEN DER HAUTALTERUNG Da man Myrrheöl lange Zeit als Hüterin der Haut ansah, wurde es häufig teuren Kosmetika zugefügt, um Faltenbildung und anderen Zeichen der Hautalterung entgegenzuwirken.

ZAHN- UND ZAHNFLEISCHPFLEGE Myrrheöl ist eine ideale Zutat für eine antiseptische Mundspülung. Sie heilt Infektionen wie Mundgeschwüre, Eiterfluss, Halsschmerzen, blutendes Zahnfleisch, schlechten Atem und Mundsoor.

STEIGERT DIE KONZENTRATION Verwenden Sie Myrrheöl in der Aromatherapie, um klare Gedanken fassen zu können, die Entschlusskraft zu stärken und Probleme zu überwinden.

LINDERT SCHMERZEN Eine Aromatherapiemassage mit Myrrheöl kann bei Schmerzen hilfreich sein. Sie können auch etwas Harzgranulat – in einen Stoffbeutel gepackt – im Badewasser auflösen.

Als Anti-Aging-Mittel kann Myrrhe die Bildung von Falten hinausschieben.

BENZOEHARZ *Styrax benzoin*

Die **antiseptischen, heilenden** und **beruhigenden** Eigenschaften von Benzoe machen daraus eine perfekte Zutat für Hautrezepturen. Als **Fixativ** wird es gern in der Parfümerie und Räucherkerzenherstellung verwendet; so wird der Duft langsamer freigesetzt.

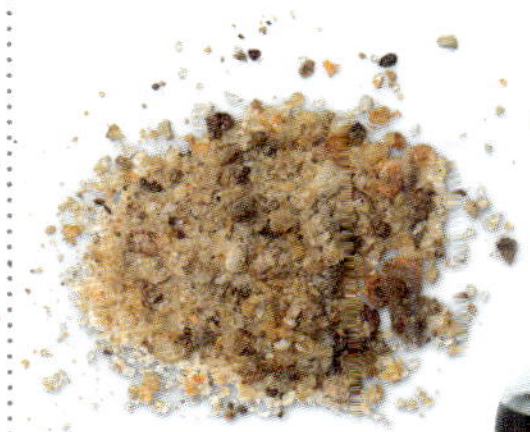

HARZ
Aus der Rinde des Storaxbaums wird ein sirupartiges Harz gewonnen, das in der Parfumherstellung geschätzt wird.

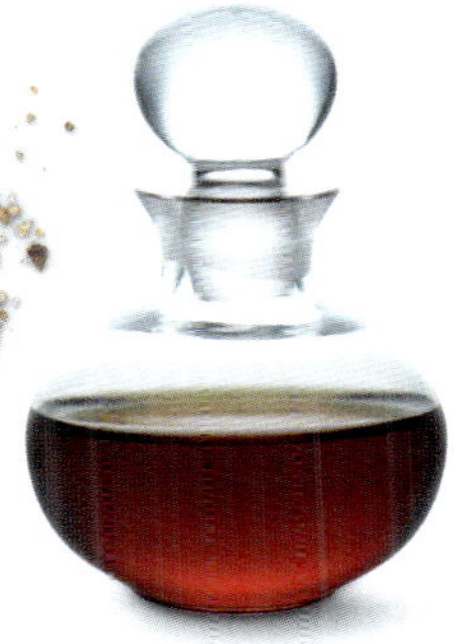

ÄTHERISCHES ÖL
Mit Alkohol aus dem Harz extrahiert, hat dieses Öl ein süßes, warmes vanilleähnliches Aroma und gute antiseptische Eigenschaften.

ANWENDUNGSBEREICHE

REPARIERT UND SCHÜTZT DIE HAUT Benzoeöl ist ein gutes Heilmittel für trockene, gereizte, juckende und spröde Haut. Es wird aus diesem Grund oft Kosmetika zugesetzt.

WIRKT ANTISEPTISCH Benzoeöl ist eine gute Ergänzung in Salben für die Wund- und Schnittbehandlung. Nicht pur auf die Haut auftragen.

HILFREICH BEI AKNE Das Öl wird Salben und Lotionen zugefügt, um Akne und andere Hautunreinheiten zu behandeln.

BEKÄMPFT ZEICHEN DER HAUTALTERUNG Das Öl verleiht reiferer Haut mehr Elastizität, deshalb findet man es häufig als Bestandteil in Anti-Aging-Produkten.

LINDERT SCHMERZEN Benzoeöl hat eine stimulierende Wirkung auf Kreislauf und Stoffwechsel. Im Massageöl tut es verhärteten Muskeln gut und lindert arthritische und rheumatische Schmerzen.

ERHÖHT DAS WOHLBEFINDEN Das Öl hat einen beruhigenden Effekt auf die Nerven und den Verdauungsapparat. Außerdem wirkt es stimmungsaufhellend.

DUFTKOMPOSITION

Stellen Sie ein würziges, orientalisches Parfum aus Benzoeöl, Weihrauch-, Sandelholz-, Ylang-Ylang-, Patschuli-, Rosen- und Bergamottöl her.

ZIMT *Cinnamomum zeylanicum*

Zimtrinde wird vielseitig verwendt: vom Rauchwerk in religiösen Zeremonien bis zu einer wärmenden Fußmassage. In der Kosmetik wirkt Zimt antiseptisch und anregend, sollte aber maßvoll verwendet werden. Nicht in der Schwangerschaft anwenden.

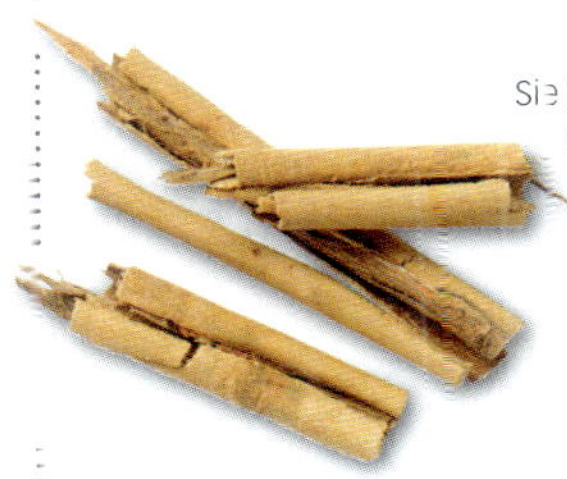

RINDE
Sie ist reich an Antioxidanzien und gilt als gutes Antiseptikum, auch als Verdauungshilfe geeignet.

ANWENDUNGSBEREICHE

WIRKT ANTISEPTISCH Zimtöl ist gegen eine Reihe von Bakterien, Viren und Parasiten aktiv, u. a. Läuse und Flöhe.

LINDERT SCHMERZEN Das Öl ist wärmend und hilfreich bei schlechter Durchblutung in den äußeren Gliedmaßen. Angezeigt bei Rheuma, insbesondere wenn der Schmerz sich bei kaltem und feuchtem Wetter verschlimmert.

BAUT STRESS AB Zimtöl ist hilfreich bei Erschöpfung und hebt die Gemütslage bei leicht depressiver Stimmung und Schwächegefühl.

ESSEN SIE SICH SCHÖN!

Zimt Streuen Sie das antioxidanzienreiche Pulver auf Frühstücksbrei, gebratenes Gemüse oder Toast. Eintöpfe oder Eingemachtes bekommt durch Zimt eine besondere Note. Heiße Schokolade oder Milchkaffee mit einer Zimtstange umrühren.

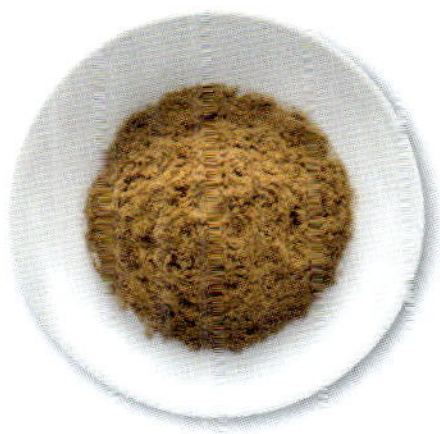

GEMAHLENER ZIMT
Er soll den Blutzuckerspiegel im Gleichgewicht halten. Das Resultat: mehr Energie und bessere Haut.

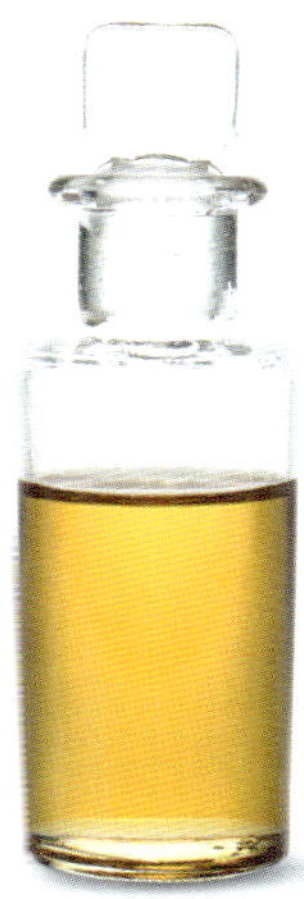

ÄTHERISCHES ÖL
Das mittels Dampf aus Blüten, Blättern und der Rinde gewonnene kräftige, wärmende Öl sollte mit Bedacht angewendet werden.

WEIHRAUCH *Boswellia* var.

Aus Weihrauch wird eins der wichtigsten Öle mit **belebenden, verjüngenden** Eigenschaften zur Stärkung reiferer Haut und für die **Reparatur** von Hautschäden gewonnen. Weihrauch wirkt **antiseptisch** und **antientzündlich** und trägt zur Wundheilung bei. Sein besonderes Aroma **beruhigt** die Nerven, kann zugleich aber auch aufbauen.

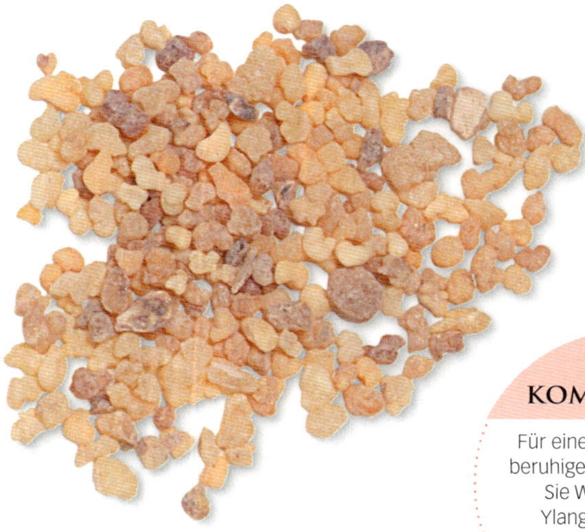

HARZ
Das Harz, auch als die »Perle der Wüste« bekannt, ist der getrocknete Saft des Baums, der von Hand geerntet werden muss. Deswegen ist es recht teuer.

DUFT-KOMPOSITION

Für einen fokussierenden, beruhigenden Duft mischen Sie Weihrauchöl mit Ylang-Ylang-, Rosengeranien-, Bergamotte-, Patschuli-, Salbei- und Zypressenöl.

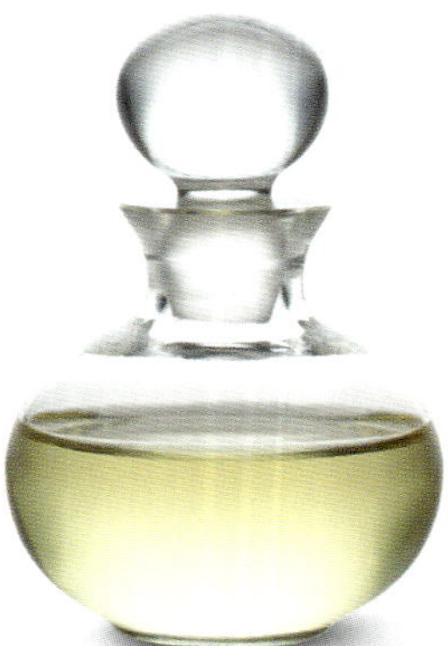

ÄTHERISCHES ÖL
Das mittels Wasserdampfdestillation aus dem Harz gewonnene Öl beruhigt sowohl Körper als auch Geist.

SCHNELLE HILFE

Gesichtsreiniger Reinigt die Haut und die Poren. Geben Sie 1–2 Tropfen des Öls in 50 ml Wasser und reiben Sie das Gesicht mit dieser Lösung und einem Wattebausch ab.

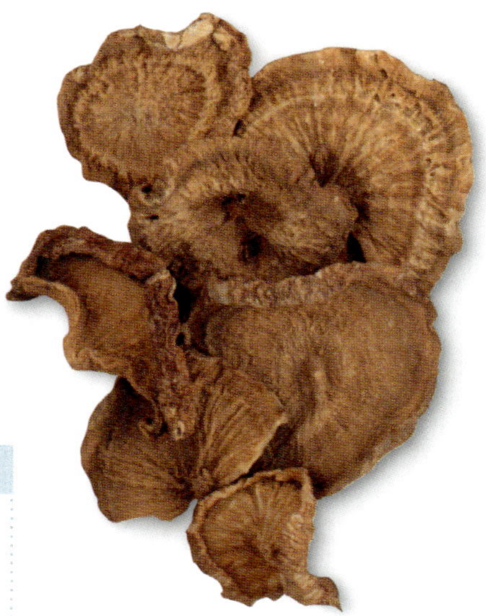

RINDE
Die Rinde dieser Bäume aus Indien, Somalia oder arabischen Ländern lässt sich wie Pergament abschälen. Dahinter verbirgt sich die grüne Rinde mit dem aromatischen Saft.

ANWENDUNGSBEREICHE

REPARIERT UND SCHÜTZT DIE HAUT Boswelliasäure verleiht Weihrauchöl antientzündliche, hautheilende Fähigkeiten, deshalb ist sie ein beliebtes Mittel in Hautpflegeprodukten.

BEKÄMPFT ZEICHEN DER HAUTALTERUNG Weihrauchöl hat eine verjüngende Wirkung, insbesondere bei reifer Haut. Es verringert Fältchen und feine Linien und reduziert Narben und Hautunreinheiten.

BELEBT DIE HAUT Als Adstringens hat das Öl einen belebenden Effekt auf die Haut. Ein 5-Minuten-Gesichts-Dampfbad (siehe rechts) reinigt die Poren, regt die Durchblutung an und erhöht die Hautspannung.

WIRKT ANTISEPTISCH Verwenden Sie Weihrauchöl oberflächlich, um Wunden und Geschwüre zu heilen. Vergessen Sie nicht, es vorher zu verdünnen, es darf nicht pur aufgetragen werden.

BAUT STRESS AB Das ätherische Öl ist in der Aromatherapie beliebt, weil es Ängste lindern kann, den Geist beruhigt, Energie und Konzentration steigert und die Meditation erleichtert.

LINDERT SCHMERZEN Die Boswelliasäure im Weihrauch wirkt stark entzündungshemmend. Äußerlich aufgetragen, als Bestandteil einer Massageölmischung oder einer Lotion, kann sie Schwellungen reduzieren sowie arthritische und rheumatische Schmerzen lindern.

ANTIKARZINOGENE EIGENSCHAFT Vorstudien ergaben, dass die Inhaltsstoffe des Weihrauchs möglicherweise eine Rolle im Kampf gegen verschiedene Krebsarten spielen können, u. a. bei Hautkrebs.

STÄRKT DAS WOHLBEFINDEN Das Öl spielt in der Aromatherapie eine wichtige Rolle; es fördert Zufriedenheit und positives Denken.

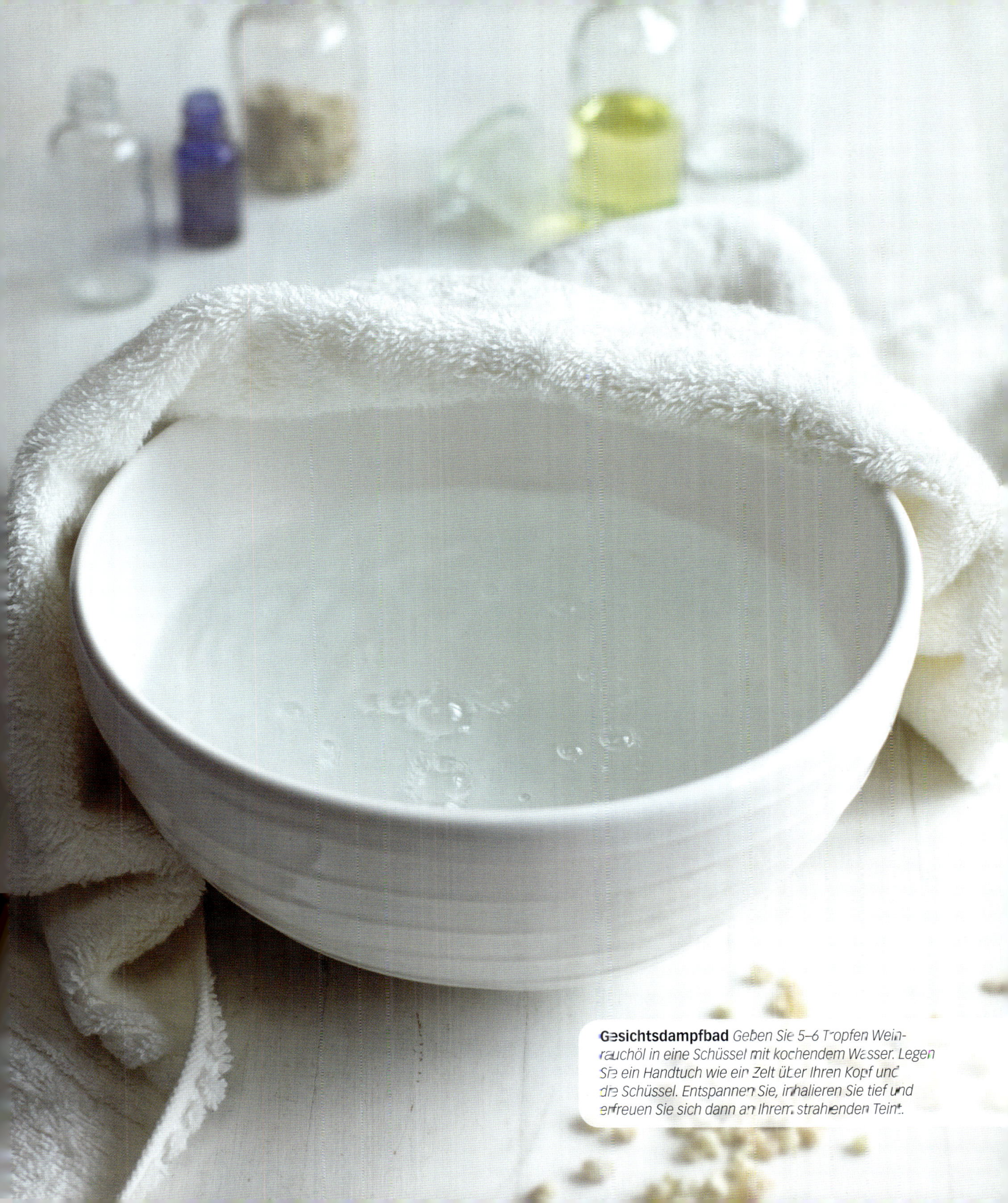

Gesichtsdampfbad *Geben Sie 5–6 Tropfen Weinrauchöl in eine Schüssel mit kochendem Wasser. Legen Sie ein Handtuch wie ein Zelt über Ihren Kopf und die Schüssel. Entspannen Sie, inhalieren Sie tief und erfreuen Sie sich dann an Ihrem strahlenden Teint.*

EUKALYPTUS *Eucalyptus globulus*

Der blühende Baum liefert ein warmes und **antiseptisches** Öl, das Schmerzen genauso hervorragend lindert wie **Infektionskrankheiten heilt**, etwa **Mundgeschwüre** und **Insektenstiche**. Seine belebende Wirkung entfaltet sich zum Beispiel bei **Besenreisern**. Auch wenn sein Aroma leicht medizinisch ist, kann es depressive Verstimmungen **lindern** und die **Konzentration fördern**.

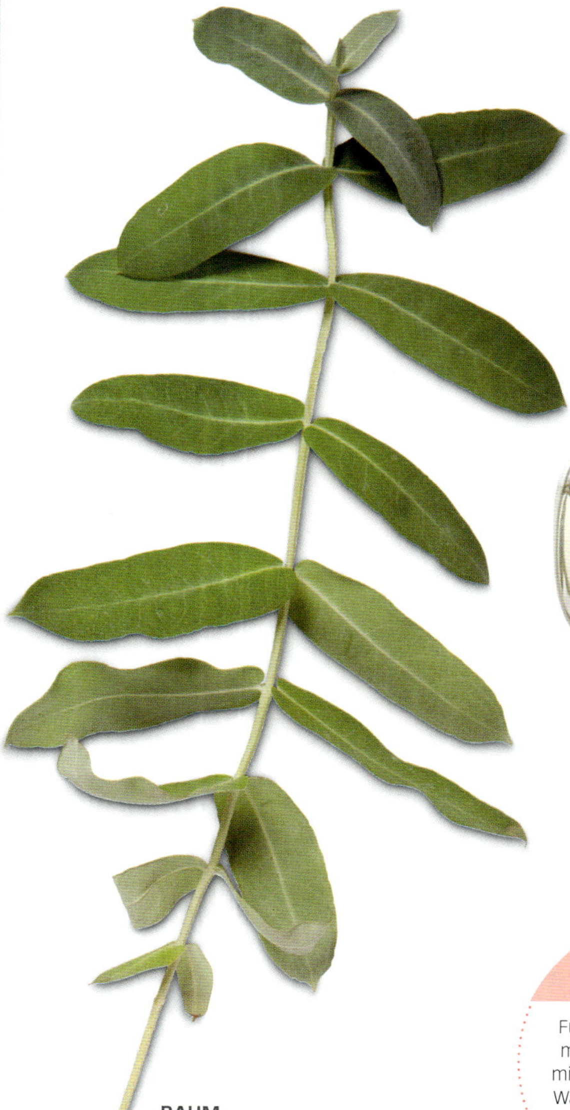

BAUM
Es gibt unzählige Eukalyptusarten. Der schnellwüchsige *Eucalyptus globulus*, der Blaue Eukalyptus, wird in Australien am häufigsten kultiviert.

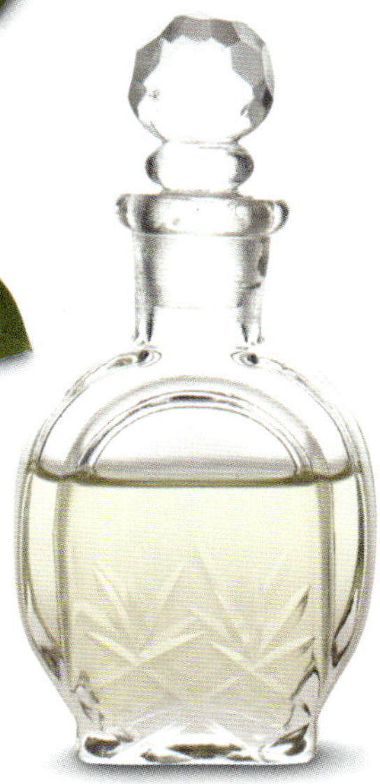

ÄTHERISCHES ÖL
Das ätherische Öl wird aus den Blättern des Blauen Eukalyptus gewonnen. Es ist das verbreitetste Eukalyptusöl.

DUFT HERSTELLEN

Für einen Anit-Stress-Duft mischen Sie Eukalyptusöl mit Lavendel-, Pfefferminz-, Wacholder- und Zitronenöl. Harmoniert auch mit Zypressen- und Thymianöl.

ANWENDUNGSBEREICHE

WIRKT ANTISEPTISCH Tupfen Sie etwas verdünntes Eukalyptusöl auf die Haut, um Infektionen, Wunden, Herpes und Geschwüre oder Insektenstiche zu behandeln. Es hilft auch gegen Läuse und Pilzinfektionen, etwa Fußpilz. Eine verwandte Art, *Eucalyptus citriodora*, hat ein Zitrusaroma und ist ein überaus wirksames Antiseptikum. Allerdings hat das ätherische Öl eher kühlende Eigenschaften.

BELEBT DIE HAUT Eukalyptusöl regt die Durchblutung an und erhöht den Blutfluss in den betroffenen Bereichen. Es minimiert die Sichtbarkeit von Besenreisern und Krampfadern. Für fettige Haut oder Akne empfiehlt sich ein reinigendes, belebendes Gesichtsdampfbad mit einigen Tropfen Eukalyptusöl.

LINDERT SCHMERZEN Für die Behandlung von rheumatischen und arthritischen Schmerzen, insbesondere wenn die Symptome bei Kälte und Feuchtigkeit sich verschlimmern. Die Art *Eukalyptus citriodora* ist bei Muskel- und Gelenkschmerzen angezeigt.

FÖRDERT KONZENTRATION UND GEDÄCHTNISLEISTUNG Eukalyptusöl erfrischt und hilft gegen Müdigkeit, auch geistige, Kopfschmerzen und Leistungsschwäche. *Eucalyptus radiata* ist eine mildere Eukalyptusform, gut geeignet für Kinder und Rekonvaleszente.

Verwenden Sie Eukalyptusöl gegen rheumatische und arthritische Schmerzen, insbesondere bei nasskaltem Wetter.

TEEBAUM *Melaleuca alternifolia*

Ein unverzichtbares Öl für den Erste-Hilfe-Kasten. Das Öl aus den Blättern des Australischen Teebaums liefert ein hervorragendes Antiseptikum für die Wundheilung. Seine anregenden Eigenschaften stärken das Immunsystem und helfen dem Körper gegen Infektionskrankheiten. Sie können das Öl mit Bedacht pur auf kleine Bereiche, etwa Warzen oder Hautpilz, auftragen.

ANWENDUNGSBEREICHE

BEKÄMPFT PILZINFEKTIONEN Teebaumöl hilft ausgezeichnet bei pilzbedingten Erkrankungen, etwa bei Haut- und Nagelpilz.

WIRKT ANTIBAKTERIELL Bei Fieberbläschen und Warzen tupfen Sie täglich etwas unverdünntes Öl darauf.

REPARIERT UND SCHÜTZT DIE HAUT Die Teebaumart *Melaleuca viridiflora* liefert Niaouliöl und wird vornehmlich bei Hautproblemen und Atemwegsbeschwerden eingesetzt. Hilfreich in Inhalationen bei akuten Infektionskrankheiten wie Erkältung, Grippe und Sinusitis.

HEILT SCHNITTE, KRATZER UND PRELLUNGEN Teebaumöl fördert die Heilung der Haut, indem es die Bildung von Narbengewebe anregt.

HILFREICH BEI AKNE Das Öl wirkt antibakteriell und belebend auf Aknehaut oder sonstige Hautunreinheiten. Tragen Sie eine geringe Menge pur auf oder machen Sie ein Gesichtsdampfbad.

BEKÄMPFT SCHUPPEN Eine stimulierende Kopfmassage mit Teebaumöl hilft bei Schuppen und bringt Kopfhaut mit überschießender Talgproduktion wieder ins Gleichgewicht.

BEKÄMPFT KÖRPERGERUCH Seifen, Körperpuder und Deodorants mit Teebaumöl bekämpfen gezielt Körpergeruch.

ZÄHNE UND ZAHNFLEISCH Verwenden Sie stark verdünntes Teebaumöl für eine Mundspülung oder gegen schlechten Atem, Aphten oder entzündetes Zahnfleisch.

BAUM
Bäume von hohem antiseptischem Wert gedeihen nur im australischen Bundesstaat New South Wales.

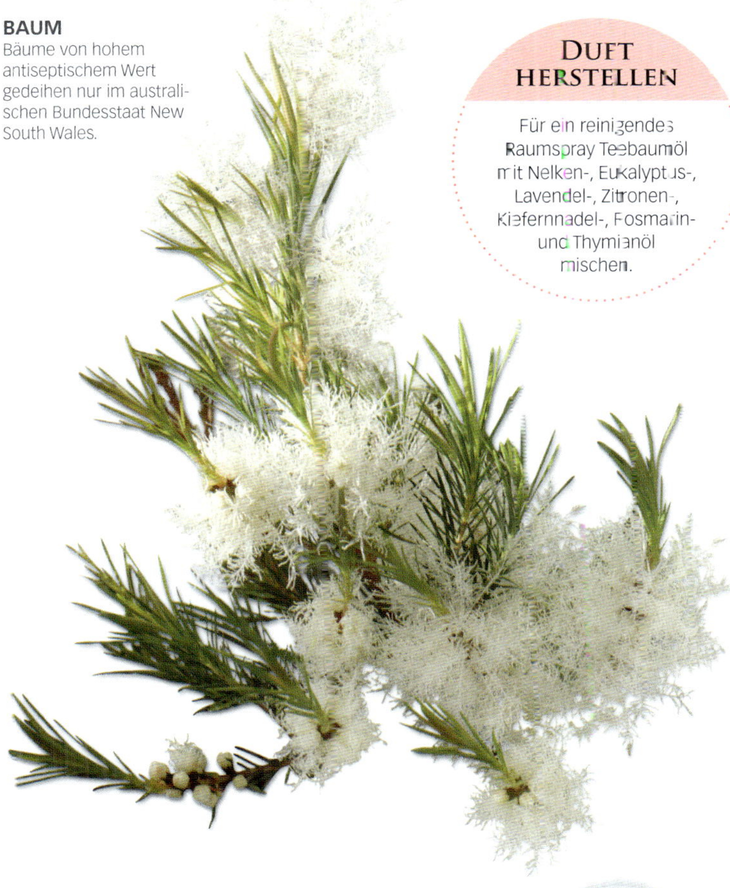

DUFT HERSTELLEN

Für ein reinigendes Raumspray Teebaumöl mit Nelken-, Eukalyptus-, Lavendel-, Zitronen-, Kiefernnadel-, Rosmarin- und Thymianöl mischen.

SCHNELLE HILFE

Antiseptische Spülung
Verwenden Sie eine 10%ige Lösung (1 Teil Teebaumöl, 9 Teile Wasser) zum Spülen und Reinigen infizierter Wunden und Geschwüre oder zur Behandlung von Läusen.

ÄTHERISCHES ÖL
Es wird aus den Blättern des Baumes dampfdestilliert. Das ätherische Öl ist klar bis braun mit einem nicht für jeden angenehmen, leicht medizinischen Duft, der an Eukalyptus oder Terpentin erinnert.

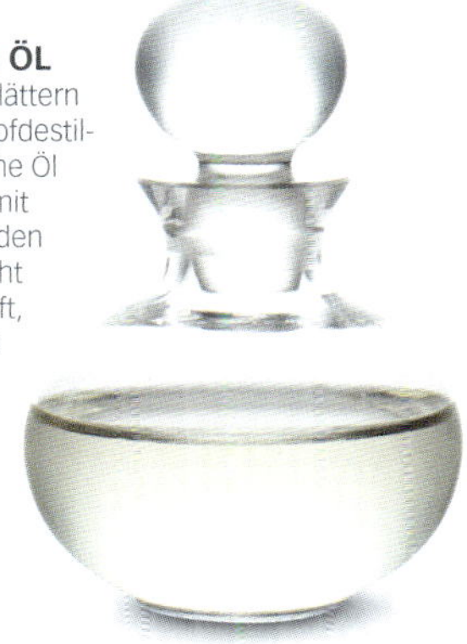

ATLAS-ZEDER *Cedrus atlantica*

Zedernöl ist ein ätherisches Öl mit sehr langer Geschichte. Auf müde Haut wirkt es **belebend**. Seine Kombination von **antiseptischen** und **adstringierenden** Eigenschaften ist ideal gegen fettige Haut und fettiges Haar, zudem hilft es bei der **Wundheilung** und bei Hautausschlägen. Sein Duft ist **aufhellend** und wird in der Aromatherapie bei Nervosität, Ängsten, Schwermut und Lethargie eingesetzt.

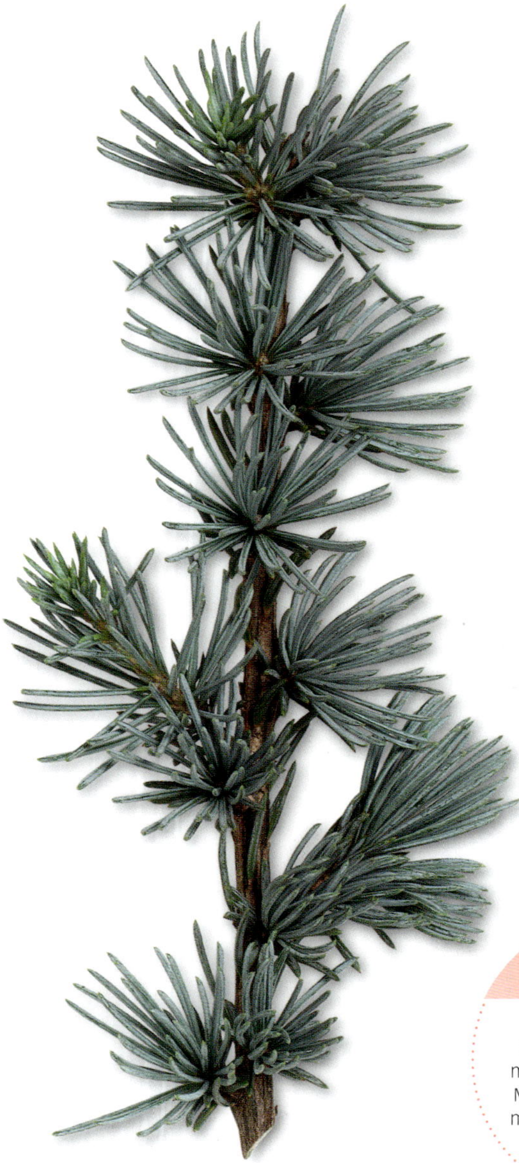

BAUM
Selten werden auch die Nadeln zu einem ätherischen Öl destilliert, aber eher zur Raumbeduftung. Für Kosmetik wählen Sie Zedernholzöl.

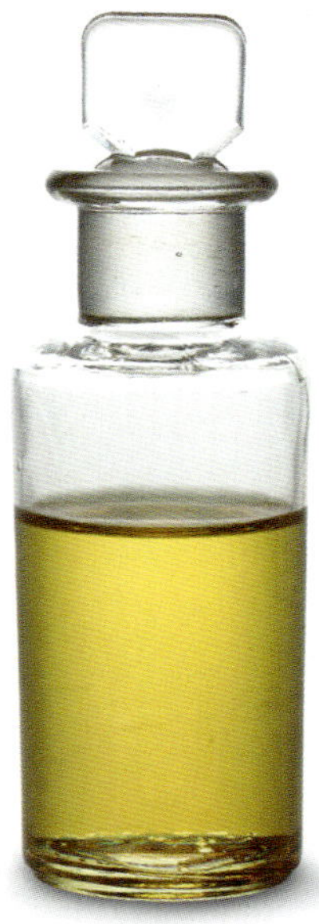

ÄTHERISCHES ÖL
Das Öl riecht mild, balsamisch-holzig. Es kann den Geist beruhigen und Juckreiz lindern.

DUFT-KOMPOSITION

Für einen einfachen, sinnlichen Duft Zedernöl mit Lavendel-, Bergamott-, Myrrhe- und Sandelholzöl mischen. Harmoniert auch mit Jasmin- oder Rosmarinöl.

ANWENDUNGSBEREICHE

VERBESSERT UND BERUHIGT DIE HAUT Zedernöl enthält Inhaltsstoffe, die Sesquiterpene, die stark antientzündlich wirken. Deshalb ist das Öl indiziert bei geröteter, entzündeter Haut. Verdünnen Sie es mit einem Basisöl, um Hautreizungen zu vermeiden.

REPARIERT UND SCHÜTZT DIE HAUT Das Öl kann auch zur Wundheilung und bei Fußpilz und Geschwüren eingesetzt werden.

HILFREICH BEI FETTIGER HAUT UND FETTIGEM HAAR Das Öl lindert Akne. Es hilft bei fettigem Haar. Einige Tropfen in ein Glas Wasser geben und schon hat man eine adstringierende Haarspülung. Oder einige Tropfen in Olivenöl geben und das Haar damit vor dem Waschen behandeln. Reduziert Schuppen und lindert das Seborrhoische Ekzem.

ENTGIFTET Zedernöl regt den Lymphfluss an, wirkt gegen Ödeme und hilft beim Ausleiten von Toxinen aus dem Körper.

LINDERT SCHMERZEN Gibt man es zum Massageöl, lindern die wärmenden Eigenschaften des Zedernöls Schmerzen durch Überanstrengung oder aufgrund von Arthritis.

BAUT STRESS AB Zedernöl beruhigt und reduziert nervöse Anspannung, chronische Angst, Schwermut und Antriebslosigkeit. Es reinigt die Luft und fördert die Konzentration.

Das Öl hilft, fettige Haut wieder ins Gleichgewicht zu bringen.

SANDELHOLZBAUM *Santalum album*

Sandelholz wurde bereits in der Antike als Räuchermittel genutzt, hauptsächlich in Ritualen und Zeremonien. Seine verjüngende und schützende Wirkung für die Haut ist auf die antiseptischen und antientzündlichen Eigenschaften zurückzuführen. Besonders gut bei trockener oder geschädigter Haut. Als mildes Adstringens hat es einen ausgleichenden Effekt auf großporige Haut.

ANWENDUNGSBEREICHE

VERBESSERT UND BERUHIGT DIE HAUT Die antientzündlichen Eigenschaften des Sandelholzöls wirken ausgesprochen gut bei trockener, juckender oder entzündeter Haut. Kaufen Sie bereits gemischtes Öl oder verdünnen Sie das Öl mit einem Basisöl und tragen es dann auf die Haut auf.

HILFREICH BEI FETTIGER HAUT Sandelholzöl wirkt mild adstringierend und somit ausgleichend auf fettige Haut und Akne.

REPARIERT UND SCHÜTZT DIE HAUT Das Öl kann das Aussehen von Narben und Hautunreinheiten verbessern. Möglicherweise schützt es auch vor UV-Schäden.

WIRKT ANTISEPTISCH Empfehlenswert bei Akne und Rasurbrand. Das Öl beruhigt und glättet die Haut, lindert Juckreiz und hemmt Bakterien, die u. a. für Ausschlag verantwortlich sind.

HILFREICH BEI SCHWERMUT Sandelholzöl wirkt stimmungsaufhellend und reduziert Ängstlichkeit, verbessert den Schlaf und bringt Vitalität und Energie zurück.

WIRKT WIE EIN APHRODISIAKUM Das Öl regt an und hat energetisierende Effekte.

SCHÜTZT VOR DER SONNE Wissenschaftliche Tests ergaben, dass Sandelholzöl die Fähigkeit besitzt, die Haut vor Krebs zu schützen, der durch UV-Strahlung sowie chemische Gifte entsteht. Wissenschaftler stufen es deshalb als natürliches Sonnenschutzmittel ein.

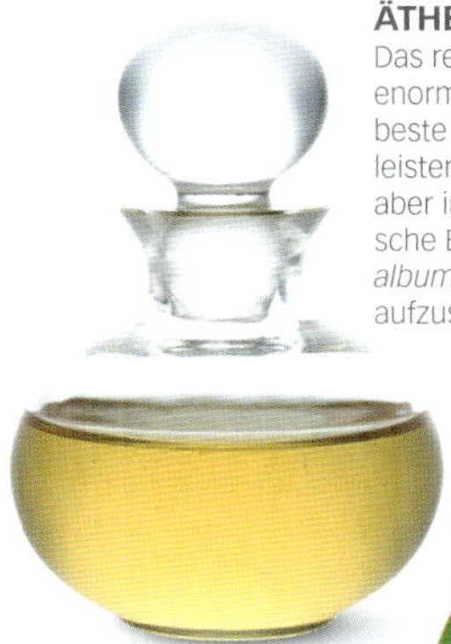

ÄTHERISCHES ÖL
Das reine ätherische Öl ist enorm teuer. Kaufen Sie die beste Qualität, die Sie sich leisten können, achten Sie aber immer auf die botanische Bezeichnung *Santalum album*, um keiner Fälschung aufzusitzen.

DUFT-KOMPOSITION

Für einen warmen, romantischen Duft mischen Sie Sandelholzöl mit Ylang-Ylang-, Rosen-, Palmarosa-, Schwarzer-Pfeffer- und Jasminöl. Harmoniert auch mit Bergamott- und Vetiveröl.

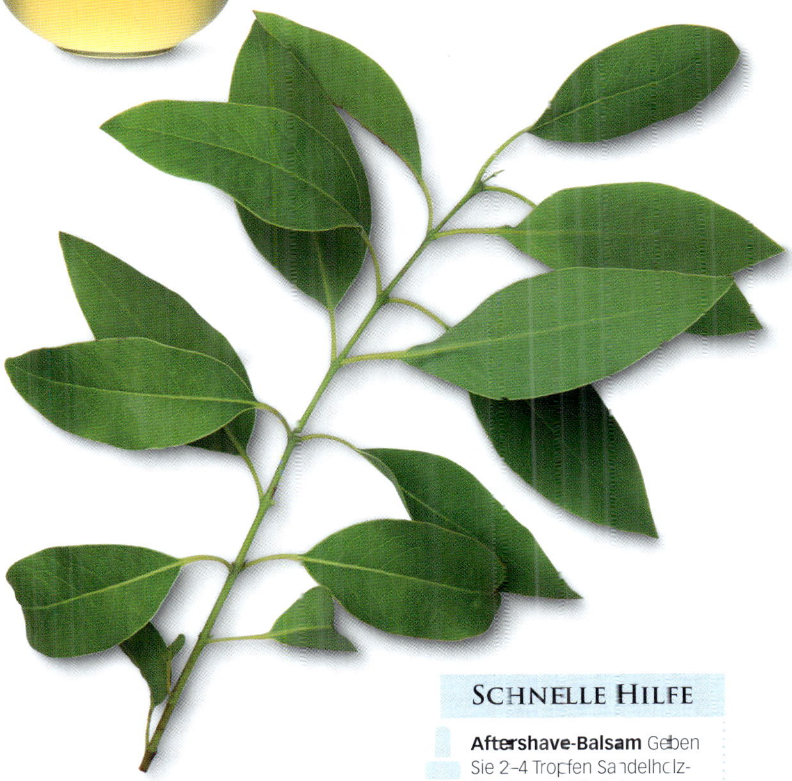

BAUM
Ein langsam wachsender, immergrüner Baum, dessen Holz wegen seines Öls sehr geschätzt wird. Doch Piraterie und übermäßige Ernte haben den Bestand bedroht. Kaufen Sie Öl aus zuverlässigen, nachhaltigen Quellen.

SCHNELLE HILFE

Aftershave-Balsam Geben Sie 2–4 Tropfen Sandelholzöl auf 1 Teelöffel leichtes Öl, etwa Haselnuss- oder Aprikosenkernöl. Tragen Sie es als Pflege auf die noch feuchte Haut auf.

ZYPRESSE *Cupressus sempervirens*

Ein **warmes, stimmungsaufhellendes** Öl, das sowohl glättet als auch entspannt. Großartig, um Muskelschmerzen zu **lindern**. Das Zypressenöl regt zudem den Kreislauf an und **belebt** Haut und Venen. Sein **frisches Aroma** erinnert an einen Spaziergang durch einen Nadelwald.

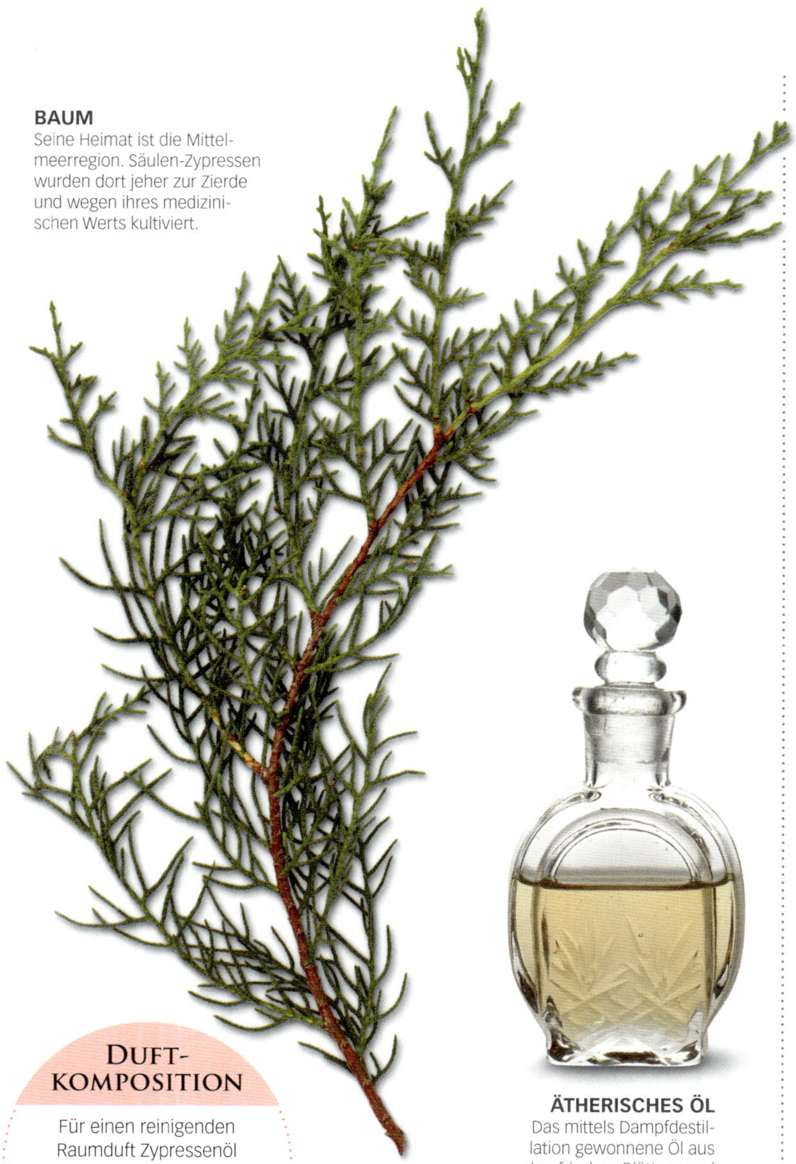

BAUM
Seine Heimat ist die Mittelmeerregion. Säulen-Zypressen wurden dort jeher zur Zierde und wegen ihres medizinischen Werts kultiviert.

ÄTHERISCHES ÖL
Das mittels Dampfdestillation gewonnene Öl aus den frischen Blättern und Zapfen ist überaus hilfreich bei Hautproblemen, die mit dem Blutkreislauf in Zusammenhang stehen, etwa bei Krampfadern und Besenreisern.

DUFT-KOMPOSITION

Für einen reinigenden Raumduft Zypressenöl mit Kiefern-, Zitronen-, Lavendel-, Ingwer-, Wacholder- und Rosengeranienöl kombinieren.

ANWENDUNGSBEREICHE

BELEBT DIE HAUT Zypressenöl hat eine belebende Wirkung auf das Venensystem und ist somit sinnvoll bei der Behandlung von Krampfadern, Hämorrhoiden und erweiterten Äderchen. Es eignet sich für fettige und überhydrierte ebenso wie für schlaffe Haut, z. B. nach Gewichtsabnahme. Niemals unverdünnt auf die Haut auftragen, sondern mit Wasser oder Trägeröl mischen (z. B. für Bad oder Gesichtsdampfbad).

ENTGIFTET Das stark adstringierende Öl ist gut in Massagemixturen zur Behandlung von Ödemen und um Cellulite zu reduzieren. Es kann die Durchblutung anregen und Gifte ausschwemmen.

BEKÄMPFT KÖRPERGERUCH Die adstringierende Eigenschaft des Zypressenöls reduziert übermäßige Schweißproduktion. Es wirkt desodorierend und befreit von Fußgeruch.

LINDERT SCHMERZEN Gibt man es zu Massageöl oder -lotion, kann Zypressenöl Muskelkrämpfe und Regelschmerzen lindern.

BAUT STRESS AB Zypressenöl erfrischt und belebt das Nervensystem und kann zur Behandlung nervöser Anspannung und stressbedingter Müdigkeit eingesetzt werden.

Zypressenöl hilft bei Wasseransammlung (Ödemen) und kann Cellulite reduzieren.

BITTERORANGE *Citrus × aurantium var. amara*

Aus dem Bitterorangenbaum werden zweierlei ätherische Öle gewonnen: das teure Neroli aus den Blüten und Petitgrain aus Blättern, Zweigen und unreifen Früchten. Die hervorragendste Eigenschaft von Petitgrain ist die **ausgleichende Wirkung** auf fettige Haut und fettiges Haar. Es hat eine **antiseptische** und **belebende** Wirkung, die der Haut gut tut. Seine Aromen **entspannen** Körper und Geist.

ANWENDUNGSBEREICHE

REINIGT UND BELEBT DIE HAUT Verwenden Sie Petitgrainöl in einer Lotion oder einem Gesichtswasser. Es gleicht fettige Haut aus, indem es die Überproduktion von Talg hemmt. Kann auch zu Spülungen gegeben werden, um fettiges Haar und Kopfhaut zu normalisieren.

KRÄFTIGENDE MASSAGE Seine belebende Wirkung geht über die Haut hinaus. Verwenden Sie das Öl in einem Massageöl, um das Verdauungssystem zu kräftigen und anzuregen.

REVITALISIERT DIE HAUT Wie sein Verwandter Neroli kann Petitgrainöl einen müden Teint beleben, deshalb ist es oft Bestandteil von entsprechenden Hautprodukten. Achten Sie beim Kauf auf den botanischen Namen *Citrus × aurantium* var. *amara*, denn Petitgrainöl wird teils mit Destillaten von anderen Zitrusbäumen gemischt.

WIRKT ANTISEPTISCH Sie können Petitgrainöl für die unterstützende Behandlung von Akne, Pickeln oder anderen Hautunreinheiten verwenden. Es hält Wunden sauber und schützt sie während des Heilungsprozesses. Tragen Sie das Öl verdünnt auf.

HILFREICH BEI ÜBERMÄSSIGEM SCHWITZEN Petitgrainöl wirkt adstringierend und kann gegen starkes Schwitzen eingesetzt werden. Seine antibakteriellen Eigenschaften helfen gegen Körpergeruch, deshalb ist das Öl Bestandteil natürlicher desodorierender Produkte.

BAUT STRESS AB Petitgrainöl wirkt sedierend, d. h. damit lassen sich Ängstlichkeit, nervöse Erschöpfung und stressbedingte Spannungszustände behandeln. Besonders gut hilft es gegen Panik und Wut, weil es den Körper entspannt, die Atmung erleichtert und den Herzschlag verlangsamt.

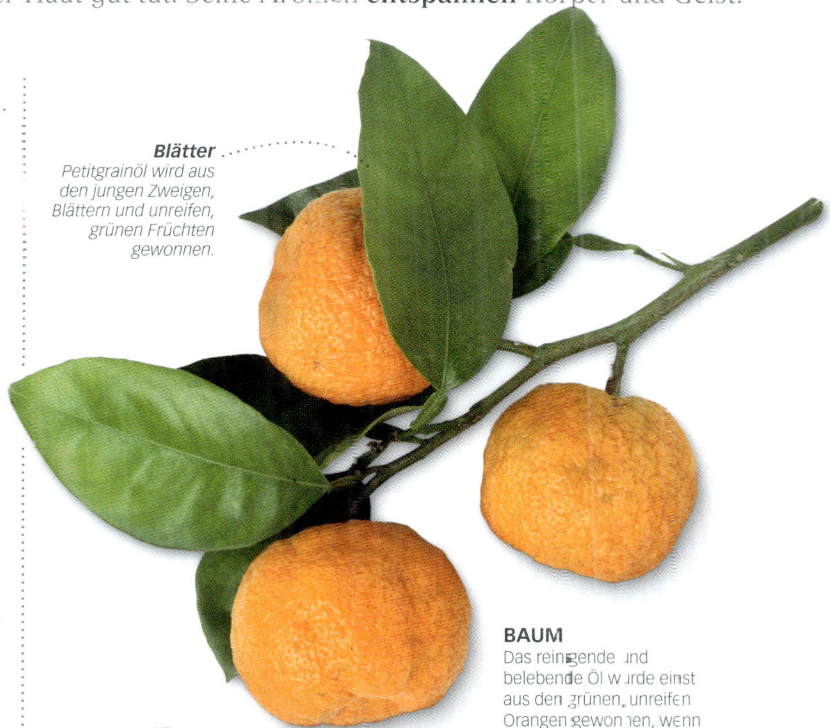

Blätter
Petitgrainöl wird aus den jungen Zweigen, Blättern und unreifen, grünen Früchten gewonnen.

BAUM
Das reinigende und belebende Öl wurde einst aus den grünen, unreifen Orangen gewonnen, wenn diese gerade erst kirschgroß waren. Daher der Name Petitgrain (französisch für »kleines Korn«).

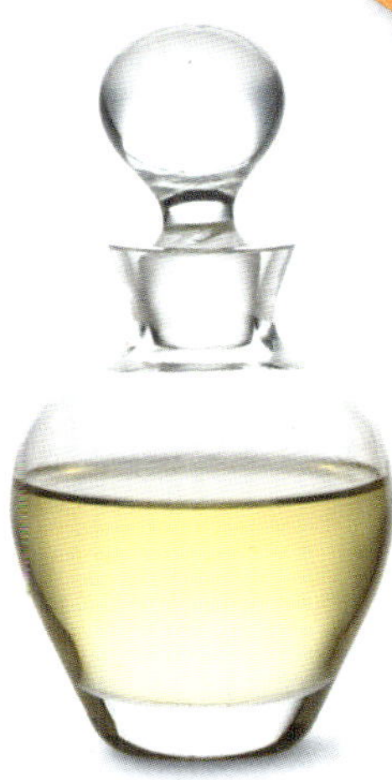

ÄTHERISCHES ÖL
Das Öl mit seinem holzigen, grünen Aroma kann einen faden Teint revitalisieren. Es gehört in jedes Eau de Cologne.

DUFT-KOMPOSITION

Für einen stimmungsaufhellenden Duft Petitgrainöl mit Neroli-, Palmarosa-, Rosengeranien- und Orangenöl mischen. Harmoniert auch mit Lavendel- und Sandelholzöl.

MILCHPRODUKTE

Frische Milchprodukte, als Reiniger oder Masken verwendet, können den Teint **erfrischen** und mit **Feuchtigkeit** versorgen. Als Teil einer gesunden Ernährung gibt es Anzeichen, dass Biomilchprodukte dem Körper dabei helfen, Kalorien besser zu verbrennen und das Gewicht konstant zu halten. Die gesunden Fette tragen auch dazu bei, den **Blutdruck abzusenken**.

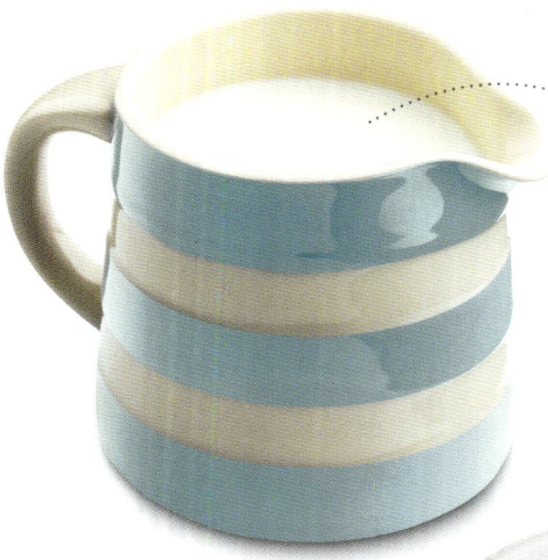

Rohmilch
Viele Ernährungsexperten sind der Auffassung, dass pasteurisierte Milch an Nährwert verliert und empfehlen deshalb nicht pasteurisierte Rohmilch. Verwenden Sie jedoch unbedingt pasteurisierte Milchprodukte, wenn Sie schwanger sind. Das gilt auch für Säuglinge und Senioren.

MILCH
Kaufen Sie nur Biomilch und Biomilchprodukte. Sie halten den Einsatz unerwünschter Stoffe wie Hormone und Pestizide gering.

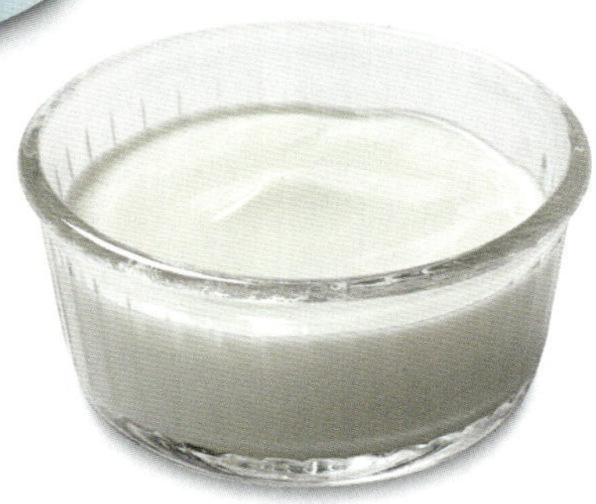

JOGHURT
Kaufen Sie möglichst zuckerfreien Joghurt, auch für den Verzehr.

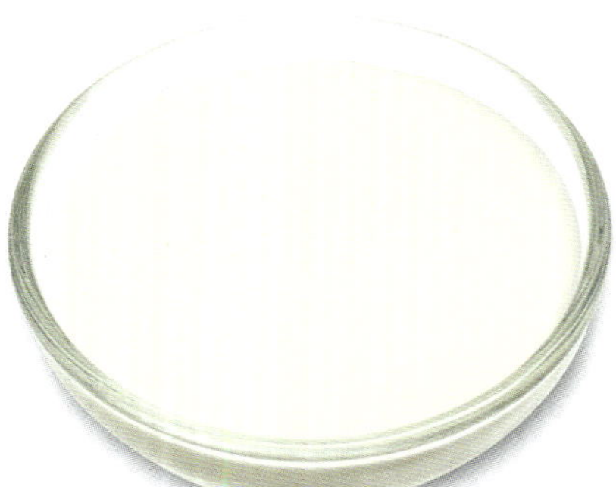

SAHNE
Die gesunden Fette in Sahne, auf die Haut aufgetragen, erfrischen und revitalisieren den Teint.

SCHNELLE HILFE

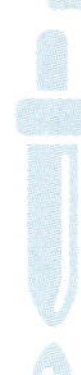

Milchbad Milch ist ein natürliches Feuchtigkeitsmittel. Geben Sie ätherische Öle in eine Tasse Milch, bevor Sie diese ins Badewasser gießen. So werden die Öle besser verteilt.

ANWENDUNGSBEREICHE

VERBESSERT UND BERUHIGT DIE HAUT Gibt man Vollmilch ins Bad, wird die Haut weich, trockene Haut und Juckreiz werden beruhigt.

HILFREICH BEI AKNE Immer mehr Kosmetikhersteller verwenden Probiotika aus Milchprodukten für Masken, Cremes und Reiniger. Studien haben gezeigt, dass Bakterien wie *Lactobacillus acidophilus* in Milchprodukten verhindern, dass »schlechte Bakterien« die Haut besiedeln und Hautausschlag auslösen.

REPARIERT UND SCHÜTZT DIE HAUT Die Hälfte des Fetts in Milch ist gesättigt, die andere Hälfte aber ist gesund wie etwa Ölsäure (im Olivenöl), Trans-Palmitoleinsäure und konjugierte Linolsäuren (CLA). Bioprodukte enthalten sehr viel mehr Antioxidanzien und gesunde Omega-3-Fettsäuren. Diese verbessern Haut, Haar und Nägel. Konventionelle Milchprodukte können genetisch modifizierte Wachstumshormone und Spuren von Antibiotika und Pestiziden enthalten.

REGEN DEN STOFFWECHSEL AN Milchprodukte enthalten eine neuartige Form des Vitamin B3 (Niacin), das die Gewichtskontrolle unterstützt und den Energieverbrauch steigern könnte. Kalzium in Milchprodukten erhöht die Verstoffwechslung von Fett.

GESUNDE VERDAUUNG Lebende Kulturen im Joghurt können die Darmflora und damit die Verdauung und das Immunsystem verbessern. Gleichermaßen verbessert wird die Verstoffwechslung der Nährstoffe, die für ein klares Hautbild sorgen.

ESSEN SIE SICH SCHÖN!

Alternativen Wenn Sie auf Kuhmilch allergisch reagieren oder an einer Intoleranz leiden, müssen Sie nicht verzichten. Essen Sie fermentierte Produkte wie Miso, Tofu, Kimchi, Sauerkraut oder probieren Sie Ziegenmilch.

HAFER *Avena sativa*

Hafermehl hat sowohl antientzündliche als auch antioxidative Eigenschaften, ideal um alle Hauttypen zu schützen und zu klären.

ANWENDUNGSBEREICHE

REINIGT UND VERBESSERT DIE HAUT Ob Sie es essen oder äußerlich auftragen, Hafermehl nährt die Haut. Es verbessert die Verdauung und entzieht der Haut Toxine. Gemahlenes oder kolloidales Hafermehl kann auch als Gesichtspeeling zum Entfernen abgestorbener Zellen verwendet werden, das klärt das Hautbild. Müde Haut wird hydriert und verjüngt.

REPARIERT UND SCHÜTZT DIE HAUT Sie können Hafer für Problemstellen, etwa Ekzeme, Sonnenbrand und allergische Reaktionen verwenden. Wenn Sie Juckreiz lindern wollen, geben Sie eine Handvoll Hafermehl in einen Stoffbeutel und diesen ins Badewasser.

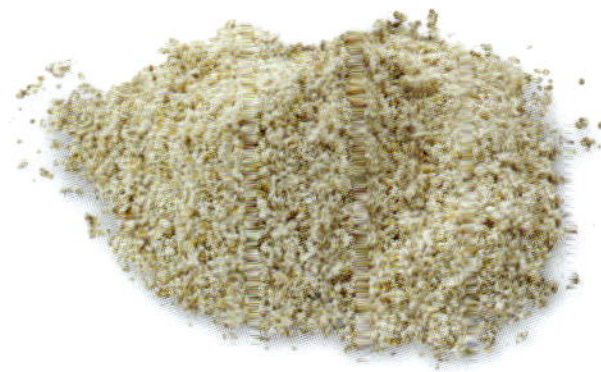

KOLLOIDALES HAFERMEHL
Es kann als Zutat zu Rezepturen gegeben oder im Badewasser aufgelöst werden.

GANZER HAFER
Neben dem hohem Ballaststoffanteil ist Hafer reich an gesunden Fetten und antioxidativen Nährstoffen.

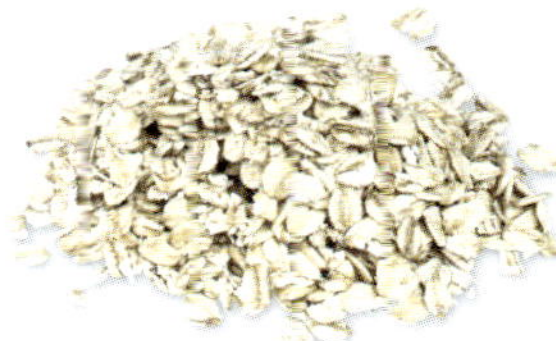

WEIZENKLEIE *Triticum vulgare*

In Peelingprodukten wirkt Weizenkleie nicht nur antioxidativ, sondern besitzt auch hautverbessernde Eigenschaften.

ANWENDUNGSBEREICHE

BEKÄMPFT ALTERSZEICHEN Weizenkleie hilft, reife Haut zu hydrieren und schützt mit Trans-Ferulasäure vor den Angriffen freier Radikaler. Die Säure findet sich in vielen Anti-Aging-Produkten.

VERBESSERT UND BERUHIGT DIE HAUT Weizenkleie reinigt die Haut und spendet Feuchtigkeit. Besonders gut für trockene und empfindliche Haut, bei Ekzemen und Psoriasis.

SCHÜTZT VOR DER SONNE Weizenkleieextrakt hat UV-absorbierende Eigenschaften, die die Haut in der Sonne schützen. Probieren Sie den Extrakt zuerst auf einer kleinen Stelle.

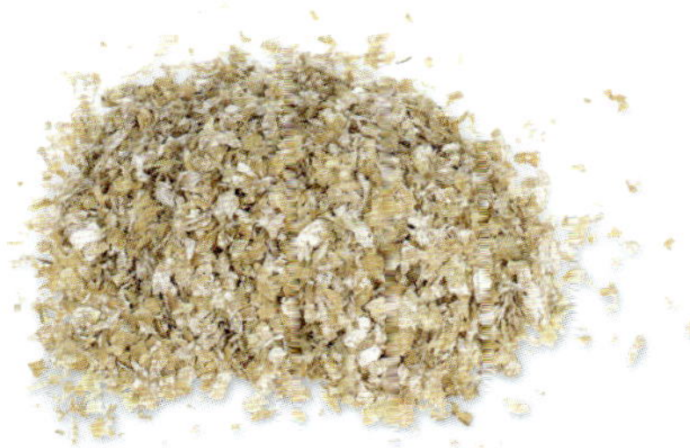

WEIZENKLEIE
Weizenkleie fällt bei der feinen Ausmahlung von Weizen an. Sie enthält viel Protein, B-Vitamine und Mineralien. Es sind nicht lösliche Ballaststoffe, die der Verdauungsapparat nicht aufspalten kann, so unterstützt Kleie die Verdauung

ZUCKER *Saccharose/Sucrose*

Zucker hydriert, indem er Feuchtigkeit an die Haut zieht. Zucker ist ferner ein mildes, aber effektives Peeling.

ANWENDUNGSBEREICHE

REINIGT UND VERBESSERT DIE HAUT Zucker enthält Glykolsäure und Alpha-Hydroxy-Säuren (AHAs), die abgestorbene Hautzellen sogar ohne Rubbeln entfernen und die Haut normalisieren können.

HAUTPEELING Zuckerkristalle haben weniger scharfe Kanten als Salzkristalle und sind deshalb für die empfindliche Haut besser geeignet. Für Ihr Gesicht sollten Sie niemals groben Kristallzucker verwenden, greifen Sie stattdessen zu Puderzucker!

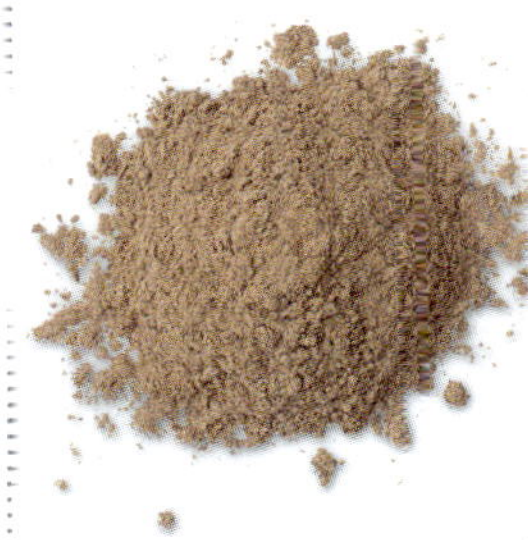

BRAUNER ZUCKER
Besitzt natürliche antibakterielle Eigenschaften und Glykolsäure. Trägt zur Verjüngung der Haut bei.

PUDERZUCKER
Enthält Glykolsäure sowie Fruchtsäure und ist besonders sanft zur Haut.

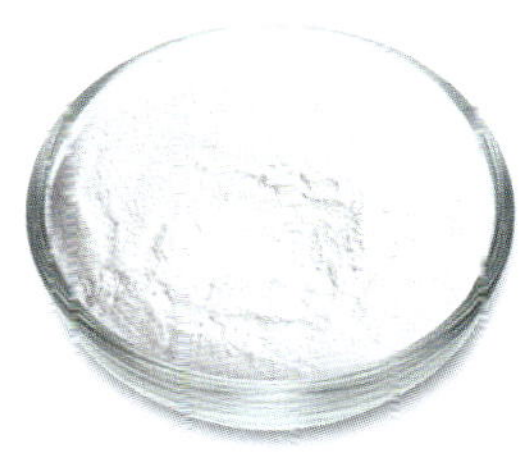

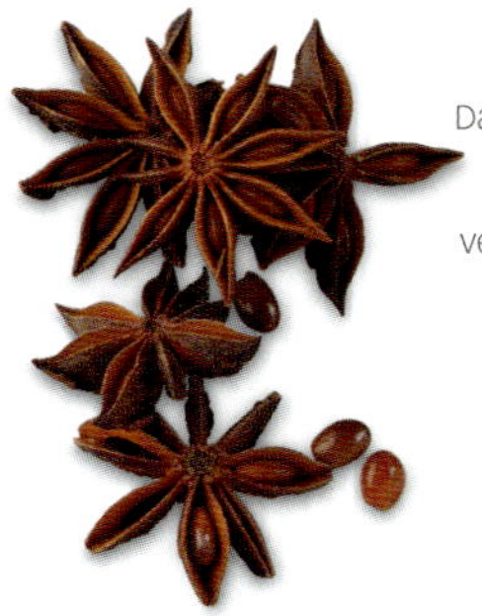

FRÜCHTE
Das Gewürz, das in der asiatischen Küche sowie in der Medizin verwendet wird, ist die getrocknete Frucht des Baumes.

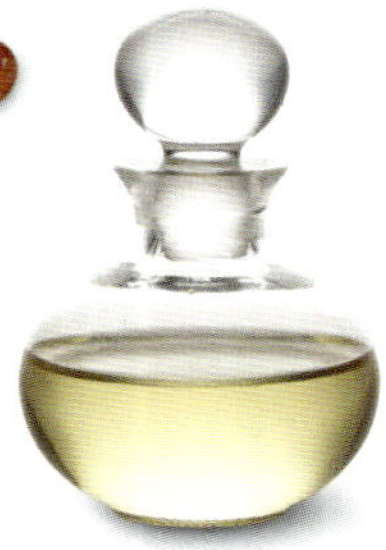

ÄTHERISCHES ÖL
Mittels Dampfdestillation wird das Öl aus frischen und zum Teil getrockneten Früchten gewonnen.

ECHTER STERNANIS *Illicium verum*

Mit seinem Lakritzduft ist Sternanis ein Antiseptikum mit **desodorierenden** Eigenschaften. Zudem normalisiert er die Haut.

ANWENDUNGSBEREICHE

WIRKT ANTISEPTISCH Sternanisöl kann Bakterien und Pilze auf der Haut bekämpfen. Auch zu verwenden bei Kopfläusen und Milben.

BEKÄMPFT KÖRPERGERUCH Sternanisöl wird häufig Seifen zugegeben, um damit den Körpergeruch zu verbessern. Es ist auch ein natürlicher Atemerfrischer.

HILFREICH BEI FETTIGER HAUT Sternanisöl hat einen ausgleichenden Effekt und hilft wirkungsvoll bei fettiger Haut.

BAUT STRESS AB Sternanisöl wirkt sedativ, senkt die Herzschlagrate und fördert gesunden Schlaf. Es lässt sich gut mit Zitrus-, Zedernholz-, Citronella-, Lavendel-, Petitgrain- oder Rosenholzöl mischen.

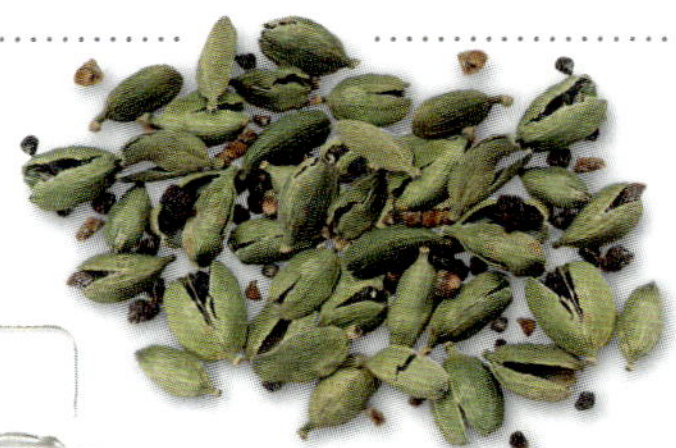

KAPSELN
Die Samen in den grünen Kapseln liefern ein anregendes, entgiftendes Öl, das Durchblutung und Verdauung fördert.

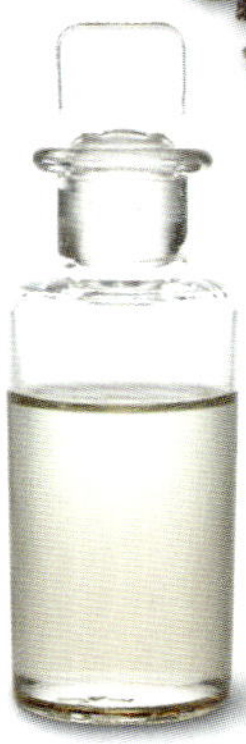

ÄTHERISCHES ÖL
Das Öl wird mittels Dampfdestillation aus den Samen (einige Tage bevor die Frucht reif ist) gewonnen.

KARDAMOM *Elettaria cardamomum*

Das **antiseptische** Öl steckt in Mundspülungen und Deodorants. Auf die Durchblutung hat Kardamom einen **anregenden** Effekt.

ANWENDUNGSBEREICHE

BEKÄMPFT KÖRPERGERUCH Kardamomöl ist ein häufiger Bestandteil von Körper- und Fußdeodorants. Es tötet die Bakterien ab, die den schlechten Geruch produzieren.

ZÄHNE UND ZAHNFLEISCH Als Mundspülung tötet Kardamom Keime ab, die das Zahnfleisch befallen und für schlechten Atem sorgen.

ENTGIFTET Im Massageöl regt Kardamom die Durchblutung an. Durch seine diuretischen Eigenschaften werden Gifte ausgeschwemmt.

STEIGERT DAS WOHLGEFÜHL Kardamomöl beruhigt den Magen und erfrischt bei Müdigkeit.

WIRKT WIE EIN APHRODISIAKUM In arabischen Ländern gilt Kardamom als die männliche Libido steigernd.

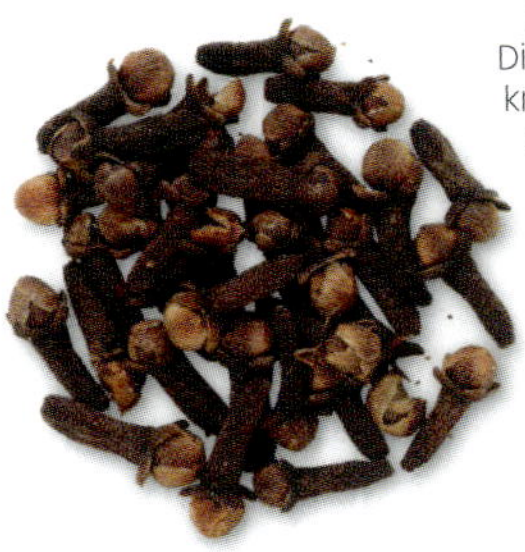

BLÜTENKNOSPEN
Die getrockneten Blütenknospen werden für den Gebrauch in der Küche meist fein gemahlen.

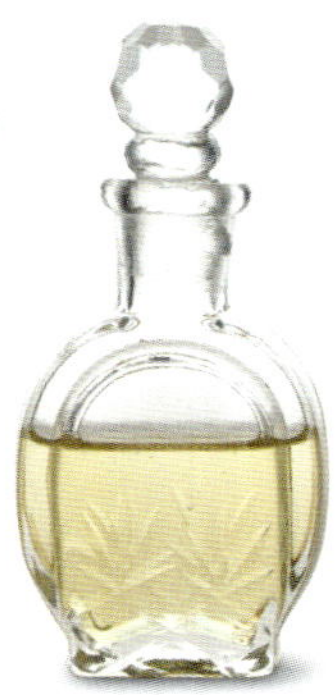

ÄTHERISCHES ÖL
Das Öl wird aus den getrockneten Knospen dampfdestilliert. Es wirkt sehr stark und darf nur in geringen Mengen dosiert werden.

NELKE *Eugenia caryophyllata*

Nelkenöl besitzt **antiseptische** und **schmerzstillende** Eigenschaften. Es darf nicht mehr als 1 % der Mischung ausmachen.

ANWENDUNGSBEREICHE

HILFREICH BEI AKNE Ätherisches Nelkenöl kann Bakterien, die Akne auslösen, abtöten. Seine entzündungshemmende Eigenschaft ist hilfreich bei schmerzhaften Entzündungen und geröteten Pickeln.

ZÄHNE UND ZAHNFLEISCH Das antiseptisch wirkende Nelkenöl hält Zähne und Zahnfleisch gesund. Es kann schmerzendes Zahnfleisch und Zahnschmerzen lindern.

ERHÖHT DIE KONZENTRATION Nelkenöl macht wach und aufnahmefähig.

WIRKT WIE EIN APHRODISIAKUM Dem ätherischen Öl wird nachgesagt, das Begehren zu steigern.

SCHWARZER PFEFFER *Piper nigrum*

Verleiht Kosmetik und Aromatherapiemischungen eine warme und würzige Note. In kleinen Mengen verwendet, ist er **antiseptisch** und **belebend**. Schwarzer Pfeffer hat **schmerzlindernde** Eigenschaften, ideal als Massageölzusatz für Muskeln und Gelenke.

ANWENDUNGSBEREICHE

LINDERT SCHMERZEN Schwarzer-Pfeffer-Öl wirkt antientzündlich. Eine gute Ergänzung für Produkte, die müde, schmerzende Gliedmaßen und Muskeln entgiften sollen.

HEILT SCHNITTE, KRATZER UND GESCHWÜRE Schwarzer-Pfeffer-Öl regt die Durchblutung an und fördert die Heilung von Geschwüren. Zudem wirkt es antibakteriell.

BAUT STRESS AB Schwarzer-Pfeffer-Öl fördert das Konzentrationsvermögen und hilft bei Erschöpfungszustand und Teilnahmslosigkeit.

ESSEN SIE SICH SCHÖN!

Schwarzer Pfeffer Dieses Gewürz macht Ihr Essen nicht nur scharf. Untersuchungen zufolge wirkt sein Inhaltsstoff Piperin wie ein Antioxidans, antientzündlich und antimikrobiell. Es schützt das Verdauungssystem vor Krankheiten.

DUFT-KOMPOSITION

Für einen würzigen, anregenden Duft das Schwarzer-Pfeffer-Öl mit Patschuli-, Vanille-, Rosenholz-, Lavendel-, Grapefruit- und Bergamottöl kombinieren.

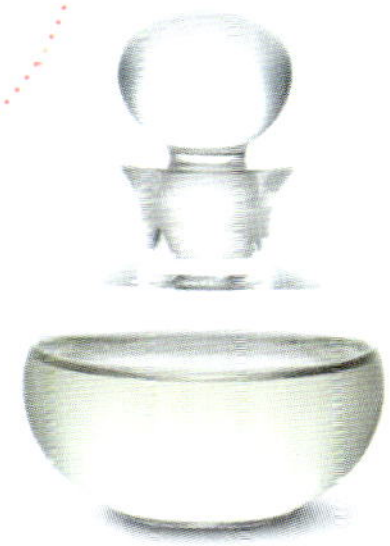

ÄTHERISCHES ÖL
Das ätherische Öl wird mittels Dampf aus den getrockneten zerdrückten, unreifen Früchten gewonnen. Unverdünnt kann es die Haut reizen.

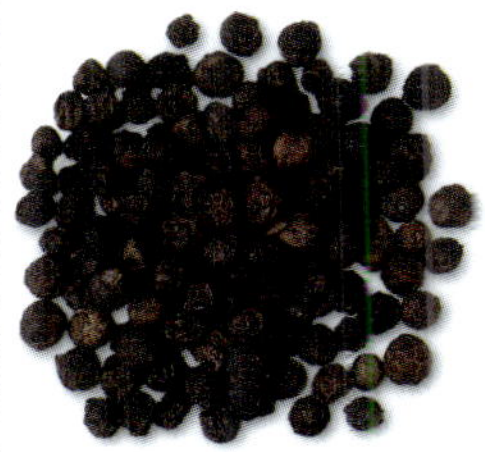

PFEFFERKÖRNER
Bei den Körnern handelt es sich um die getrockneten Früchte eines kletternden Pfefferstrauchs aus Indonesien

SALZ

Salz verleiht hautpflegenden Produkten reinigende, hydrierende und beruhigende Eigenschaften. Verwenden Sie reines Salz ohne Zusatzstoffe (z. B. gegen Verklumpen) oder Jod. In Kosmetika wirkt Salz als Verdickungs-, Feuchtigkeits- und Konservierungsmittel.

ANWENDUNGSBEREICHE

VERBESSERT UND BERUHIGT DIE HAUT Salz unterstützt die Haut darin, das natürliche Feuchtigkeitsgleichgewicht aufrechtzuerhalten. Es führt der Haut zusätzliche Feuchtigkeit zu.

REPARIERT UND SCHÜTZT DIE HAUT Mineralsalze wie Totes Meersalz sind reich an Magnesium und Kalzium und verbessern die Hydrierung, indem sie eine schützende Hautbarriere bilden. Auf fettige Haut und Akne wirkt es normalisierend.

ENTGIFTET Salzwasser entzieht der Haut Toxine und verbessert ihr Erscheinungsbild.

ZÄHNE UND ZAHNFLEISCH Warmes Salzwasser ist eine wirksame Mundspülung, um etwa Wunden und blutendes Zahnfleisch zu behandeln.

Salz verbessert die Hydrierung, indem es eine schützende Hautbarriere bildet.

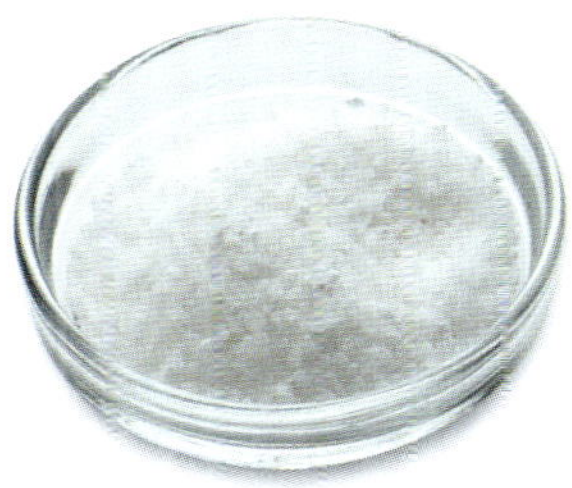

TOTES MEERSALZ
Das Salz ist reich an guten Hautmineralien, heilsam bei Ekzemen und Psoriasis. Nehmen Sie nachhaltig gewonnenes Salz.

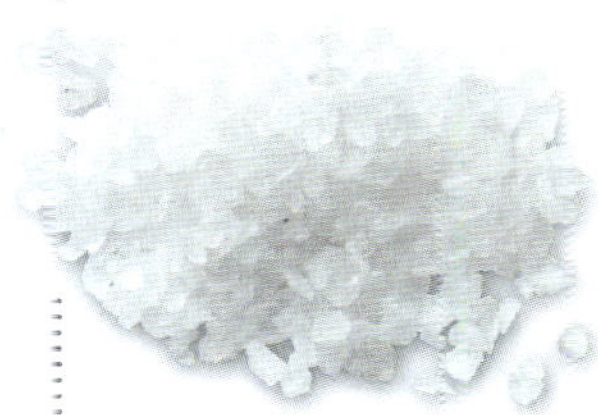

MEERSALZ
Durch Verdampfung des Meerwassers gewonnen. Die Kristalle können die Haut verbessern und beruhigen.

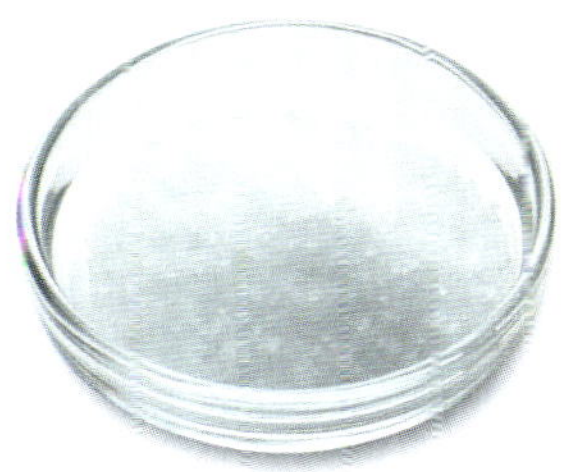

BITTERSALZ
Es enthält reichlich Magnesiumsulfate und ist wirksam bei Muskelschmerzen.

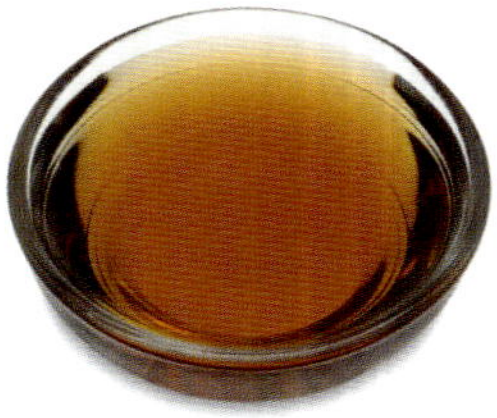

WEINBRAND
Einige bevorzugen Weinbrand für Tinkturen, die eingenommen werden, weil er leicht süßlich schmeckt.

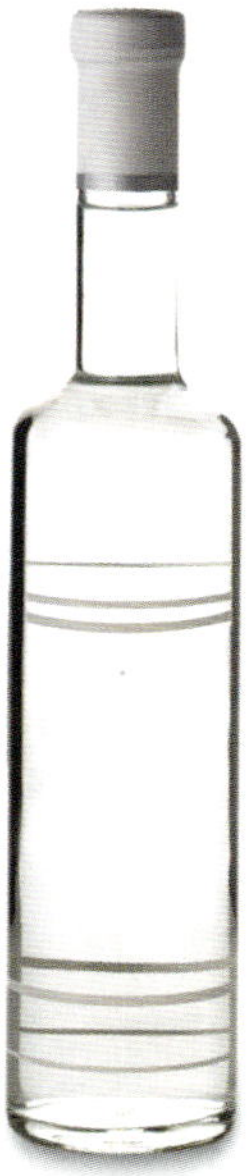

KLARE SPIRITUOSE
Farblos und sehr rein ist hochprozentiger Wodka oder Doppelkorn – eine gute Basis für Tinkturen.

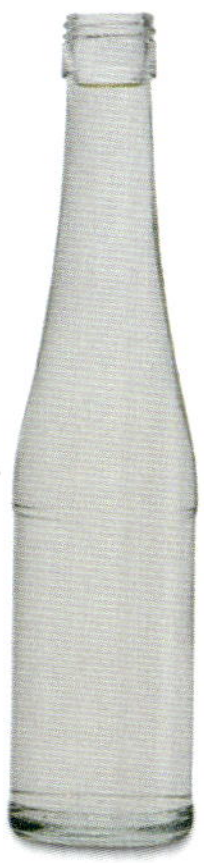

BRANNTWEINESSIG
Ein klarer, fermentierter, milder Essig aus destilliertem Alkohol, der etwa 5–8 % Essigsäure enthält. Er ist für die meisten kosmetischen Zubereitungen optimal.

APFELESSIG
Der aus Apfelwein hergestellte Essig »lebt«. Manchmal wird er zusammen mit der Essigmutter, vielen freundlichen Bakterien, in der Flasche verkauft.

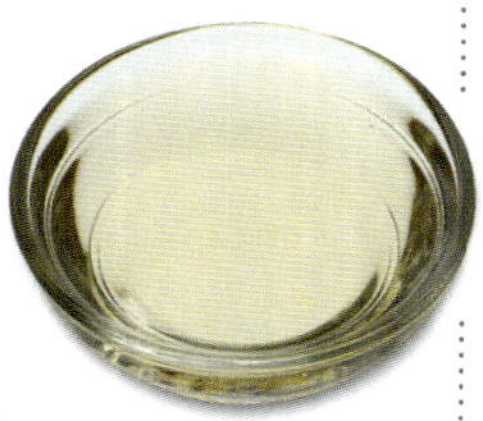

SCHNELLE HILFE

Gegen Fußgeruch Geben Sie eine Tasse Essig mit warmem Wasser in eine große Schüssel. Weichen Sie darin Ihre müden Füße 20 Minuten ein. Das wirkt gegen Geruch, macht die Füße aber auch weich.

ALKOHOL *Ethanol*

Alkohol ist ein **Konservierungsmittel**. Er wirkt zudem als **Fixativ** für ätherische Öle und ist ein natürliches Lösungsmittel für hausgemachte **Tinkturen** (siehe Seite 41). Für selbst gemachte Kosmetik sollten Sie möglichst hochprozentigen Alkohol verwenden.

ANWENDUNGSBEREICHE

GUTES LÖSUNGSMITTEL Alkohol wird vor allem eingesetzt, um ätherische Öle zu mischen. Er bildet eine gute Grundlage für Körpersprays und natürliche Parfums. In Tinkturen entzieht er einem Kraut die wertvollen Inhaltsstoffe.

WIRKT ANTISEPTISCH Bei der Reinigung von Schnitten und Schürfwunden wirkt Alkohol desinfizierend. Als Bestandteil selbst gemachter Kosmetik wirkt er zudem als Konservierungsmittel.

STÄRKT HAAR UND KOPFHAUT
Geben Sie 4 Teelöffel zerdrückte Rosmarinblätter oder 1 großen Zweig in 250 ml klaren Alkohol. Über Nacht ziehen lassen, dann durch ein feines Sieb oder einen Kaffeefilter abseihen. Die Flüssigkeit in die Kopfhaut massieren und trocknen lassen. Dann wie gewohnt waschen und spülen.

Alkohol ist weniger schädlich für die Haut als synthetische Konservierungsmittel, etwa Parabene.

ESSIG *Acetic acid*

Ein preiswertes, traditionelles Hausmittel, das **adstringierend**, **desodorierend** und **antiseptisch** auf den Körper wirkt. Eingenommen hat Essig einen **ausgleichenden, alkalisierenden** Effekt auf den Körper. Er fördert die Wundheilung.

ANWENDUNGSBEREICHE

VERBESSERT UND BERUHIGT DIE HAUT Essig im Badewasser beruhigt trockene, juckende Haut, etwa Ekzeme und allergische Erscheinungen. Hilfreich auch bei Sonnenbrand und Insektenstichen.

HILFT BEI AKNE Essig hat eine ausgleichende Wirkung auf fettige Haut und Akne. Pur aufgetragen, hilft er, Bakterien zu töten und Mitesser auszutrocknen.

STÄRKT HAAR UND KOPFHAUT Spülungen mit Essig machen das Haar weich und verbessern sein Aussehen. Ebenfalls gut bei juckender Kopfhaut und Schuppen.

ESSEN SIE SICH SCHÖN!

Apfelessig Trinken Sie jeden Morgen 1–2 Esslöffel in einem Glas lauwarmem Wasser, das entgiftet, alkalisiert den Körper und klärt die Haut. Essig kann auch den Stoffwechsel ankurbeln.

WASSER *Aqua*

Abgesehen von seiner **hydrierenden** Eigenschaft ist Wasser ein natürliches Lösungsmittel und ein milder **Reiniger**. Es belebt und verleiht Kosmetika einen **kühlenden** Effekt. Verwenden Sie Mineral- oder gefiltertes Wasser für Ihre selbst gemachten Produkte.

ANWENDUNGSBEREICHE

REINIGT UND BELEBT DIE HAUT Kaltes Wasser hat einen straffenden und belebenden Effekt auf die Haut und kann die Durchblutung fördern. Produkte auf Wasserbasis oder Wasser-in-Öl-Emulsionen fühlen sich auf der Haut leicht an und werden schnell aufgenommen.

REINIGT DIE HAUT Das heiße Wasser in einem Gesichtsdampfbad kann Poren öffnen und problematische Haut beruhigen. Gut ist es, wenn Sie zusätzlich einige Tropfen ätherisches Öl zufügen, etwa Weihrauch oder Eukalyptus. Wir wissen, dass das Trinken von weichem Wasser die Haut weniger trocken macht, das Trinken von hartem, kalkhaltigem Wasser dagegen Herz und Knochen stärkt.

ESSEN SIE SICH SCHÖN!

Wasser Trinken Sie etwa 2 Liter Wasser täglich, um die Nierenfunktion aufrechtzuerhalten und Toxine, die Ihren Teint fade wirken lassen, auszuschwemmen.

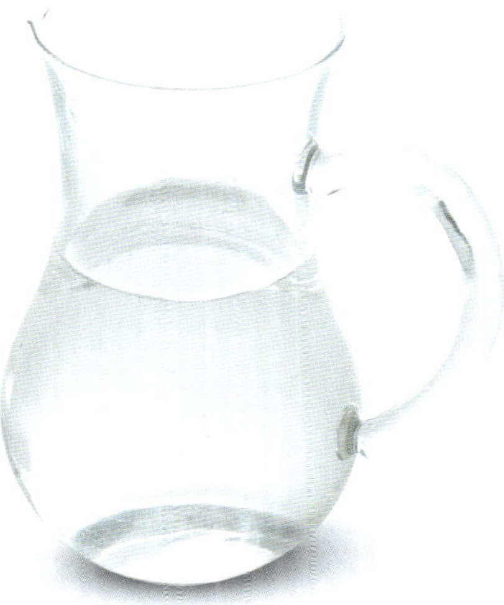

WASSER
Wasser hydriert uns von innen. Äußerlich angewendet, hält es uns sauber. Leitungswasser kann viele industrielle Verunreinigungen enthalten, ein einfacher Filter kann diese entfernen.

TON/HEILERDE *Phyllosilicate*

Für eine Behandlung mit Ton, die die Durchblutung ankurbelt, Rückstände, Öl und abgestorbene Zellen entfernt und die Haut revitalisiert, die Produkte zuerst mit etwas Hydrolat oder Aloe-vera-Gel mischen. Eventuell etwas Basisöl zugeben.

ANWENDUNGSBEREICHE

ENTGIFTET Ton regt die Durchblutung an, entzieht der Haut Toxine, wirkt gegen Unreinheiten.

REINIGT UND BELEBT DIE HAUT Ton hat einen tiefreinigenden Effekt, besonders bei fettiger Haut und Akne. Gleichzeitig wird die Haut gestrafft, was das Aussehen verbessert, gerade bei schlaffer Haut und großen Poren. Wenn Sie keine Seife verwenden möchten, lösen Sie etwas Ton im Badewasser auf. Das reinigt und beruhigt die Haut.

VERBESSERT UND BERUHIGT DIE HAUT Bei Ekzemen oder Sonnenbrand bzw. Insektenstichen beruhigt er die Haut.

Lösen Sie etwas Ton im Badewasser auf, statt Seife zu verwenden.

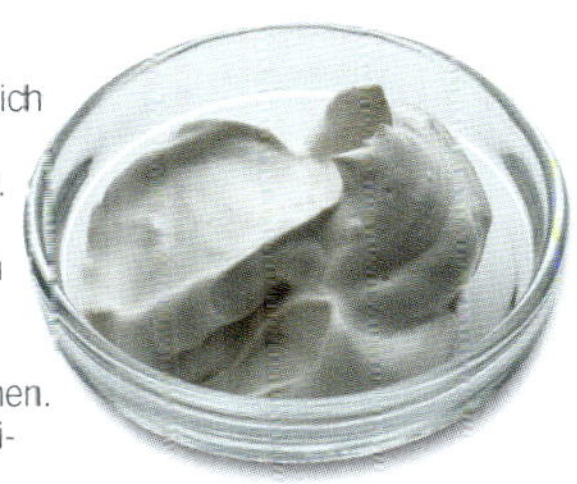

KAOLIN
Auch Weiße Tonerde genannt. Kaolin ist reich an Kalzium, Silizium, Zink und Magnesium. Als Bestandteil von Masken und anderen Kosmetikprodukten werden sie von der Haut gut aufgenommen. Sinnvoll bei empfindlicher Haut.

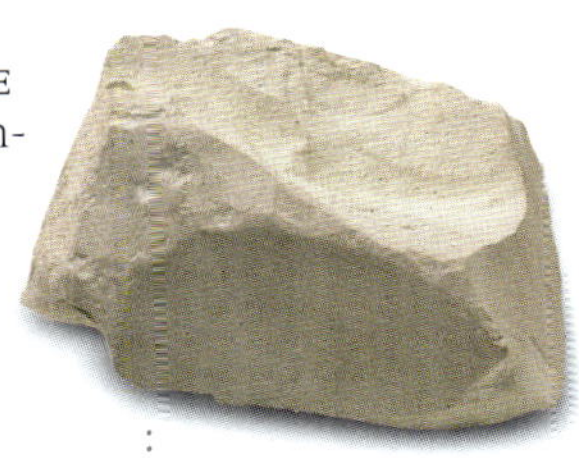

BENTONIT
Eine mineralreiche Kombination aus Montmorillonit-Ton und anderen Mineralien. Sie ist hervorragend bei fettiger Haut und Kopfhaut.

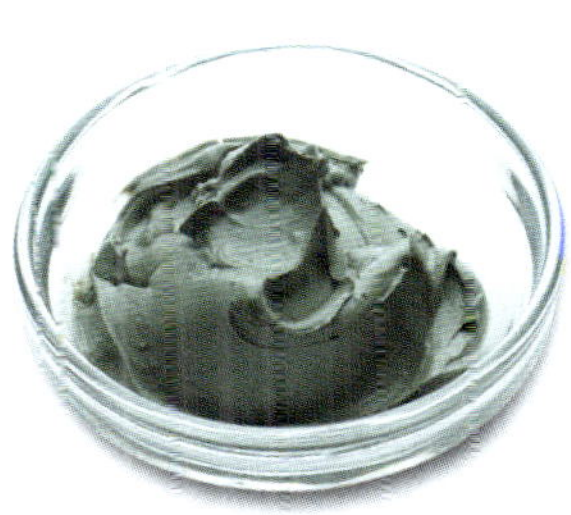

GRÜNE TONERDE
Großartig für Masken, Kompressen oder Packungen gegen Hautunreinheiten. Auch zum Färben von Seife.

GESICHT

EGAL, WELCHEN HAUTTYP SIE HABEN ODER WIE ALT SIE SIND, ZEIGEN SIE DER WELT MIT GESUNDEN, HAUTFREUNDLICHEN GEWOHNHEITEN UND NATÜRLICHEN PRODUKTEN IHR WAHRES, SCHÖNES GESICHT. ES SPIELT DABEI KEINE ROLLE, OB SIE DIE PRODUKTE KAUFEN ODER SELBST MACHEN.

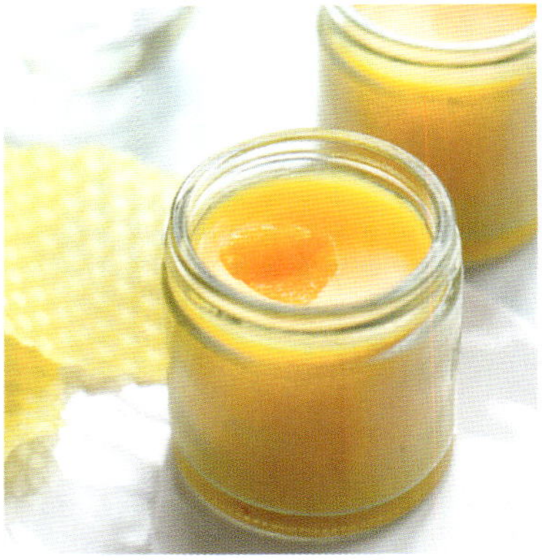

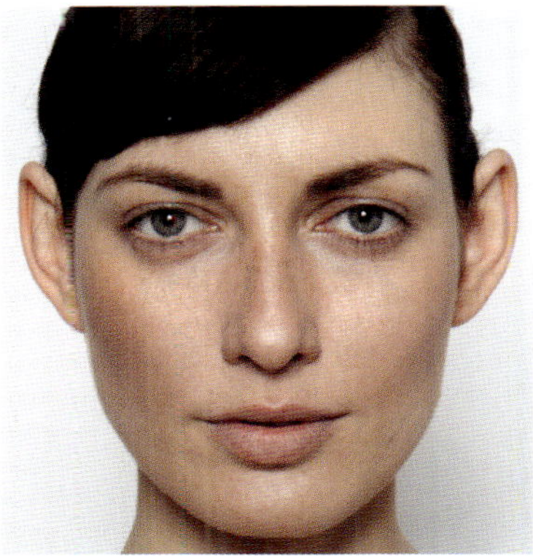

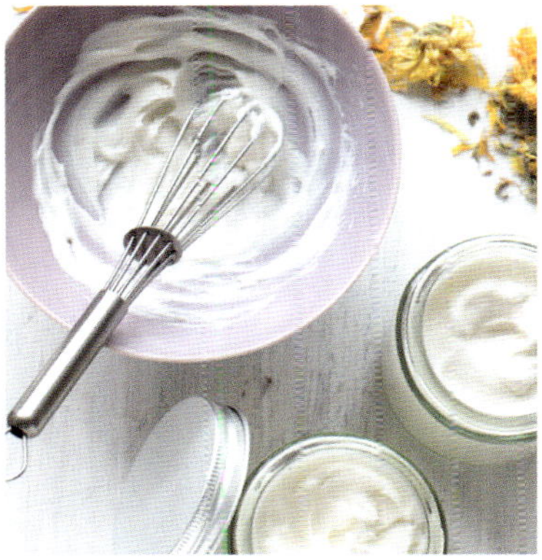

DEN HAUTTYP BESTIMMEN

Bevor Sie einen Hautpflegeplan erstellen und Lebensstil und Ernährung anpassen, ermitteln Sie zunächst Ihren Hauttyp. Vielleicht haben Sie schon eine Vorstellung, weil Sie Ihre Haut haben testen lassen oder an einer Schönheitsberatung teilgenommen haben. Trotzdem ist es gut, den Typ regelmäßig zu überprüfen, denn er kann sich mit den Jahren ändern.

BESTIMMEN SIE IHREN HAUTTYP

Ihr Hauttyp ist nicht auf ewig gleich und sollte mehr als Leitfaden denn als Regel betrachtet werden. Dieses Ablaufdiagramm hilft Ihnen bei der Kategorisierung.

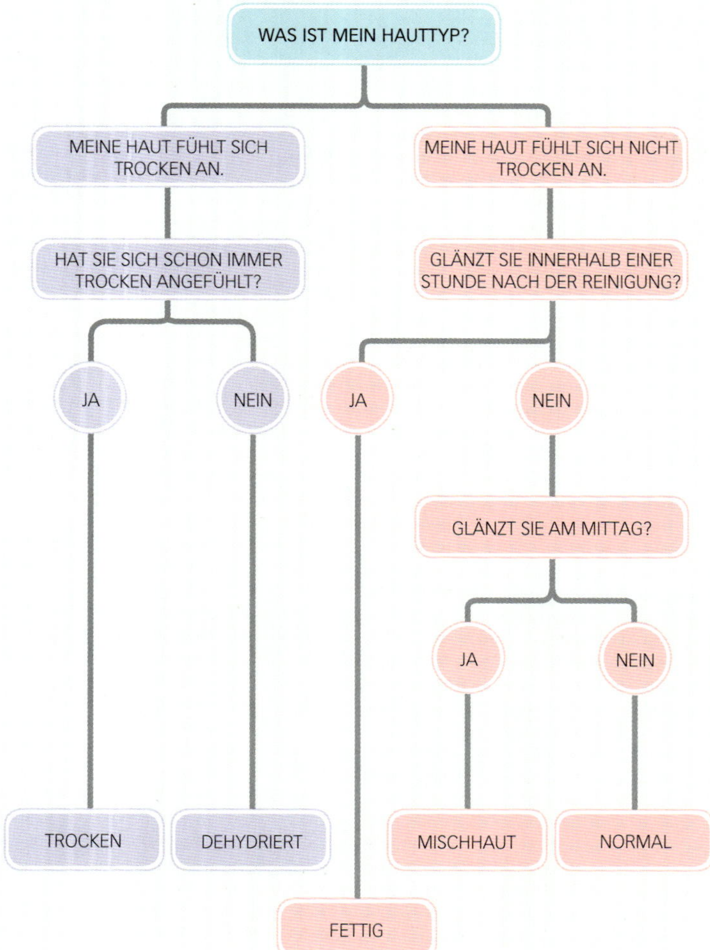
WAS IST MEIN HAUTTYP?
MEINE HAUT FÜHLT SICH TROCKEN AN.
MEINE HAUT FÜHLT SICH NICHT TROCKEN AN.
HAT SIE SICH SCHON IMMER TROCKEN ANGEFÜHLT?
GLÄNZT SIE INNERHALB EINER STUNDE NACH DER REINIGUNG?
JA
NEIN
JA
NEIN
GLÄNZT SIE AM MITTAG?
JA
NEIN
TROCKEN
DEHYDRIERT
MISCHHAUT
NORMAL
FETTIG

WAS IST NORMAL?

Viele von uns probieren alles Mögliche aus, um einen »normalen« Hauttyp zu erzielen. Aus der Perspektive der Schönheit bedeutet normale Haut: makellos, strahlend, widerstandsfähig gegenüber äußeren Einflüssen wie Sonne und Wind, im Gleichgewicht zwischen fettig und trocken und lebendig im Sinne von dem Alter trotzend – zumindest für eine gewisse Zeit.

Alles, was wir der Haut an Pflege angedeihen lassen, zielt darauf, unsere Haut in diesen magischen, »normalen« Zustand zu versetzen. Doch in Wirklichkeit ist die Bestimmung Ihres Hauttyps erst der Anfang. Er erweist sich als eine Art Leitfaden, an dem Sie sich bei der Wahl der Pflegeprodukte orientieren können und der auch Alltagsentscheidungen betrifft, z. B. wie lange Sie sich direktem Sonnenlicht aussetzen.

Den Hauttyp zu bestimmen ist eine gute Voraussetzung dafür, die optimale Pflege zu finden.

EINFLÜSSE AUF DIE HAUT

Zu einem Großteil bestimmen erbliche Faktoren unseren Hauttyp, ebenso die Neigung zu bestimmten Hautproblemen. Dieses Wissen kann uns bei der Prävention behilflich sein. Wenn Sie etwa wissen, dass Ihre Mutter eine helle Haut hat und schnell Sonnenbrand bekommt und Ihr Hauttyp ähnlich ist, können Sie sich entsprechend vorsehen. Doch das ist längst nicht alles. Für die Gesundheit der Haut spielen Ernährung und hautpflegende Routinen eine ebenso wichtige Rolle. Der Hauttyp kann sich im Laufe des Lebens ändern, am ausgeprägtesten in Zeiten hormoneller Umstellung, etwa in der Pubertät, während der Schwangerschaft und in der Menopause.

Unsere Haut ist ein vitales und dynamisches Organ. Sie reagiert darauf, was sich im Inneren des Körpers und was sich außen abspielt. Wenn Sie glauben, empfindliche Haut zu haben, kann es sein, dass Sie in der Ernährung auf etwas allergisch reagieren oder ein bestimmtes Kosmetikprodukt nicht vertragen. Finden Sie das Allergen, dann kann sich Ihr Hauttyp komplett ändern.

NORMALE HAUT

Normale Haut ist weich, glatt, geschmeidig und neigt nicht zu Hautausschlägen. Sie sollte zudem einen gesund schimmernden Glanz haben. Sie benötigt regelmäßige Reinigung und ein leichtes Feuchtigkeitsmittel, damit sie klar und gesund aussieht. Mehr ist nicht erforderlich. Wird man älter, kann normale Haut trocken werden und dann auf reichhaltigere Feuchtigkeitsprodukte angewiesen sein.

Pflanzliche Heilmittel Holunderblüte, Eibisch, Calendula, Lavendel

Ätherische Öle Rosengeranie, Rose, Lavendel, Palmarosa, Weihrauch

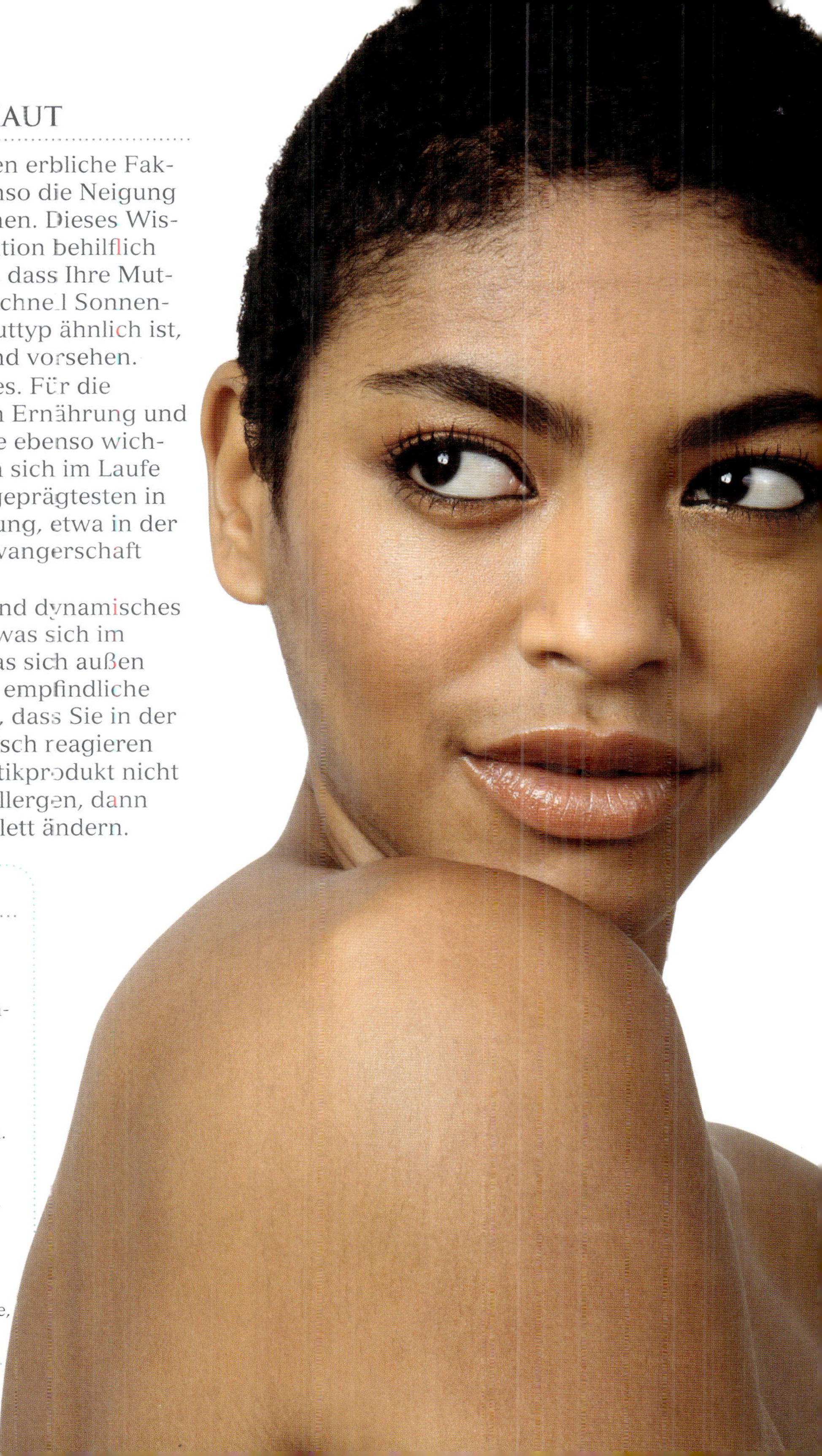

HAUTPFLEGE: GRUNDLAGEN

Unabhängig vom Hauttyp profitiert Ihre Haut von regelmäßiger und täglicher Pflege. Im Vergleich zum übrigen Körper ist Gesichtshaut dünn und zart, gehen Sie also behutsam vor. Verwenden Sie Produkte und eine Behandlung, die zum Hauttyp – wie in diesem Kapitel beschrieben – passen. Wenn Sie normale Gesichtshaut haben, folgen Sie dem detaillierten Plan für strahlende Haut (siehe Seite 92–93).

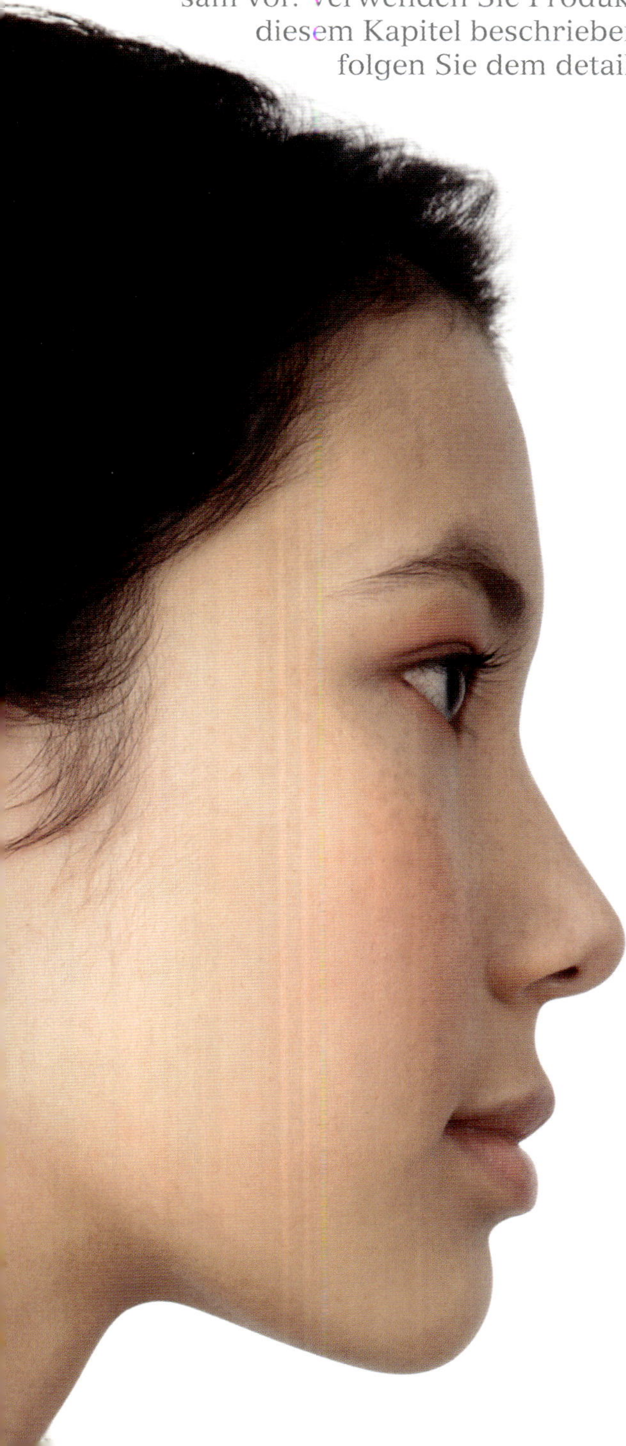

REINIGEN

Reinigen Sie die Haut am Morgen und am Abend gründlich. Greifen Sie zu biozertifizierten Produkten, die frei von Tensiden und chemischen Konservierungsmitteln sind, die Ihre Haut reizen könnten. Spülen Sie das Gesicht anschließend gut ab. Wer ein Reinigungsmittel auf Ölbasis nimmt, verwendet ein Baumwoll- oder Mikrofasertuch, um damit Make-up und Schmutz sowie eventuelle Reste des Reinigers zu entfernen.

KLÄREN

Auch wenn viele glauben, das sei nicht nötig, ist das Klären der Haut doch ein wichtiger Schritt. Verwenden Sie ein Hydrolat oder eine spezielle Zubereitung. Ein qualitativ hochwertiges Biogesichtswasser – reich an nährenden Pflanzenextrakten und Antioxidanzien – bringt den pH-Wert der Haut nach dem Waschen wieder in den neutralen Bereich und bereitet sie auf das Feuchtigkeitsprodukt vor. Wer Sport treibt, sollte sein Gesicht danach mit einem Gesichtswasser klären. Schweiß kann die Poren verstopfen, lässt die Haut fleckig aussehen und macht sie anfällig für Hautprobleme.

FEUCHTIGKEIT

Alle Hauttypen benötigen Feuchtigkeit, sogar fettige und für Akne anfällige Haut. Ein gutes Feuchtigkeitsprodukt hält die Haut gesund, klar und geschmeidig. Wählen Sie eine Creme, die zu Ihrem Hauttyp passt. Normale Haut oder Mischhaut benötigen nur eine leichte Öl-in-Wasser-Lotion, zu Trockenheit neigende Haut profitiert von einer reichhaltigeren Creme oder Wasser-in-Öl-Lotion. Fettige Haut reagiert gut auf Gelprodukte. Für alle Hauttypen gilt: Für die Nacht tragen Sie ein nährendes Serum auf. Kaufen Sie biozertifizierte Produkte, damit die Haut alles bekommt, was sie benötigt, und sonst nichts.

EINE MASKE AUFTRAGEN

Eine gute Gesichtsmaske ist mehr als nur eine Luxusbehandlung. Sie kann, ein- oder zweimal die Woche, tiefenreinigen, verjüngen, das Gleichgewicht wiederherstellen und die Haut intensiv nähren. Die Haut sieht danach strahlender und klarer aus. Nehmen Sie keine synthetischen Masken mit unnötigen Farb- und Konservierungsstoffen. Bereiten Sie stattdessen selbst eine einfache Maske aus Tonerde (siehe Seite 128–131) oder wählen Sie ein qualitativ hochwertiges Produkt aus Pflanzenextrakten. Dieses verwöhnt die Haut mit Antioxidanzien und essenziellen Fettsäuren.

PEELING

Machen Sie ein- bis zweimal die Woche sanfte Peelings, um abgestorbene Zellen zu lösen und die Produktion neuer Zellen anzuregen sowie den natürlichen Zyklus gesunder Haut (siehe Seite 14–15) nachzuahmen. Nach dem Peeling ist die Haut glatter und rosiger und Feuchtigkeitsmittel und Masken wirken effektiver. Verwenden Sie ein qualitativ hochwertiges Peeling, bei dem Sie nicht kräftig rubbeln müssen. Greifen Sie lieber zu Produkten mit natürlichen Zutaten wie Hafer, Weizenkleie und Ton.

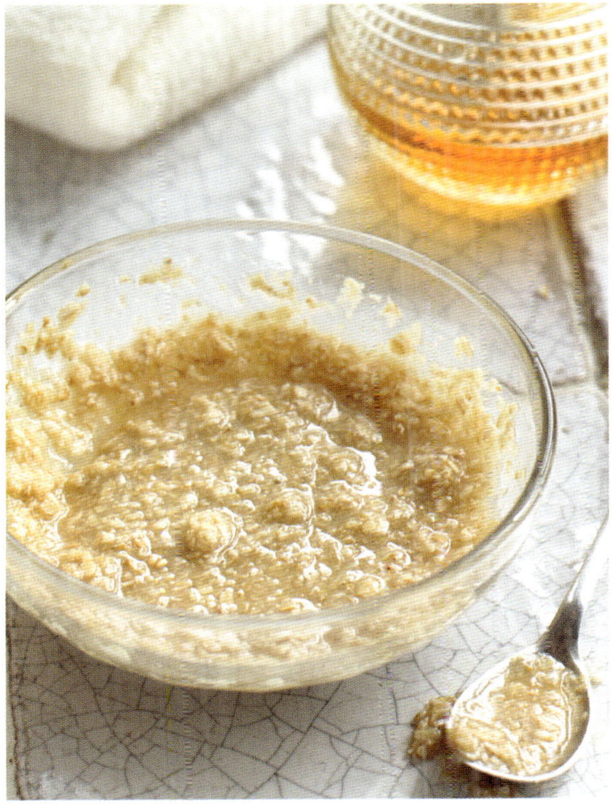

Bereiten Sie ein Honig-Hafer-Peeling zu (siehe Seite 122–123). Es schält die abgestorbenen Partikel schonend ab, die Haut wird weich und glatt.

SONNENSCHUTZ

Viele Feuchtigkeitsprodukte fürs Gesicht haben einen Lichtschutzfaktor. Wenn Sie sich tagsüber überwiegend in einem Gebäude aufhalten, ist das unnötig. Damit käme nur Chemie auf die Haut. Die meisten Frauen tragen Feuchtigkeit nur morgens auf. Wenn Sie tagsüber draußen sind, nützt das ohnehin wenig, denn für wirksamen Schutz muss die Creme mehrmals am Tag aufgetragen werden. Wenn Sie den ganzen Tag draußen sind, ist eine hochwertige Biosonnencreme ein Muss. Das trifft auch auf bedeckte Tage zu, weil Wasser, Sand und Schnee die Strahlen reflektieren. Bräune ist das Gegenteil von Hautgesundheit, es ist der Versuch der Haut, Schäden durch die Sonne abzuwehren. Wird Bräune gar zum Sonnenbrand, steigt das Risiko für Hautkrebs.

DAS BEDEUTET DER LSF

Dass der Lichtschutzfaktor (LSF) wichtig ist, wissen die meisten, was er genau bedeutet, die wenigsten. Sie glauben vielleicht, ein LSF von 30 bedeute, dass Sie zweimal den Schutz von LSF 15 haben. Das ist nicht der Fall, denn die LSF-Skala verläuft nicht linear. Bei empfindlicher Haut, die zu Sonnenbrand neigt, können allerdings einige Extrapunkte ausschlaggebend sein. Verlassen Sie sich nie auf Sonnenschutzmittel allein. Halten Sie sich mittags grundsätzlich im Schatten auf und tragen Sie schützende Kleidung sowie möglichst auch einen Hut.

SKALA

LSF 15

blockiert 93 % der UVB-Strahlen.

LSF 30

blockiert 97 % der UVB-Strahlen.

LSF 50

blockiert 98 % der UVB-Strahlen.

TROCKENE HAUT

Trockene Haut nimmt Feuchtigkeit schlecht auf, deshalb ist sie empfindlich und anfällig für Schuppen und feine Linien. Unangenehme Symptome können auftreten, etwa Juckreiz oder Spannungen nach dem Waschen. In seltenen Fällen kommt es zu Ekzemen, Psoriasis, feinen Rissen und Infektionen. Trockene Haut ist oft genetisch bedingt, im Alter tritt sie häufiger auf, weil die Haut weniger Öl produziert.

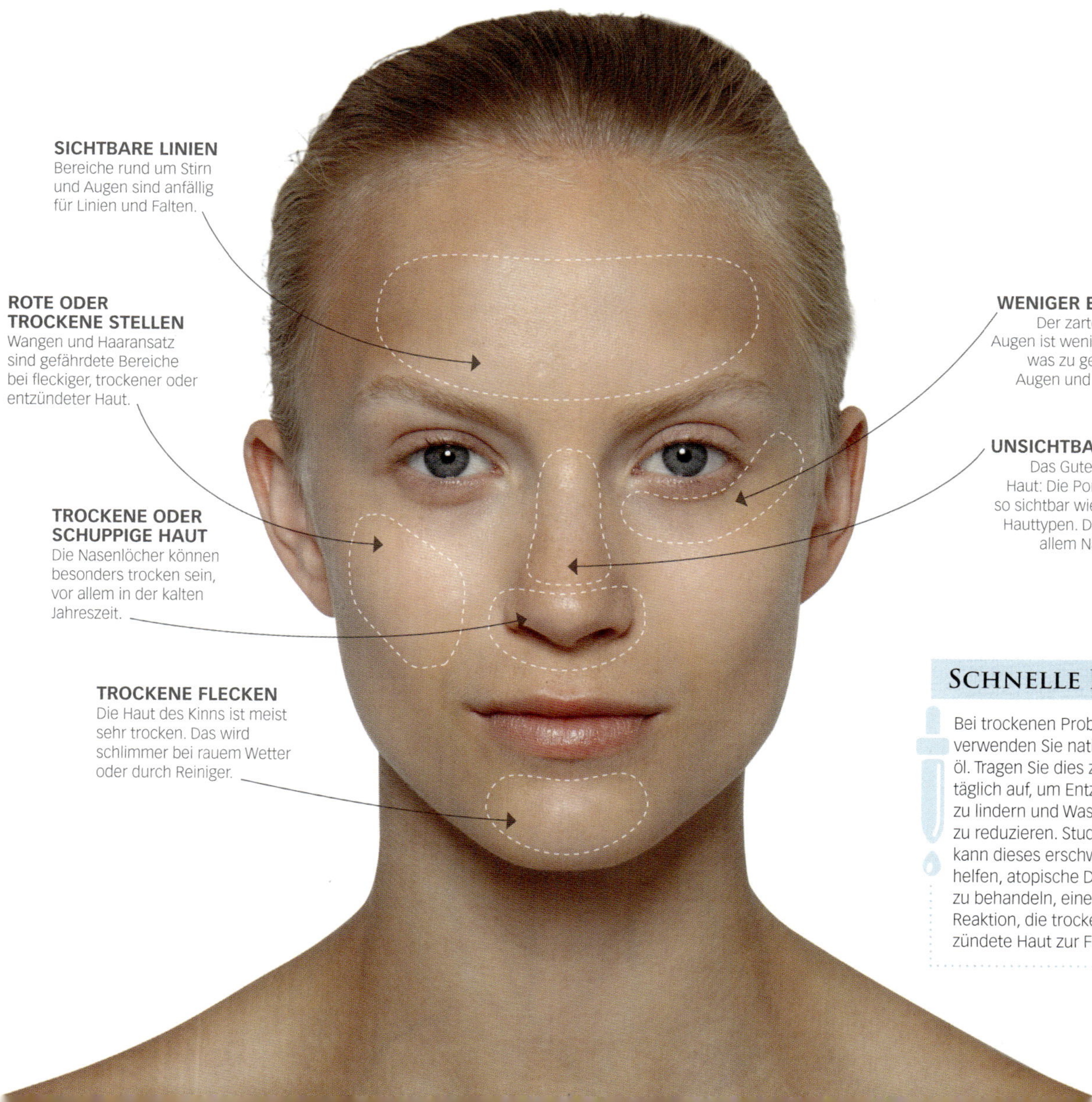

SCHNELLE HILFE

Bei trockenen Problemstellen verwenden Sie natives Kokosöl. Tragen Sie dies zweimal täglich auf, um Entzündungen zu lindern und Wasserverlust zu reduzieren. Studien zufolge kann dieses erschwingliche Öl helfen, atopische Dermatitis zu behandeln, eine allergische Reaktion, die trockene, entzündete Haut zur Folge hat.

NATÜRLICHE HELFER

Nehmen Sie diese Kräuter und Öle in Produkten oder hydrierenden Ergänzungen.

Heilende Pflanzen Kamille, Rose, Beinwell, Eibischwurzel und Ringelblume

Ätherische Öle Kamille, Jasmin, Neroli, Palmarosa, Rose und Sandelholz

Feuchtigkeitsöle Avocado-, Argan-, Traubenkern- und Weizenkeimöl

Hilfreiche Ergänzungen Zink, Leinsamen, Nachtkerze und Borretsch

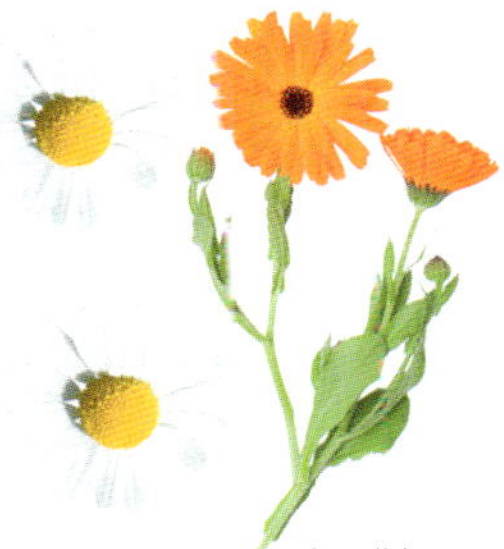

Kamille *Ringelblume*

PROBIEREN SIE ...

Die Behandlung sollte eine sanfte sein. Nehmen Sie einen leichten Reiniger, der weder Alkohol noch Parfum enthält, das würde die Haut noch trockener machen. Wenn Sie Ihr Gesicht waschen, spülen Sie es mit reichlich warmem Leitungswasser ab. Kein heißes Wasser verwenden, das entfernt auch die Haut hydrierende natürliche Öle. Einmal in der Woche entfernen Sie abgestorbene Zellen mit einem sanften Peeling. Keine Salz- oder Zuckerpeelings anwenden, lieber Produkte nehmen, die weich peelen, etwa Hafermehl. Das stresst die Haut nicht zusätzlich. Hafermehl enthält zudem Saponine (pflanzliche Reiniger), die Öl, Schmutz und abgestorbene Zellen sanft entfernen.

Nehmen Sie **SANFTE UND MILDE SEIFEN** oder Reinigungsmittel. Nehmen Sie keine desodorierenden Seifen oder Produkte, sie enthalten Alkohol, Parfum, Retinoide, Salicylsäure oder Alpha-Hydroxysäure (AHA). Siehe Seite 18–19.

TUPFEN SIE DIE HAUT SANFT mit einem Handtuch trocken. Während des Badens die Haut nicht rubbeln oder mit Luffa (Meeresschwamm) oder anderen harten Peelingmitteln behandeln.

FEUCHTIGKEIT tragen Sie unmittelbar nach dem Baden oder Waschen mit den Händen auf. Salben oder dicke Cremes sind hier besser als Lotionen, doch sie brauchen mehr Zeit um einzuziehen.

Nehmen Sie Produkte, die auf **PFLANZENÖLEN** statt auf Mineralölen basieren. Tagsüber, wenn erforderlich, erneut auftragen.

TRAGEN SIE HANDSCHUHE, wenn Sie raus in die Kälte gehen oder mit Haushaltsreinigern hantieren.

TRAGEN SIE NATURFASERN und verwenden Sie möglichst hypoallergenes Waschmittel. Achten Sie auf alles, was Ihrer Haut nahekommt.

VERMEIDEN SIE ...

Wenn Ihre Haut trocken ist, wird sie schnell rau und schuppig, besonders auf der Rückseite von Händen, Armen und Beinen. Diese Symptome lassen sich verbessern, wenn man bestimmte Dinge unterlässt. Ist die Haut besonderer Hitze oder Kälte ausgesetzt, kann trockene Haut einreißen, sich abschälen, jucken, gereizt sein und sich entzünden. Wärme im Haus oder Klimaanlagen machen das Ganze dann noch schlimmer.

BADEN UND DUSCHEN Sie nicht länger als 5–10 Minuten. Baden sollten Sie möglichst nur einmal am Tag. Die Wassertemperatur sollte kalt sein.

Setzen Sie sich **WIND, SONNE ODER KALTEN TEMPERATUREN** nicht allzu lange aus.

GEHEN SIE NICHT INS SONNENSTUDIO, da UV-Strahlung von der Sonnenbank oder langes Sonnen die Haut trocken machen.

TYPGEMÄSS ESSEN

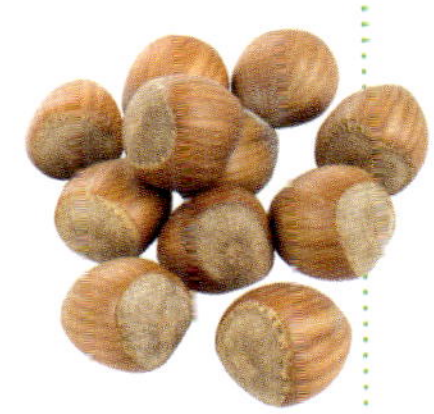

Checken Sie, ob Sie auf Lebensmittel oder Chemikalien allergisch reagieren. Das kann die Haut trocken machen. Gehen Sie auf Spurensuche, indem Sie Ihre Ernährung leicht verändern.

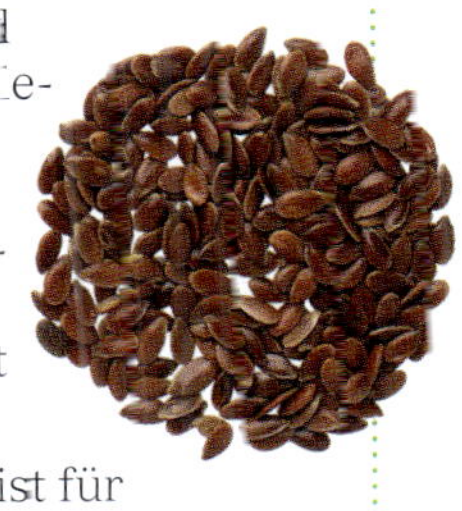

Essen Sie Omega-3-Fette (in fettem Fisch, Olivenöl, Nüssen und Samen). Das kann die Hydrierung der Haut verbessern. Wir wissen, dass regelmäßige Ergänzung mit Leinsamen- oder Borretschöl die Hautfeuchtigkeit verbessert und raue Stellen minimiert.

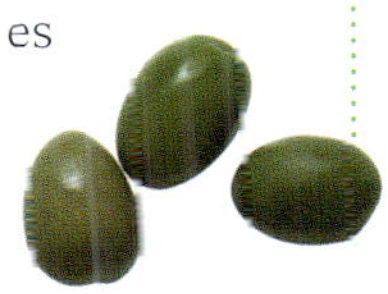

Trinken Sie Wasser. Das ist für die Hautgesundheit unerlässlich. Wir wissen nicht, ob die Haut so mehr Feuchtigkeit bewahren kann, aber es sorgt dafür, dass sie strahlender aussieht. Trinken Sie mindestens 2 Liter am Tag.

EIN PLAN FÜR STRAHLENDE HAUT

Unsere Haut spiegelt Gesundheit und Wohlbefinden – oder eben nicht. Gesunde Haut sollte kein Luxus sein. Wir alle können sie durch gute Gewohnheiten und sorgfältige Produktwahl erhalten. Die regelmäßige Verwendung natürlicher, auf den Typ abgestimmter Hautpflegeprodukte und eine gute Ernährung mit wertvollen Lebensmitteln schenkt Ihnen eine klare, frische und strahlende Haut.

TÄGLICH

1 REINIGUNG

Nehmen Sie eine Reinigungscreme oder ein flüssiges Reinigungsmittel, um Make-up und Schmutz zu entfernen. Danach sollte sich die Haut nicht trocken, sondern »fest« anfühlen.

RICHTIG ANWENDEN

Reinigen Sie das Gesicht morgens und abends, folgen Sie den Hinweisen auf der Verpackung. Entfernen Sie alle Make-up-Spuren.

2 KLÄREN

Nehmen Sie ein Gesichtswasser, das die Haut erfrischt, Reste des Reinigungsmittels entfernt und die Haut auf die Feuchtigkeitspflege vorbereitet.

RICHTIG ANWENDEN

Zweimal am Tag etwas Gesichtswasser auf Watte träufeln und die Haut damit abtupfen, um die Poren zu öffnen.

3 SERUM AUFTRAGEN

Ein Serum oder Konzentrat schenkt der Haut besondere Nährstoffe, etwa Antioxidanzien oder pflanzliches Anti-Aging. Sie dringen tiefer ein als ein Feuchtigkeitsmittel. Ein gutes Serum wird schnell absorbiert, ohne zu kribbeln.

RICHTIG ANWENDEN

Vor dem Feuchtigkeitsprodukt auftragen. Auf die Haut tupfen und einziehen lassen.

4 FEUCHTIGKEIT

Wie reichhaltig das Feuchtigkeitsprodukt sein sollte, hängt vom Hauttyp ab (Seite 86–87). Sie können einfaches Nussöl oder eine Cremelotion nehmen. Die Haut soll sich danach weich und hydriert anfühlen.

RICHTIG ANWENDEN

Nehmen Sie morgens als Make-up-Unterlage eine leichte Feuchtigkeitscreme und abends eine nährende nach der Reinigung.

WÖCHENTLICH

EINE MASKE AUFTRAGEN

Eine Maske reinigt die Haut porentief. Sie hat zudem einen verfeinernden Effekt auf das Hautbild. Tragen Sie eine leicht adstringierende Maske bei fettiger Haut auf und eine Feuchtigkeitsmaske bei trockener Haut. Danach sollte die Haut sauber und strahlend sein und bereit für ein Serum oder ein Feuchtigkeitsprodukt.

RICHTIG ANWENDEN

Nach dem Klären der Haut auf die zentralen Gesichtspartien auftragen, dann auf die Wangen. Nach Angabe auf der Packung (etwa 10 Minuten) einziehen lassen, dann abwaschen.

PEELING

Peelen Sie Ihr Gesicht, um abgestorbene Zellen zu entfernen und die Durchblutung anzuregen. Danach ist die Haut bereit für ein Serum oder ein Feuchtigkeitsprodukt. Ein gutes Peeling besteht aus feinem Granulat und reinigt sanft ohne zu röten.

RICHTIG ANWENDEN

Nach dem Klären das Peeling mit den Fingerspitzen in kleinen, kreisförmigen Bewegungen auftragen, den Augenbereich aussparen. Gut abspülen.

EMPFEHLENSWERTE PFLANZEN

Diese Pflanzen haben sich als wertvolle Helfer für strahlende, gesunde Haut bewährt.

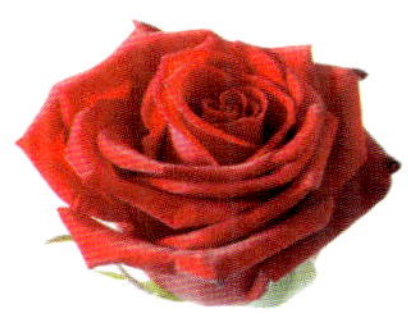

ROSE Hilft der Haut, Feuchtigkeit zu bewahren. Sie glättet, reduziert Rötungen und lässt die Haut strahlen.

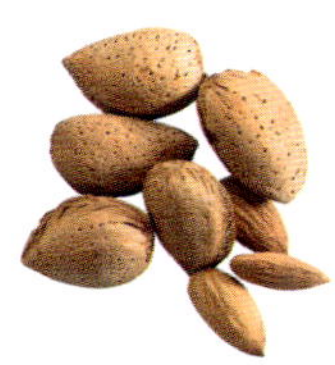

MANDELÖL Ein leichtes, schnell einziehendes Öl, das den Feuchtigkeitsanteil der Haut im Gleichgewicht hält. Für alle Hauttypen geeignet. Es verbessert das Hautbild und schenkt einen jugendlichen Teint.

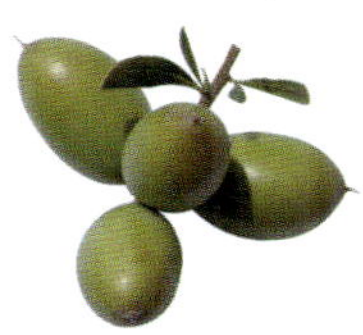

ARGANÖL Es enthält sehr viel Vitamin E und hochwertige Fettsäuren. Es heilt viele Hautbeschwerden und schützt gleichermaßen reifere Haut vor Oxidationsschäden. Seine Pflanzensterole verbessern den Hautstoffwechsel, reduzieren Entzündungen und sorgen dafür, dass die Feuchtigkeit in der Haut verbleibt.

KAKAOBUTTER ist nicht nur in Schokolade segensreich, sie ist auch überaus gut zu trockener Gesichts- und Körperhaut. Sie verleiht Lotionen und Cremes eine festere Konsistenz. Kakaobutter ist reich an Antioxidanzien, macht die Haut weich, geschmeidig und reduziert das Spannungsgefühl.

RETTER FÜR DIE HAUT

- Gute Gewohnheiten – Jeden Tag Reinigen, Klären, Serum und Feuchtigkeit auftragen. So bleibt die Haut jugendlich und makellos.
- Die Haut morgens mit kaltem Wasser erfrischen, bevor Feuchtigkeitspflege aufgetragen wird.
- Am Tag reichlich Wasser oder Kräutertee trinken, es sollten etwa 2 Liter sein. Die Haut bleibt klar und wird von innen hydriert.
- Sport kann den Hauttonus verbessern und die Elastizität bewahren. Die Durchblutung wird angeregt, was die Haut rosig macht.

Rezepte zum Ausprobieren:

Basis-Reinigungsbalsam, S. 103
Zwei-Phasen-Reiniger, S. 104
Weihrauch-Gesichtswasser, S. 107
Neroli-Gesichtsspray, S. 107
Kakaobutter-Feuchtigkeitscreme, S. 109
Argan-Feuchtigkeitscreme, S. 110
Reinigungsmaske aus Heilerde, S. 131

MISCHHAUT

Ist eine Haut an einigen Stellen fettig, an anderen jedoch normal bis trocken, spricht man von einer Mischhaut. Betroffene kennen das sicher, dass die trockenen Stellen gleichzeitig spröde sind und Ausschläge zeigen. Dieser Hauttyp profitiert von einem »Kombinationsansatz«, d. h., für die fettigen Bereiche des Gesichts werden andere Präparate genutzt als für die trockenen. Nach einigen kleinen Routineänderungen bringt sich Mischhaut oft wieder von selbst ins Gleichgewicht.

PROBIEREN SIE …

Viele Betroffene können ihre Mischhaut ins Gleichgewicht bringen. Verwenden Sie etwas zu Trockenes oder zu Fettendes oder Produkte, die reizende Konservierungsstoffe, Farbstoffe oder Parfums enthalten? Waschen und »schrubben« Sie die Haut zu viel?

VERWENDEN SIE MILDE REINIGER UND SEIFEN. Vermeiden Sie desodorierende Seifen und Produkte, die Alkohol, Parfum, Vitamin A, Salicylsäure oder Alpha-Hydroxysäure (AHA, siehe Seite 18–19) enthalten.

NEHMEN SIE HYDROLATE, etwa Rosen- oder Orangenblütenwasser als natürliches Gesichtswasser.

KOSMETIK AUF WASSERBASIS ist geeigneter als die auf Ölbasis. Biokosmetik enthält meist Wasser. Pflegen Sie die fettigen Gesichtsbereiche damit.

VERMEIDEN SIE …

Fettige oder trockene Haut wird manchmal von Faktoren beeinflusst, die wir nicht kontrollieren können, etwa Alter, Gene und hormonelle Veränderungen. Doch es gibt etwas, das Sie dagegen tun können.

KEINE SCHARFEN PRODUKTE VERWENDEN, wie etwa unsanfte Reiniger und Peelings. Sie können trockene Abschnitte weiter austrocknen und in fettigen Bereichen die Fettproduktion weiter steigern.

NICHT MIT MAKE-UP SCHLAFEN LEGEN, das fördert Pickel und Ausschlag.

SICH NICHT ÜBERMÄSSIG DEM WETTER AUSSETZEN. Verwenden Sie einen Sonnenschutz auf Mineralbasis bei Sonne und hüllen Sie sich bei Kälte und Wind gut ein.

UNTERSTÜTZUNG AUS DER NATUR

Verwenden Sie Produkte, die Kräuter und Öle enthalten. Ein tägliches Ergänzungsmittel trägt zum Gleichgewicht der Haut bei.

Heilende Pflanzen Rose, Lavendel, Holunder, Löwenzahn, Klette, Beinwell, Schafgarbe, Calendula

Ätherische Öle Rosengeranie, Ylang-Ylang, Bergamotte, Lavendel, Palmarosa, Weihrauch, Neroli, Rose und Jasmin

Feuchtigkeitsöle Haselnuss, Traubenkern, Weizenkeim und Avocado

Sinnvolle Nahrungsergänzung Vitamin-B-Komplexe und Zink

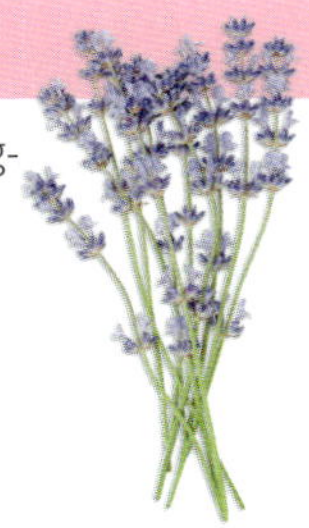

Lavendel

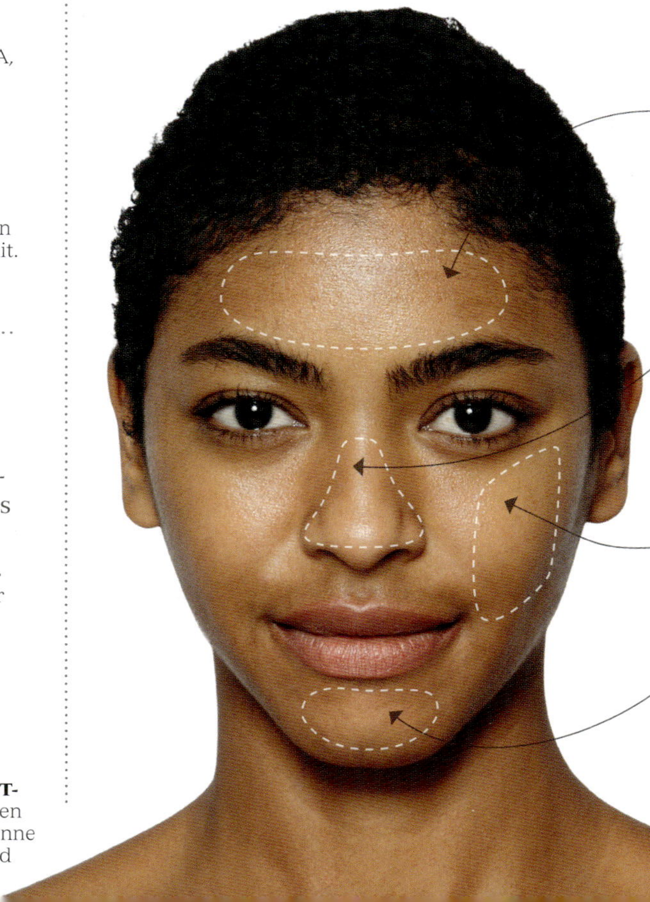

Empfindliche Haut

Sie ist meist trocken und anfällig für Schuppen, Juckreiz und Rötungen. Ebenso neigt sie zu allergischen Reaktionen und geplatzten Äderchen. Jeder, egal welchen Alters oder Geschlechts, kann empfindliche Haut haben, Vererbung spielt dabei eine Rolle. Einige mit empfindlicher Haut in Verbindung gebrachte Auffälligkeiten wie Akne, Ekzeme, Psoriasis und Rosacea können in Familien gehäuft vorkommen. Menschen asiatischer Herkunft reagieren besonders empfindlich auf Reiniger.

Probieren Sie …

Bei einem Allergietest lassen sich bestimmte Auslöser herausfinden, die Sie dann meiden können. Wenn Sie an einer Lebensmittelallergie oder an Intoleranzen leiden, können sich diese verschlimmern, wenn Sie Chemie auf die Haut geben.

PATCH-TEST Testen Sie neue Produkte auf einer kleinen Stelle.

Nehmen Sie **NATÜRLICHE BIOPRODUKTE** oder hypoallergene Produkte, die wenig schäumen und nur wenige Zutaten enthalten – zweimal täglich zum Waschen und Eincremen.

FEUCHTIGKEIT AUFTRAGEN, solange die Haut noch feucht ist, trocken tupfen.

Vermeiden Sie …

Das A und O bei empfindlicher Haut: Seien Sie behutsam. Verwöhnen Sie die Haut und vermeiden Sie alles, was die Haut reizen könnte.

NICHT HEISS BADEN UND DUSCHEN. Einmal täglich warm zu duschen, reicht aus.

KEINE STARK PARFÜMIERTEN SEIFEN, starke Reinigungsmittel und aggressive Peelings oder Gesichtswasser verwenden.

NICHT MIT MAKE-UP SCHLAFEN LEGEN. Vermeiden Sie wasserfeste Kosmetik, denn zum Entfernen sind kräftige Reinigungsmittel nötig.

NICHT EXTREMEN TEMPERATUREN AUSSETZEN, weder drinnen noch draußen. Möglichst nicht in der prallen Sonne aufhalten und eine Sonnencreme auf Mineralbasis verwenden.

UNTERSTÜTZUNG AUS DER NATUR

Benutzen Sie Produkte, die Kräuter und Pflanzenöle enthalten. Eine Nahrungsergänzung kann dazu beitragen, die Haut zu beruhigen.

Heilende Pflanzen Calendula, Hafer, grüner Tee, Echte Aloe, Beinwell, Vogelmiere, Malve

Ätherische Öle Echte Kamille, Römische Kamille, Lavendel und Rose

Feuchtigkeitsöle Aprikosenkern, Avocado, Mandel, Jojoba, Weizenkeim, Wildrose, Borretsch

Sinnvolle Nahrungsergänzung Probiotika, Omega-3-Fettsäuren, Vitamin Bs und E

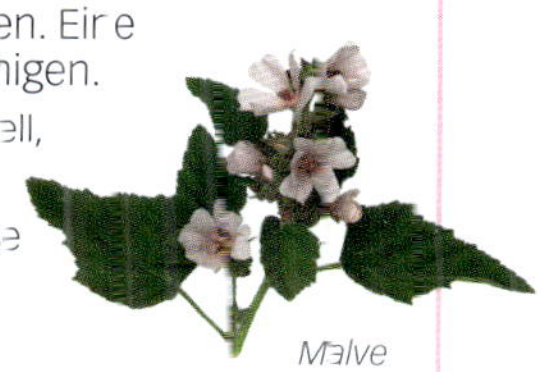

Malve

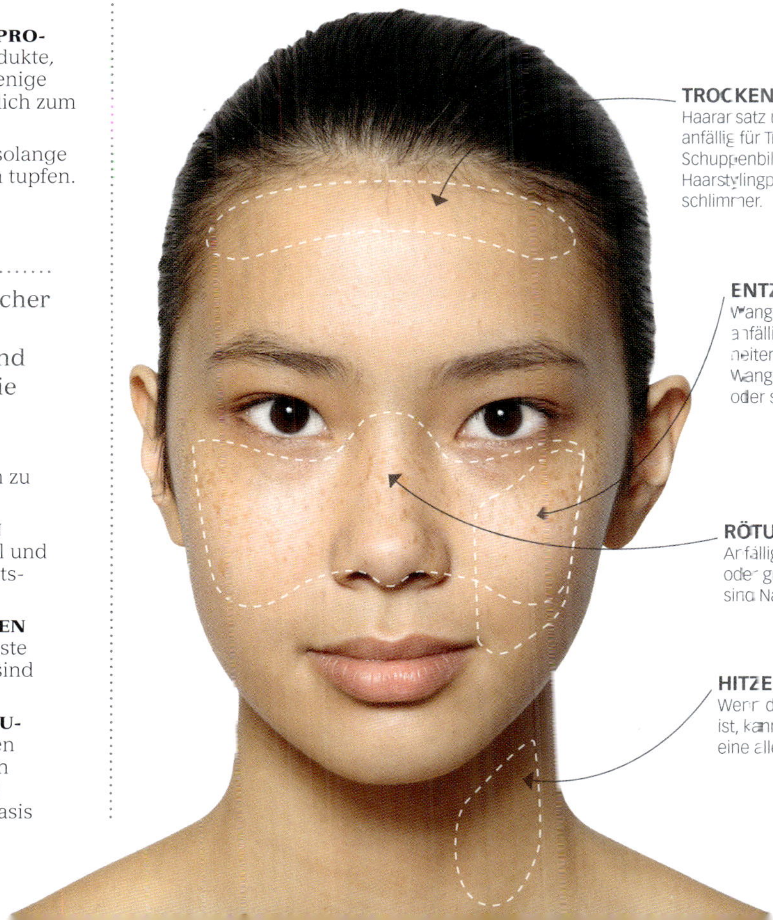

TROCKEN UND SCHUPPIG
Haaransatz und Wangen sind anfällig für Trockenheit und Schuppenbildung – durch scharfe Haarstylingprodukte wird es noch schlimmer.

ENTZÜNDETE STELLEN
Wangen und Haaransatz sind anfällig für Rötungen, Unebenheiten und Entzündungen. Die Wangen können auch jucken oder sich brennend anfühlen.

RÖTUNGEN
Anfällig für Rötungen oder große rote Bereiche sind Nase und Wangen.

HITZE
Wenn die Haut am Hals heiß ist, kann das ein Zeichen für eine allergische Reaktion sein.

FETTIGE HAUT

Fettige Haut ist meist genetisch oder hormonell bedingt. Der Körper produziert Hormone, die in der Pubertät, während der Menstruation, Schwangerschaft und Menopause zu fettiger Haut führen können. Diese Veränderungen regen den Körper an, noch mehr Fett zu produzieren, das in Verbindung mit abgestorbenen Zellen Poren verstopft, allerdings die Haut auch feucht hält und Faltenbildung vermindert.

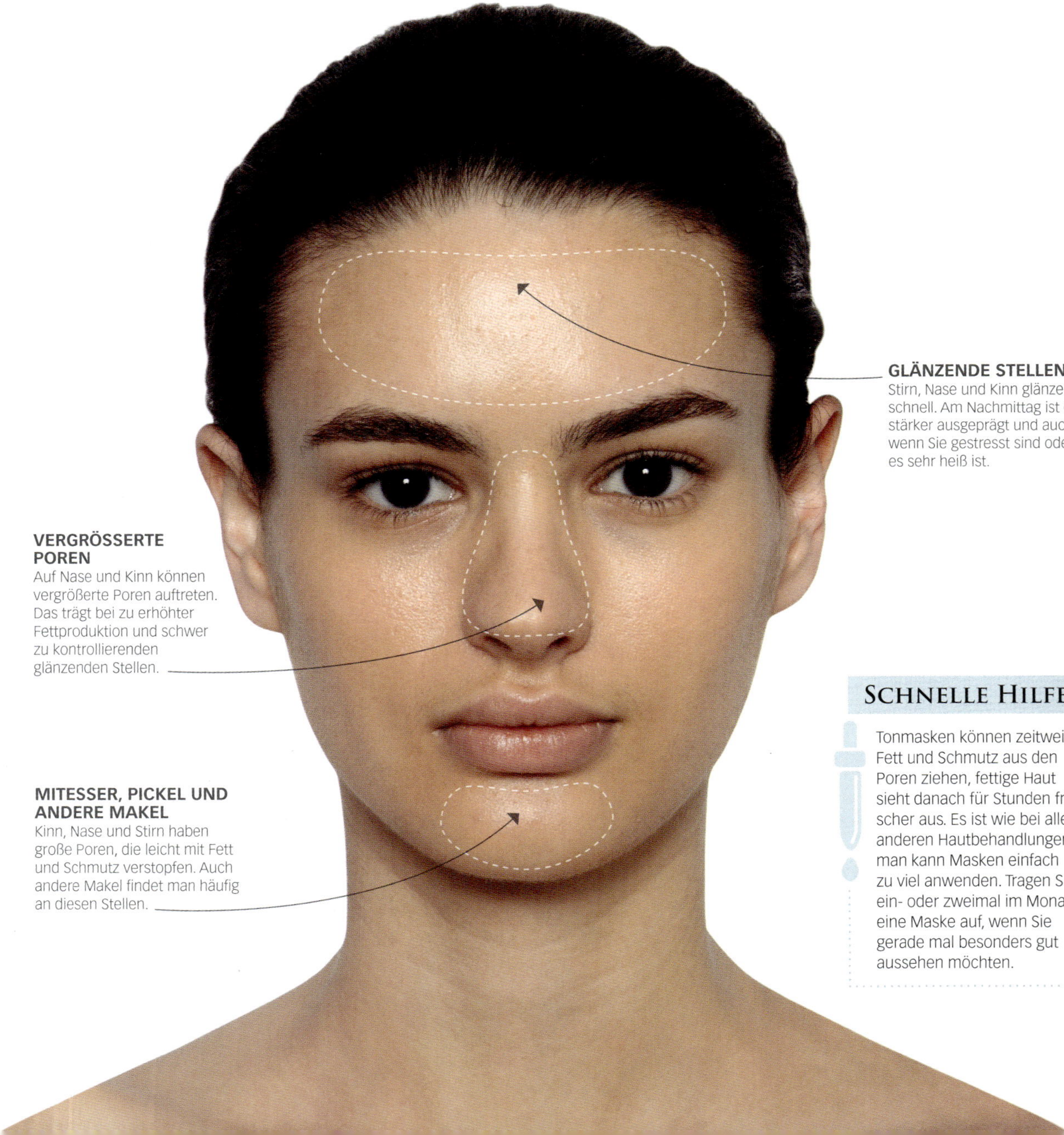

SCHNELLE HILFE

Tonmasken können zeitweise Fett und Schmutz aus den Poren ziehen, fettige Haut sieht danach für Stunden frischer aus. Es ist wie bei allen anderen Hautbehandlungen: man kann Masken einfach zu viel anwenden. Tragen Sie ein- oder zweimal im Monat eine Maske auf, wenn Sie gerade mal besonders gut aussehen möchten.

PROBIEREN SIE …

Fettige Haut wirkt etwas leblos, schwer, und sie ist anfällig für Pickel und Akne. Gegen hormonelle Veränderungen können Sie nicht viel tun, aber einiges andere können Sie ändern. Um die Haut im Gleichgewicht und die Poren klar zu halten, sollten Ihre Schönheitsroutinen sanft adstringierend sein.

ZWEIMAL TÄGLICH WASCHEN, morgens und abends. Regelmäßige Reinigung ist ein Muss, damit die Poren klar bleiben und die Sebumbildung reduziert wird. Reiben Sie die Haut nicht und machen Sie sie nicht »blitzsauber«, spülen Sie sie gründlich ab.

EIN ADSTRINGIERENDES GESICHTSWASSER VERWENDEN, das hilft, Fett und Glanz im Verlauf des Tages in Grenzen zu halten. Wer stark schwitzt, sollte sein Gesicht danach mit Gesichtswasser reinigen.

Produkte verwenden, die Poren nicht verstopfen. Steht dies drauf, sollten auch keine verstopfenden Zutaten darin sein.

Eine Sprühflasche mit **adstringierendem Hamamelis- oder Orangenblütenwasser** zur Hand haben, um das Gesicht am Tag damit einzusprühen.

Kosmetik auf Wasserbasis statt auf Ölbasis verwenden. In vielen Bioprodukten steckt Wasser. Probieren Sie, damit die fettigen Bereiche zu verbessern.

Feuchtigkeit benötigt auch fettige Haut. Nehmen Sie leichte Lotions statt Cremes und möglichst fettfreie Feuchtigkeitsprodukte.

Der Jahreszeit anpassen Je nach Wetter kann die Haut fettig oder weniger fettig sein. Nehmen Sie bei kaltem Wetter, wenn die Haut trockener ist, einen leichteren Reiniger und ein tiefenreinigendes Produkt in den wärmeren Monaten.

VERMEIDEN SIE …

Viele Produkte berauben die Haut der ätherischen Öle und sind zu scharf für fettige Haut. Machen Sie keine Tiefenreinigung, die Haut ist dafür zu zart.

KEINE SCHARFEN REINIGER VERWENDEN, sie können die Haut reizen und zu Ausschlag führen.

MITESSER SEIN LASSEN – nicht ausdrücken, das führt zu Rötungen und Entzündung mit langer Heilungszeit.

WEG MIT GERÄTEN. Elektronische Bürsten oder Superbürsten, für die schnelle Tiefenreinigung angepriesen, können dazu führen, dass Fett verloren geht und die Haut umso mehr Fett produziert, um den Verlust auszugleichen.

WOHER KOMMT DER AUSSCHLAG?

Im Erwachsenenalter stehen Akne und Mitesser nicht nur mit fettiger Haut und normalen hormonellen Änderungen in Zusammenhang. Sie können Zeichen schlechter Ernährung oder auf Umwelteinflüsse zurückzuführen sein, ja selbst Symptom einer Erkrankung, etwa einer schlechten Leberfunktion oder polyzystischen Ovarien. Auch Stress ist häufig Grund für Hautprobleme, ob physisch oder emotional, fettige Haut oder Ausschlag ist die Folge. Gehen Sie sorgsam mit der Haut um und sorgen Sie für Entspannung.

RICHTIG ESSEN

Wissenschaftler versuchen herauszufinden, ob bestimmte Lebensmittel mit fettiger oder Problemhaut in Verbindung stehen. Doch einen kausalen Zusammenhang mit Problemhaut hat man bis jetzt nicht gefunden.

Gesund essen Eine Ernährung mit viel Fett, verarbeiteten Lebensmitteln, Zucker, Salz und Zusatzstoffen könnte die Entzündung, die zu Hautausschlag führt, begünstigen. Nehmen Sie alle Nährstoffe zu sich, die eine gesunde Haut benötigt (siehe Seite 126–127).

Probiotika Die Haut spiegelt einen gesunden Darm. Lebensmittel mit reichlich Probiotika wie Joghurt können fettige Haut normalisieren.

NATÜRLICHE HELFER

Verwenden Sie in Produkten diese Kräuter und Öle oder nehmen Sie hautfreundliche Ergänzungen.

Pflanzliche Heilmittel Holunder, Hamamelis, Schafgarbe und Zitronengras

Ätherische Öle Zedernholz, Zypresse, Vetiver, Patschuli, Orange und Zitrone

Feuchtigkeitsöle Haselnuss, Jojoba, Argan und Traubenkern

Ergänzungen Vitamine A, B3, C, Zink, Nachtkerze und Probiotika

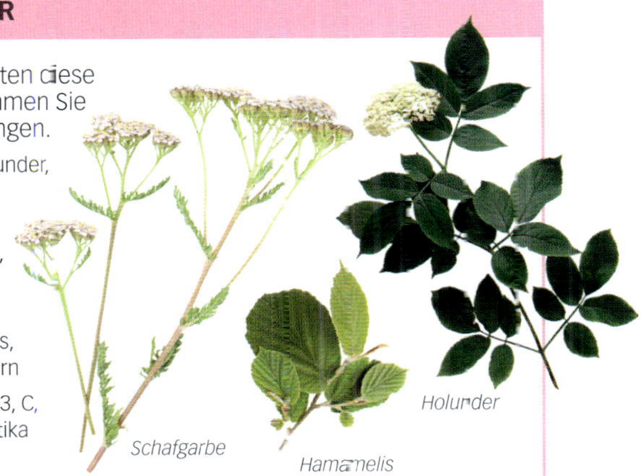

Reife Haut

Die Kosmetikwerbung behauptet, das Ziel bei der Pflege reifer Haut bestehe darin, diese jünger aussehen zu lassen. Versprechungen wie »zehn Jahre jünger über Nacht« oder »beseitigt schnell alle Zeichen der Hautalterung« sind jedoch unrealistisch und übertrieben. Gesund und möglichst gut für Ihr Alter auszusehen, ist ein sehr viel erstrebenswerteres Ziel.

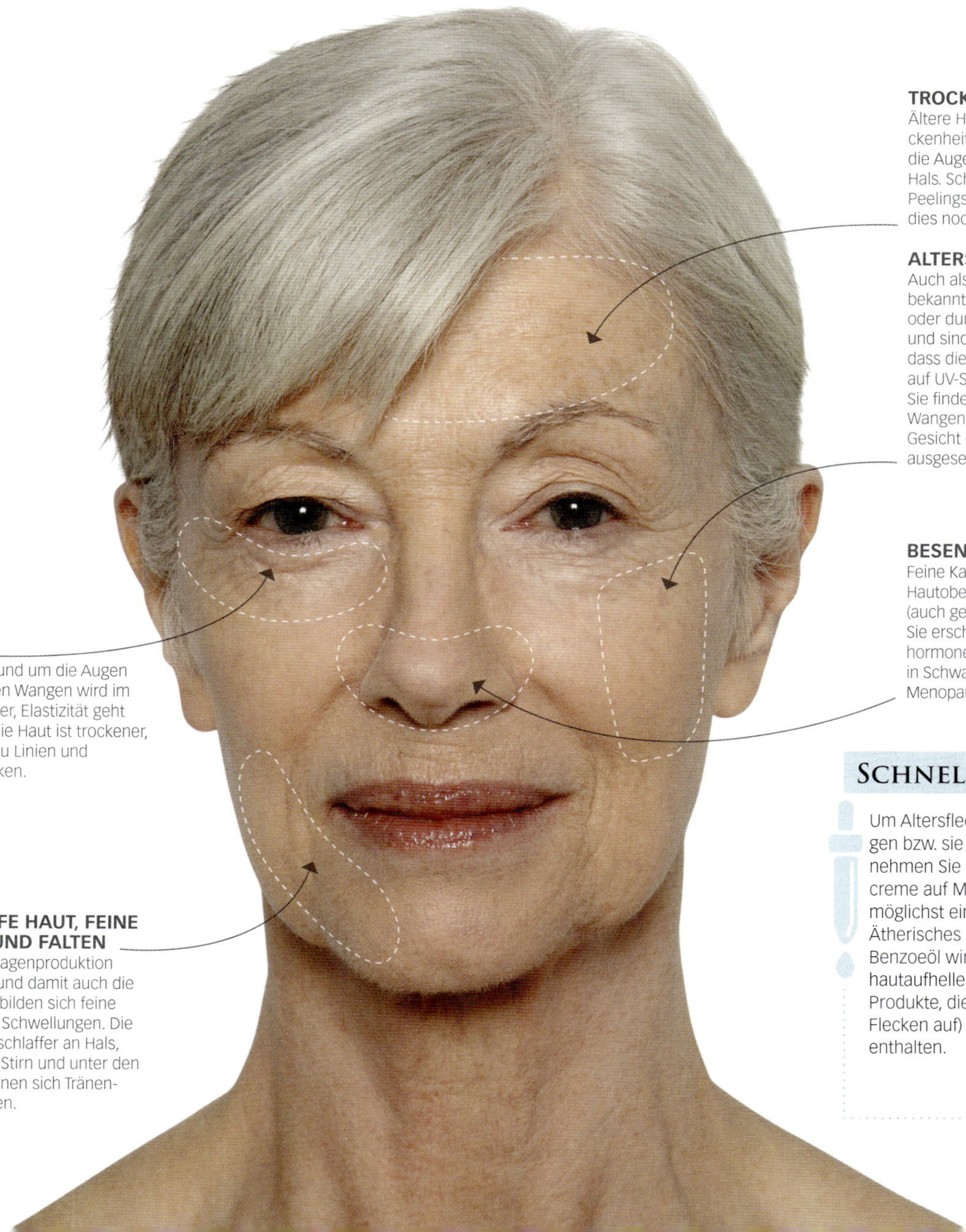

TROCKENE STELLEN
Ältere Haut neigt zu Trockenheit auf Stirn, rund um die Augen, an Wangen und Hals. Scharfe Reiniger und Peelings verschlimmern dies noch.

ALTERSFLECKEN
Auch als Leberflecken bekannt. Sie können braun oder dunkelbraun sein und sind ein Zeichen dafür, dass die Haut sensibler auf UV-Strahlung reagiert. Sie finden sich meist auf Wangen und Stirn, weil das Gesicht der Sonne häufiger ausgesetzt ist.

BESENREISER
Feine Kapillare nah an der Hautoberfläche, die reißen (auch geplatzte Äderchen). Sie erscheinen auch in Zeiten hormoneller Umbrüche, etwa in Schwangerschaft oder Menopause.

DÜNNE HAUT
Die Haut rund um die Augen und auf den Wangen wird im Alter dünner, Elastizität geht verloren, die Haut ist trockener, das führt zu Linien und Tränensäcken.

SCHLAFFE HAUT, FEINE LINIEN UND FALTEN
Da die Collagenproduktion nachlässt und damit auch die Elastizität, bilden sich feine Linien und Schwellungen. Die Haut wird schlaffer an Hals, Kiefer und Stirn und unter den Augen können sich Tränensäcke bilden.

Schnelle Hilfe

Um Altersflecken vorzubeugen bzw. sie zu minimieren, nehmen Sie eine Sonnencreme auf Mineralbasis, möglichst ein Bioprodukt. Ätherisches Zitronen- und Benzoeöl wirken leicht hautaufhellend. Nehmen Sie Produkte, die Süßholz (hellt Flecken auf) und Glycolsäure enthalten.

PROBIEREN SIE …

Ihre Haut ist das Organ Ihres Körpers, an dem das Alter sich am offensichtlichsten zeigt. Allgemein gilt: Je sensibler Sie sich in Ihrem Leben um Haut und Gesundheit kümmern, umso besser trotzen Sie dem Alterungsprozess. Passen Sie Ihre Schönheitspflege den Veränderungen Ihrer Haut an.

FEUCHTIGKEIT, TAG UND NACHT, mit Produkten, die auf den Hauttyp zugeschnitten sind.

EINE GUTE SONNENCREME mit Bioprodukten auf Mineralbasis schützt Ihre Haut.

LASSEN SIE DIE HAUT ATMEN. Verzichten Sie möglichst oft auf Make-up, tanken Sie viel frische Luft, das oxygeniert die Hautzellen, und treiben Sie Sport, damit Sie ins Schwitzen kommen und Giftstoffe ausgeschwemmt werden.

DIE HAUT UM DIE AUGEN ist sehr zart und wird im Laufe der Jahre immer dünner. Verwenden Sie Produkte, die eigens für diesen Bereich zusammengestellt wurden. In die Haut tupfen und klopfen, nicht reiben.

REICHLICH SCHLAFEN IST WICHTIG und kostet nichts. Studien zeigen, dass Schlafmangel Sie um bis zu zehn Jahre älter aussehen lässt.

GESICHTSMASSAGEN SIND SINNVOLL, wenn Sie besonders gut aussehen möchten. Sie können das von einem Fachmann machen lassen oder selbst erlernen (siehe Seite 120–121).

UNTERSTÜTZUNG AUS DER NATUR

Verwenden Sie in Produkten folgende Kräuter und Öle oder eine Ergänzung.

Heilende Pflanzen Rose, Beinwell, Malve, Ringelblume und weißen und grünen Tee

Ätherische Öle Weihrauch, Myrrhe, Rose, Palmarosa, Lavendel, Neroli und Patschuli

Feuchtigkeitsöle Kakaobutter, Aprikosenkern, Avocado, Wildrose und Mandel

Sinnvolle Nahrungsergänzung Vitamin A, C, D und E, Q10, Nachtkerze, Selen und Zink

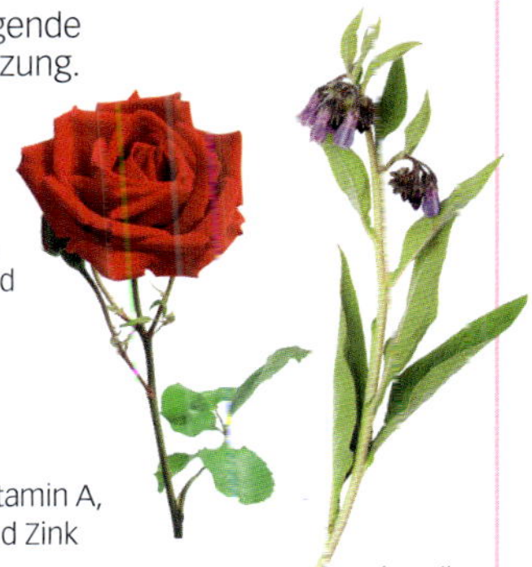
Rose *Beinwell*

VERMEIDEN SIE …

Während wir älter werden, verändert sich auch unsere Haut: Die Collagenfasern, welche die stützende Struktur der Haut bilden, verdrehen sich und »verfilzen«, dadurch entstehen Falten und Unebenheiten. Diesen unvermeidlichen Prozess können Sie verlangsamen. Je eher Sie damit beginnen, desto besser wird Ihre Haut aussehen.

DIE HAUT BEIM REINIGEN NICHT REIBEN. Entfernen Sie Schmutz und Make-up zweimal täglich mit einem milden Mittel und tupfen Sie das Gesicht trocken.

NICHT RAUCHEN! Sonst bilden sich mehr freie Radikale und die Haut altert vorzeitig.

NICHT ZU VIEL ALKOHOL TRINKEN, das kann die Haut austrocknen und die Bildung von Besenreisern begünstigen.

SONNENBÄDER BESCHRÄNKEN. Sie beschleunigen den Collagenabbau. Nehmen Sie ein gutes Sonnenschutzmittel auf Mineralbasis.

WERBEAUSSAGEN MISSTRAUEN. Lesen Sie genau, was auf dem Etikett steht. Einige Anti-Aging-Produkte, etwa Peelings können im Laufe der Zeit die Hautalterung sogar vorantreiben.

RICHTIG ESSEN

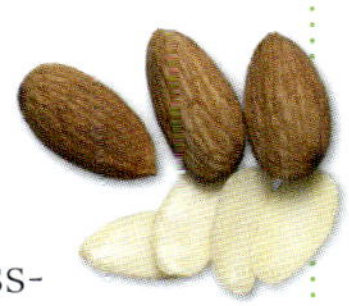

Reichlich Wasser trinken, um hydriert zu bleiben. So strahlt die Haut.

GESUNDE FETTE ESSEN, etwa Omega-3-Fettsäuren (in fettem Fisch, Nüssen, Nussölen, Eigelb) und Omega-6-Fettsäuren (in Samen und -ölen, Vollkornprodukten, Nachtkerzen- und Borretschöl).

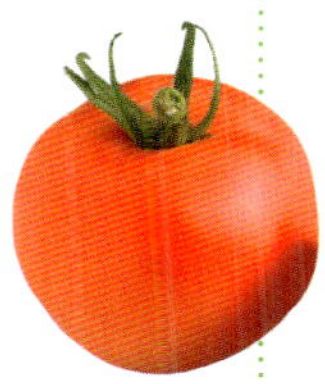

Regenbogenessen: Essen Sie Bioobst und -Gemüse in allen Farben, dunkle Schokolade und trinken Sie grünen Tee. All das ist reich an Antioxidanzien.

FREIE RADIKALE BEKÄMPFEN

Instabile Moleküle, sogenannte freie Radikale, sind für frühzeitige Hautalterung verantwortlich. Der Körper produziert sie, aber Umweltverschmutzung und Chemikalien verstärken deren Wirkung. Antioxidanzien können freie Radikale neutralisieren. Wählen Sie Produkte mit Vitamin E und achten Sie auf frische Vollwertkost.

EIN PLAN FÜR REIFE HAUT

Diese Pflege eignet sich für jugendliche und reife Haut gleichermaßen, doch wird den Bereichen mit Falten und zarter Haut mehr Beachtung geschenkt. Nehmen Sie Produkte mit viel Vitamin A und E, Antioxidanzien, Omega-Fettsäuren und Peptiden und achten Sie auf collagenaufbauende Eigenschaften. Damit werden Falten und andere Zeichen der Hautalterung reduziert.

TÄGLICH

1 REINIGUNG

Nehmen Sie ein sanftes Reinigungsmittel, um Make-up und Schmutz zu entfernen. Bei einem guten Produkt fühlt sich die Haut hinterher sauber und zart an.

RICHTIG ANWENDEN

Morgens und abends mit einem Wattepad auftragen, dabei auf die Angabe des Herstellers achten. Alle Make-up-Spuren entfernen.

2 KLÄREN

Erfrischt die Haut, verfeinert Poren und entfernt Rückstände. Das Gesicht wird für die nährende Behandlung vorbereitet. Ein leicht adstringierendes Gesichtswasser trocknet nicht aus und hat einen Antifalten-Effekt.

RICHTIG ANWENDEN

Zweimal täglich mit Watte auf die Haut tupfen, besonders über vergrößerte Poren.

3 SERUM AUFTRAGEN

Seren enthalten collagenbildende Peptide und pflanzliche Antioxidanzien. Sie dringen tief in die Haut ein. Vor der Feuchtigkeitscreme oder dem Make-up auftragen. Sie sollten schnell einziehen, ohne zu kribbeln.

RICHTIG ANWENDEN

Tragen Sie ein Serum oder eine andere Intensivpflege auf Bereiche mit Alterserscheinungen auf und lassen Sie sie einziehen.

4 FEUCHTIGKEIT

Wählen Sie eine Creme mit Antioxidanzien und collagenbildenden Inhaltsstoffen, die die Haut schützen. Nach dem Auftrag der nährenden Creme sollte sich die Haut weich, aber nicht fettig anfühlen.

RICHTIG ANWENDEN

Sanft von unten nach oben streichen, besonders auf Lippen- und Augenränder sowie zwischen die Augenbrauen.

5 Nachtcreme verwenden

Wählen Sie Inhaltsstoffe, die die Haut nähren, über Nacht Collagen aufbauen und Fältchen lindern können. Antioxidanzien können die Haut nach Sonneneinstrahlung reparieren und Peptide regen die Bildung des Collagens an. Eine geeignete Nachtcreme sollte nähren und Feuchtigkeit spenden und nicht schwer auf der Haut liegen.

Richtig anwenden

Vor dem Zubettgehen auf die Haut tupfen und sanft verteilen, auf die Stellen, die anfällig für Falten sind, konzentrieren.

Wöchentlich

Eine Maske auftragen

Nähren und reinigen Sie die Haut mit einer Gesichtsmaske, die Schmutz entfernt. Eine Anti-Aging-Maske sollte reich an Nährstoffen und hautfreundlichen Antioxidanzien sein. Ihre Haut sollte sich im Anschluss glatt und weich anfühlen und klar aussehen.

Richtig anwenden

Bevor Sie nach dem Gesichtswasser das Serum auftragen, die Maske auf der Haut verteilen und 10–15 Minuten einziehen lassen. Sanft mit Leitungswasser abspülen.

Passende Rezepte:

Weihrauch-Gesichtswasser, S. 107
Argan-Feuchtigkeitscreme, S. 110
Wildrosen-Feuchtigkeitscreme, S. 111
Weihrauch-Tagescreme, S. 112

Empfehlenswerte Pflanzen

Anti-Aging-Pflanzen wirken antioxidativ und entzündungshemmend.

WEIHRAUCH Das ätherische Öl wirkt entzündungshemmend und wie ein Anti-Aging-Mittel. Es klärt die Haut, reduziert feine Linien und Falten. Es schützt die Hautzellen.

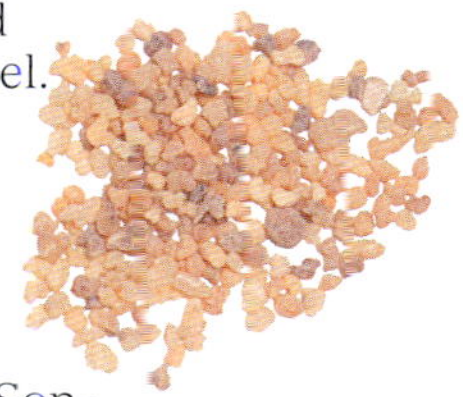

WILDROSENÖL Klinische Studien haben gezeigt, dass die regelmäßige Benutzung Sonnenschäden reparieren und Falten und Altersflecken reduzieren kann. Das Öl ist reich an Vitamin A, Retinol und Linolsäure.

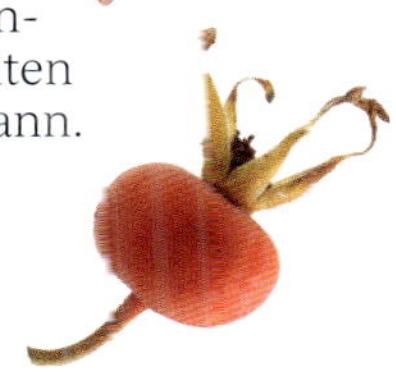

AVOCADOÖL Studien zufolge kann es den Collagenanteil im Bindegewebe erhöhen, so bleibt die Haut weich, elastisch und sieht jugendlich-frisch aus. Das Öl ist reich an Vitaminen, Lezithin und essenziellen Fettsäuren.

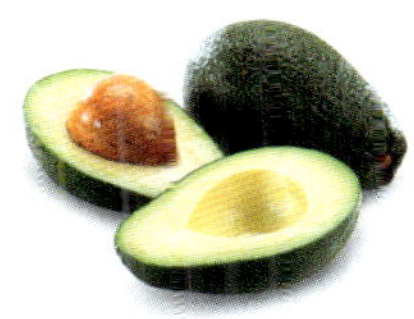

WEISSER/GRÜNER TEE Quelle für Antioxidanzien. Freie Radikale, die durch Sonnenschäden, Stress und eine einseitige Ernährung entstehen, können die Haut schädigen und vorzeitig altern lassen. Weißer und grüner Tee bekämpfen die Schädlinge, schützen somit die Haut und reparieren Schäden.

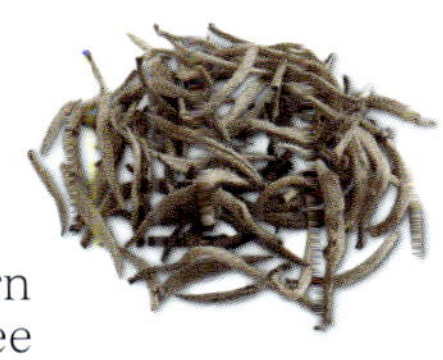

RETTER FÜR DIE HAUT

- Bauen Sie in Ernährung und Hautpflege auf antioxidanzienreiche Pflanzenextrakte und entzündungshemmende, omegareiche Pflanzenöle.
- Achten Sie darauf, dass Sie Ruhe und Entspannung haben. Nur dann kann Ihre Haut sich selbst reparieren.
- Schützen Sie die Haut vor zu viel Sonne – tragen Sie einen Hut, Sonnenbrille und verwenden Sie eine Sonnencreme.
- Tragen Sie regelmäßig verjüngende Gesichtskuren auf

Rezepturen fürs Gesicht

PFLEGEN SIE HAUT, LIPPEN, ZÄHNE UND AUGEN MIT DEN FOLGENDEN REZEPTUREN. JEDE ZUBEREITUNG BERÜCKSICHTIGT DAS GUTE AUS VERSCHIEDENEN **NATÜRLICHEN ZUTATEN**: SCHÖN MACHENDE WIRK- UND INHALTSSTOFFE, DIE IHRER HAUT GUTTUN. BALSAM, EMULSIONEN UND WÄSSRIGE LÖSUNGEN ZUM AUFSPRÜHEN BILDEN DIE BASISPRODUKTE DIESER **HAUTPFLEGESERIE**.

Basis-Reinigungsbalsam

FÜR ALLE HAUTTYPEN

Mit diesem sanften Reinigungsbalsam entfernen Sie Schmutz und Schminkreste. Sonnenblumenöl und Sheabutter lösen Fett und Schmutz, ätherisches Lavendelöl reinigt und heilt alle Hauttypen. Die Textur des Balsams ist so beschaffen, dass Sie ihn sanft verteilen können, das regt die Durchblutung an und entfernt Make-up-Spuren. Danach entfernen Sie den Balsam mit einem Tuch.

Zutaten

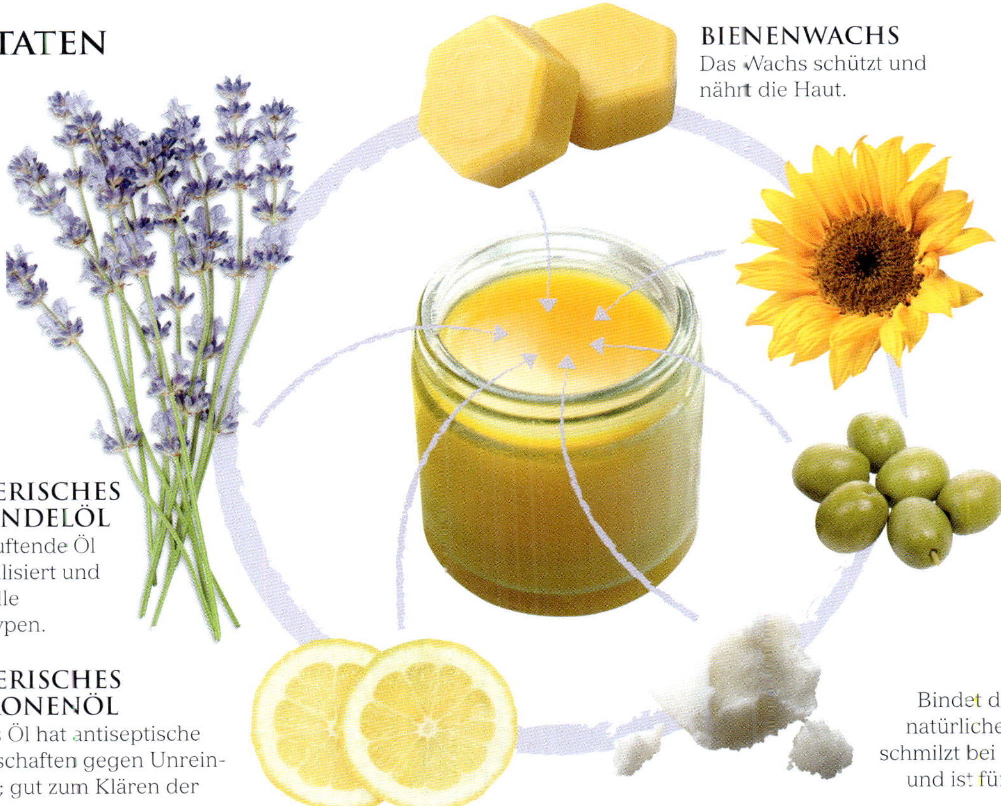

BIENENWACHS
Das Wachs schützt und nährt die Haut.

SONNENBLUMENÖL
Ein streichfähiges Öl, das reich an Vitaminen und essenziellen Fettsäuren ist.

OLIVENÖL
Reichhaltig, etwas klebrig, macht die Haut weich und verbessert sie.

SHEABUTTER
Bindet die Feuchtigkeit auf natürliche Weise. Die Butter schmilzt bei Körpertemperatur und ist für die Haut überaus nährend.

ÄTHERISCHES LAVENDELÖL
Das duftende Öl normalisiert und heilt alle Hauttypen.

ÄTHERISCHES ZITRONENÖL
Dieses Öl hat antiseptische Eigenschaften gegen Unreinheiten; gut zum Klären der Haut.

ERGIBT CA. 140 G

ZUTATEN

- 90 ml Sonnenblumenöl
- 2 TL Olivenöl
- 1 EL Sheabutter
- 1 EL Bienenwachs
- 12 Tropfen ätherisches Lavendelöl
- 8 Tropfen ätherisches Zitronenöl

ZUBEREITUNG

1 Alle Zutaten bis auf die ätherischen Öle im Wasserbad (siehe Seite 133) erhitzen, bis das Wachs geschmolzen ist. Vom Herd nehmen.

2 Sobald die Mischung fest wird, die ätherischen Öle unterrühren.

3 In ein sterilisiertes kleines Schraubglas füllen und ganz abkühlen lassen, dann den Deckel aufschrauben. An einem kühlen, dunklen Ort etwa 3 Monate haltbar.

ANWENDUNG

Eine haselnussgroße Menge mit kreisförmigen Bewegungen 2 Minuten in die Haut massieren, dann mit einem Tuch und warmem Wasser entfernen.

Zwei-Phasen-Reiniger

LEICHT

FÜR ALLE HAUTTYPEN

Dieses Reinigungsmittel mit Öl und Wasser arbeitet in zwei Stufen – es befreit die Haut von überschüssigem Fett und Make-up und **erfrischt** und **tonisiert** sie. Ätherisches Ylang-Ylang- und Rosenöl sorgen für einen exotisch-femininen Duft mit **ausgleichenden** und **hydrierenden** Eigenschaften. Rosenwasser wirkt **adstringierend** und lindert so geplatzte Äderchen und gerötete Bereiche.

ERGIBT CA. 100 ML

ZUTATEN

75 ml Rosenwasser
2 TL Glyzerin
2 TL Mandelöl
8 Tropfen ätherisches Ylang-Ylang-Öl
4 Tropen ätherisches Rosenöl

ZUBEREITUNG

1 Rosenwasser und Glyzerin in einer kleinen Schale mischen.
2 Öl und ätherische Öle hinzufügen und gut verrühren.
3 Die Mischung in ein sterilisiertes Fläschchen füllen und verschließen. Vor der Verwendung kräftig schütteln. An einem kühlen, dunklen Ort etwa 6 Wochen haltbar.

ANWENDUNG

Mit einem Wattepad den Reiniger über die Brauen zur Nase, über das Kinn und über die Wangen verteilen. Den Augenbereich aussparen.

Reinigungs-Peeling-Balsam

FÜR ALLE HAUTTYPEN

Reinigen, beruhigen und **heilen** Sie Ihre Haut mit diesem kaolinreichen Balsam. Er entfernt sanft abgestorbene Zellen. Die Kombination aus Oliven- und Kokosöl **reinigt** und **nährt** die Haut, sie wird glatt und frisch. Rosengeranie steuert nicht nur ein angenehmes Aroma bei, es gleicht auch die Talgproduktion der Haut aus: wichtig für trockene und akneanfällige Haut.

ERGIBT CA. 50 G

ZUTATEN

2 EL Olivenöl
1 TL Kokosöl
½ TL Bienenwachs
1 EL Kaolin (Wascherde)
6 Tropfen ätherisches Rosengeranienöl

ZUBEREITUNG

1 Öle und Bienenwachs im Wasserbad (siehe Seite 133) erhitzen, bis das Wachs geschmolzen ist. Vom Herd nehmen.
2 Kaolin zugeben und unterrühren. Wenn die Mischung abzukühlen beginnt, das ätherische Öl zugeben.
3 Mischung in ein sterilisiertes Glas füllen und vollständig abkühlen lassen, dann mit einem Deckel fest verschließen. An einem kühlen, dunklen Ort etwa 3 Monate haltbar.

ANWENDUNG

Mit kleinen, kreisförmigen Bewegungen in die Haut massieren. Mit einem Tuch und warmem Wasser entfernen. Danach können Sie das Gesicht mit Gesichtswasser erfrischen.

Reinigungs-Peeling-Balsam ▶

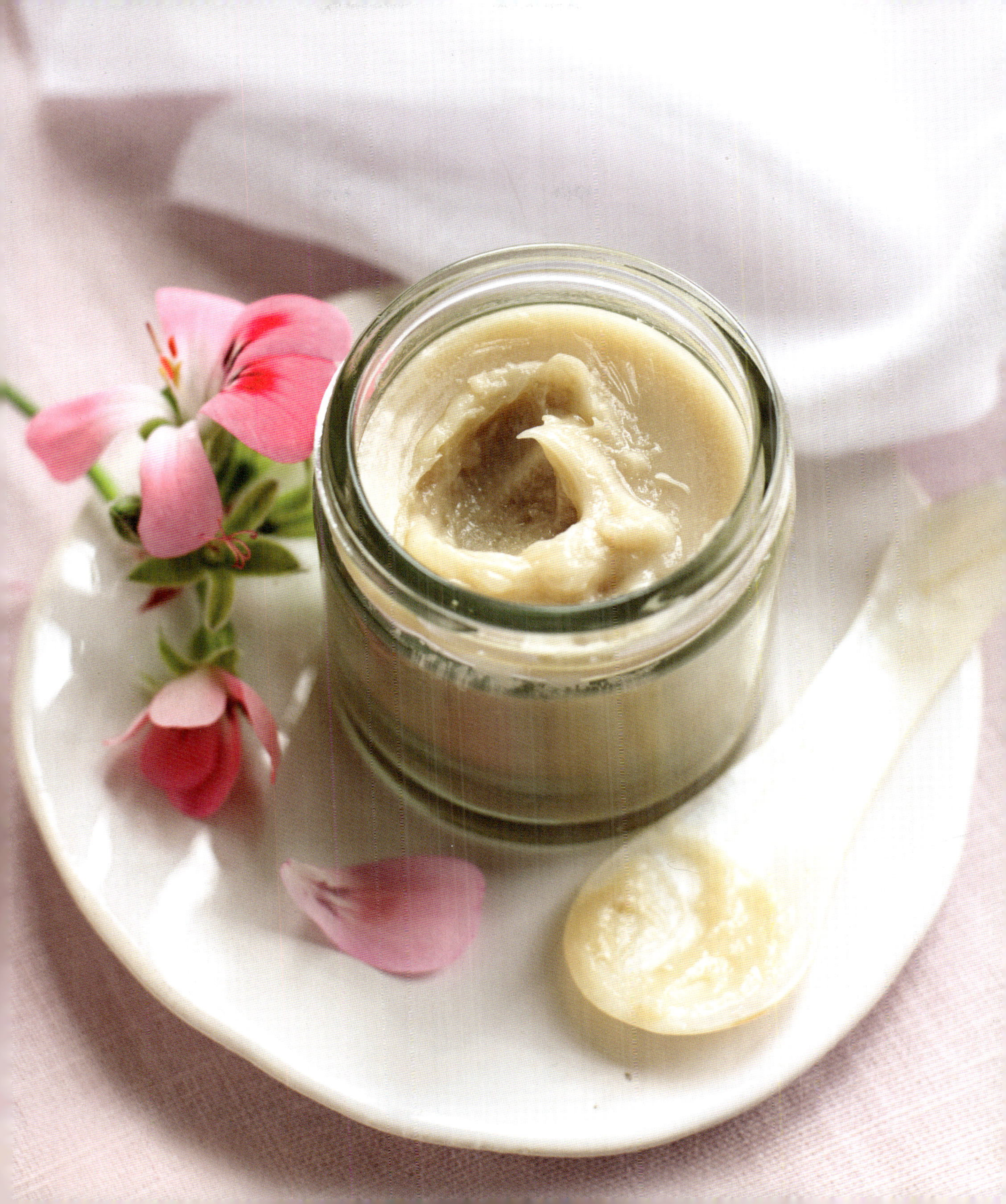

ROSEN-ALOE-GESICHTSWASSER

FÜR NORMALE UND DEHYDRIERTE HAUT

Erfrischen und befeuchten Sie die Haut mit einem Gesichtswasser, dessen Basis ein einfacher Aufguss aus Rosenblütenblättern ist. Rose wirkt **adstringierend**, verkleinert die Poren und die Haut fühlt sich **glatt** an. Sie wirkt auch beruhigend und kann Rosacea und Ekzeme lindern. Aloe vera beruhigt die Haut und **kühlt** angenehm. Sie spendet Feuchtigkeit und fördert so die **Heilung**.

ZUTATEN

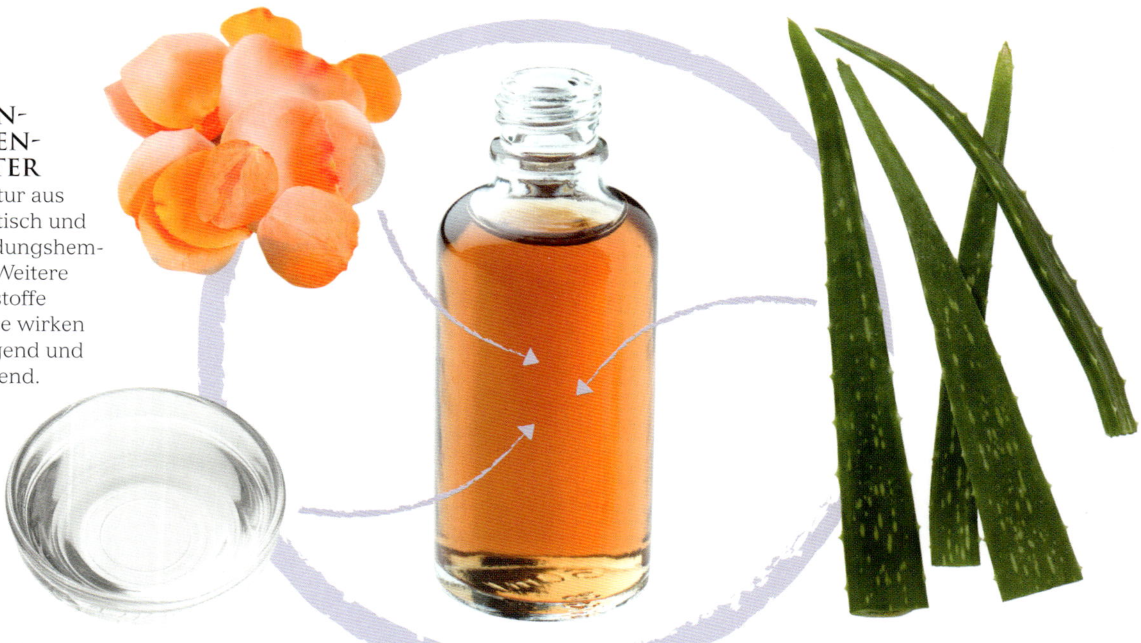

ROSENBLÜTENBLÄTTER
Von Natur aus antiseptisch und entzündungshemmend. Weitere Inhaltsstoffe der Rose wirken beruhigend und hydrierend.

GLYZERIN
Ein Mittel, das die Feuchtigkeit in der Haut hält – ideal für trockene Hauttypen.

ALOE-VERA-SAFT
Der Saft enthält Pflanzenhormone mit wundheilender und entzündungshemmender Wirkung.

ERGIBT CA. 100 ML

ZUTATEN
100 ml Mineralwasser
1 EL getrocknete Rosenblütenblätter
1 TL Glyzerin
1 TL Aloe-vera-Saft

ZUBEREITUNG

1 Für den Aufguss das Mineralwasser zum Kochen bringen. Rosenblätter in einer Tasse mit dem kochenden Wasser übergießen. 10 Minuten ziehen lassen, dann durch ein Sieb abseihen.

2 Glyzerin und Aloe-vera-Saft in den Aufguss rühren. In ein sterilisiertes Fläschchen füllen, abkühlen lassen und verschließen oder einen Zerstäuber aufschrauben. Hält im Kühlschrank bis zu 6 Wochen.

ANWENDUNG

Gut schütteln. Nach der Gesichtsreinigung mit Watte auf das Gesicht auftragen, den Augenbereich aussparen. Alternativ den Zerstäuber nutzen.

WEIHRAUCH-GESICHTSWASSER

LEICHT

FÜR REIFE HAUT

Weihrauch ist in der ägyptischen Hautpflege gut dokumentiert, aus gutem Grund. Das ätherische Öl hat wunderbare Eigenschaften, unter anderem kann es die Zellerneuerung unterstützen, die Bildung von Narbengewebe und die **Wundheilung** fördern. Myrrheöl kann die Haut heilen und besitzt **adstringierende** und **entzündungshemmende** Eigenschaften.

ERGIBT CA. 80 ML

ZUTATEN

75 ml Mineralwasser
1 TL Glyzerin
3 Tropfen ätherisches Weihrauchöl
1 Tropfen ätherisches Myrrheöl

ZUBEREITUNG

1 Mineralwasser und Glyzerin in einer kleinen Schüssel mischen.

2 Die ätherischen Öle hinzufügen und gut verrühren. In ein sterilisiertes Fläschchen geben und verschließen. Im Kühlschrank etwa 6 Wochen haltbar.

ANWENDUNG

Das Gesichtswasser nach der Reinigung einsetzen. Einen Spritzer auf Watte geben und über die Stirn zur Nase und über die Wangen streichen, um Schmutz und Make-up zu entfernen. Auch für einen Zerstäuber geeignet.

NEROLI-GESICHTSSPRAY

LEICHT

FÜR ALLE HAUTTYPEN

Nach einem anstrengenden Training oder einem langem Arbeitstag ist so ein Gesichtsspray ideal, um die Haut zu erfrischen. Neroliöl und Orangenblütenwasser sind **duftende**, stärkende Heilmittel. Sie wirken aufs Nervensystem, **lindern Stress** und Angst und **verjüngen** die Haut. Bergamotte verströmt einen **erfrischenden** Zitrusduft, wirkt antiseptisch und ist hilfreich bei fettiger Haut.

ERGIBT CA. 100 ML

ZUTATEN

75 ml Mineralwasser
1 EL Orangenblütenwasser
1 TL Glyzerin
5 Tropfen ätherisches Neroliöl
2 Tropfen ätherisches Bergamottöl

ZUBEREITUNG

1 Mineralwasser und Orangenblütenwasser in einer Schüssel mischen.

2 Glyzerin und ätherische Öle zugeben und gut verrühren. In ein sterilisiertes Fläschchen füllen und den Zerstäuber aufsetzen. Im Kühlschrank etwa 6 Wochen haltbar.

ANWENDUNG

Nach der Reinigung oder wann immer Ihre Haut Erfrischung und Hydrierung benötigt, auf das Gesicht oder den Körper sprühen.

PALMAROSA-GESICHTSSPRAY

LEICHT

FÜR FETTIGE HAUT UND MISCHHAUT

Verfeinert und harmonisiert die Haut mit ätherischem Palmarosaöl und Hamameliswasser. Letzteres ist ein Adstringens und erfrischt – mit beruhigendem, heilendem Aloe-vera-Saft kombiniert – die Haut. Palmarosa wirkt antiseptisch, hydrierend und reguliert die Talgproduktion. Das ätherische Zitronenöl wirkt adstringierend und belebend.

ZUTATEN

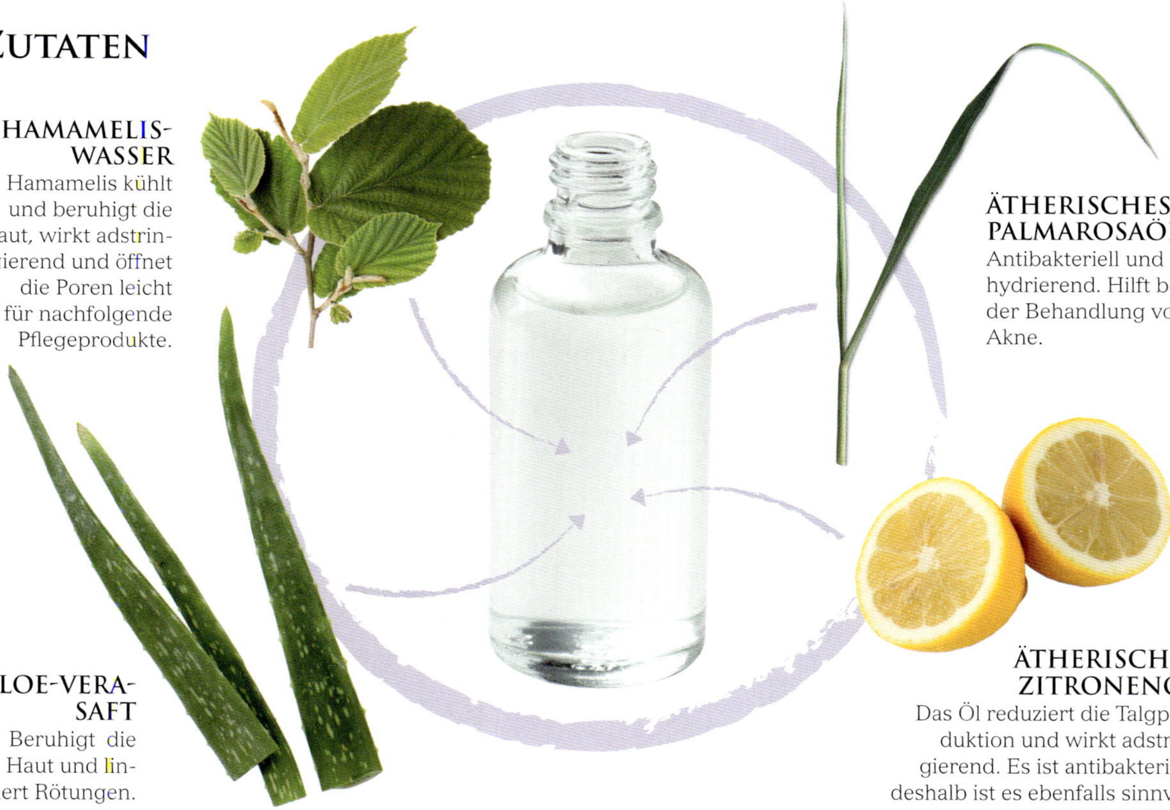

HAMAMELIS-WASSER
Hamamelis kühlt und beruhigt die Haut, wirkt adstringierend und öffnet die Poren leicht für nachfolgende Pflegeprodukte.

ÄTHERISCHES PALMAROSAÖL
Antibakteriell und hydrierend. Hilft bei der Behandlung von Akne.

ALOE-VERA-SAFT
Beruhigt die Haut und lindert Rötungen.

ÄTHERISCHES ZITRONENÖL
Das Öl reduziert die Talgproduktion und wirkt adstringierend. Es ist antibakteriell, deshalb ist es ebenfalls sinnvoll bei der Aknebehandlung.

ERGIBT CA. 60 ML

ZUTATEN
1 EL Aloe-vera-Saft
1 EL Hamameliswasser
2 EL Mineralwasser
2 Tropfen ätherisches Palmarosaöl
1 Tropfen ätherisches Zitronenöl

ZUBEREITUNG

1 Alle Zutaten in einer kleinen Schüssel verrühren.

2 In ein sterilisiertes Fläschchen mit Zerstäuber füllen. Im Kühlschrank hält es sich bis zu 6 Wochen.

ANWENDUNG

Vorher schütteln. Nach der Reinigung oder zur Erfrischung anwenden. Entweder direkt auf das Gesicht sprühen – die Augen dabei fest schließen – oder auf Watte sprühen und vorsichtig auf die Haut tupfen.

Kakaobutter-Feuchtigkeitscreme

FÜR TROCKENE HAUT

Mischen Sie **tiefenwirksame** Kakaobutter mit Mandel- und Jojobaöl zu einer **beruhigenden** Gesichtscreme. Die essenziellen Fettsäuren in Mandel- und Jojobaöl bereichern und **nähren** die Haut und machen sie **geschmeidig**. Bienenwachs bildet einen **Schutzfilm** und bewahrt die Haut so vor Feuchtigkeitsverlust. Diese reichhaltige Creme sorgt dafür, dass die Feuchtigkeit in der Haut bleibt.

ERGIBT CA. 100 G

ZUTATEN

- 2 TL Kakaobutter
- 1 TL Mandelöl
- 1 TL Jojobaöl
- 1 TL Bienenwachs
- 4 EL Mineralwasser
- 1 EL Emulgierwachs
- 1 TL Glyzerin

ZUBEREITUNG

1 Eine Emulsion zubereiten wie unten Schritt für Schritt beschrieben.

2 Wenn die Mischung eine glatte Konsistenz hat, in ein sterilisiertes Glas geben, 1 Stunde abkühlen lassen und das Glas verschließen. Im Kühlschrank 6 Wochen haltbar.

ANWENDUNG

Auf Gesicht und Körper verstreichen, dabei trockenen Stellen besondere Aufmerksamkeit schenken. Gesicht und Hals mit aufwärts streichenden Bewegungen eincremen, nur den Augenbereich aussparen.

Eine Emulsion zubereiten

Kosmetische Emulsionen sind eine Kombination aus Öl und Zutaten, die auf Wasser basieren. Sie verbinden sich nur durch die Zugabe von Emulgatoren. So können Sie Zutaten aufgrund ihrer Wirkstärke kombinieren, ohne zu befürchten, dass sich die Fettphase immer wieder abtrennt. Emulsionen bilden die Grundlage von Feuchtigkeitsprodukten und Cremes.

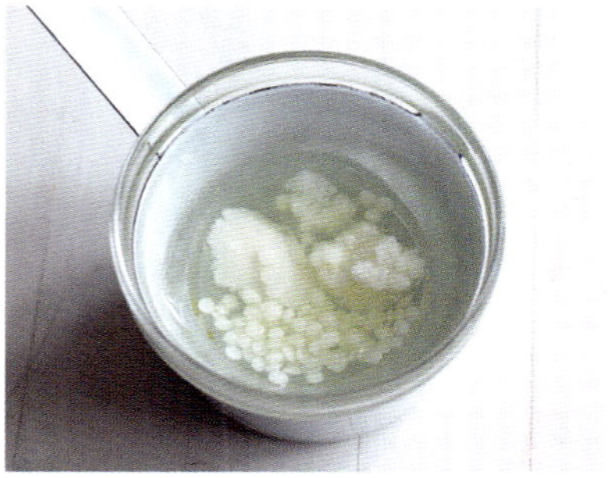

1 Kakaobutter, Mandelöl, Jojobaöl und Bienenwachs in eine Glasschüssel geben. Im Wasserbad erhitzen. Sobald das Wachs geschmolzen ist, die Schüssel wieder herunternehmen.

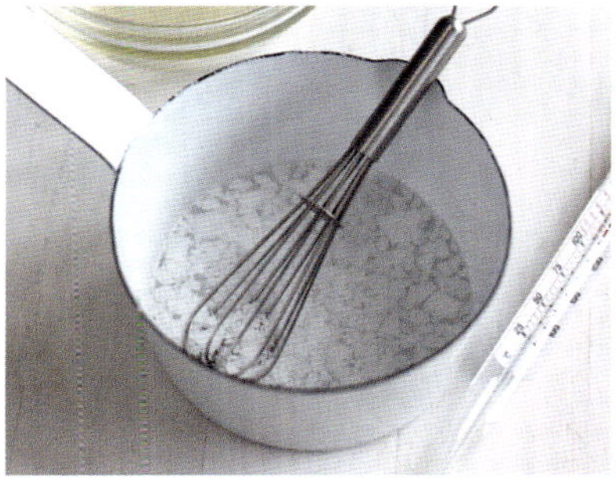

2 Mineralwasser in einem Topf auf 80 °C erhitzen. Emulgierwachs und Glyzerin hinzufügen und rühren, bis sich das Wachs vollständig aufgelöst hat. Das Wasser muss noch einmal erhitzt werden, wenn das Wachs sich nicht auflöst.

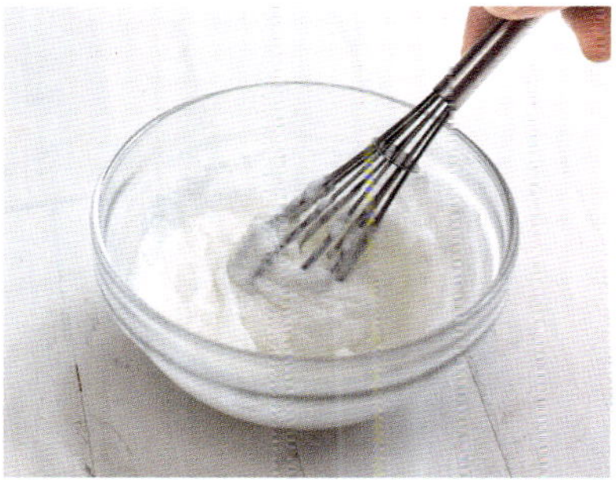

3 Die heiße Ölmischung zum heißen Wasser geben und mit einem Schneebesen oder Stabmixer glatt rühren. Während des Abkühlens noch einige Male rühren.

Jasmin-Sheabutter-Creme

FÜR TROCKENE HAUT

Behandeln Sie trockene Bereiche der Haut mit dieser aromatischen Creme. Sheabutter macht die Haut **weich** und **nährt** sie, Aprikosenöl bessert sie aus und **beruhigt** sie. Die Creme ist hilfreich bei Hautentzündungen oder verbrannter, heißer Haut sowie bei faltiger, reifer Haut.

ERGIBT CA. 100 G

ZUTATEN

2 TL Sheabutter
1 TL Avocadoöl
1 TL Aprikosenkernöl
1 TL Bienenwachs
4 EL Mineralwasser
1 EL Emulgierwachs
1 TL Glyzerin
6 Tropfen ätherisches Jasminöl
2 Tropfen ätherisches Rosengeranienöl

ZUBEREITUNG

1 Eine Emulsion zubereiten (siehe Seite 109), dafür Butter, Öle und Bienenwachs im Wasserbad schmelzen.

2 Das Mineralwasser in einem Topf auf 80 °C erhitzen. Das Emulgierwachs und Glyzerin hinzufügen und rühren, bis das Wachs geschmolzen ist.

3 Die heiße Ölmischung zur heißen Wassermischung geben und mit einem Schneebesen oder Stabmixer glatt rühren.

4 Während des Abkühlens noch einige Male rühren. Die ätherischen Öle unterrühren. In ein sterilisiertes Glas füllen und nach dem Abkühlen mit einem Deckel verschließen. Im Kühlschrank 6 Wochen haltbar.

ANWENDUNG

Gesicht und Hals mit aufwärts streichenden Bewegungen eincremen, den Augenbereich aussparen. Tagsüber und abends für eine weiche, geschmeidige Haut anwenden, besonders auf trockene Bereiche.

Argan-Feuchtigkeitscreme

FÜR TROCKENE HAUT

Die **reichhaltige** Creme sorgt dafür, dass die Feuchtigkeit in der Haut bleibt. Arganöl ist für seine nährenden und **feuchtigkeitsspendenden** Eigenschaften bekannt. Sheabutter pflegt die Haut ebenfalls und das vitaminreiche Avocadoöl kann ausgetrocknete Haut **beruhigen**.

ERGIBT CA. 100 G

ZUTATEN

1 TL Sheabutter
2 TL Arganöl
1 TL Avocadoöl
1 TL Bienenwachs
4 EL Mineralwasser
1 EL Emulgierwachs
1 TL Glyzerin
5 Tropfen ätherisches Weihrauchöl
1 Tropfen ätherisches Neroliöl
1 Tropfen ätherisches Bergamottöl

ZUBEREITUNG

1 Eine Emulsion zubereiten (siehe Seite 109), dafür Butter, Öle und Bienenwachs im Wasserbad schmelzen.

2 Das Mineralwasser in einem Topf auf 80 °C erhitzen. Das Emulgierwachs und Glyzerin hinzufügen und rühren, bis es geschmolzen ist.

3 Die heiße Ölmischung zur heißen Wassermischung geben und mit einem Schneebesen oder Stabmixer glatt rühren.

4 Während des Abkühlens noch einige Male rühren. Die ätherischen Öle unterrühren. In ein sterilisiertes Glas füllen und nach dem Abkühlen mit einem Deckel verschließen. Im Kühlschrank 6 Wochen haltbar.

ANWENDUNG

Gesicht und Hals mit kleinen, kreisförmigen Aufwärtsbewegungen eincremen, den Augenbereich aussparen.

Wildrosen-Feuchtigkeitscreme

FÜR ALLE HAUTTYPEN

Das stärkende Wildrosenöl **heilt** und **belebt** reife oder narbige Haut. Es ist reich an Vitaminen und Antioxidanzien und kann Narbengewebe, Hyperpigmentierung und Falten reduzieren. Die Kombination ätherischer Öle kann die Haut **heilen, verjüngen** und **ins Gleichgewicht bringen.**

ERGIBT CA. 100 G

ZUTATEN

2 TL Sheabutter
2 TL Wildrosenöl
1 TL Bienenwachs
4 EL Mineralwasser
1 EL Emulgierwachs
1 EL Rosenwasser
1 TL Glyzerin
Je 2 Tropfen ätherisches Rosengeranienöl, Rosmarinöl, Weihrauchöl, Patschuliöl und Palmarosaöl

ZUBEREITUNG

1 Eine Emulsion zubereiten (siehe Seite 109), dafür Butter, Öl und Bienenwachs im Wasserbad schmelzen.

2 Das Mineralwasser in einem Topf auf 80 °C erhitzen. Das Emulgierwachs, Rosenwasser und Glyzerin hinzufügen und rühren, bis das Wachs vollständig geschmolzen ist.

3 Die heiße Ölmischung zur heißen Wassermischung geben und mit einem Schneebesen oder Stabmixer glatt rühren.

4 Während des Abkühlens noch einige Male rühren. Die ätherischen Öle unterrühren. In ein sterilisiertes Glas füllen und nach dem Abkühlen mit einem Deckel verschließen. Im Kühlschrank 6 Wochen haltbar.

ANWENDUNG

Gesicht und Hals mit kleinen, kreisförmigen Aufwärtsbewegungen eincremen, den Augenbereich aussparen.

Avocado-Honig-Creme

FÜR NORMALE UND TROCKENE HAUT

Honig **nährt, beruhigt** und **schützt** und macht die Haut **geschmeidig**. Das reichhaltige Avocadoöl enthält viele Vitamine und wirkt **hautverbessernd**. Diese gehaltvolle Feuchtigkeitscreme enthält zudem nährendes Mandelöl und duftendes Neroliöl und ist besonders für empfindliche Haut geeignet.

ERGIBT CA. 100 G

ZUTATEN

2 TL Sheabutter
1 TL Mandelöl
1 TL Avocadoöl
4 EL Mineralwasser
1 EL Emulgierwachs
1 TL Glyzerin
1 TL klarer Biohonig
5 Tropfen ätherisches Orangenöl
5 Tropfen ätherisches Neroliöl

ZUBEREITUNG

1 Eine Emulsion zubereiten (siehe Seite 109), dafür Butter und Öle im Wasserbad schmelzen.

2 Das Mineralwasser in einem Topf auf 80 °C erhitzen. Emulgierwachs, Glyzerin und Honig hinzufügen und rühren, bis das Wachs geschmolzen ist.

3 Die heiße Ölmischung zur heißen Wassermischung geben und mit einem Schneebesen oder Stabmixer glatt rühren.

4 Während des Abkühlens noch einige Male rühren. Die ätherischen Öle unterrühren. In ein sterilisiertes Glas füllen und nach dem Abkühlen mit einem Deckel verschließen. Im Kühlschrank bis zu 6 Wochen haltbar.

ANWENDUNG

Gesicht und Hals mit kleinen, kreisförmigen Aufwärtsbewegungen eincremen, den Augenbereich aussparen.

Weihrauch-Tagescreme

FÜR REIFE HAUT

Verjüngen und beleben Sie Ihre Haut mit dieser Creme. Sie enthält zwei essenzielle Fettsäuren mit **Anti-Aging**-Eigenschaften. Weihrauch wirkt **verjüngend** und ist ideal in Kombination mit Myrrheöl, das als Hüter der Haut gilt. Beide können Falten und Zeichen der Hautalterung hinauszögern.

ERGIBT CA. 100 G

ZUTATEN

1 EL Kakaobutter
1 TL Arganöl
1 TL Bienenwachs
4 EL Mineralwasser
1 EL Emulgierwachs
5 Tropfen ätherisches Weihrauchöl
3 Tropfen ätherisches Myrrheöl

ZUBEREITUNG

1 Eine Emulsion zubereiten (siehe Seite 109), dafür Butter, Öl und Bienenwachs im Wasserbad schmelzen.

2 Das Mineralwasser in einem Topf auf 80 °C erhitzen. Emulgierwachs hinzufügen und rühren, bis es vollständig geschmolzen ist.

3 Die heiße Ölmischung zur heißen Wassermischung geben und mit einem Schneebesen oder Stabmixer glatt rühren.

4 Während des Abkühlens noch einige Male rühren. Die ätherischen Öle unterrühren. In ein sterilisiertes Glas füllen und nach dem Abkühlen mit einem Deckel verschließen. Im Kühlschrank bis zu 6 Wochen haltbar.

ANWENDUNG

Gesicht und Hals mit kleinen, kreisförmigen Aufwärtsbewegungen täglich eincremen, den Augenbereich aussparen.

Beruhigende Gesichtscreme

FÜR TROCKENE UND EMPFINDLICHE HAUT

Empfindliche Haut kann auf Stress reagieren, genauso auf bestimmte Produkte oder Zutaten. Dann kommt es meist zu Rötungen, Juckreiz oder schuppiger Haut. Diese Creme wirkt dank Calendula und einer optimalen Mischung aus ätherischen Ölen entzündungshemmend und beruhigend.

ERGIBT CA. 100 G

ZUTATEN

1 EL Kakaobutter
1 TL Calendula-Ölmazerat
1 TL Bienenwachs
3 EL Mineralwasser
1 EL Emulgierwachs
1 TL Aloe-vera-Saft
3 Tropfen ätherisches Römisches Kamillenöl
1 Tropfen ätherisches Lavendelöl
1 Tropfen ätherisches Rosenöl

ZUBEREITUNG

1 Eine Emulsion zubereiten (siehe Seite 109), dafür Butter, Mazerat und Bienenwachs im Wasserbad schmelzen.

2 Das Mineralwasser in einem Topf auf 80 °C erhitzen. Emulgierwachs hinzufügen und rühren, bis es vollständig geschmolzen ist.

3 Die heiße Ölmischung zur heißen Wassermischung geben und mit einem Schneebesen oder Stabmixer glatt rühren.

4 Während des Abkühlens noch einige Male rühren. Die ätherischen Öle unterrühren. In ein sterilisiertes Glas füllen und nach dem Abkühlen mit einem Deckel verschließen. Im Kühlschrank bis zu 6 Wochen haltbar.

ANWENDUNG

Nach dem Reinigen Gesicht und Hals mit kleinen, kreisförmigen Aufwärtsbewegungen eincremen, den Augenbereich aussparen.

Beruhigende Gesichtscreme ▶

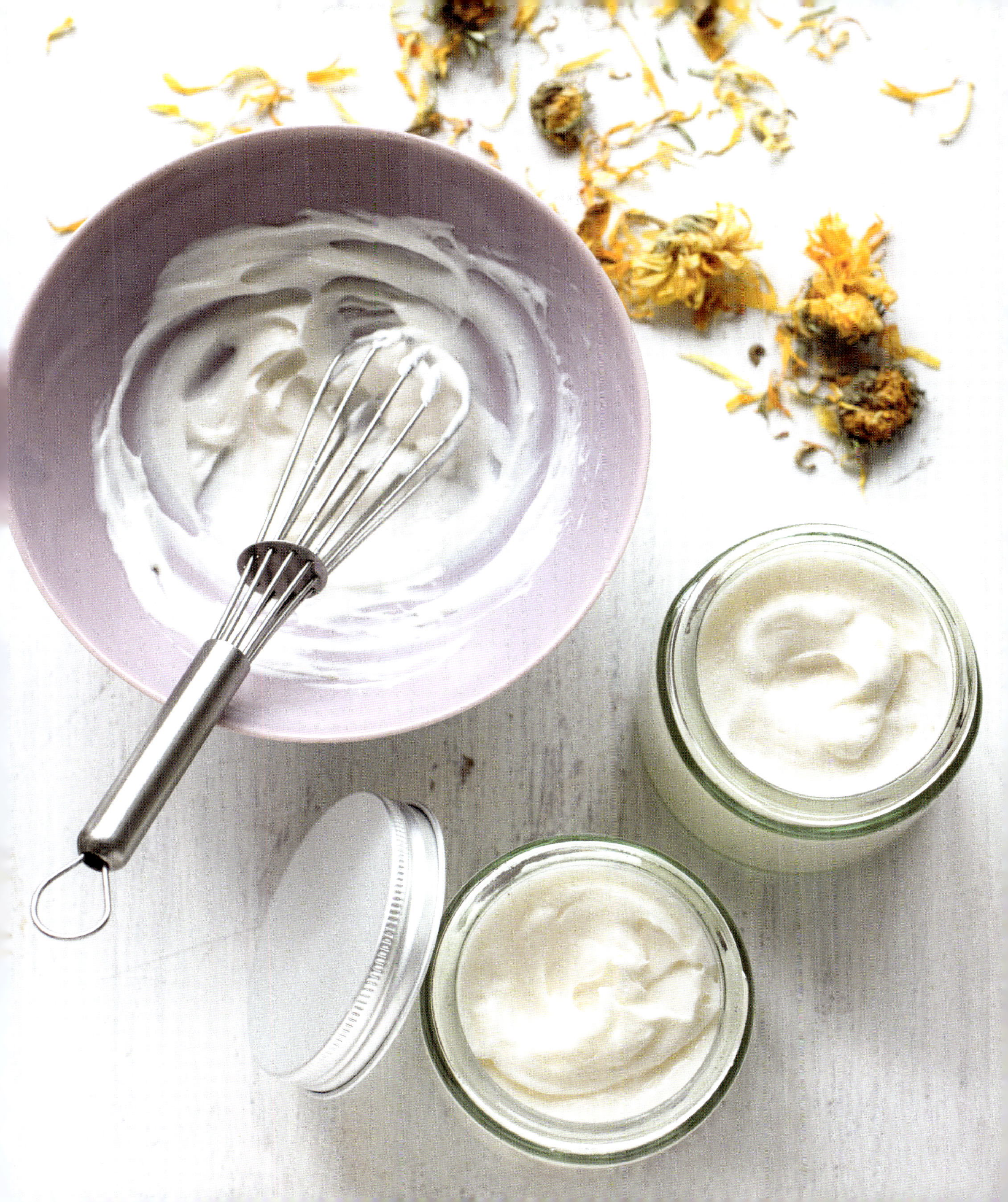

Nachtkerzen-Feuchtigkeitscreme

FÜR REIFE HAUT

Beruhigen, kühlen und verjüngen Sie Ihre Haut mit dieser Creme. Sie enthält Nachtkerzenöl, das reich an Gamma-Linolensäure (GLA) ist. GLA hat natürliche **entzündungshemmende** und **hautverjüngende, glättende** Eigenschaften und kann das Hautbild verbessern.

ERGIBT CA. 100 G

ZUTATEN

200 ml Mineralwasser
1 EL Rosenblütenblätter
2 TL Nachtkerzenöl
2 TL Jojobaöl
1 TL Bienenwachs
1 EL Emulgierwachs
1 TL Glyzerin
6 Tropfen ätherisches Rosenöl
4 Tropfen ätherisches Patschuliöl
2 Tropfen ätherisches Rosengeranienöl

ZUBEREITUNG

1 Mineralwasser zum Kochen bringen. Die Blütenblätter in einer Kanne damit darübergießen. Nach 10 Minuten abseihen.

2 Eine Emulsion zubereiten (siehe Seite 109), dafür Öle und Bienenwachs im Wasserbad schmelzen. Die Schüssel vom Wasserbad nehmen.

3 4 Esslöffel vom Aufguss auf 80 °C erhitzen, Emulgierwachs und Glyzerin hinzufügen und rühren, bis das Wachs sich aufgelöst hat. Den Aufguss zur Ölmischung geben und glatt rühren.

4 Während des Abkühlens noch einige Male rühren. Die ätherischen Öle unterrühren. In ein sterilisiertes Glas füllen und 1 Stunde abkühlen lassen, dann mit dem Deckel verschließen. Bis zu 6 Wochen haltbar.

ANWENDUNG

Gesicht und Hals mit kleinen, kreisförmigen Aufwärtsbewegungen eincremen, den Augenbereich aussparen.

Neroli-Melisse-Nachtcreme

FÜR ALLE HAUTTYPEN

Diese **hydrierende** Nachtcreme regeneriert die Haut. Jojobaöl bildet einen Schutzfilm, macht die Haut geschmeidig und schenkt ihr Feuchtigkeit. Die **nährende** Wirkung von Sheabutter und das **beruhigende** Neroliöl tun ein Übriges, Ihre Haut während des Schlafens **aufzubauen**.

ERGIBT CA. 100 G

ZUTATEN

1 TL Sheabutter
3 TL Jojobaöl
1 TL Bienenwachs
1 EL Emulgierwachs
200 ml Mineralwasser
1 EL frisch gehackte Zitronenmelisse
1 TL Glyzerin
5 Tropfen ätherisches Neroliöl
2 Tropfen ätherisches Orangenöl

ZUBEREITUNG

1 Eine Emulsion zubereiten (siehe Seite 109), dafür Butter, Öl und Bienenwachs im Wasserbad schmelzen. Die Schüssel vom Wasserbad nehmen.

2 Mineralwasser zum Kochen bringen. Die Melisse in einer Kanne damit darübergießen. Nach 10 Minuten abseihen.

3 4 Esslöffel vom Aufguss im Topf auf 80 °C erhitzen, Emulgierwachs und Glyzerin zugeben und glatt rühren. Zur heißen Ölmischung gießen und mit einem Schneebesen oder Stabmixer glatt rühren.

4 Während des Abkühlens noch einige Male rühren. Die ätherischen Öle unterrühren. In ein sterilisiertes Glas füllen und nach dem Abkühlen mit einem Deckel verschließen. Im Kühlschrank bis zu 6 Wochen haltbar.

ANWENDUNG

Gesicht und Hals mit kleinen, kreisförmigen Aufwärtsbewegungen eincremen, den Augenbereich aussparen.

Rosengeranien-Jojoba-Creme

FÜR FETTIGE HAUT UND MISCHHAUT

Diese Creme bringt Mischhaut ins **Gleichgewicht**. Jojoba- und Rosengeranienöl stärken die Regulierung der Talgdrüsen und das ätherische Palmarosaöl hilft, die Talgproduktion zu normalisieren. Palmarosa wirkt überdies **antiseptisch** und **hydrierend** und hilft bei leichten Hautinfektionen.

ERGIBT CA. 100 G

ZUTATEN

2 EL Jojobaöl
3 EL Mineralwasser
1 EL Emulgierwachs
1 TL Glyzerin
8 Tropfen ätherisches Rosengeranienöl
2 Tropfen ätherisches Palmarosaöl

ZUBEREITUNG

1 Eine Emulsion zubereiten (siehe Seite 109), dafür das Jojobaöl im Wasserbad erhitzen. Die Schüssel vom Wasserbad nehmen.

2 Das Mineralwasser in einem Topf auf 80 °C erhitzen. Emulgierwachs und Glyzerin hinzufügen und gut verrühren.

3 Das heiße Öl zur heißen Wassermischung geben und mit einem Schneebesen oder Stabmixer glatt rühren.

4 Während des Abkühlens noch einige Male rühren. Die ätherischen Öle unterrühren. In ein sterilisiertes Glas füllen und nach dem Abkühlen mit einem Deckel verschließen. Im Kühlschrank bis zu 6 Wochen haltbar.

ANWENDUNG

Gesicht und Hals mit kleinen, kreisförmigen Aufwärtsbewegungen eincremen, den Augenbereich aussparen.

Kamille-Calendula-Creme

FÜR EMPFINDLICHE HAUT

Für empfindliche Haut sind individuell zubereitete Cremes am besten. In dieser sanften Feuchtigkeitspflege ist die Menge der Zutaten auf ein Minimum reduziert. Calendula wird traditionell bei Hautproblemen angewandt. Wie Kamille wirkt sie entzündungshemmend und wundheilend.

ERGIBT CA. 100 G

ZUTATEN

1 EL Kakaobutter
2 TL Calendula-Ölmazerat
1 TL Bienenwachs
200 ml Mineralwasser
1 EL getrocknete Kamilleblüten
1 EL getrocknete Calendulablüten
1 EL Emulgierwachs
1 TL Glyzerin

ZUBEREITUNG

1 Eine Emulsion zubereiten (siehe Seite 109), dafür Butter, Mazerat und Bienenwachs im Wasserbad schmelzen.

2 Für den Aufguss Mineralwasser aufkochen und die getrockneten Blüten in einer Kanne damit übergießen. 10 Minuten ziehen lassen, dann abseihen.

3 Vom Aufguss 3 Esslöffel auf 80 °C erhitzen, Emulgierwachs und Glyzerin hinzugeben. Rühren, bis das Wachs vollständig geschmolzen ist.

4 Die heiße Fettmischung zur heißen Aufgussmischung geben und mit einem Schneebesen oder Stabmixer glatt rühren. In ein sterilisiertes Glas füllen und nach dem Abkühlen mit einem Deckel verschließen. Im Kühlschrank bis zu 6 Wochen haltbar.

ANWENDUNG

Gesicht und Hals mit kleinen, kreisförmigen Aufwärtsbewegungen eincremen, den Augenbereich aussparen.

SCHÖNHEITSBALSAM

ALLZWECK

FÜR ALLE HAUTTYPEN

Mit diesem milden Gesichtsbalsam **beleben** und **nähren** Sie grau und müde aussehende Haut. Reichhaltige Öle und Sheabutter können Wasserverlust der Haut ausgleichen und sie so weich und geschmeidig halten. Der Balsam enthält Arganöl, ein Haut- und Haaröl aus Marokko, sowie vitamin- und antioxidanzienreiches Wildrosenöl, das die Haut **regeneriert** und den **Hauttonus** verbessert.

ZUTATEN

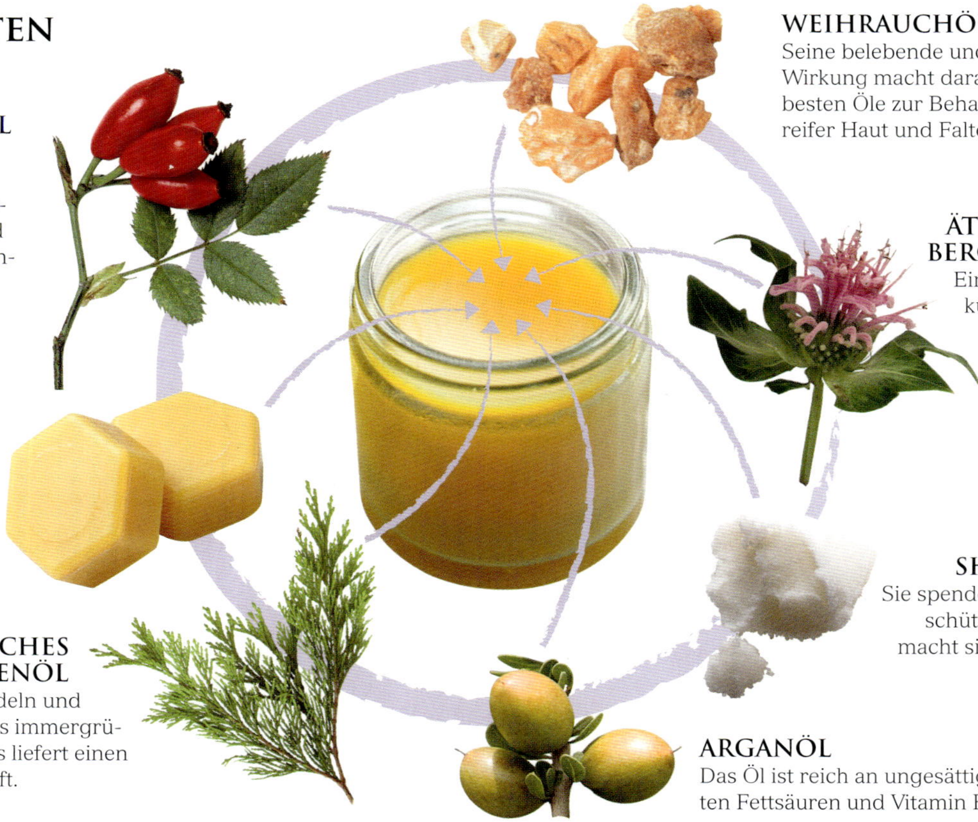

WILDROSENÖL ist reich an Vitaminen und Antioxidanzien und hilft, Narbengewebe zu reduzieren.

BIENENWACHS bildet eine Schutzschicht auf der Haut.

ÄTHERISCHES ZYPRESSENÖL aus den Nadeln und Zweigen des immergrünen Baumes liefert einen frischen Duft.

WEIHRAUCHÖL Seine belebende und verjüngende Wirkung macht daraus eines der besten Öle zur Behandlung von reifer Haut und Falten.

ÄTHERISCHES BERGAMOTTÖL Ein erfrischendes, kühlendes Öl mit einem fruchtigsüßen Duft und heilenden Eigenschaften.

SHEABUTTER Sie spendet Feuchtigkeit, schützt die Haut und macht sie geschmeidig.

ARGANÖL Das Öl ist reich an ungesättigten Fettsäuren und Vitamin E.

ERGIBT CA. 100 G

ZUTATEN

- 2 EL Arganöl
- 2 EL Wildrosenöl
- 2 EL Sheabutter
- 1 EL Bienenwachs
- 5 Tropfen ätherisches Zypressenöl
- 5 Tropfen ätherisches Weihrauchöl
- 5 Tropfen ätherisches Bergamottöl

ZUBEREITUNG

1 Öle, Butter und Bienenwachs im Wasserbad (siehe Seite 133) erhitzen. Rühren, bis das Wachs geschmolzen ist. Vom Wasserbad nehmen.

2 Ätherische Öle zugeben und in ein sterilisiertes Glas füllen. 1–2 Stunden abkühlen lassen, dann mit dem Deckel verschließen. Kühl und dunkel gelagert etwa 3 Monate haltbar.

ANWENDUNG

Mit kreisförmigen Bewegungen in die Haut einmassieren. Als Feuchtigkeitsschutz auf der Haut lassen oder als Reiniger mit einem feuchten Tuch abwischen, um abgestorbene Hautzellen zu entfernen.

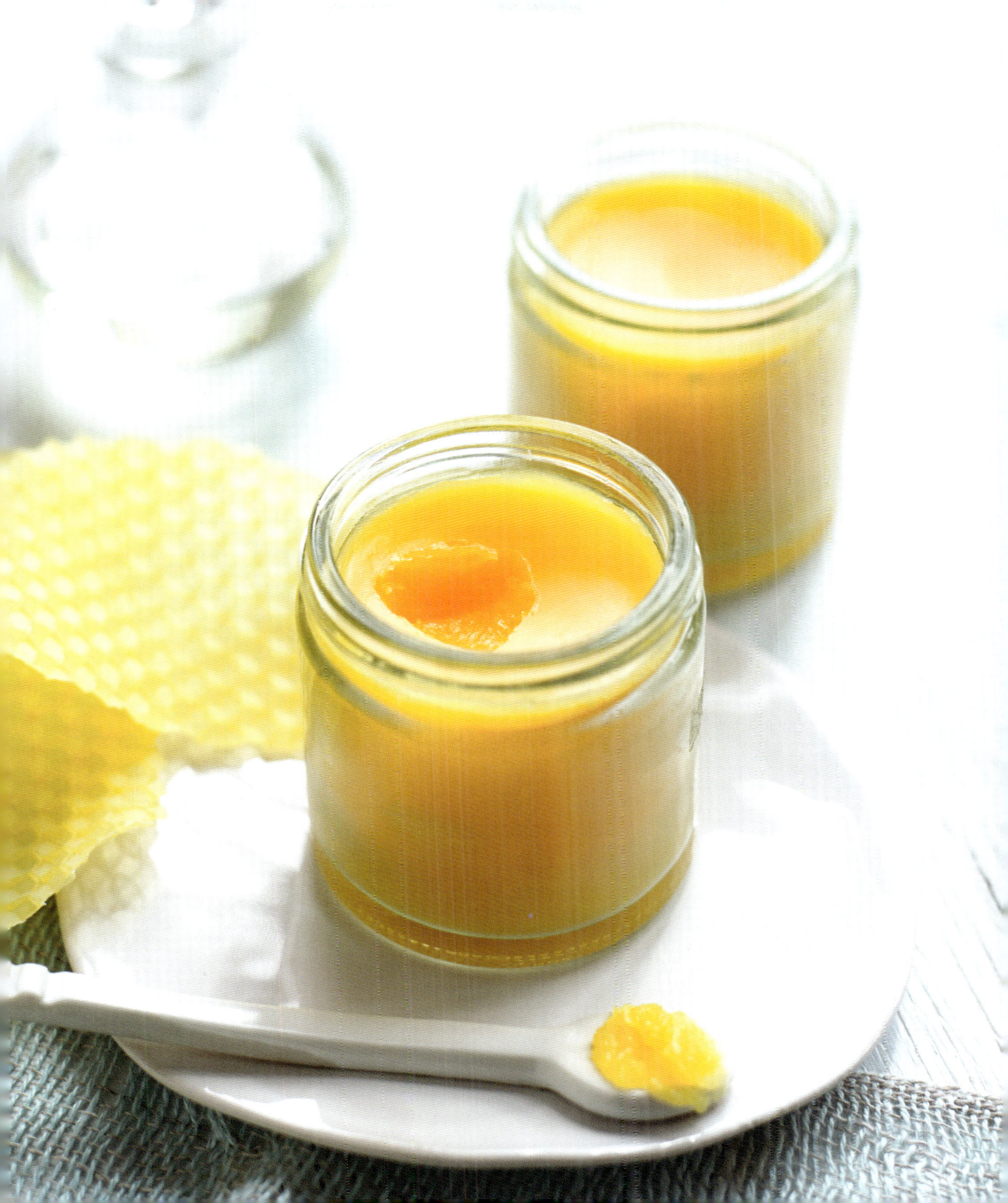

PALMAROSA-GESICHTSSÖL

LEICHT

FÜR FETTIGE HAUT UND MISCHHAUT

Die Mischung aus leichtem Traubenkern-, Jojoba- und Hanföl **belebt** fettige und Mischhaut und bringt sie ins **Gleichgewicht**. Ätherisches Palmarosaöl liefert einen süßen, rosenähnlichen Duft und wirkt **antiseptisch**. Es **hydriert** die Haut und **normalisiert** die Talgproduktion. Ätherisches Zitronenöl wirkt **adstringierend** und wirkt so einer Überproduktion von Talg entgegen.

ERGIBT CA. 90 ML

ZUTATEN

60 ml Traubenkernöl
1 EL Jojobaöl
1 EL Hanföl
5 Tropfen ätherisches Palmarosaöl
2 Tropfen ätherisches Bergamottöl
2 Tropfen ätherisches Zitronenöl
1 Tropfen ätherisches Lavendelöl

ZUBEREITUNG

1 Alle Zutaten in einer Schüssel mischen.

2 In eine sterilisierte Flasche füllen und mit Deckel oder Tropfer verschließen. Vor der Verwendung schütteln. Im Kühlschrank 3 Monate haltbar.

ANWENDUNG

Einige Tropfen auf die Fingerspitzen geben und mit kreisförmigen Bewegungen auf Gesicht und Hals verstreichen. Den empfindlichen Augenbereich aussparen. Abends auftragen oder unter der täglichen Feuchtigkeitscreme, wenn die Haut zusätzlich hydriert werden soll.

GESICHTSÖL FÜR ROSIGE HAUT

LEICHT

FÜR ALLE HAUTTYPEN

Das antioxidanzienreiche Gesichtsöl belebt müde Haut. Wildrosenöl trägt zur Geweberegeneration bei, etwa bei Verbrennungen, Gesichtsfalten und Narben. Sanddornöl enthält viele essenzielle Fettsäuren und Carotinoide, deshalb ist das Gesichtsöl fantastisch zum Aufhellen des Hautbilds. Es kann das Gesicht leicht gelblich tönen, doch das lässt sich abwaschen.

ERGIBT CA. 60 ML

ZUTATEN

2 EL Wildrosenöl
1 EL Weizenkeimöl
1–2 Tropfen Sanddornöl
2 Tropfen ätherisches Zypressenöl
1 Tropfen ätherisches Salbeiöl
2 Tropfen ätherisches Rosmarinöl
2 Tropfen ätherisches Weihrauchöl

ZUBEREITUNG

1 Alle Zutaten in einer Schüssel mischen.

2 In eine sterilisierte Flasche füllen und mit einem eng und fest sitzenden Deckel oder Tropfer verschließen. Vor der Verwendung schütteln. Im Kühlschrank etwa 3 Monate haltbar.

ANWENDUNG

Einige Tropfen auf die Fingerspitzen geben und auf Gesicht und Hals verstreichen. Den Augenbereich aussparen. Abends auftragen oder unter der täglichen Feuchtigkeitscreme, wenn die Haut hydriert werden soll.

Gesichtsöl für die Nacht

LEICHT

FÜR ALLE HAUTTYPEN

Beruhigt die Haut während des Schlafes. Das Öl ist reich an essenziellen Fettsäuren und diese Kombination aus Pflanzenölen nährt und glättet Ihre Haut. Die Mischung aus ätherischen Ölen hat wohltuende Wirkungen: Patschuliöl regeneriert, Ylang-Ylang gleicht aus und Orangenöl beruhigt.

ERGIBT CA. 100 ML

ZUTATEN

- 1 EL Granatapfelöl
- 2 EL Macadamiaöl
- 2 TL Rizinusöl
- 3 EL Jojobaöl
- 2 Tropfen Benzoetinktur
- 1 Tropfen ätherisches Zypressenöl
- 1 Tropfen ätherisches Salbeiöl
- 1 Tropfen ätherisches Patschuliöl
- 1 Tropfen ätherisches Ylang-Ylang-Öl
- 1 Tropfen ätherisches Orangenöl

ZUBEREITUNG

1 Alle Zutaten in einer Schüssel mischen.

2 In eine sterilisierte Flasche füllen und mit einem eng und fest sitzenden Deckel oder Tropfer verschließen. Im Kühlschrank etwa 3 Monate haltbar.

ANWENDUNG

Einige Tropfen auf die Fingerspitzen geben und mit kreisförmigen Bewegungen auf Gesicht und Hals verstreichen. Den Augenbereich aussparen. Abends auftragen oder unter der täglichen Feuchtigkeitscreme, wenn die Haut zusätzlich hydriert werden soll. Auch für die 10-Minuten-Gesichtsmassage (siehe Seite 120–121) verwenden.

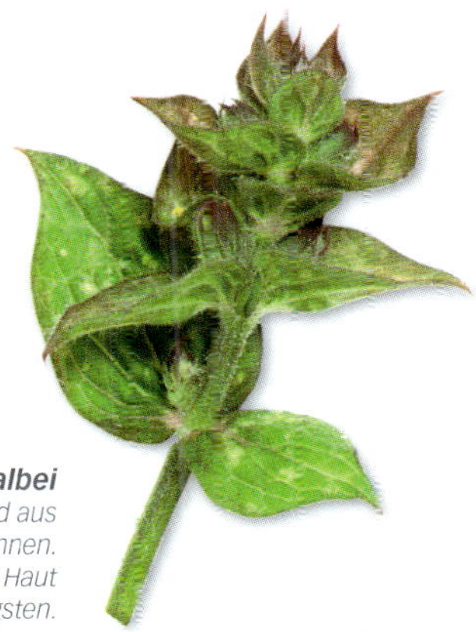

Salbei
Das ätherische Öl wird aus den Blättern gewonnen. Es kühlt entzündete Haut und beruhigt bei Ängsten.

10-MINUTEN-GESICHTSMASSAGE

Eine wöchentliche Gesichtsmassage regt die Durchblutung an, festigt schlaffe Haut und reduziert Schwellungen. Bevor Sie beginnen, waschen und trocknen Sie Ihre Hände ab. Setzen Sie sich bequem auf einen Stuhl, die Füße ruhen auf dem Boden und der Rücken ist angelehnt. Massieren Sie mit aufwärts gerichteten Bewegungen.

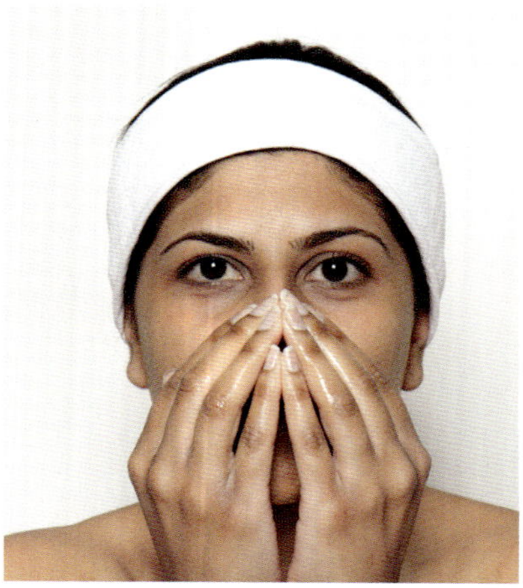

1 Nehmen Sie ein Gesichtsöl, das zum Hauttyp passt. Verreiben Sie 3 Tropfen zwischen den Fingerspitzen. Halten Sie die Hände in Nasenhöhe und atmen Sie ein, dann atmen Sie aus. Dreimal wiederholen.

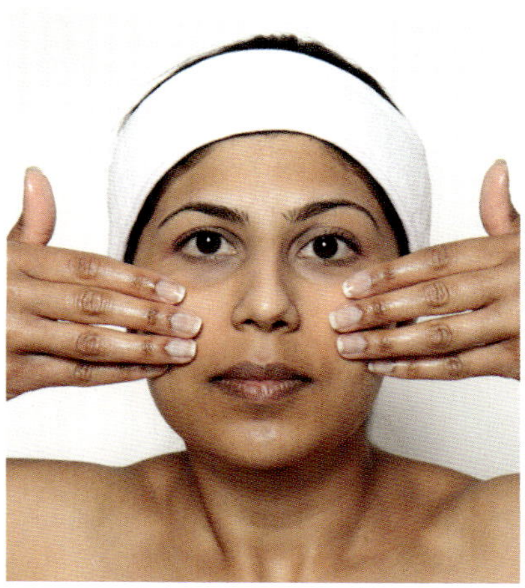

2 Verteilen Sie das Öl im Gesicht. Beginnen Sie unter dem Kiefer und arbeiten Sie sich mit ausladenden Bewegungen aufwärts zur Stirn. Den Augenbereich aussparen. Dreimal wiederholen.

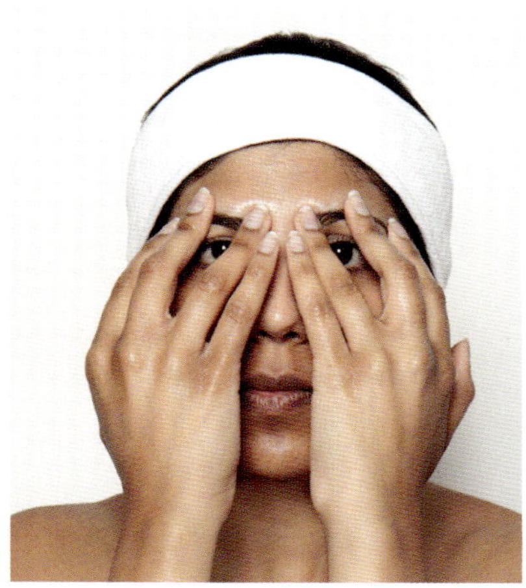

3 Die Fingerspitzen von Zeige-, Mittel- und Ringfinger gleichmäßig auf die Augenbrauen legen. Sanft drücken, dann wieder loslassen. 1 cm hoch zum Haaransatz gehen und dort wiederholen.

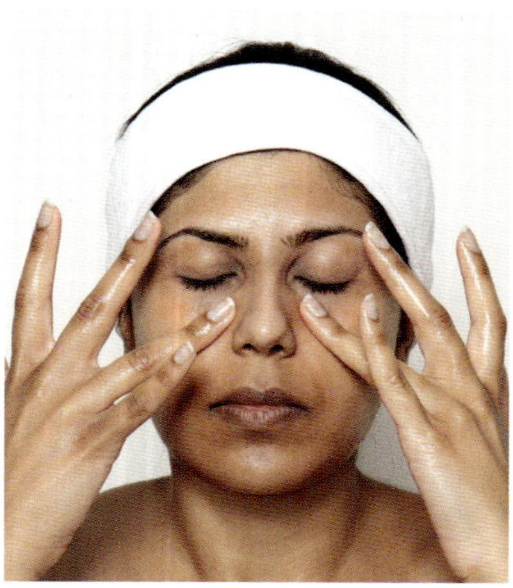

4 Mit den Ringfingern rund um die Augen »Brillen« malen, in der Mitte zwischen den Augen beginnend. Dreimal wiederholen.

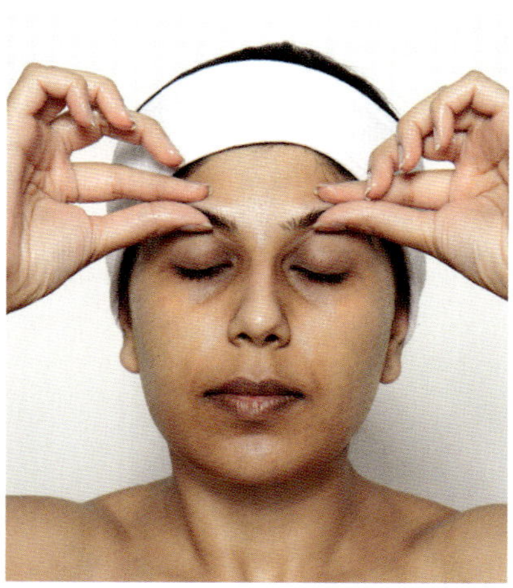

5 Beide Augenbrauen fassen. Über der Nase beginnen und nach außen Richtung Ohren streichen. Dreimal wiederholen.

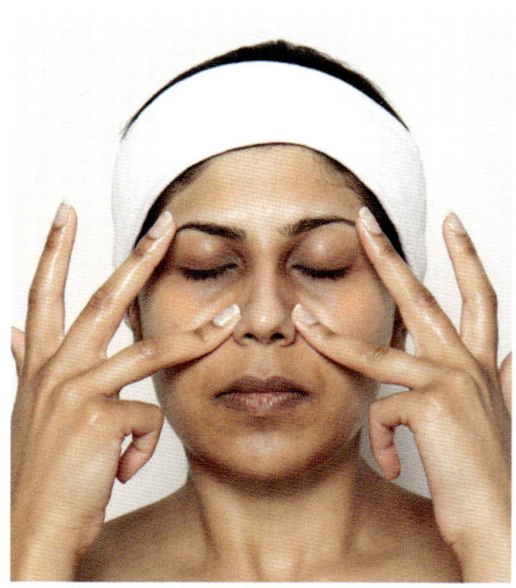

6 Mit den Ringfingern in kleinen, kreisförmigen Bewegungen bis zur Nasenwurzel reiben, dann zu den Nasenlöchern bewegen.

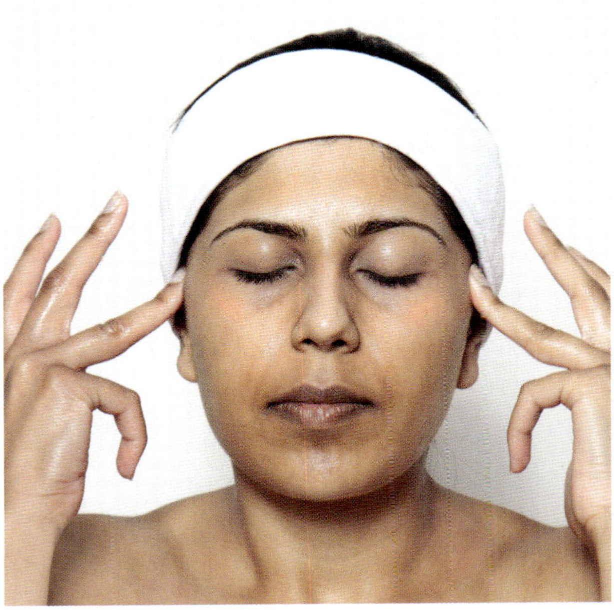

7 Mit den Ringfingern mit sanftem Druck unter der Augenmitte massieren, dann entlang der Wangenknochen Richtung Ohren bewegen. Von dort nach unten zum Hals in Richtung Schultern.

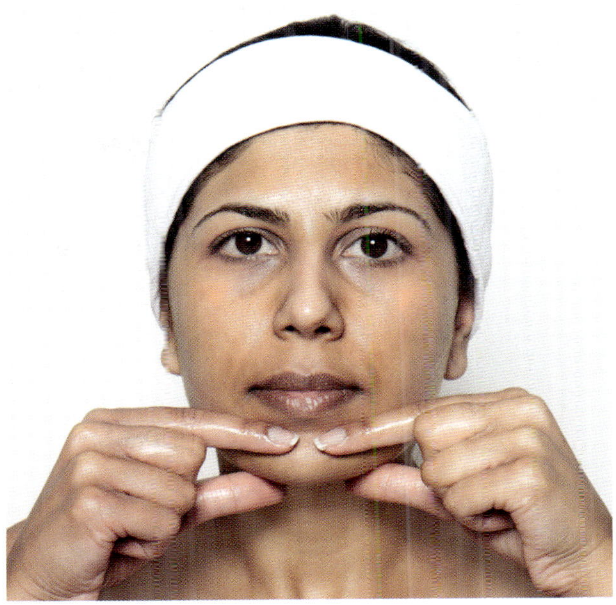

8 Das Kinn mit Daumen und Zeigefinger beider Hände greifen, dann vom Kinn zu den Ohren streichen. Das belebt das Kinn.

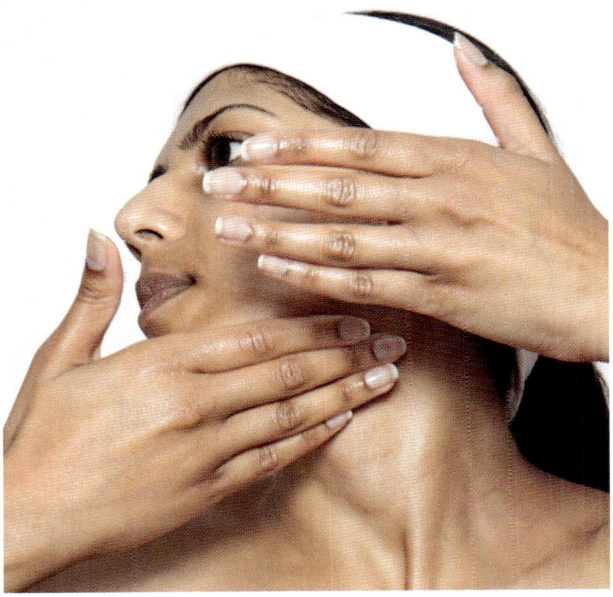

9 Sanft an den Ohrläppchen ziehen, dann mit beiden Händen die Gesichtsdurchblutung beleben, indem Sie mit zügigen Bewegungen Ihre Finger über Kiefer und Wangen gleiten lassen.

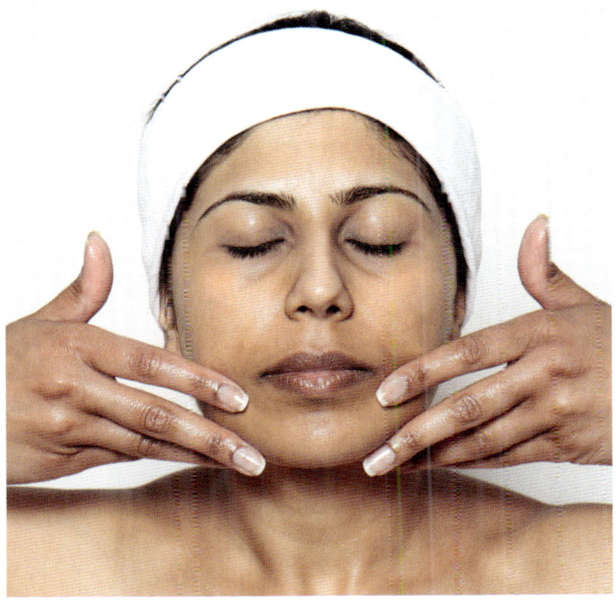

10 Mit streichenden Bewegungen die Massage beenden. Beginnen Sie unter dem Kiefer, streichen Sie über die Wangen, um die Augen zur Stirn. Dreimal wiederholen.

HONIG-HAFER-PEELING

FÜR ALLE HAUTTYPEN

Regt die Durchblutung an und entfernt abgestorbene Hautzellen. Das sanfte Peeling lässt die Haut **strahlen**. Hafer hat beruhigende, weich machende und reinigende Eigenschaften und er wirkt so mild, dass ein Peeling auch für trockene und gereizte Haut geeignet ist. Honig wird seit der Antike als Feuchtigkeitsspender genutzt, der die Haut zudem geschmeidig und rosig macht, glättet und schützt.

ZUTATEN

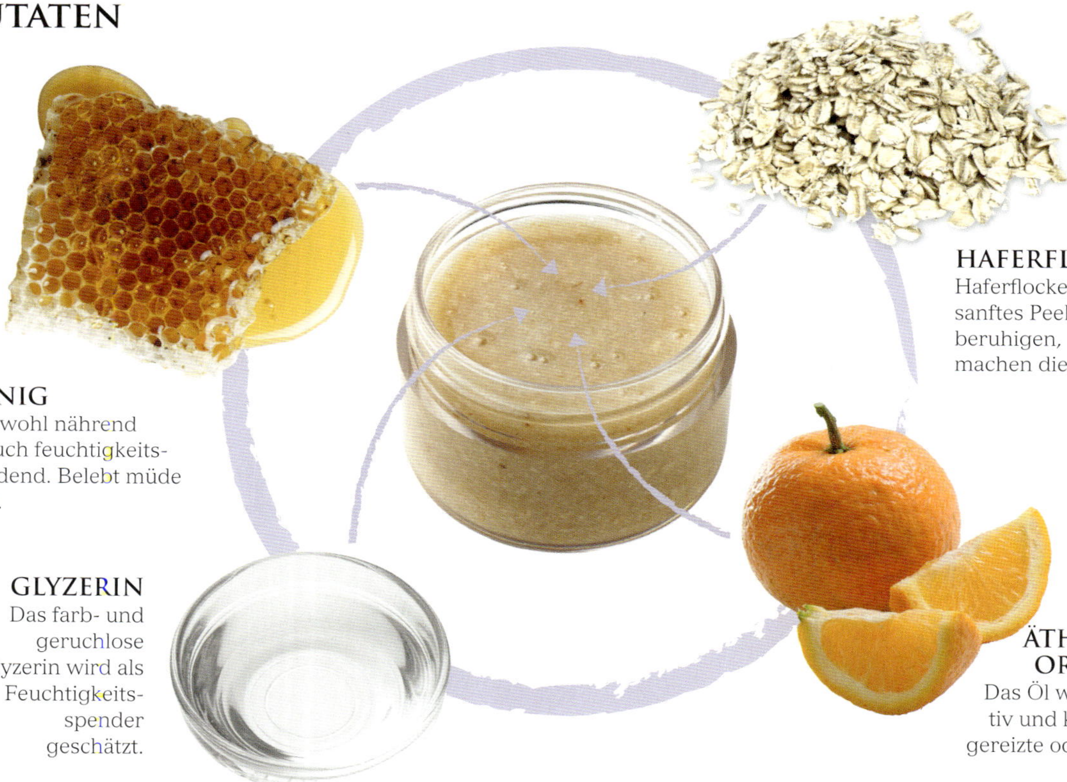

HONIG
ist sowohl nährend als auch feuchtigkeitsspendend. Belebt müde Haut.

HAFERFLOCKEN
Haferflocken als sanftes Peelingmittel beruhigen, nähren und machen die Haut weich.

GLYZERIN
Das farb- und geruchlose Glyzerin wird als Feuchtigkeitsspender geschätzt.

ÄTHERISCHES ORANGENÖL
Das Öl wirkt regenerativ und kann trockene, gereizte oder Akne-Haut beruhigen.

ERGIBT CA. 50 G

ZUTATEN
1 EL kernige Haferflocken
2 EL Glyzerin
1 TL Honig
4 Tropfen ätherisches Orangenöl

ZUBEREITUNG

1 Mit Mörser und Stößel oder einem Mixer die Haferflocken fein mahlen.

2 Haferpulver in einer Schüssel mit den übrigen Zutaten verrühren. In ein sterilisiertes Glas füllen und fest verschließen. Im Kühlschrank etwa 6 Wochen haltbar.

ANWENDUNG

Die Mischung sanft in die Haut massieren, den Augenbereich aussparen. Mit viel warmem Wasser abwaschen. Das Gesicht mit einem weichen Frotteetuch trocken tupfen.

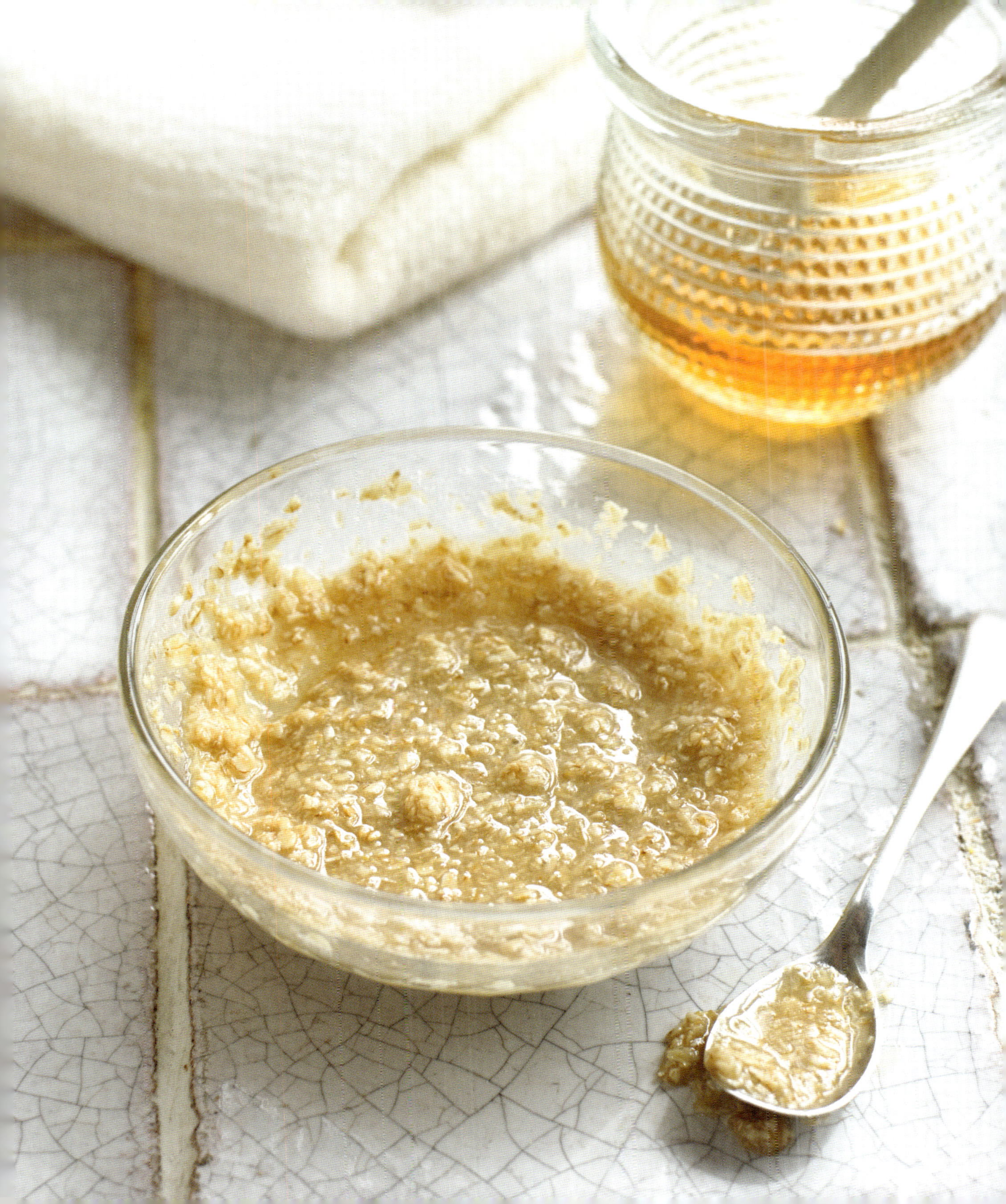

Avocado-Honig-Peeling

FÜR ALLE HAUTTYPEN

Das perfekte Rezept mit Zutaten aus dem Küchenschrank. Das Peeling **revitalisiert** blasse, müde Haut, indem es sanft **peelt** und gleichzeitig **nährt**. Honig hat **reinigende, beruhigende** Eigenschaften und Avocado ist reich an Vitamin A und E. Beide erhalten die Haut gesund. Beide enthalten zudem reichlich Linolsäure.

Zutaten

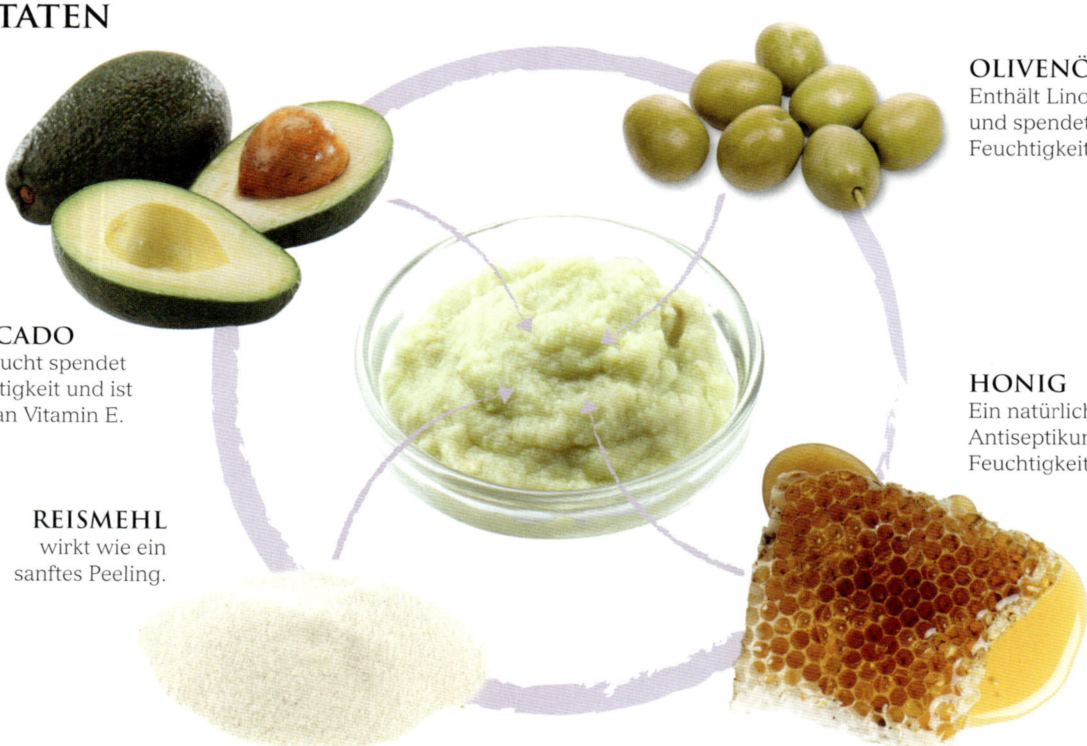

OLIVENÖL
Enthält Linolsäure und spendet Feuchtigkeit.

AVOCADO
Die Frucht spendet Feuchtigkeit und ist reich an Vitamin E.

HONIG
Ein natürliches Antiseptikum, das Feuchtigkeit bindet.

REISMEHL
wirkt wie ein sanftes Peeling.

FÜR 1 PEELING

ZUTATEN

½ reife Avocado
1 TL Honig
1 EL Olivenöl
1 EL Reismehl

ZUBEREITUNG

1 Die Avocado mit einer Gabel fein zerdrücken.

2 Den Honig im Wasserbad (siehe Seite 133) sanft erhitzen. Öl und warmen Honig zur Avocado geben und vermengen.

3 Reismehl hinzufügen und das Ganze zu einer Paste verrühren. Sofort anwenden, weil die Avocado schnell braun wird.

ANWENDUNG

Das Peeling sanft in die Haut massieren, 1–2 Minuten einziehen lassen, danach mit viel warmem Wasser abwaschen und mit einem weichen Frotteetuch trocken tupfen.

Erdbeer-Sahne-Peeling

FÜR ALLE HAUTTYPEN

Die letzten Erdbeeren im Kühlschrank für diese Maske verwenden. Die antioxidanzien- und vitaminreichen Erdbeeren wirken auf die Haut revitalisierend und erfrischend und verleihen ein strahlendes Aussehen. Haferflocken sind sanfte Peeler. Werden sie mit zerdrückten Erdbeeren und feuchtigkeitsspendender Sahne gemischt, kommt ein Peeling heraus, das gut aussieht und riecht.

FÜR 1 PEELING

ZUTATEN

2 EL kernige Haferflocken
2–4 reife Erdbeeren
2 TL Sahne

ZUBEREITUNG

1 Mit Mörser und Stößel oder einem Mixer die Haferflocken fein mahlen.
2 Die Erdbeeren mit einer Gabel in einer Schüssel fein zerdrücken. Mit dem Haferpulver mischen.
3 Sahne unterrühren, bis eine Paste entsteht. Sofort verwenden, weil frische Zutaten enthalten sind und das Peeling nicht gelagert werden kann.

ANWENDUNG

Das Peeling sanft in die Haut massieren, Augenbereich aussparen. Wenn Sie es als Maske nutzen, 10 Minuten einziehen lassen. Mit viel warmem Wasser abwaschen und mit einem weichen Frotteetuch trocken tupfen.

Rosen-Gesichtspeeling

FÜR ALLE HAUTTYPEN

Entfernt abgestorbene Hautzellen und legt die frische Haut darunter frei. Reismehl und Haferflocken sorgen für sanften Abrieb, den alle Hauttypen vertragen. Das duftende Rosenwasser erfrischt und reinigt die Haut, Glyzerin spendet Feuchtigkeit. Das Peeling wird schnell fest, tragen Sie also reichlich von der Paste auf.

FÜR 1 PEELING

ZUTATEN

1 EL Glyzerin
1 TL Biospeisestärke
2 TL–1 EL Rosenblütenwasser
1 TL kernige Haferflocken
1 TL Reismehl

ZUBEREITUNG

1 Glyzerin und Speisestärke in einer Schüssel zu einer Paste verrühren.
2 Rosenblütenwasser unterrühren.
3 Mit Mörser und Stößel oder einem Mixer die Haferflocken fein mahlen.
4 Haferflocken und Reismehl in die Schüssel geben und alles zu einer Paste verrühren. Ist die Mischung zu trocken, etwas mehr Rosenblütenwasser zugeben.

ANWENDUNG

Das Peeling sanft in die Haut massieren, den Augenbereich aussparen. Mit viel warmem Wasser abwaschen und mit einem weichen Frotteetuch trocken tupfen.

GUT ESSEN FÜR EINE REINE HAUT

Unsere Haut ist ein Indikator für Gesundheit und Wohlbefinden. Eine schlechte Ernährung, zu wenig Nährstoffe und Flüssigkeit, stressbedingte Allergien oder Entzündungen können sich als Pickel, Ekzem, matte oder gealterte Haut zeigen. Ändern Sie Ihre Ernährung – den Effekt sehen Sie bereits nach 1–2 Wochen. Hier finden Sie einige Verhaltensregeln in Sachen Essen und Superfood für schöne Haut.

NEUE POWER

7-MAL AM TAG Essen Sie 7–10 Portionen Obst und Gemüse am Tag. So bekommen Sie genug Vitamin C, das entzündungshemmend wirkt und die Collagenproduktion anregt. Zusätzlich liefert pflanzliche Nahrung Antioxidanzien, die die Haut gesund erhalten und vor zu früher Alterung schützen.

VOLLKORNPRODUKTE WÄHLEN Bevorzugen Sie Vollkornweizen, -hafer und Naturreis, sie enthalten das Antioxidans Vitamin E, das die Hautzellen schützt.

WASSER TRINKEN Trinken Sie reichlich Wasser oder Kräutertee, das reinigt die Haut und schwemmt Toxine aus. Zudem bleibt die Haut so eher prall und hydriert.

OMEGAREICHE ÖLE VERWENDEN »Gute« Öle, etwa in Fisch, Nüssen und Saaten, halten die Haut gesund und frisch. Auch Oliven-, Haselnuss-, Hanf- und Leinsamenöl sind eine gute Wahl. Omegareiche Öle wirken entzündungshemmend, das ist für reine Haut sehr wichtig.

BIOPRODUKTE BEVORZUGEN Sie enthalten weniger giftige Pestizidrückstände. Sie sind zudem gesünder, weil sie mehr Nährstoffe liefern, etwa Zink – ein essenzielles Mineral für eine klare und gesunde Haut.

SUPERFOOD

Essen Sie zusätzlich zu einer ausgewogenen Ernährung folgende Superfoods. Sie stecken voller Vitamine, Mineralien und Antioxidanzien, die Ihre Haut benötigt, um sich selbst zu reparieren.

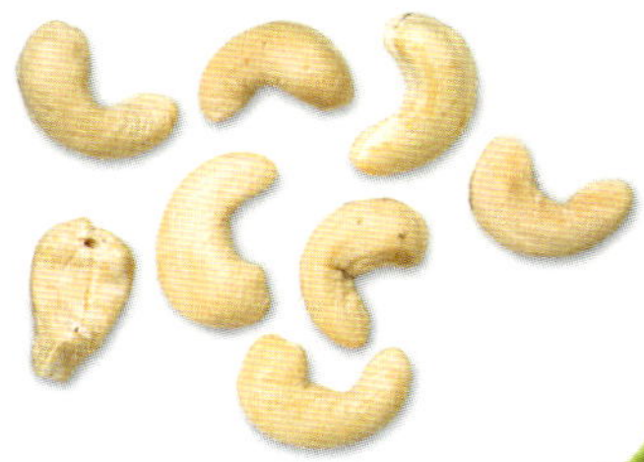

CASHEWKERNE
Sie liefern sehr viel Protein, das die Haut repariert. Zudem sind sie reich an Mineralien wie Eisen und Zink, die heilende Wirkung haben.

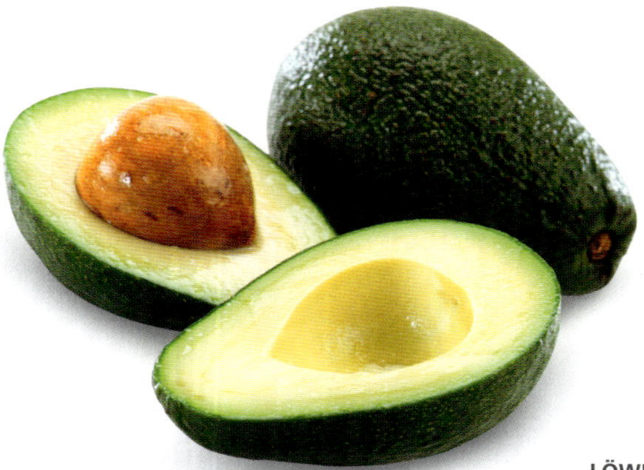

AVOCADO
Die Frucht ist reich an Omega-Fettsäuren, sie halten die Feuchtigkeit in der Epidermis, die Haut bleibt weich. Zudem liefern sie Oleinsäure, die an der Reparatur beschädigter Hautzellen beteiligt ist und Entzündungen, Rötungen und Reizungen der Haut verringert.

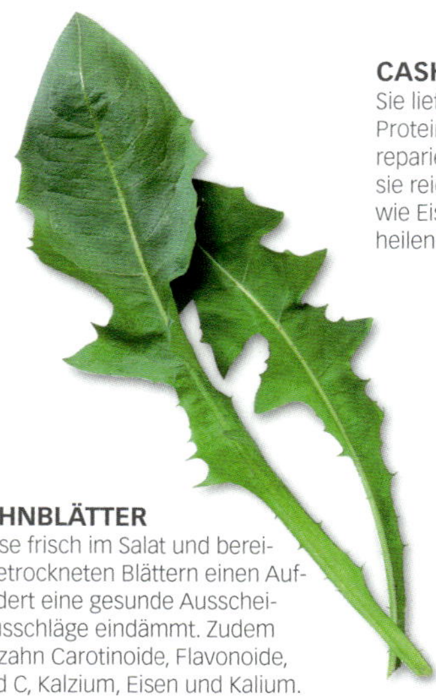

LÖWENZAHNBLÄTTER
Essen Sie diese frisch im Salat und bereiten Sie aus getrockneten Blättern einen Aufguss. Das fördert eine gesunde Ausscheidung, was Ausschläge eindämmt. Zudem liefert Löwenzahn Carotinoide, Flavonoide, Vitamin A und C, Kalzium, Eisen und Kalium.

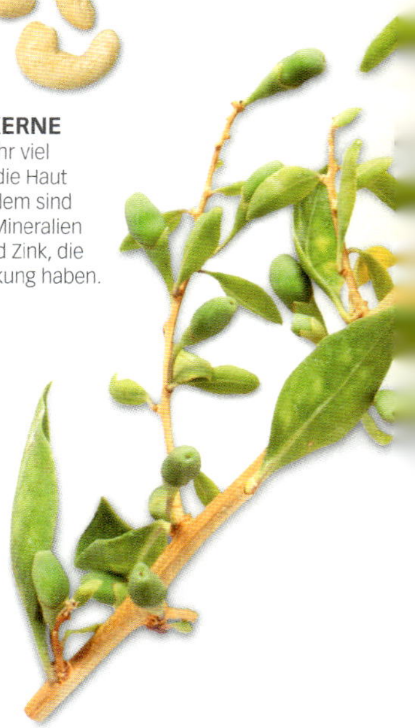

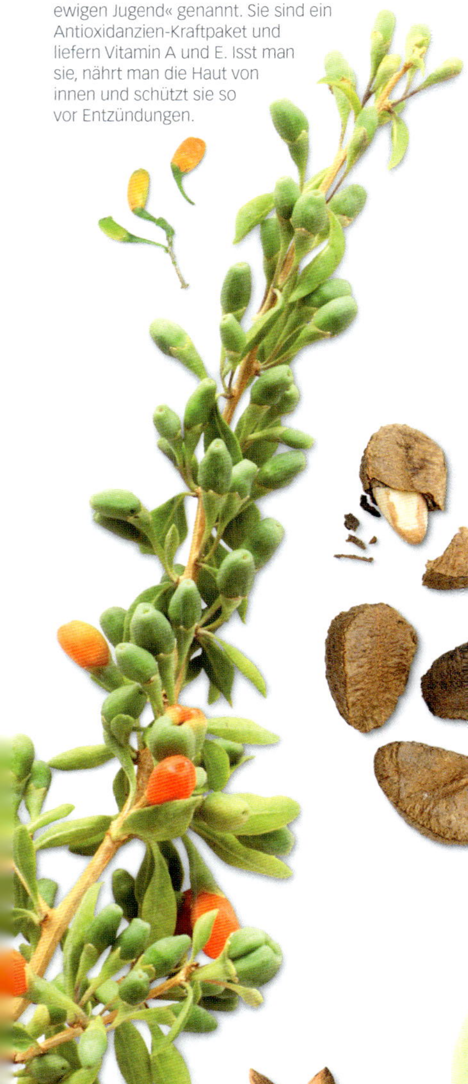

GOJIBEEREN
werden wegen ihrer regenerativen Eigenschaften auch »Schlüssel zur ewigen Jugend« genannt. Sie sind ein Antioxidanzien-Kraftpaket und liefern Vitamin A und E. Isst man sie, nährt man die Haut von innen und schützt sie so vor Entzündungen.

SAGEN SIE NEIN ZU …

VERARBEITETEN LEBENSMITTELN Sie enthalten viele ungesunde Fette, zu viel Salz und Zucker, die unsere Haut alt aussehen lassen. Zudem liefern sie zu viele Kalorien, aber zu wenige Nährstoffe, als dass die Haut davon profitieren könnte.

ZUCKER UND RAFFINIERTEN KOHLENHYDRATEN Diese können den Blutzuckerspiegel hochschnellen lassen, der Körper produziert dann mehr Insulin, damit die Zellen den Zucker aufnehmen können. Wenn Sie sich mit einem niedrigen glykämischen Index ernähren, trägt dies dazu bei, dass Ihre Haut gesund bleibt. Lassen Sie also die Hände von raffinierten Kohlenhydraten und verzichten Sie vollends auf die schlimmsten Übeltäter: zuckrige Limonaden.

ZU VIELEN MILCHPRODUKTEN Etwas Milch und geringe Mengen an Milchprodukten sind in Ordnung, aber wenn Sie an Akne oder Pickeln leiden, kann es sinnvoll sein, beides für eine Zeit zu meiden. Milch kann entzündungsfördernd wirken.

RAUCHEN Das ist keine Ernährungsempfehlung, aber eine Enthaltung bringt einen massiven Unterschied, was die Hautgesundheit anbetrifft. Rauchen zerstört die Haut, die Folge: fades Hautbild, verstopfte Poren und frühzeitige Alterung.

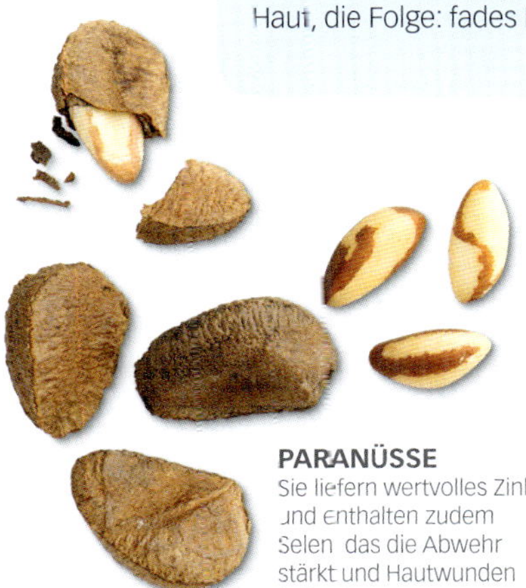

PARANÜSSE
Sie liefern wertvolles Zink und enthalten zudem Selen, das die Abwehr stärkt und Hautwunden heilen kann.

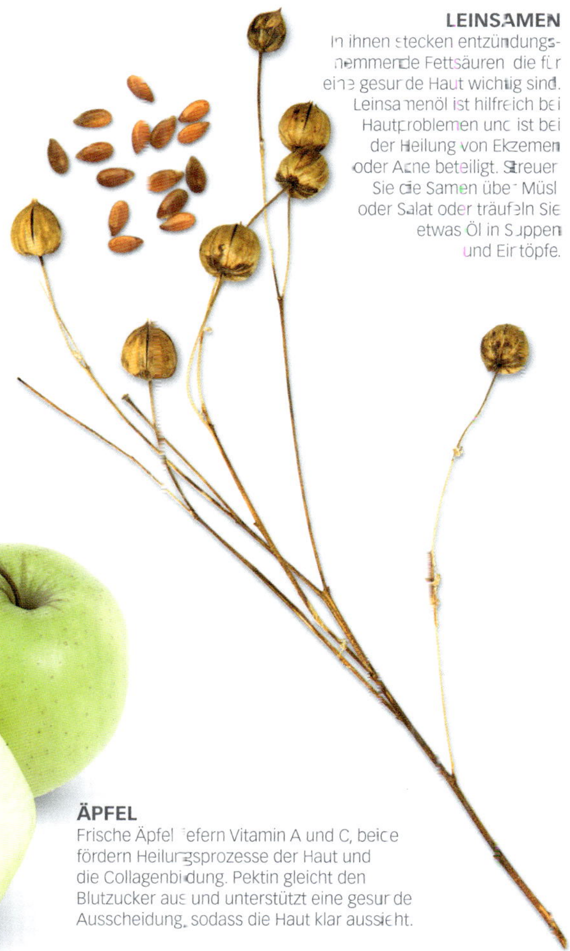

LEINSAMEN
In ihnen stecken entzündungshemmende Fettsäuren, die für eine gesunde Haut wichtig sind. Leinsamenöl ist hilfreich bei Hautproblemen und ist bei der Heilung von Ekzemen oder Akne beteiligt. Streuen Sie die Samen über Müsli oder Salat oder träufeln Sie etwas Öl in Suppen und Eintöpfe.

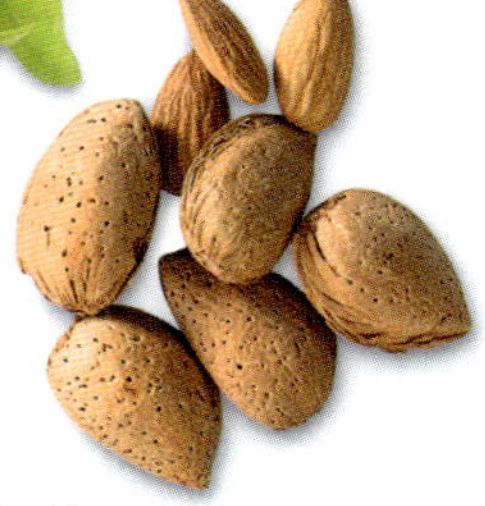

MANDELKERNE
Sie enthalten reichlich Vitamin E, ein Antioxidans, das das Hautbild positiv verändert. Essen Sie täglich einige Mandeln oder probieren Sie Mandelmilch als Alternative zu Kuhmilch.

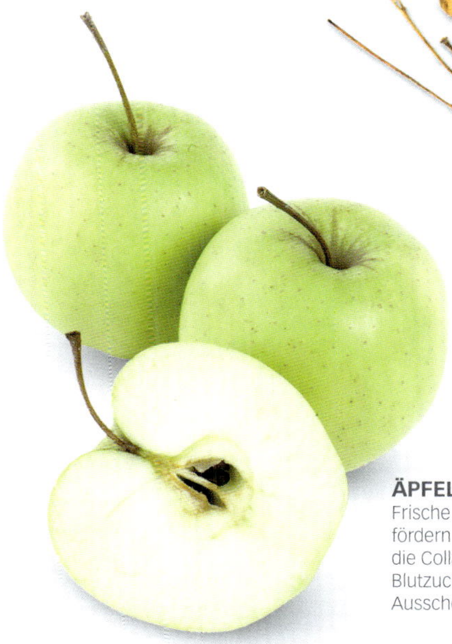

ÄPFEL
Frische Äpfel liefern Vitamin A und C, beide fördern Heilungsprozesse der Haut und die Collagenbildung. Pektin gleicht den Blutzucker aus und unterstützt eine gesunde Ausscheidung, sodass die Haut klar aussieht.

Belebende Tomatenmaske

LEICHT

FÜR ALLE HAUTTYPEN

Mit dieser vitaminreichen Maske erwacht Ihre Haut zu neuem Leben. Tomaten sind gut zur Haut, sie **kühlen** und wirken **adstringierend** und sind reich an Vitamin C. Olivenöl wird oft in Hautpflegerezepturen verwendet, weil es die Haut **geschmeidig** macht und sie **nährt**. Zudem enthält das Öl Oleinsäure: für trockene Haut ein guter **Feuchtigkeitsspender**.

FÜR 1 ANWENDUNG

ZUTATEN

1 mittelgroße Tomate
2 TL Biospeisestärke
1 TL Olivenöl

ZUBEREITUNG

1 Die Unterseite der Tomate mit einem scharfen Messer kreuzweise einritzen. Die Tomate für ca. 20 Sekunden in kochendes Wasser legen, bis die Haut an den Schnittkanten aufquillt.

2 Die Tomate mit einem Schaumlöffel vorsichtig herausnehmen und sofort in eiskaltes Wasser legen.

3 Sobald die Tomate abgekühlt ist, die Haut abziehen, dabei am eingeritzten Boden der Tomate beginnen.

4 Die Tomate mit einer Gabel in einer Schüssel zerdrücken und durch ein Sieb passieren, um die Kerne zu entfernen.

5 Mit Speisestärke und Öl zu einer Paste verrühren. Die Paste sollte so dick sein, dass sie sich gut verteilen lässt. Sofort anwenden, wegen der frischen Zutaten verdirbt sie bald.

ANWENDUNG

Die Maske auf die frisch gereinigte Haut mit den Fingerspitzen auftragen. 5 Minuten einwirken lassen. Mit viel warmem Wasser abwaschen und mit einem weichen Frotteetuch trocken tupfen.

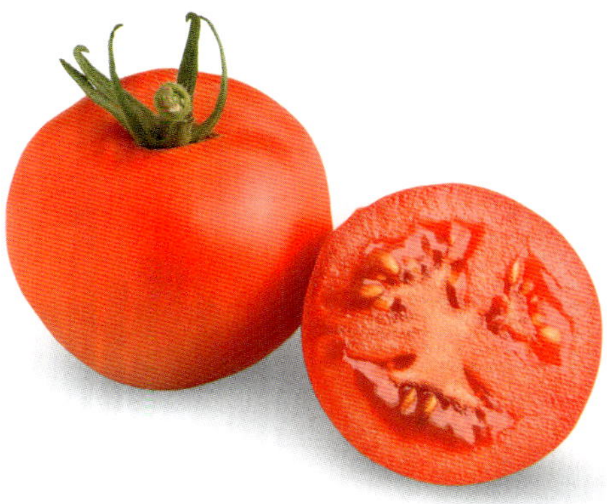

Tomate
Reich an Betacarotin und Vitamin C. Tomaten liefern reichlich Lykopen, eine Substanz, die das Risiko für Krebs verringern soll, Augen und Haut schützt und die Abwehr stärkt.

Avocado-Bananen-Maske

LEICHT

FÜR ALLE HAUTTYPEN

Frische Banane schenkt der Haut **Feuchtigkeit** und **beruhigt** sie. In diesem Rezept wird sie mit der vitaminreichen Avocado, die hautpflegende Eigenschaften besitzt, kombiniert. Dazu kommt **feuchtigkeitsspendender** Honig. Die Maske **nährt** die Haut tiefgründig. Lassen Sie sie 10 Minuten einwirken. Schließend Sie die Augen, entspannen Sie und lassen Sie die Maske magische Dienste tun.

FÜR 1 ANWENDUNG

ZUTATEN

½ reife Avocado
½ reife Banane
1 TL Honig
1 TL Rosenblütenwasser

ZUBEREITUNG

1 Avocado und Banane in einer flachen Schüssel mit einer Gabel zu einer Paste zerdrücken.

2 Honig und Rosenwasser hinzufügen und gut vermengen. Die Paste sollte so dick sein, dass sie sich gut verteilen lässt und nicht tropft. Sofort verwenden, die Früchte werden sonst braun.

ANWENDUNG

Die Maske auf die frisch gereinigte Haut mit den Fingerspitzen auftragen. 10 Minuten einwirken lassen, dann mit viel warmem Wasser abwaschen und mit einem weichen Frotteetuch trocken tupfen.

Kühlende Aloe-vera-Maske

FÜR ALLE HAUTTYPEN

Reichlich **Feuchtigkeit** und gleichzeitig **Kühle** spendet die Kombination aus Echter Aloe, ätherischem Lavendelöl und Kaolinpulver. Aloe vera wird in Gelform häufig als heilendes Feuchtigkeitsmittel eingesetzt, es ist wertvoll bei geschädigter Haut. Kaolin **reinigt** die Haut, indem es Hautunreinheiten fein poliert, und Glyzerin steuert Feuchtigkeit bei.

ERGIBT CA. 30 G

ZUTATEN

1–2 EL Aloe-vera-Saft
1 EL Glyzerin
1–2 EL Kaolin
2 Tropfen ätherisches Lavendelöl

ZUBEREITUNG

1 Aloe-vera-Saft, Glyzerin und Kaolin in einer Schüssel mit Schneebesen oder Stabmixer zu einer Paste verrühren.

2 Ätherisches Öl gut unterrühren. Die Paste soll so dick sein, dass sie sich gut auf dem Gesicht verteilen lässt und nicht tropft.

3 Ist die Paste zu dick, etwas Aloe-vera-Saft unterrühren, ist sie zu dünn, etwas mehr Kaolin zugeben. Sofort verwenden, denn sie trocknet ein.

ANWENDUNG

Die Maske mit den Fingerspitzen oder einem Pinsel auf das frisch gereinigte Gesicht auftragen, den empfindlichen Augenbereich aussparen. 5 Minuten einziehen, aber nicht trocknen lassen. Mit viel warmem Wasser abwaschen und mit einem weichen Frotteetuch trocken tupfen.

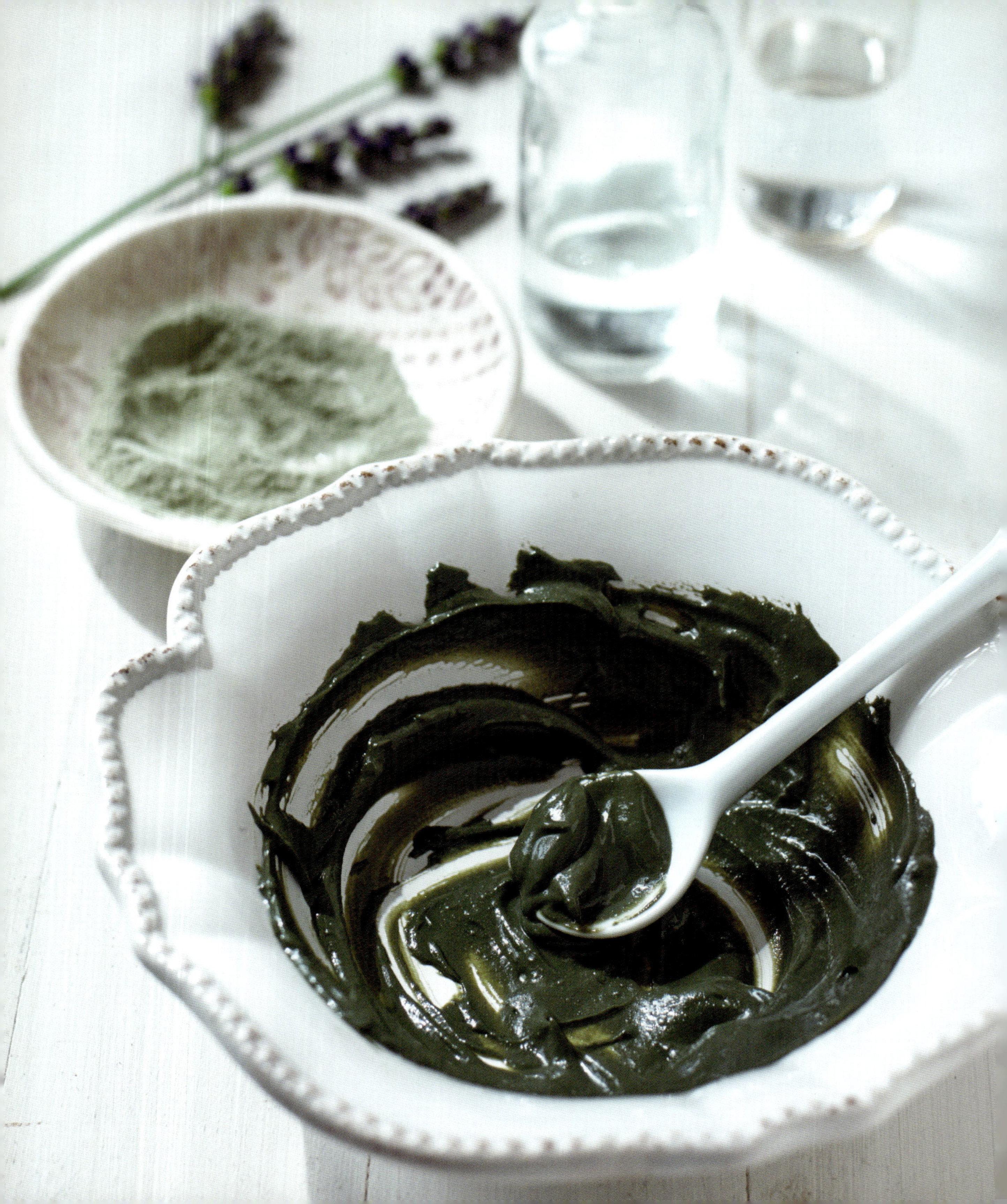

Reinigungsmaske aus Heilerde

LEICHT

FÜR ALLE HAUTTYPEN

Grüner Ton besitzt die Fähigkeit der Absorption, ideal, um überschüssiges Fett aufzunehmen. Als Grundlage einer Gesichtsmaske entzieht er der Haut Unreinheiten. In Kombination mit **nährendem** Glyzerin und **beruhigendem** Lavendel **reinigt** diese Maske die Haut und wirkt **ausgleichend**. Zudem klärt sie die Haut, macht die **Poren feiner** und verbessert den Gesamteindruck.

FÜR 1 ANWENDUNG

ZUTATEN

1 EL grüne Heilerde

1 EL Glyzerin

1 TL Lavendelblütenwasser

ZUBEREITUNG

1 Heilerde, Glyzerin und Blütenwasser in eine Schüssel geben.

2 Mit einer Gabel die Zutaten zu einer Paste verrühren. Die Paste sollte so dick sein, dass sie sich gut auf dem Gesicht verteilen lässt. Ist sie zu dünn, mehr Ton zugeben. Sofort verwenden, da sie sonst eintrocknet.

ANWENDUNG

Die Maske mit den Fingerspitzen oder einem Pinsel auf das frisch gereinigte Gesicht auftragen, den Augenbereich aussparen. 5 Minuten einziehen, aber nicht trocknen lassen. Mit viel warmem Wasser abwaschen und mit einem weichen Frotteetuch trocken tupfen.

Die Poren verfeinern

Unter der Hautoberfläche befinden sich die Talgdrüsen. Sie produzieren eine ölige Substanz, die als Talg oder Sebum bezeichnet wird. Es wird durch die Poren oder die Haarfollikel freigesetzt. Für gesunde, reine Haut ist es wichtig, dass die Poren frei und sauber bleiben. Verstopfte Poren unter der Haut können Pusteln zur Folge haben und verstopfte Poren auf der Haut Mitesser. Äußerliche Faktoren wie Make-up, Verschmutzung und hormonelle Veränderungen können die Poren verstopfen. Diese Maske reinigt, verfeinert die Poren und bringt die Haut wieder ins Gleichgewicht.

Hamamelis-Aloe-Aftershave

LEICHT

FÜR ALLE HAUTTYPEN

Beruhigend, kühlend und erfrischend für die geschundene, frisch rasierte Haut, mit heilendem Hamameliswasser und beruhigendem Aloe-vera-Saft. Hamameliswasser ist ein traditionelles Heilmittel, das bei der Dampfdestillation der Blätter anfällt. In ihm sind die wasserlöslichen Bestandteile der Hamamelis, wie Flavonoide, Gerbstoffe, Gallussäure und Spuren ätherischer Öle enthalten. Es fördert die **Wundheilung**, wirkt **juckreizstillend** und **entzündungshemmend**.

ERGIBT CA. 100 ML

ZUTATEN

- 3 EL Hamameliswasser
- 3 EL Aloe-vera-Saft
- 2 TL Glyzerin
- 5 Tropfen ätherisches Teebaumöl
- 3 Tropfen ätherisches Grapefruitöl
- 2 Tropfen ätherisches Bergamottöl
- 1 Tropfen ätherisches Lavendelöl

ZUBEREITUNG

1 Alle Zutaten in einer Schüssel mischen.

2 In eine sterilisierte Flasche füllen und mit Deckel oder Zerstäuber verschließen. Im Kühlschrank etwa 6 Wochen haltbar.

ANWENDUNG

Vor der Anwendung gut schütteln. Nach der Rasur ein paar Spritzer mit den Fingerspitzen auftragen und das Aftershave mit einem Zerstäuber aufs Gesicht sprühen (Augen fest schließen!).

Oliven-Rasieröl

LEICHT

FÜR ALLE HAUTTYPEN

Mit diesem reichhaltigen Rasieröl wird die Haut nach der Rasur geglättet. Oliven- und Jojobaöl machen das Haar **weich** und Calendula-Ölmazerat **beruhigt** die Haut und spendet **Feuchtigkeit**. So werden Rasurbrand und Ausschlag minimiert. Die ätherischen Öle von Weihrauch, Myrrhe und Lavendel **reparieren** die Haut und lassen nach der Rasur ein frisches und angenehmes Gefühl zurück.

ERGIBT CA. 30 ML

ZUTATEN

- 2 TL Olivenöl
- 2 TL Jojobaöl
- 2 TL Calendula-Ölmazerat
- 5 Tropfen ätherisches Weihrauchöl
- 2 Tropfen ätherisches Myrrheöl
- 1 Tropfen ätherisches Lavendelöl

ZUBEREITUNG

1 Alle Zutaten in einer Schüssel mischen.

2 In eine sterilisierte Flasche füllen, mit Deckel oder Tropfer verschließen. An einem dunklen, kühlen Ort etwa 3 Monate haltbar.

ANWENDUNG

Den Rasurbereich mit heißem Wasser anfeuchten. 8–10 Tropfen vom Öl auf der Haut verteilen. Bei der Gesichtsrasur in Richtung des Haarwuchses rasieren, Rasierer regelmäßig abspülen. Nach der Rasur mit kaltem Wasser abspülen und mit einem sauberen Frotteetuch trocken tupfen.

KOKOS-RASIERCREME

FÜR ALLE HAUTTYPEN

Diese reichhaltige Rasiercreme enthält eine Kombination aus nährenden und hautberuhigenden Ölen, die für eine Rückfettung sorgen und die Rasur angenehmer machen. Kokosöl macht das Haar weich, so gleitet der Rasierer leichter darüber. Das ätherische Sandelholzöl kühlt und beruhigt; das Neroliöl erfrischt. Zusammen werden Rötungen und Reizungen reduziert.

ERGIBT CA. 60 G

ZUTATEN

2 EL Kokosöl
1 TL Mandelöl
1 EL Sonnenblumenöl
1 TL Sheabutter
1 TL Carnaubawachs
4 Tropfen ätherisches Sandelholzöl
4 Tropfen ätherisches Neroliöl
1 Tropfen ätherisches Echtes Kamillenöl

ZUBEREITUNG

1 Eine Salbe wie unten Schritt für Schritt gezeigt zubereiten.

2 Sobald diese abgekühlt ist, das Glas mit dem Deckel verschließen. An einem kühlen, dunklen Ort etwa 3 Monate haltbar.

ANWENDUNG

Auf die gereinigte Haut auftragen. Den Rasurbereich mit heißem Wasser anfeuchten und eine erbsengroße Menge Salbe auftragen. Falls erforderlich mehr verwenden. Bei der Gesichtsrasur in die Richtung des Haarwachstums rasieren, den Rasierer regelmäßig abspülen. Nach der Rasur mit kaltem Wasser abspülen und mit einem Frotteetuch trocken tupfen.

SALBE ZUBEREITEN

Salben sind eine einfache Kombination aus Ölen, Butter und/oder Wachs, die die Haut nähren und vor Wasserverlust schützen. Die Zutaten im Wasserbad schmelzen. Salben werden fest, was sie praktisch in der Anwendung und transportfähig macht. Sie enthalten kein Wasser und brauchen darum keinen Emulgator.

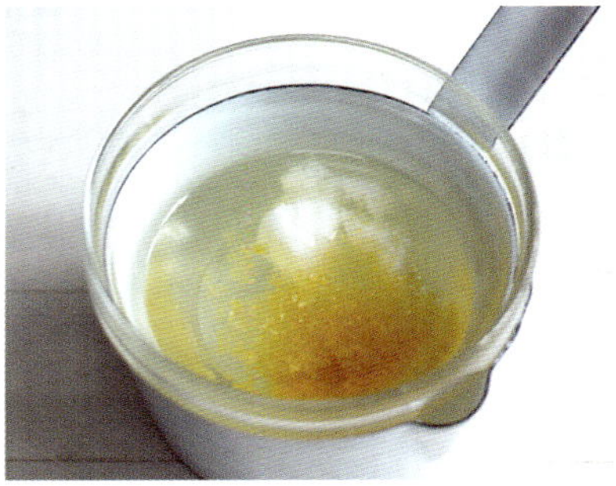

1 Öle, Butter und Wachs in eine Glasschüssel geben. Einen Topf zur Hälfte mit kochendem Wasser füllen. Die Glasschüssel auf den Topf stellen, rühren und die Zutaten schmelzen lassen.

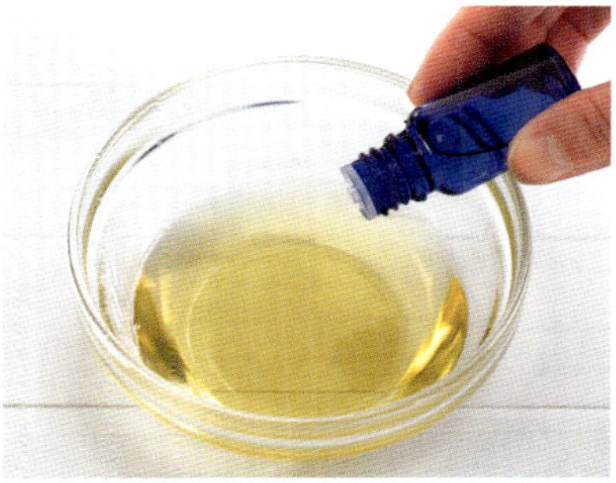

2 Die Schüssel vom Topf nehmen. Vorsicht! Sie könnte heiß sein. Die Salbe ein wenig abkühlen lassen, dann die ätherischen Öle unterrühren.

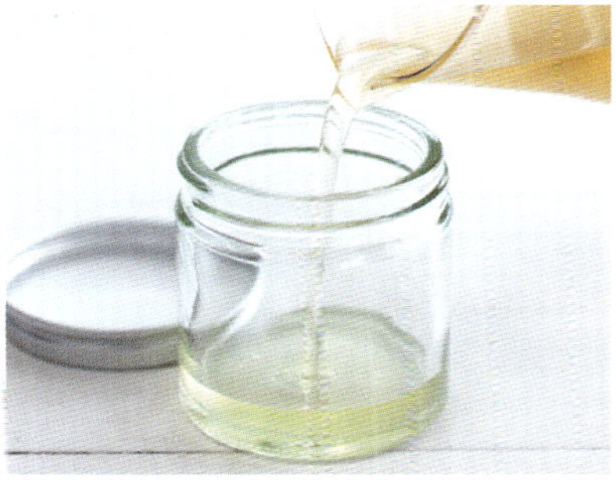

3 In ein sterilisiertes Glas geben und vollständig abkühlen lassen. Die Salbe verändert ihre Farbe, während des Abkühlens wird sie milchiger.

KOKOS-LIMETTEN-LIPPENSALBE

LEICHT

FÜR ALLE HAUTTYPEN

Diese himmlische Kombination aus Kokosöl, Sheabutter und Mandelöl ist eine Wohltat für die Lippen. Bienenwachs legt eine **schützende** Schicht auf die zarte Haut, so bleiben die Lippen **hydriert** und **glatt**. Die **erfrischenden** ätherischen Öle von Limette und Zitronen riechen fruchtig-frisch und haben einen milden **antimikrobiellen** Effekt.

ERGIBT CA. 30 G

ZUTATEN

1 EL Kokosöl
1 TL Sheabutter
1 TL Mandelöl
1 TL Bienenwachs
4 Tropfen ätherisches Limettenöl
1 Tropfen ätherisches Zitronenöl

ZUBEREITUNG

1 Alle Zutaten, außer ätherische Öle, im Wasserbad erhitzen (siehe Seite 133). Rühren, bis das Wachs geschmolzen ist.

2 Etwas abkühlen lassen, dann die ätherischen Öle unterrühren.

3 In ein sterilisiertes Glas geben, vollständig abkühlen lassen, dann mit einem Deckel verschließen. Hält an einem kühlen, dunklen Ort 3 Monate.

ANWENDUNG

Auf die Lippen auftragen, wenn diese Feuchtigkeit benötigen. Vor dem Schlafengehen aufgetragen, verhindert die Salbe Feuchtigkeitsverlust.

KUSS-SALBE

LEICHT

FÜR ALLE HAUTTYPEN

Diese Mischung aus Ölen, Butter und Wachs sorgt dafür, dass die Lippen **hydriert** und **seidenglatt** bleiben. Sheabutter steuert **feuchtigkeitsspendende** und **hautschützende** Eigenschaften bei, und Rizinusöl ist **heilend** und legt auf die zarten Lippen eine **schützende Schicht**. Minze bringt frischen Duft und Geschmack und zudem **antiseptische** Wirkung ins Spiel.

ERGIBT CA. 30 G

ZUTATEN

1 EL Sheabutter
1 TL Rizinusöl
1 TL Sonnenblumenöl
1 TL Bienenwachs
4 Tropfen ätherisches Pfefferminzöl

ZUBEREITUNG

1 Alle Zutaten, außer ätherische Öle, im Wasserbad erhitzen (siehe Seite 133). Rühren, bis das Wachs geschmolzen ist.

2 Etwas abkühlen lassen, dann die ätherischen Öle unterrühren.

3 In ein sterilisiertes Glas geben, vollständig abkühlen lassen, dann mit einem Deckel verschließen. Hält an einem kühlen, dunklen Ort 3 Monate.

ANWENDUNG

Auf die Lippen auftragen, wenn diese Feuchtigkeit benötigen. Vor dem Schlafengehen aufgetragen, verhindert die Salbe Feuchtigkeitsverlust.

Kuss-Salbe ▶

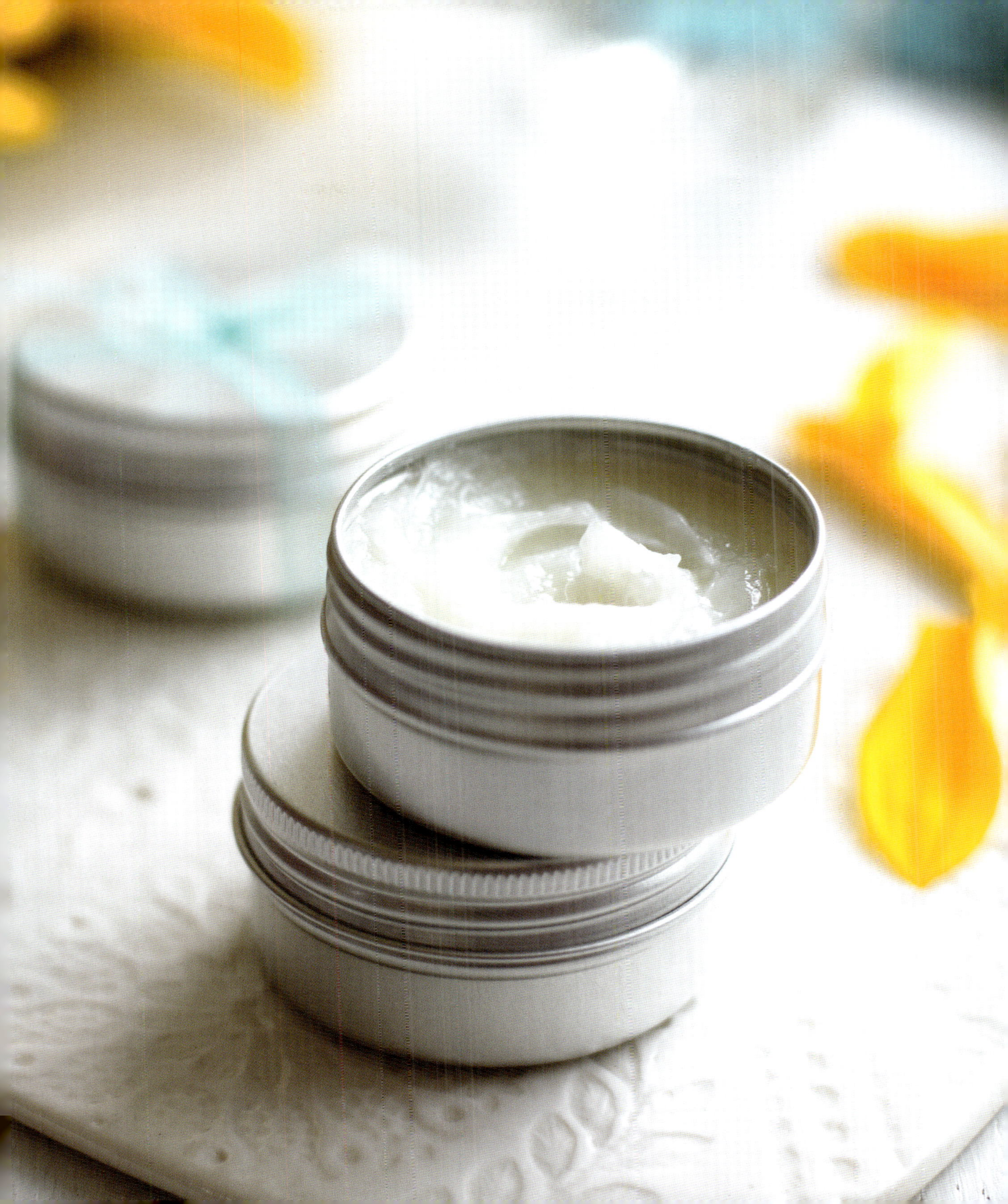

ZITRUS-ZAHNPASTA

LEICHT

FÜR KINDER

Kinder werden diese nach Zitrusfrüchten schmeckende Zahnpasta lieben. Sie hat leicht **antiseptische** Eigenschaften und ist ideal für die erste Zahnpflege. Lassen Sie die Kinder bei der Zubereitung helfen, das macht Spaß und motiviert zum Putzen. Natron ist leicht abrasiv und reinigend, und die Mischung aus Mandarinen- und Bergamottöl bringt eine süßliche Zitrusvariante hinein.

ERGIBT CA. 10 G

ZUTATEN

2 Tropfen Glyzerin
1 TL Natron
6 Tropfen ätherisches Mandarinenöl
1 Tropfen ätherisches Bergamottöl

ZUBEREITUNG

1 Alle Zutaten in eine kleine Schüssel geben. 1 Teelöffel Wasser zugeben und das Ganze zu einer Paste verrühren.

2 Im Kühlschrank aufbewahren und noch am selben Tag verwenden. Reicht für 2 Anwendungen

ANWENDUNG

Die Paste auf die Zahnbürste geben und die Zähne wie gewohnt putzen. Nicht herunterschlucken. Zweimal täglich anwenden.

KRÄUTER-ZAHNPASTA

LEICHT

FÜR ALLE

Die meisten konventionellen Zahnpasten enthalten scharfe Tenside wie etwa Natriumlaurylsulfat (SLS), das Hautausschlag und Allergien verursachen kann. Unsere natürliche Zahnpasta wirkt ebenfalls **reinigend** und **antiseptisch**, jedoch ohne Risiko. Sie enthält eine natürliche, antiseptische Mischung aus ätherischen Ölen, die vor Bakterien **schützt** und das Zahnfleisch **gesund erhält.**

ERGIBT CA. 15 G

ZUTATEN

2 Tropfen Glyzerin
1 TL Natron
1 TL feines Tafelsalz
2 Tropfen ätherisches Thymianöl
2 Tropfen ätherisches Rosmarinöl
2 Tropfen ätherisches Fenchelöl

ZUBEREITUNG

1 Alle Zutaten in eine kleine Schüssel geben. 1 Teelöffel Wasser zugeben und das Ganze zu einer Paste verrühren.

2 Reicht für 2 Anwendungen. Im Kühlschrank aufbewahren und noch am selben Tag verwenden.

ANWENDUNG

Die Paste auf die Zahnbürste geben und die Zähne wie gewohnt putzen. Nicht herunterschlucken. Zweimal täglich anwenden.

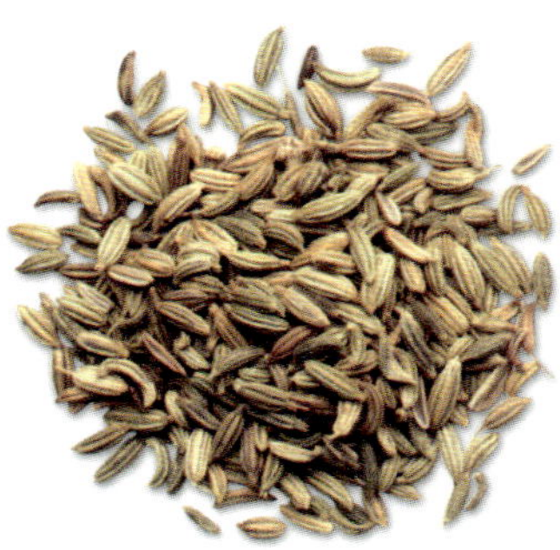

Fenchelsamen
Mit seinem Anisgeschmack und seiner Fähigkeit, Zahnfleischbeschwerden und Halsweh zu lindern, ist Fenchel ideal für Zahnpasten.

FRISCHES MINZE-MUNDWASSER

FÜR ALLE

Das Mundwasser ist alkohol- und zuckerfrei. Regelmäßig verwendet ist es **heilend** und **antiseptisch**. Die Kombination aus Minzaufguss und ätherischem Pfefferminzöl sorgt für den kräftigen Mentholgeruch. Wer es milder mag, nimmt Nanaminze. Das Teebaumöl wirkt antiseptisch. Myrrhe, ebenfalls **antiseptisch**, ist gut fürs Zahnfleisch, hilft gegen schlechten Atem und Aphten.

ERGIBT CA. 100 ML

ZUTATEN

100 ml Mineralwasser
1 EL getrocknete Pfefferminze
1 Tropfen ätherisches Pfefferminzöl
1 Tropfen ätherisches Teebaumöl
1 Tropfen ätherisches Myrrheöl
1 TL feines Tafelsalz
1 TL Aloe-vera-Saft
1 TL Glyzerin

ZUBEREITUNG

1 Für den Aufguss das Mineralwasser aufkochen. Die getrocknete Pfefferminze in einer Kanne damit übergießen. Nach 10 Minuten abseihen.

2 In einer zweite Schüssel Salz und ätherische Öle geben. Den noch warmen Aufguss zugießen und das Salz unter Rühren auflösen. Aloe-vera-Saft und Glyzerin hinzufügen und verrühren.

3 In eine sterilisierte Flasche gießen und abkühlen lassen, dann mit Deckel oder Zerstäuber verschließen.

4 Vor Gebrauch schütteln. Gekühlt 1 Woche haltbar.

ANWENDUNG

Zweimal täglich nach dem Zähneputzen den Mund damit spülen. Nicht herunterschlucken.

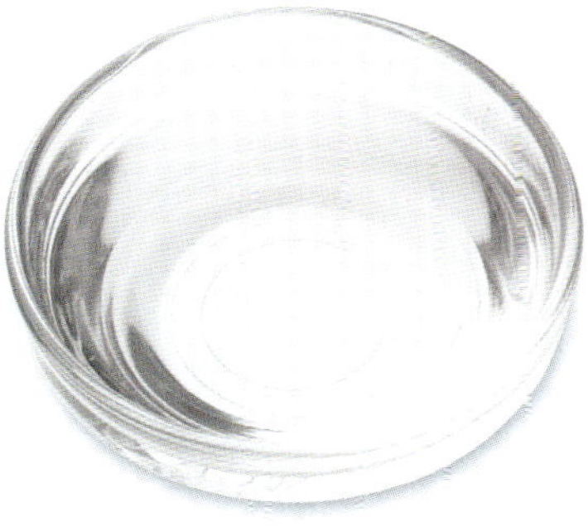

Glyzerin
Glyzerin schmeckt süßlich und wird als Konservierungsmittel eingesetzt. Anders als Zucker regt es aber nicht das bakterielle Wachstum oder die Plaquebildung an.

KÜHLENDE AUGENMASKE

LEICHT

FÜR ALLE HAUTTYPEN

Diese Augenmaske **kühlt**, **beruhigt** und erfrischt die zarte Haut rund um die Augen und reduziert Schwellungen oder Entzündungen. Hamameliswasser wirkt **adstringierend** und erfrischend. Die beruhigenden Eigenschaften der Calendulatinktur ergänzen die Echte Aloe und Hamamelis. Die Folge: Feine Linien werden geglättet und die Augen wirken **erfrischt**.

ERGIBT CA. 25 ML

ZUTATEN

2 TL Hamameliswasser
1 TL Aloe-vera-Saft
1 TL Glyzerin
1 TL Calendulatinktur

ZUBEREITUNG

1 Alle Zutaten in einem sterilisierten Schüsselchen mischen.

2 In ein sterilisiertes kleines Gefäß füllen und fest verschließen. Im Kühlschrank hält die Maske sich bis zu 1 Woche.

ANWENDUNG

Die Augenmaske rund um die Augen auftragen (zwischen Brauen und Wangenknochen). Niemals auf die Lider oder direkt unter die Augen geben, denn dort ist die Haut sehr zart. 5 Minuten einziehen lassen, dann behutsam mit einem Wattepad oder feuchten Musselintuch entfernen.

Übungen für die Augen

Diese einfachen Übungen erfrischen müde Augen. Jeden der folgenden Schritte dreimal wiederholen.

- Setzen Sie sich bequem hin, schließen Sie die Augen und legen Sie leicht Ihre Hände darauf. Atmen Sie dreimal tief ein und aus.
- Hände wegnehmen und die Augen für 4 Sekunden ganz fest schließen. Dann öffnen Sie die Augen für 4 Sekunden.
- Ein Musselintuch in heißes Wasser legen, auswringen und auf das Gesicht halten. Augenbrauen von innen nach außen massieren.
- Den Augapfel im Uhrzeigersinn rollen, dann gegen den Uhrzeigersinn, dazwischen übertrieben blinzeln.
- Fokussieren Sie 10 Sekunden ein entferntes Objekt, dann 10 Sekunden eines in der Nähe. Den Kopf dabei nicht bewegen.
- Schauen Sie nach oben und unten, dann nach rechts und links. Auch dabei den Kopf nicht bewegen.
- Legen Sie vorsichtig die Handinnenflächen auf die geschlossenen Augen und atmen Sie einmal tief ein und aus.

Revitalisierende Augenmaske

FÜR ALLE HAUTTYPEN

Unsere Augen sind durch Computer- und TV-Bildschirm stark belastet. **Erfrischen** Sie müde Augen mit einer Kombination aus Augentrost, Hamamelis und Kamille. Augentrost und Hamamelis haben **adstringierende** Eigenschaften, die die Augen am Ende des Tages zur Ruhe kommen lassen. Kamille wirkt **entzündungshemmend**, was überlastete, rote Augen wieder **vitalisieren** kann.

ERGIBT CA. 50 ML (3 TL)

ZUTATEN

100 ml Mineralwasser
1 EL getrockneter Augentrost
1 EL getrocknete Kamillenblüten
1 TL Hamameliswasser
1 TL Glyzerin

ZUBEREITUNG

1 Für den Aufguss das Mineralwasser aufkochen. Getrocknete Kamillenblüten und Augentrost in einer Kanne damit übergießen. Nach 10 Minuten abseihen.

2 Hamameliswasser und Glyzerin zum Aufguss geben. Abkühlen lassen, in eine sterilisierte Flasche gießen und fest verschließen. Im Kühlschrank etwa 1 Woche haltbar.

ANWENDUNG

Rund um die Augen auftragen (zwischen Brauen und Wangenknochen). Niemals auf die Lider geben oder direkt unter die Augen, denn dort ist die Haut sehr zart. 5 Minuten einziehen lassen, dann behutsam mit einem Wattepad oder feuchten Musselintuch abwischen.

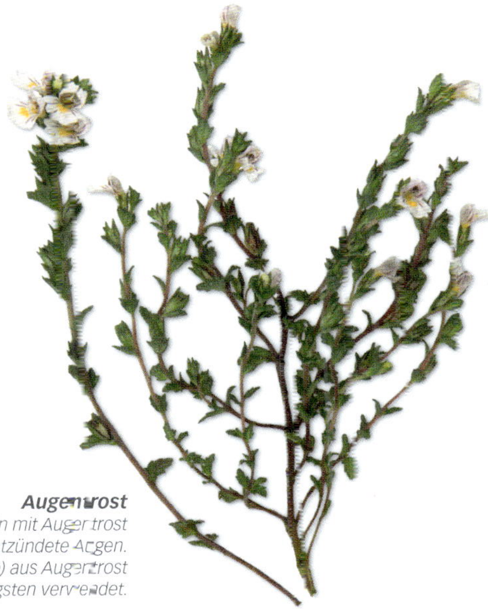

Augentrost
Naturmediziner behandeln mit Augentrost übermüdete und entzündete Augen. Ein einfacher Aufguss (Tee) aus Augentrost und Wasser wird am häufigsten verwendet.

KÖRPER

SIE MÜSSEN FÜR EINE BELEBENDE UND **REVITALISIERENDE** GANZKÖRPERBEHANDLUNG KEINEN TEUREN WELLNESS-TEMPEL BESUCHEN. **VERWÖHNEN** SIE SICH SELBST MIT EINFACHEN TECHNIKEN UND CREMES, ÖLEN UND **NATÜRLICHEN** EXTRAKTEN, DIE DEN GEIST BELEBEN, DIE HAUT NÄHREN UND IHNEN EIN GUTES GEFÜHL SCHENKEN.

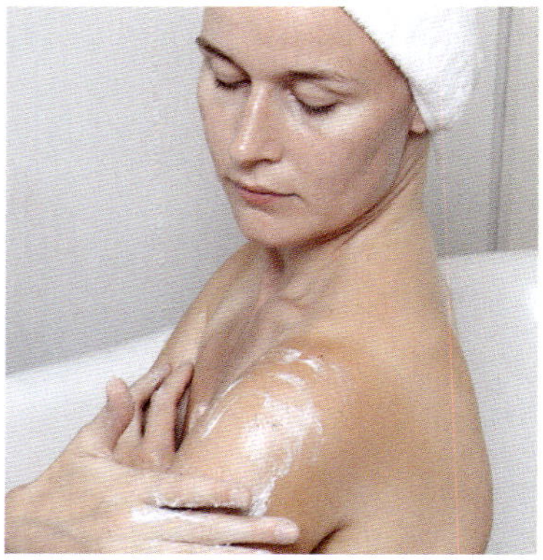

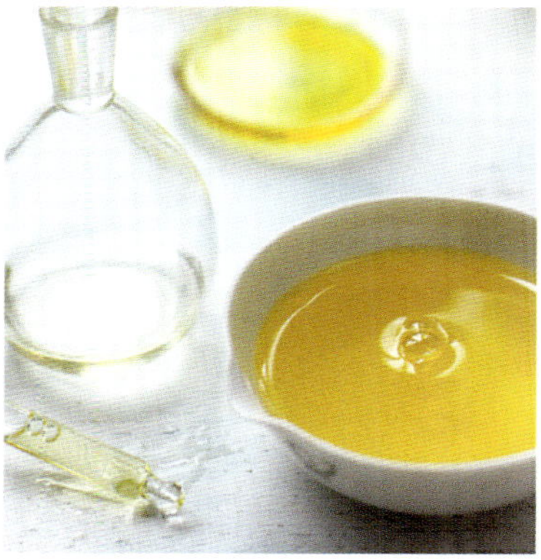

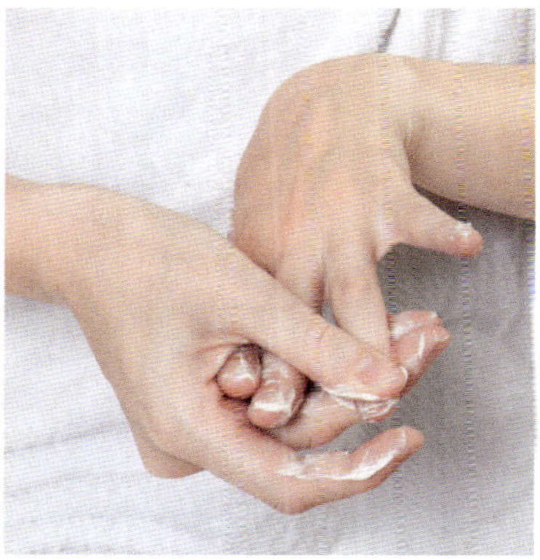

IHRE WOHLFÜHLBEHANDLUNG

Wir alle brauchen ab und zu mal eine Auszeit, in der wir uns etwas Gutes tun. Nimmt man sich die Zeit für regelmäßige Behandlungen, fühlt man sich besser und Haut und Haar sehen besser aus. Finden Sie eine Zeit, in der Sie das Bad für sich haben, und verwöhnen Sie Ihren Körper. Sie können die hier vorgeschlagene Behandlung nach Lust und Laune an Ihre Bedürfnisse anpassen. Beginnen Sie etwa mit einer Kopfmassage oder einer Gesichtskur oder schlagen Sie gleich die Seiten 146–147 auf, wenn die Badewanne nach Ihnen ruft.

WAS BRAUCHEN SIE?

Für eine abendliche Wellnesskur sollten Sie Folgendes bereitlegen:

AUSSTATTUNG

- Musselin- oder Flanelltuch
- Wattepads
- Haarband (bei Bedarf)
- Papierkosmetiktücher
- Grundierungspinsel

PRODUKTE

- Pflegendes Haaröl, etwa Argan- oder Kokosöl
- Gesichtsöl, mit Weihrauch oder Orangenblüte
- Reiniger
- Gesichtswasser
- Gesichtspeeling
- Maske
- Augencreme oder -maske
- Bodylotion
- Handcreme

KOPFMASSAGE

Kopf, Hals und Schultern bilden ein wichtiges Energiezentrum Ihres Körpers. Wenn Sie psychisch unter Druck stehen oder sich über etwas sehr geärgert haben, kann sich die Spannung hier aufbauen und in den Rest des Körpers ausstrahlen. Regelmäßige Kopfmassage wirkt diesem Spannungsaufbau entgegen. Zudem ist sie wunderbar vitalisierend, stärkt die Kopfhaut und regt das Haarwachstum an.

Ziehen Sie einen Bademantel an oder legen Sie ein Handtuch um den Körper, legen Sie allen Schmuck ab und setzen Sie sich bequem hin, die Füße stehen flach auf dem Boden, die Schultern sind nach hinten-unten gezogen und die Augen geschlossen. Atmen Sie dreimal tief durch die Nase ein und aus.

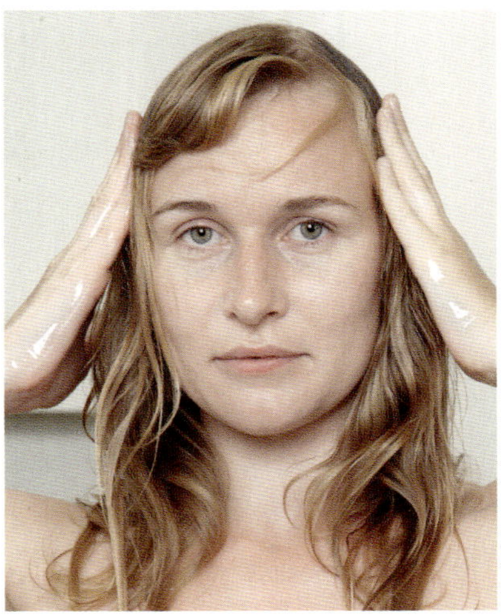

1 Gießen Sie Öl in die Handinnenfläche und reiben Sie die Hände aneinander, um es zu erwärmen. Streichen Sie das Öl ins Haar, beginnen Sie oben und arbeiten Sie die Seiten abwärts. Dann geht es nach vorn, dann zur Rückseite des Kopfes.

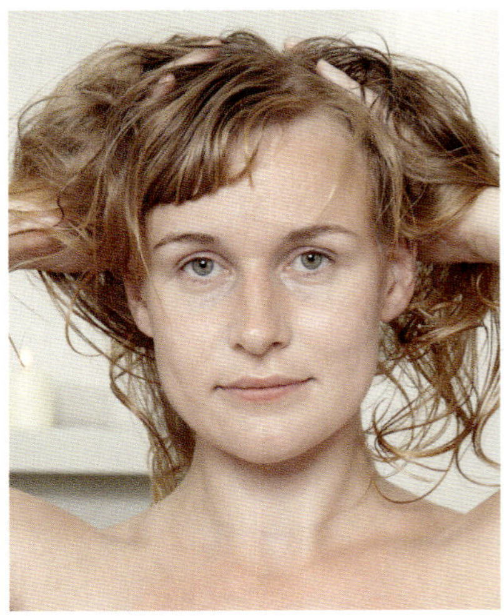

2 Sind Kopf und Haar mit Öl bedeckt, massieren Sie sanft den Kopf mit allen Fingern, als würden Sie das Haar shampoonieren.

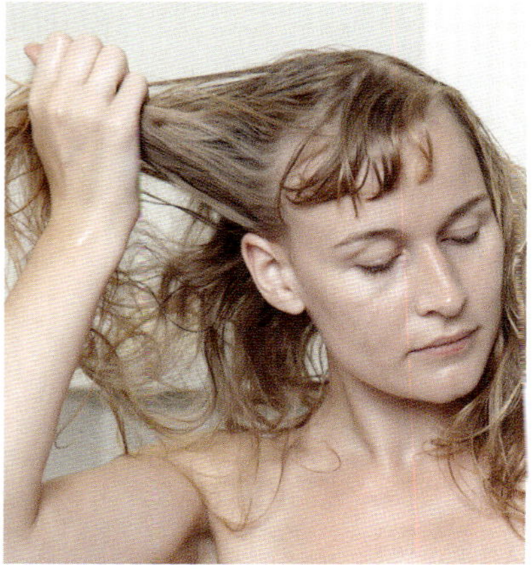

3 Ergreifen Sie eine dicke Haarsträhne und ziehen Sie sie sanft in verschiedene Richtungen. Das kräftigt die Haarwurzeln.

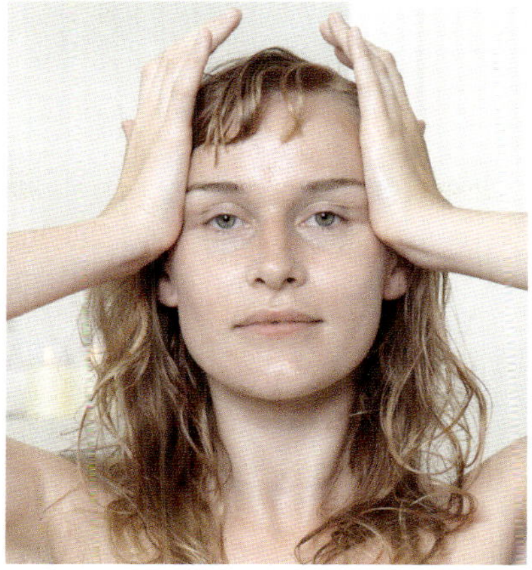

4 Pressen Sie mit den Handballen oder der flachen Hand gegen die Schläfen, dabei kreisförmige Bewegungen ausführen. Augen schließen und tief atmen.

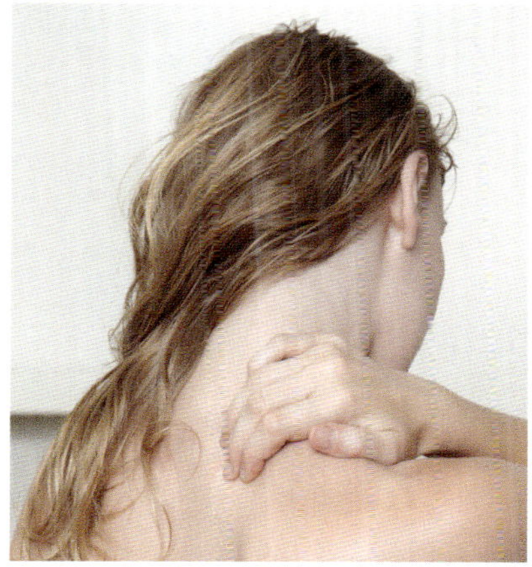

5 Massieren Sie die Rückseite des Halses, indem Sie von oben nach unten fest darüberstreichen. Dreimal wiederholen.

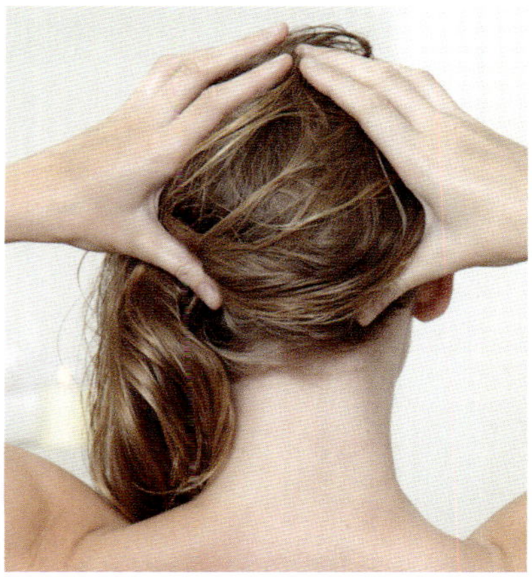

6 Legen Sie die Daumen unter den Okzipitalknochen (siehe Kasten unten). Massieren Sie den Bereich, ruhig kräftig, um die Muskeln dort zu lockern.

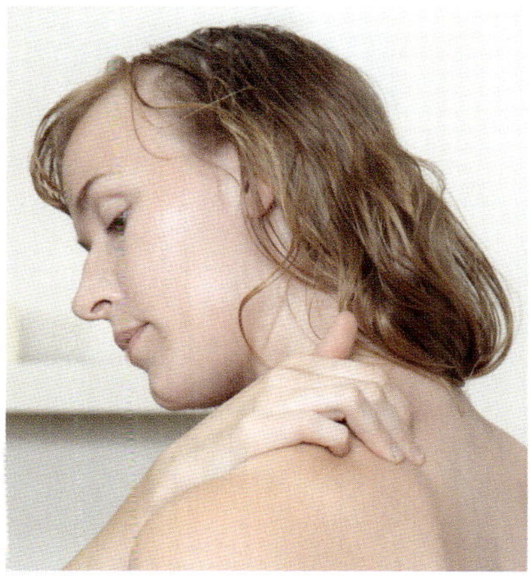

7 Legen Sie die rechte Hand auf die linke Schulter, nah am Hals, und pressen Sie. Arbeiten Sie sich die Schulter entlang nach außen, dann weiter bis zum Ellenbogen. Auf der anderen Seite wiederholen.

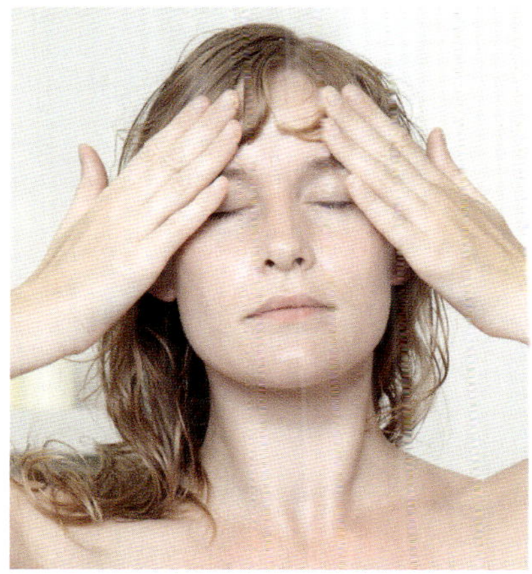

8 Nun mit den Fingerspitzen leicht über Kopf und Gesicht reiben. 5 Minuten entspannen, dann zum Hydrieren ein Glas Wasser trinken.

WO IST DER OKZIPITALBEREICH?

Der Okzipitalknochen formt hauptsächlich den rückwärtigen Schädelknochen. Dort geht der Schädel in den Nacken über. Der Okzipitalbereich ist oft ein Ort des Schmerzes und Zentrum von »Spannungskopfschmerz«. Die Mobilisierung der Muskeln in diesem Bereich kann auch akute Kopfschmerzen lindern.

Dann …

… das Öl mit einem milden Shampoo auswaschen oder, wenn Ihnen der Sinn nach mehr Wellness steht, ein vorgewärmtes Handtuch um den Kopf wickeln und eine Gesichtskur auftragen oder ein Bad in der Wanne genießen (Seite 146–147). Das Öl im Haar nährt das Haar weiter.

GESICHTSKUR

Stellen Sie Ihre Lieblingsmusik an, schenken Sie sich ein Glas Wasser ein und machen Sie es sich für eine Gesichtskur bequem. Verwenden Sie natürliche, hautpflegende Produkte und lesen Sie die Beschreibung durch. Bevor es losgeht, legen Sie alles bereit. Wenn Ihr Haar nicht mit einem Handtuch umwickelt ist, nehmen Sie ein Haarband, damit das Haar nicht ins Gesicht fällt.

1 VORBEREITUNG

Hände waschen und ein Handtuch auf den Schoß legen, um überschüssige Maske abzuwischen. Setzen Sie sich vor einen Spiegel auf den Boden, geben Sie wenig Gesichtsöl in die Hände, reiben Sie die Handflächen aneinander und halten Sie diese dann über die Nase. Schließen Sie die Augen und atmen Sie tief ein und aus.

2 REINIGUNG

Massieren Sie Reiniger mit kleinen, kreisförmigen Bewegungen ein, besonders am Kinn, an der Stirn und rund um die Nase. Beginnen Sie am Kiefer und arbeiten Sie sich nach oben. Den Reiniger mit viel Wasser abwaschen oder ein Musselin- bzw. Flanelltuch verwenden. Beginnend an der Stirn enden Sie unter dem Kiefer.

3 KLÄREN

Mit zwei Wattepads ein kühlendes Gesichtswasser auftragen. Mit einem Wattepad in jeder Hand das Gesichtswasser vom Kiefergelenk über das Kinn zu den Wangen und über die Stirn wischen. Einige Minuten einwirken lassen.

4 PEELING

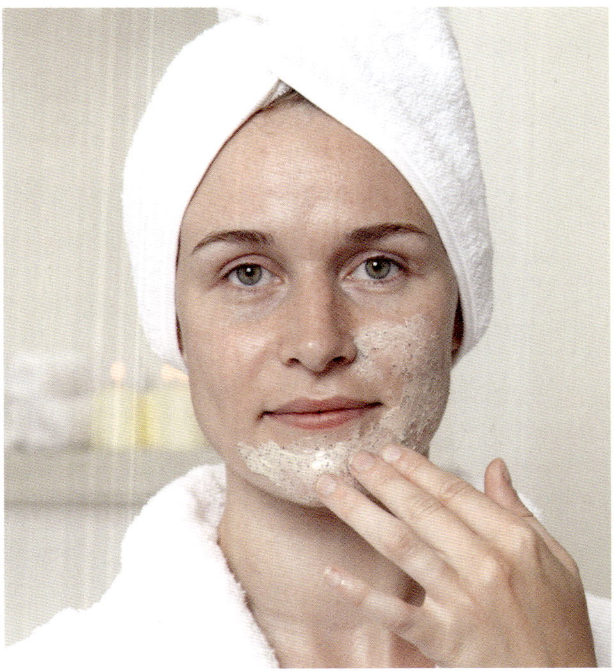

Tragen Sie mit den Fingerspitzen ein Peeling auf und massieren Sie es mit kleinen, kreisförmigen Bewegungen ein. Beginnen Sie am Kinn und enden Sie auf der Stirn, besondere Beachtung verdienen Kiefer, Stirn und Nasenbereich. Den Augenbereich aussparen. Das Peeling mit viel warmem Wasser und einem Musselin- oder Flanelltuch entfernen. Schritt 3 wiederholen, um Peelingreste zu entfernen.

5 MASKE AUFTRAGEN

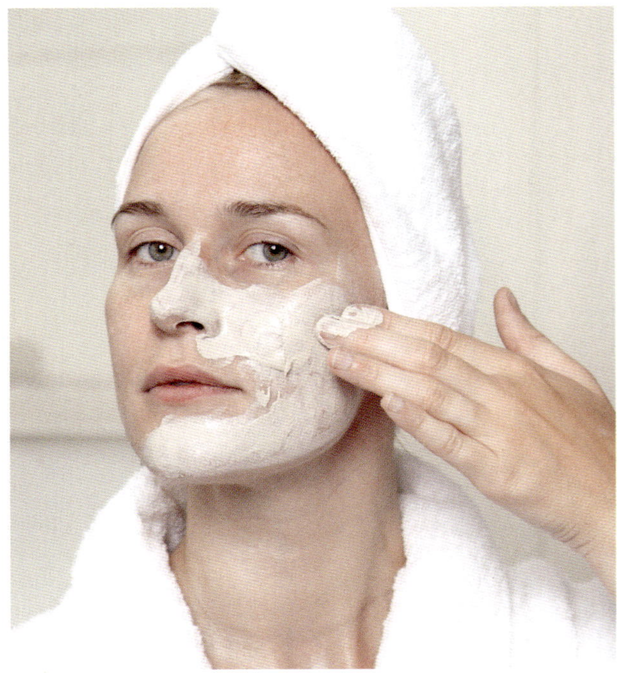

Mit den Fingerspitzen oder einem Grundierungspinsel eine Gesichtsmaske auftragen. Beim Kiefer beginnen und aufwärts bis zur Stirn verteilen, den Augenbereich aussparen. Nach Herstellerangaben einziehen lassen (meist 10 Minuten). In der Zwischenzeit das Augenprodukt auftragen (Schritt 6).

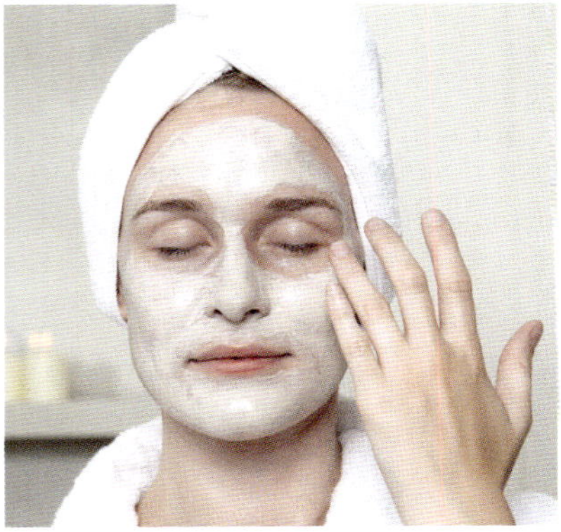

6 Augencreme oder Gel auftragen

Behutsam Augencreme oder Gel mit dem Ringfinger um die Augen verstreichen, dabei nicht zu nah an die Augen kommen. Danach 2 Wattepads in kaltes Wasser tauchen, ausdrücken und auf die Augen legen. 5 Minuten entspannen. Wattepads nun in warmes Wasser tauchen, ausdrücken und auf die Augen legen. Weitere 2 Minuten entspannen.

7 Abwaschen

Die Maske mit viel warmem Wasser abwaschen. Ein Musselin- oder Flanelltuch über das Gesicht legen. Mit einem sauberen Handtuch die Haut vorsichtig trocken tupfen – die Haut muss vollkommen trocken sein, bevor Sie das Massageöl auftragen. Maskenreste gründlich aus dem Tuch ausspülen, bevor Sie es erneut verwenden.

8 Massage

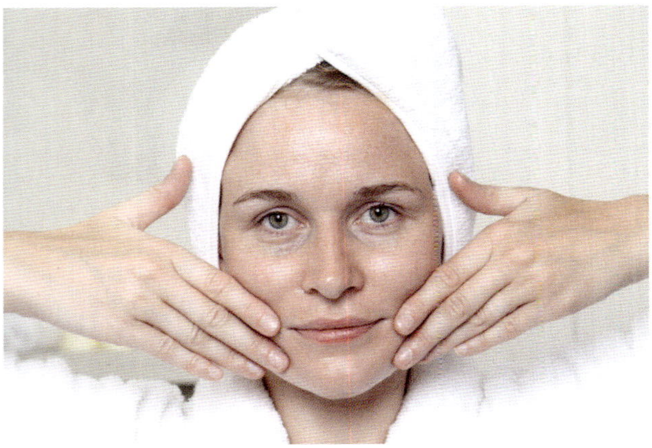

1. Mit den Fingerspitzen ein Gesichtsöl auftragen. In den Handflächen anwärmen, dann vom Kiefer aufwärts auf dem Gesicht verteilen. Den Augenbereich aussparen. Dreimal wiederholen.

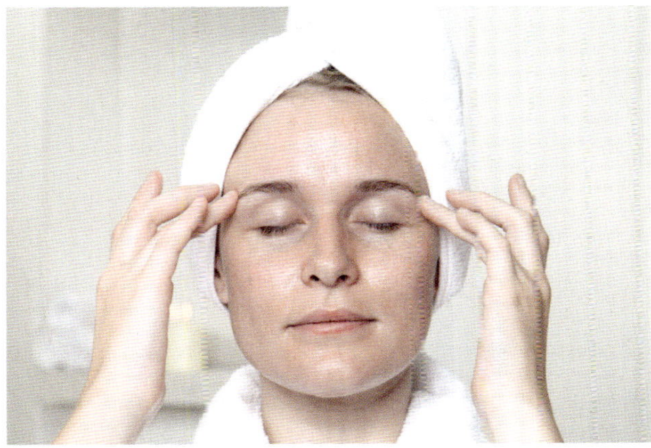

2. Mit den Ringfingern ganz sanft Achten rund um die Augen »malen«, zwischen den Augen beginnen und nach außen zu den Ohren streichen. Dreimal wiederholen.

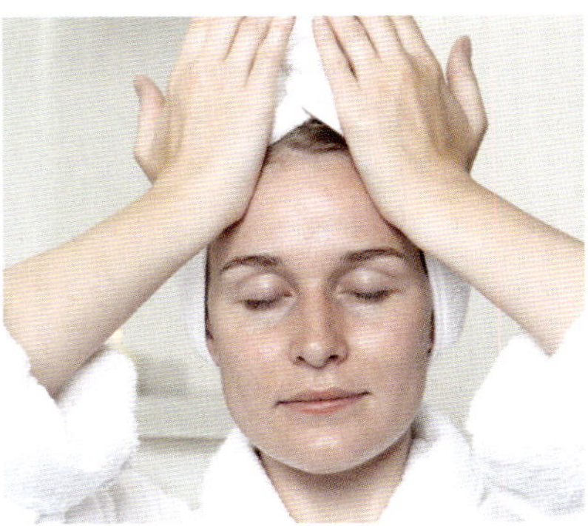

3. Sanft in die Augenbrauen kneifen, über der Nasenwurzel beginnen. Mit den Handballen fest von der Braue bis zum Haaransatz gegen die Stirn streichen.

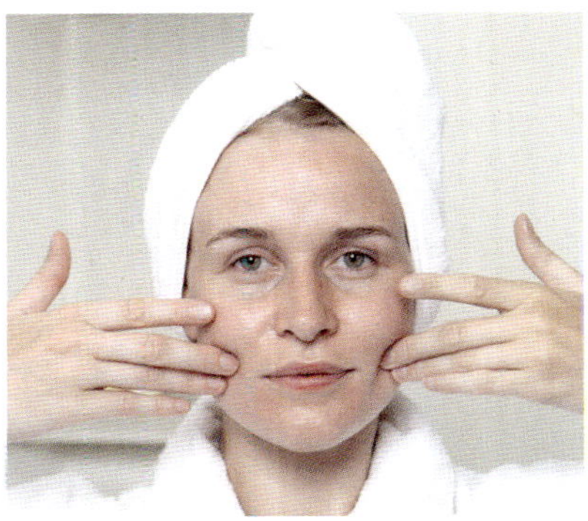

4. Die Fingerspitzen vom Kiefer, außen an den Augen vorbei über die Stirn gleiten lassen. Dreimal wiederholen. Überschüssiges Öl mit Papiertüchern abnehmen.

9 Rehydrieren

Wenig Gesichtscreme auftragen, am Kiefer beginnend hoch zur Stirn verteilen. Trinken Sie ein großes Glas Wasser oder einen abgekühlten Kräutertee und entspannen Sie sich im Liegen.

Dann ...

... dehnen Sie den Abend aus, nehmen Sie ein Bad und gönnen Sie Ihrem Körper eine Behandlung (siehe nächste Seite).

Ganzkörperkur

Gönnen Sie sich eine Kur vom Scheitel bis zur Sohle. Das Ganze geht auch unter der Dusche, falls Sie keine Wanne besitzen. Gießen Sie sich Ihr Lieblingsgetränk ein und stellen Sie Kerzen auf. Lassen Sie das Wasser laufen und geben Sie einen duftenden Badezusatz ins Wasser. Legen Sie alles bereit, was Sie gleich benötigen. Wenn Sie bereits die Kopfmassage (Seite 142–143) oder die Gesichtskur (Seite 144–145) gemacht haben, beginnen Sie mit Schritt 2 und legen sich gleich in die Wanne.

1 Vorbereitung

Waschen Sie das Gesicht, bringen Sie eine stärkende Pflegemaske ins Haar, massieren Sie diese 5 Minuten in die Kopfhaut und wickeln Sie sich ein vorgewärmtes Handtuch um den Kopf.

2 Einweichen

Legen Sie sich in die Wanne und entspannen Sie 10 Minuten. Wenn Sie noch keine Gesichtskur gemacht haben, tragen Sie diese jetzt auf. Nach 10 Minuten entfernen. Dafür ein Musselin- oder Flanelltuch verwenden.

3 Peeling

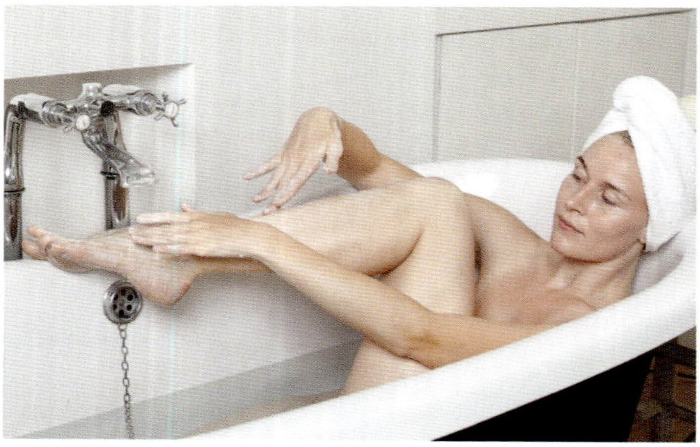

1. Tragen Sie mit den Fingerspitzen eine kleine Menge Peelingpaste auf und massieren Sie die Fersen. Dann massieren Sie aufwärts bis zum Herzen.

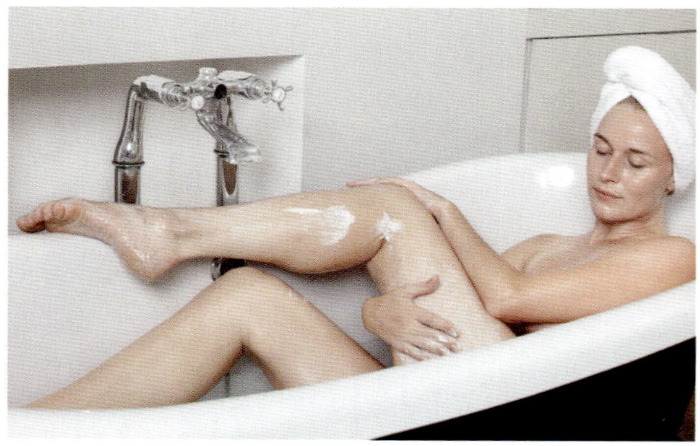

2. Die Beine hochlegen und den Druck erhöhen, wenn Sie Ihre Fingerspitzen über Schenkel und andere Bereiche bewegen, die für Cellulite anfällig sind.

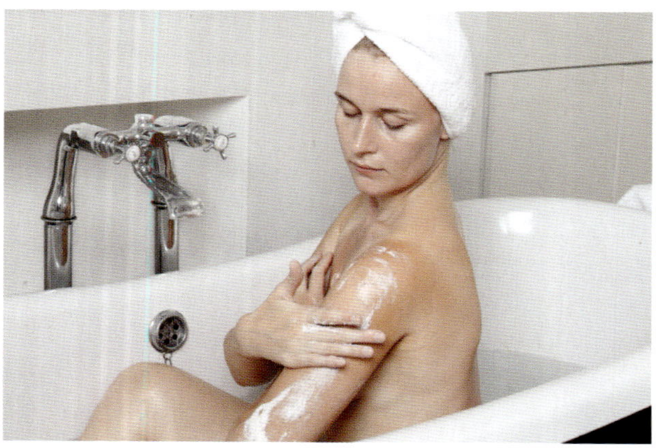

3. Die Ellenbogen und die Rückseite der Arme massieren, weiter in Richtung Schultern arbeiten.

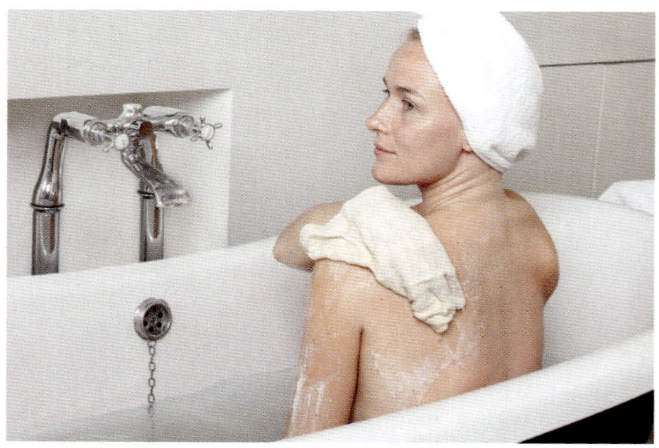

4. Mit einem Musselintuch den oberen Rücken mit großen, kreisförmigen Bewegungen massieren.

4 Abwaschen

Alle Produkte gründlich abspülen. Darauf achten, dass wirklich alle Peelingpartikel von der Haut entfernt werden. Aus der Wanne steigen und ein vorgewärmtes Duschtuch umwickeln.

5 Shampoonieren

Falls die Haarkur nicht noch länger einziehen soll, jetzt das Haar mit dem milden Shampoo waschen oder die Packung nach Herstellerangaben anderweitig entfernen.

6 Feuchtigkeit für den Körper

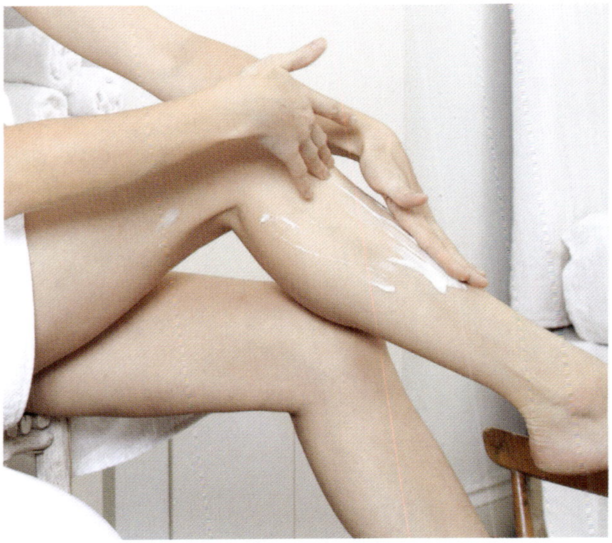

Auf dem ganzen Körper eine Lotion verstreichen, um die Haut zu hydrieren und weich zu machen. Immer Richtung Herz streichen. Bademantel überziehen und eine Fußcreme auftragen.

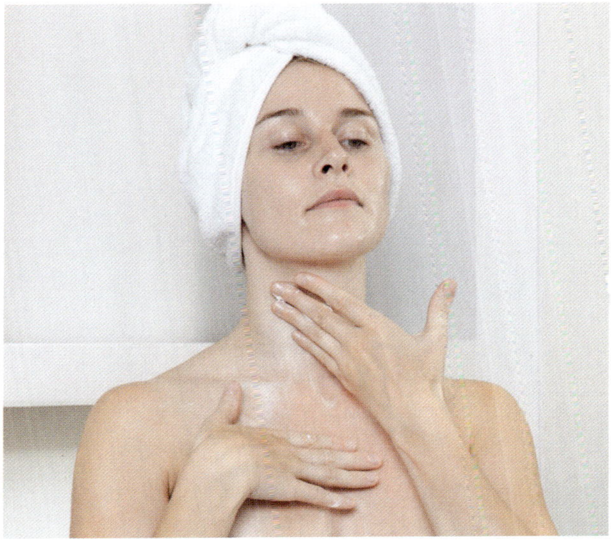

Tragen Sie Feuchtigkeit auf Dekolleté und Gesicht auf. Aufwärts vom Hals in Richtung Stirn verteilen, und das mit leichtem, gleichmäßigem Druck und sanften Bewegungen.

7 Pflege für die Hände

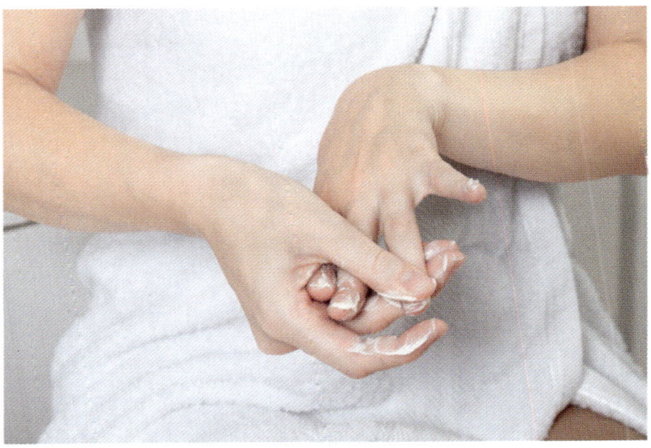

Creme auf die Hände geben und Nagelhaut und Nägel gut damit einreiben. Eine Stunde entspannen. Trinken Sie reichlich Wasser.

WOZU MASSAGE?

Alles spricht dafür: Je mehr Massagen Sie sich gönnen, desto besser fühlen Sie sich. Eine Massage ist heilsam, baut Stress ab, entspannt und kann zudem bei der Genesung von einer Erkrankung helfen. Zu den Wohltaten, die eine Massage schenkt, gehören: eine bessere Durchblutung, der Körper kann auf diese Weise mehr Sauerstoff und Nährstoffe zu lebenswichtigen Organen und Gewebe transportieren; eine Stimulation der Lymphe, des natürlichen Abwehrsystems des Körpers; eine Reduzierung von Spasmen und Krämpfen; Entspannung überanstrengter und verletzter Muskeln und eine erhöhte Gelenkmobilität und -flexibilität. Auch Narbengewebe kann sich verbessern.

Nach Ihrem Ganzkörperprogramm mindestens eine Stunde ruhen und viel trinken, damit die Haut hydriert wird und Gifte ausgeschwemmt werden.

Rezepturen für den Körper

VITALISIEREN SIE DEN GANZEN KÖRPER MIT EINER VIELZAHL VON ZUBEREITUNGEN, ETWA MIT **NATÜRLICHEN** PEELINGS UND FEUCHTIGKEITSSPENDERN, DIE UNSERE HAUT **ERFRISCHEN** UND **NÄHREN**. HIER FINDEN SIE REZEPTE FÜR BADEZUSÄTZE UND DUSCHGELS, DIE NICHT EINFACH NUR REINIGEN, SONDERN DIE HAUT AUCH **PFLEGEN** UND ZUGLEICH DEN KÖRPER **ENTSPANNEN** UND DEN GEIST **BELEBEN**.

HONIG-ORANGEN-SEIFE

FÜR ALLE HAUTTYPEN

Kombinieren Sie **beruhigenden** Honig und erfrischendes, ätherisches Orangenöl in dieser **feuchtigkeitsspendenden** Seife. Stellen Sie sicher, dass der Raum bei der Zubereitung gut durchlüftet wird. Tragen Sie die ganze Zeit schützende Handschuhe, während Sie mit Natriumhydroxid und der Lauge hantieren. Der pH-Wert der Seife sollte unter 10 liegen.

ERGIBT CA. 800 G SEIFE

ZUTATEN

175 g festes Palmfett
470 g festes Kokosfett150 ml Olivenöl
1 TL Honig
20 Tropfen ätherisches Orangenöl
5 Tropfen Benzoetinktur

Für die Lauge

115 g Natriumhydroxid (Ätznatron)
200 ml destilliertes Wasser

ZUBEREITUNG

1 Beide Fette im Topf sanft erhitzen. Rühren, bis sie geschmolzen sind. Olivenöl und Honig unterrühren und etwas abkühlen lassen.

2 Natriumhydroxid in Wasser auflösen. Dabei gut lüften und Schutzkleidung tragen! In die Ölmischung gießen und pürieren.

3 Den Seifenleim in eine mit Folie ausgelegte flache Form gießen, in Frischhaltefolie einwickeln und mit Handtüchern bedecken.

4 Bei der Verseifung wird weiter Hitze produziert.

5 Nach 24 Stunden die Form auswickeln. Die weiche Seife stürzen und in Stücke schneiden, diese 3–4 Wochen trocknen und fest werden lassen. Vor der Verwendung den pH-Wert testen. An einem kühlen, dunklen Ort 6 Monate haltbar.

ANWENDUNG

Waschen Sie Hände oder Körper damit, dann gut abspülen.

SEIFENLEIM HERSTELLEN

Seife ist das Ergebnis einer Mischung aus Ölsäure (aus dem Fett/Öl) und ätzendem Alkali (Natriumhydroxid). Sobald das Alkali in Wasser gelöst wurde, gibt man es zur Säure und eine chemische Reaktion setzt ein. Dabei wird das Alkali nach und nach neutralisiert. Fertige Seife enthält kein Natriumhydroxid mehr.

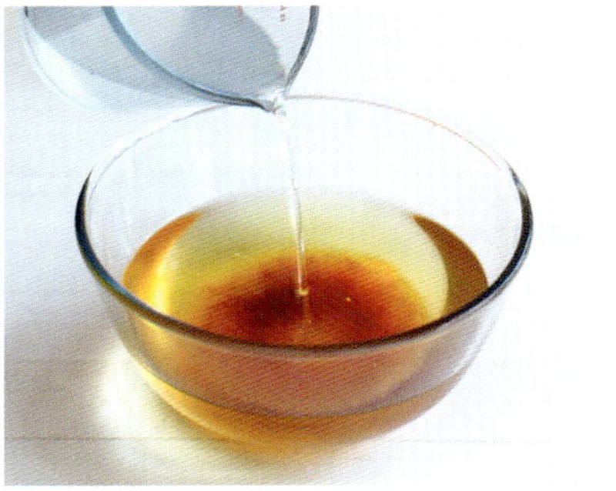

1 Natriumhydroxid in 200 ml destilliertes Wasser rühren. Diese Lauge in die zimmerwarme, noch flüssige Öl-Fett-Mischung rühren.

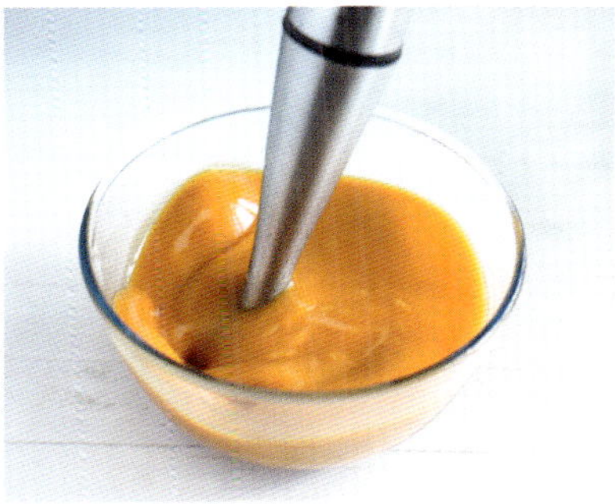

2 Das Ganze mixen. Der sogenannte Seifenleim wird dick wie Pudding. Durch die chemische Reaktion erhitzt sich das Ganze. Ätherisches Öl und Tinktur jetzt zugeben

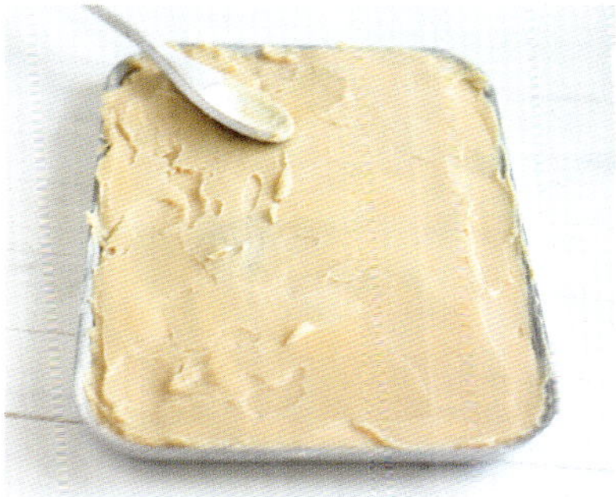

3 Solange die Mischung noch zähflüssig ist, das Ganze langsam in die vorbereitete Form gießen und glatt streichen.

Persönliche Glyzerinseife

LEICHT

FÜR ALLE HAUTTYPEN

Die leichteste und sicherste Art, Seife zuzubereiten, besteht darin, Rohseife zum Gießen zu verwenden. Verwenden Sie ein Bioprodukt, das in Blöcken von 250 g, 500 g oder 1 kg erhältlich ist. Individualisieren Sie die Seife mit Ihren ätherischen Lieblingsölen und gehen Sie vor, wie unten beschrieben.

ERGIBT CA. 100 G

ZUTATEN

100 g Glyzerin-Rohseife (Bio)
20–30 Tropfen ätherisches Öl
1 Prise getrocknete Kräuter oder Blütenblätter, nach Belieben

ZUBEREITUNG

1 Die Rohseife in Würfel schneiden. Im Wasserbad (siehe Seite 133) oder in der Mikrowelle langsam schmelzen lassen. Etwas abkühlen lassen.

2 Ätherische Öle und Kräuter oder Blütenblätter nach Belieben hinzufügen und einrühren.

3 Förmchen mit Öl einsprühen. Die Seifenmischung hineingießen.

4 1–2 Stunden abkühlen lassen. Die feste Seife aus den Formen lösen. An einem dunklen, kühlen Ort 6 Monate haltbar.

ANWENDUNG

Waschen Sie Hände oder Körper damit und spülen Sie die Seife gut ab.

Zitronen-Koriander-Seife

ALLZWECK

FÜR ALLE HAUTTYPEN

Hier wird ein Seiferest zur Basis für ein neues, hochwertiges Stück Seife. Feuchtigkeitsspendende Sheabutter und Glyzerin werden mit dem **erfrischenden** Duft von ätherischem Zitronen- und Korianderöl angereichert, um die Haut zu **beleben** und zu **energetisieren**.

ERGIBT CA. 85 G

ZUTATEN

1 EL Sheabutter
3 EL Mineralwasser
1 EL geriebener Seifenrest
1 TL Glyzerin
1 TL Honig
10 Tropfen ätherisches Zitronenöl
10 Tropfen ätherisches Korianderöl

ZUBEREITUNG

1 Sheabutter im Wasserbad (siehe Seite 133) schmelzen.

2 Das Mineralwasser in einem Topf aufkochen, die geriebene Seife zugeben und darin auflösen. Glyzerin, Honig und ätherische Öle unterrühren.

3 Die flüssige Sheabutter in die heiße Wassermischung rühren, dann das Ganze in eine gefettete Form gießen und 1–2 Stunden abkühlen lassen. An einem dunklen, kühlen Ort 6 Monate haltbar.

ANWENDUNG

Seifen Sie sich damit unter der Dusche oder in der Badewanne ein. Kann auch als Rasierseife verwendet werden.

Wärmende Körperbutter

FÜR ALLE HAUTTYPEN

Diese cremige Körperbutter enthält **gehaltvolle** Kakaobutter und die Haut **weich machendes** Bienenwachs. Die Kombination aus ätherischen Ölen von Ingwer, schwarzem Pfeffer und Rosmarin regt die Durchblutung an, erwärmt die Haut und **lindert Schmerzen**. Perfekt für überanstrengte Muskeln.

ERGIBT CA. 100 G

ZUTATEN

- 1 EL Beinwell-Ölmazerat
- 1 TL Kakaobutter
- 1 TL Bienenwachs
- 60 ml Mineralwasser
- 1 TL Glyzerin
- 1 EL Emulgierwachs
- 2 Tropfen ätherisches Ingweröl
- 2 Tropfen ätherisches Schwarzes Pfefferöl
- 2 Tropfen ätherisches Lavendelöl
- 1 Tropfen ätherisches Rosmarinöl

ZUBEREITUNG

1 Aus Öl, Butter und Wachs eine Emulsion (siehe Seite 109) zubereiten.

2 Das Mineralwasser in einem Topf auf 80 °C erhitzen, Glyzerin und Emulgierwachs zugeben und rühren, bis das Wachs geschmolzen ist. Die heiße Ölmischung zur heißen Wassermischung geben und glatt rühren.

3 Etwas abkühlen lassen. Ätherische Öle mit einem Schneebesen einrühren und auch während des Abkühlens ab und an umrühren. In ein sterilisiertes Glas geben und verschließen. An einem dunklen, kühlen Ort oder im Kühlschrank bis zu 6 Wochen haltbar.

ANWENDUNG

Auf dem Körper verstreichen, immer Richtung Herz, besonders auf Bereiche, die stärker durchblutet werden sollen. Nach dem Sport beanspruchte Gelenke und Muskeln damit verwöhnen.

Reichhaltige Shea-Körperbutter

FÜR TROCKENE HAUT

Sheabutter enthält reichlich essenzielle Fettsäuren und Antioxidanzien, die geschädigte Haut **reparieren** können. Diese **nährende** Körperbutter enthält Wildrosenöl und Hanfsamenöl, die die **Hautelastizität** fördern.

ERGIBT CA. 100 G

ZUTATEN

- 1 TL Wildrosenöl
- 2 TL Hanföl
- 1 EL Sheabutter
- 1 TL Bienenwachs
- 60 ml Mineralwasser
- 1 TL Glyzerin
- 1 EL Emulgierwachs
- 6 Tropfen ätherisches Jasminöl
- 3 Tropfen ätherisches Zitronenöl
- 3 Tropfen ätherisches Sandelholzöl

ZUBEREITUNG

1 Aus Ölen, Butter und Wachs eine Emulsion (siehe Seite 109) zubereiten.

2 Das Mineralwasser in einem Topf auf 80 °C erhitzen, Glyzerin und Emulgierwachs zugeben und rühren, bis das Wachs geschmolzen ist. Die heiße Ölmischung zur heißen Wassermischung geben und glatt rühren.

3 Ätherische Öle mit einem Schneebesen einrühren und auch während des Abkühlens ab und an umrühren. In ein sterilisiertes Glas geben und mit einem Deckel verschließen. An einem dunklen, kühlen Ort oder im Kühlschrank bis zu 6 Wochen haltbar.

ANWENDUNG

Auf dem Körper verstreichen, immer Richtung Herz, besonders auf trockene Bereiche.

Körpercreme 5 in 1

Allzweck

FÜR ALLE HAUTTYPEN

Diese Allzweckcreme enthält Jojobaöl, das die Haut **feucht hält**, Sheabutter, die die Haut **weich macht,** und Kakaobutter, die sie seidig-glatt macht und Feuchtigkeit speichert. Die Creme ist ein wahrer Alleskönner: Verwenden Sie sie als Lippenbalsam, zähmen Sie damit widerspenstiges Haar, streichen Sie sie auf rissige Fersen, Knöchel, Ellenbogen oder Oberhäute.

ERGIBT CA. 100 G

ZUTATEN

3 EL Jojobaöl
2 EL festes Kokosfett
1 EL Kakaobutter
2 TL Bienenwachs
10 Tropfen ätherisches Öl, z. B. Pfefferminze, Lavendel, Myrrhe, Neroli oder Orange (nach Belieben)

ZUBEREITUNG

1 Öle, Butter und Bienenwachs im Wasserbad (siehe Seite 133) schmelzen. Sobald das Wachs geschmolzen ist, die Schüssel vom Topf nehmen.
2 Nach Belieben ätherische Öle einrühren.
3 In ein sterilisiertes Glas geben, abkühlen lassen und den Deckel aufschrauben. An einem kühlen, dunklen Ort hält die Creme 6 Wochen.

ANWENDUNG

Die Creme in die Haut einmassieren, besonders auf trockene Stellen. Verwenden Sie die Creme als Lippenbalsam, zum Bändigen der Augenbrauen, für rissige Fersen, trockene Ellenbogen oder bei Haarspliss.

Kakaobutter-Körperlotion

FÜR ALLE HAUTTYPEN

Die süßlich duftende Creme kombiniert Kakaobutter und Kokosöl mit Vanille und Orange. Damit fühlt sich die Haut **genährt** und **geschmeidig** an. Kakaobutter schmilzt bei Körpertemperatur, durchdringt die Haut und macht sie **seidig-glatt**. Kokosöl macht sie weich. Zusammen mit Sonnenblumenöl, das Vitamin E enthält, entsteht eine reichhaltige Körpercreme.

ERGIBT CA. 100 G

ZUTATEN

1 EL Kakaobutter
1 TL Kokosöl
1 TL Sonnenblumenöl
60 ml Mineralwasser
1 EL Emulgierwachs
1 TL Glyzerin
5 Tropfen Vanilleextrakt
2 Tropfen Benzoetinktur
2 Tropfen ätherisches Mandarinenöl
5 Tropfen ätherisches Orangenöl

ZUBEREITUNG

1 Aus Butter und Ölen eine Emulsion (siehe Seite 109) zubereiten. Sobald die Butter geschmolzen ist, die Schüssel vom Topf nehmen.
2 Das Mineralwasser in einem Topf auf 80 °C erhitzen, Emulgierwachs und Glyzerin hinzufügen und rühren, bis das Wachs geschmolzen ist.
3 Die heiße Ölmischung in die heiße Wassermischung gießen und mit einem Schneebesen glatt rühren. Etwas abkühlen lassen.
4 Vanilleetrakt, Benzoetinktur und ätherische Öle einrühren.
5 In ein sterilisiertes Glas füllen, vollständig abkühlen lassen, dann den Deckel aufschrauben. An einem kühlen, dunklen Ort 6 Wochen haltbar.

ANWENDUNG

Die Creme auf die Haut auftragen, immer Richtung Herz, besonders auf die trockenen Stellen.

ANTI-CELLULITE-KÖRPERCREME

FÜR ALLE HAUTTYPEN

Diese Creme spendet Feuchtigkeit und stellt Geschmeidigkeit, Elastizität und eine glatte Textur wieder her. Zudem kann sie die Lymphdrainage verbessern, Wasser und Giftstoffe werden ausgeschwemmt, die als Ursache von Cellulite gelten. Die ätherischen Öle riechen süß und fruchtig. Orange stimuliert den Lymphfluss, Mandarine hilft bei Dehnungsstreifen und Zypresse wirkt adstringierend.

ERGIBT CA. 120 G

ZUTATEN

1 EL Kakaobutter
1 TL Kokosöl
1 TL Wildrosenöl
1 TL Avocadoöl
1 EL Emulgierwachs
60 ml Mineralwasser
1 TL Glyzerin
1 TL Hamameliswasser
5 Tropfen ätherisches Mandarinenöl
4 Tropfen ätherisches Orangenöl
4 Tropfen ätherisches Weihrauchöl
2 Tropfen ätherisches Salbeiöl
2 Tropfen ätherisches Zypressenöl

ZUBEREITUNG

1 Aus Butter, Ölen und Emulgierwachs eine Emulsion (siehe Seite 109) zubereiten. Sobald das Wachs geschmolzen ist, die Schüssel vom Topf nehmen.

2 Das Mineralwasser in einem Topf auf 80 °C erhitzen. Glyzerin und Hamameliswasser hinzufügen und rühren. Ggf. das Wasser noch einmal erhitzen, bis das Glyzerin aufgelöst ist.

3 Die heiße Ölmischung zur heißen Wassermischung geben und mit Schneebesen oder Stabmixer glatt rühren. Etwas abkühlen lassen.

4 Ätherische Öle unterrühren. In ein sterilisiertes Glas füllen, vollständig abkühlen lassen, dann den Deckel aufschrauben. An einem kühlen, dunklen Ort 6 Wochen haltbar.

ANWENDUNG

Die Creme auf dem Körper verstreichen, immer Richtung Herz, besonders auf trockene Stellen. Sie können den Körper zusätzlich mit einer Trockenbürstenmassage verwöhnen (siehe Seite 156/157)

Cellulite bekämpfen

Irgendwann im Leben ist fast jede Frau davon betroffen. Ursache dafür ist eine Ansammlung von Wasser und Giften im Bindegewebe, das die Fettzellen umgibt. Viele Faktoren sind daran beteiligt, etwa eine schlechte Durchblutung, ein hormonelles Ungleichgewicht, eine unausgewogene Ernährung, Kaffee, Tee, Zigaretten, Bewegungsarmut und Verstopfung. Verbessern Sie Ihre Ernährung und treiben Sie regelmäßig Sport, um Ihr Aussehen zu verändern. Zusätzlich verwenden Sie diese Creme.

Belebendes Meersalz-Scrub mit Pfefferminz

FÜR ALLE HAUTTYPEN

Dieses Scrub entfernt abgestorbene Hautzellen, regt die Durchblutung an und macht die Haut seidig-glatt. Ätherisches Grapefruitöl stimuliert mit seinen diuretischen und entgiftenden Eigenschaften das lymphatische System und hilft gegen Cellulite und Wasseransammlungen. Soll der Schäleffekt feiner sein, verwenden Sie Tafelsalz. Statt frischer können Sie auch getrocknete Minze nehmen.

Zutaten

MANDELÖL Das Öl macht die Zubereitung nährend.

ÄTHERISCHES PFEFFERMINZÖL regt die Durchblutung an.

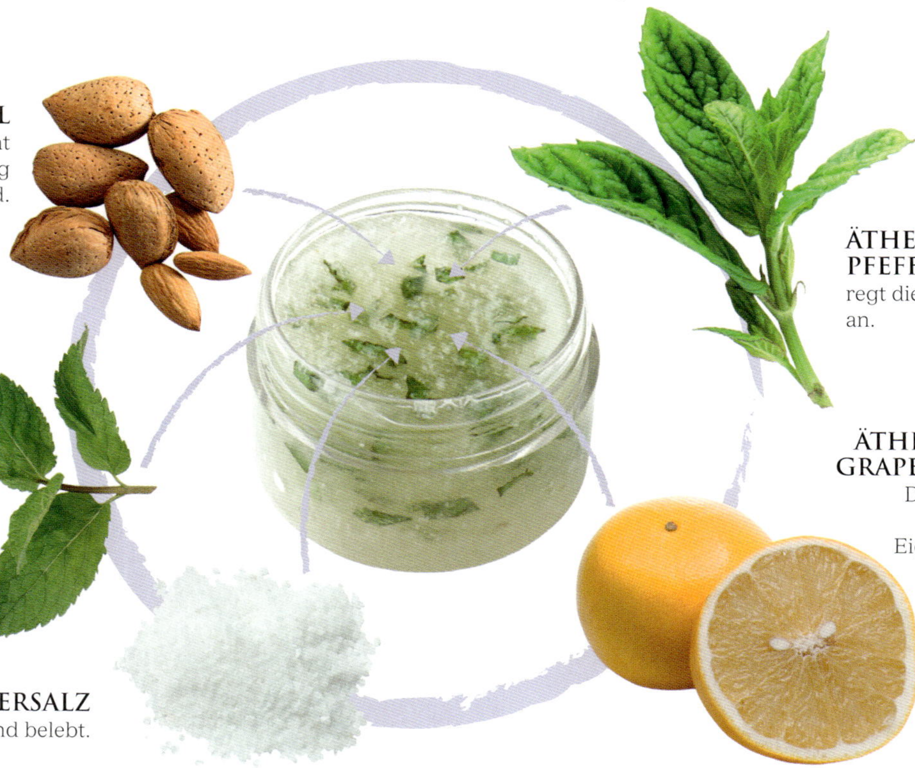

FRISCHE MINZE sorgt für frischen Duft.

ÄTHERISCHES GRAPEFRUITÖL Das Öl besitzt entgiftende Eigenschaften.

MEERSALZ reinigt und belebt.

ERGIBT CA. 120 ML

ZUTATEN

4 EL Meersalzflocken
1 TL frisch gehackte Minze oder gerebelte Minze
4 EL Mandelöl
5 Tropfen ätherisches Pfefferminzöl
2 Tropfen ätherisches Grapefruitöl

ZUBEREITUNG

1 Meersalz, Minze und Mandelöl in einer kleinen Schüssel vermengen.

2 Ätherische Öle hinzufügen und noch einmal verrühren. In ein luftdicht schließendes Gefäß füllen. An einem kühlen, trockenen Ort 6 Monate haltbar.

ANWENDUNG

Auf der Haut verteilen, vor allem auf Bereiche mit schlechter Durchblutung, und sanft massieren. Mit viel warmem Wasser abspülen. Da sich Meersalz im Wasser löst, können Sie anschließend ein entspannendes Mineralbad genießen. Nicht auf frisch rasierter Haut anwenden!

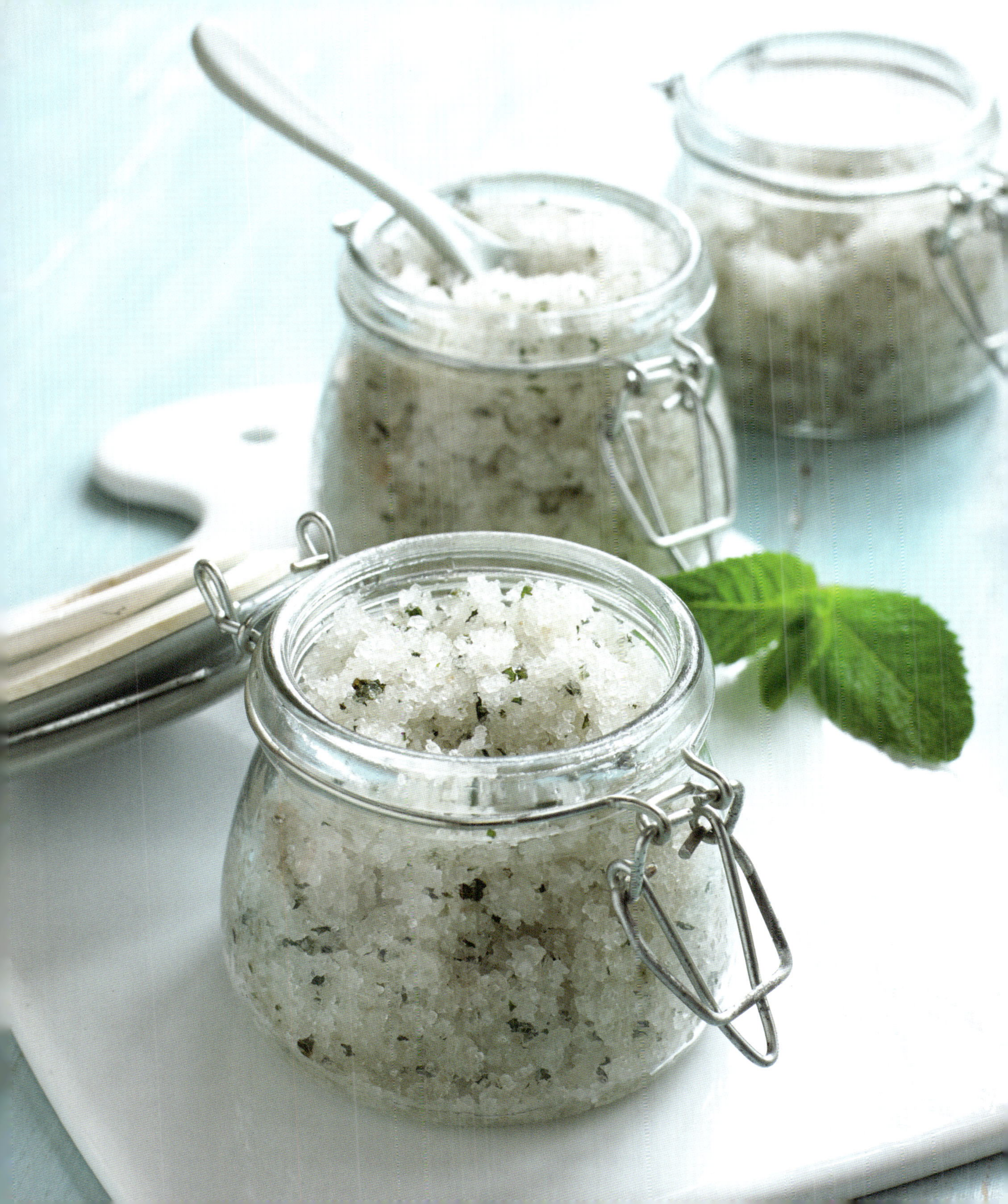

10-MINUTEN-TROCKENBÜRSTENMASSAGE

So entfernen Sie einmal wöchentlich abgestorbene Hautzellen und stärken Ihre Haut. Der ausgeübte Druck und die Richtung fördern die Lymphedrainage. Das ist gut für die Durchblutung und unterstützt den natürlichen Ausscheidungsprozess. Bürsten Sie stets aufwärts Richtung Herz und streichen Sie hinterher mit der Hand darüber.

WERKZEUGE

Nehmen Sie eine Bürste mit festen Borsten. Mit einem langen Griff erreichen Sie auch schwer zugängliche Körperbereiche.

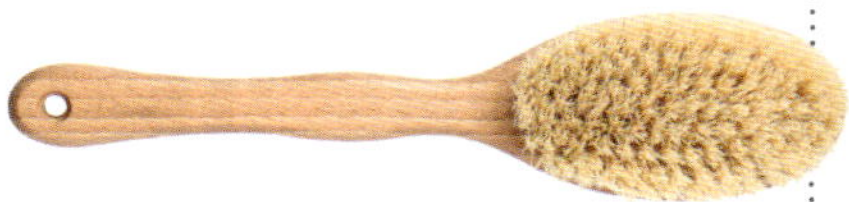

WARUM DEN KÖRPER ABBÜRSTEN?

Das Trockenbürsten stimuliert den Körper und schenkt ihm Energie, deshalb am besten morgens unter der Dusche einplanen. Regelmäßig angewendet wird die Haut mit sauerstoffreichem Blut versorgt und hydriert. Die Folge: Sie sieht besser aus. Gifte werden ausgeschwemmt, unschöne Dellen verschwinden.

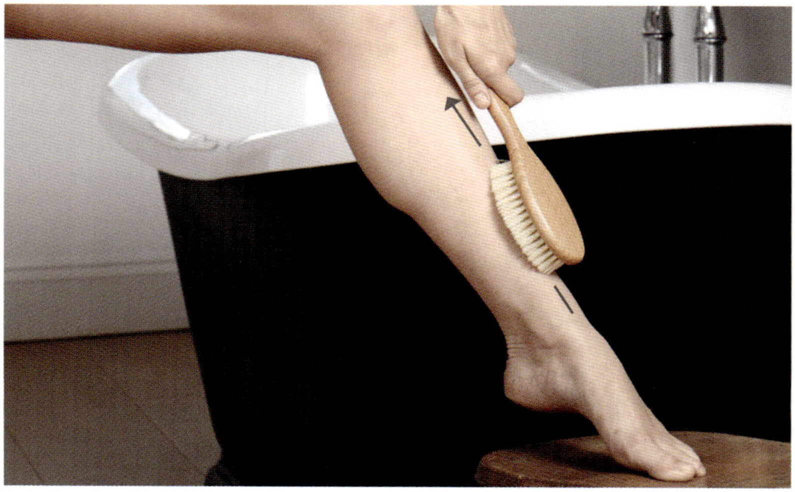

1 Bürsten Sie mit der linken Hand die Vorderseite des linken Beins mit aufwärts gerichteten Strichen. Drücken Sie nicht so stark, dass die Haut verletzt wird. Nach jedem Bürstenstrich mit der Hand darüberstreicheln. Dreimal wiederholen.

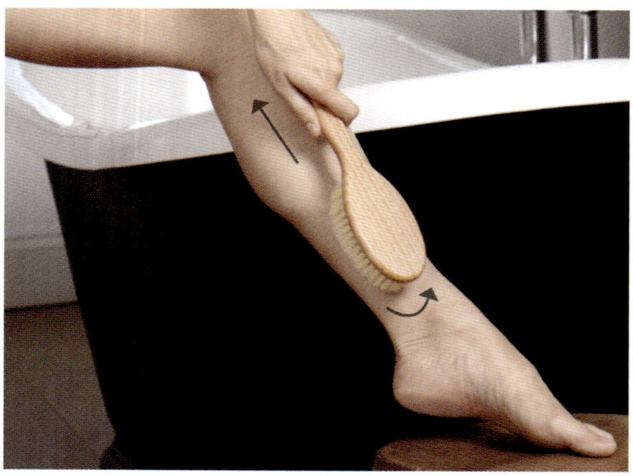

2 Mit kleinen, kreisförmigen Bewegungen bürsten Sie nun die Innenseite des Beins, am Knöchel beginnend bis zur Leiste. Nach jedem Bürstenstrich mit der rechten Hand darüberstreicheln. Dreimal wiederholen. Zur Außenseite des Beins wechseln. Mit ebensolchen Bewegungen das Bein aufwärts bürsten.

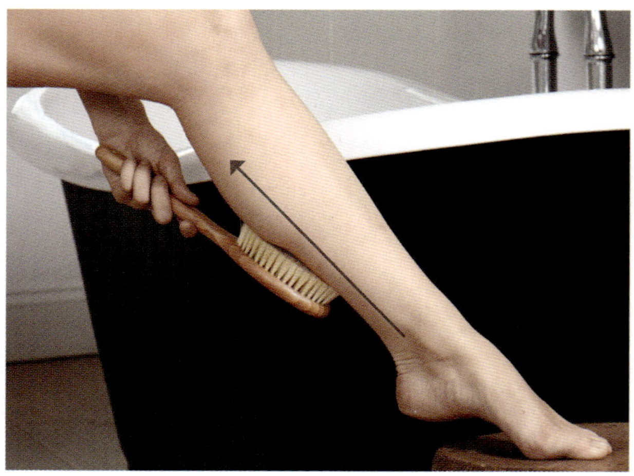

3 Jetzt die Rückseite des Beins von den Zehen bis zum Oberschenkel mit langen, gleichmäßigen Strichen bürsten. Zweimal wiederholen. Beim dritten Mal weiter über das Gesäß und dann den Rücken hinauf bürsten. Diese Bewegungen fördern Lymphdrainage und Durchblutung.

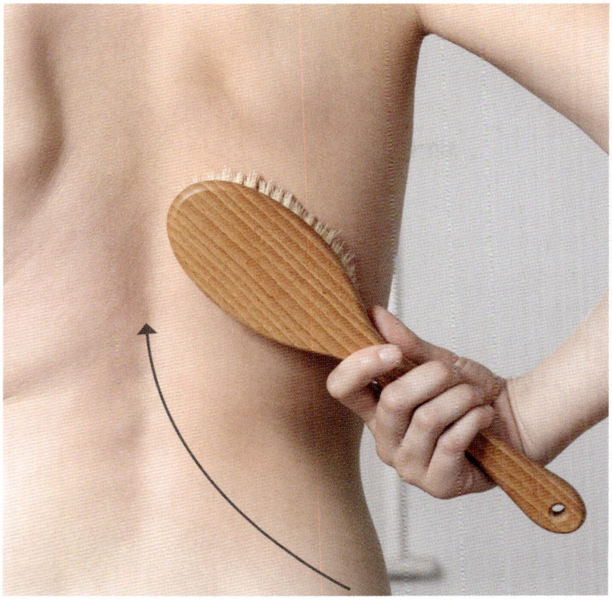

4 Die Bürste über das Gesäß zur Rückenmitte führen, dabei lange, gleichmäßige Bewegungen ausführen. Nach jedem Bürstenstrich die Bürste abheben und – falls möglich – mit der Hand darüberstreichen. Dreimal wiederholen.

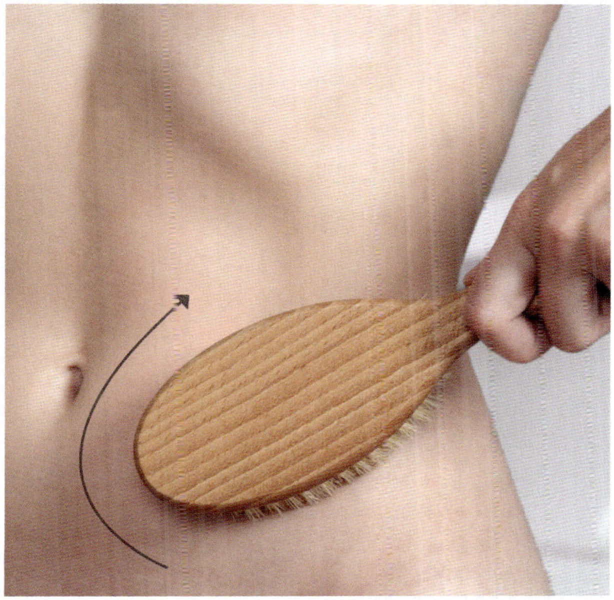

5 Mit der Bürste um die Hüfte zum vorderen Rumpf streichen, dabei lange, kreisförmige Striche über dem Bauch machen. Nach jedem Bürstenstrich mit der Hand darüberstreichen. Dreimal wiederholen.

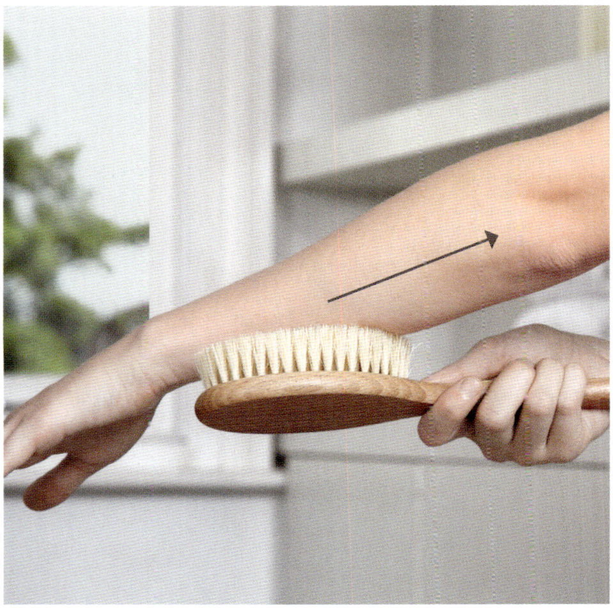

6 Die Bürste in die rechte Hand nehmen und mit langen, gleichmäßigen Strichen die Außenseite des linken Arms aufwärts zur Schulter bürsten, dann über die Außenseite zur linken Brust führen. Nach jedem Bürstenstrich mit der Hand darüberstreichen. Dreimal wiederholen.

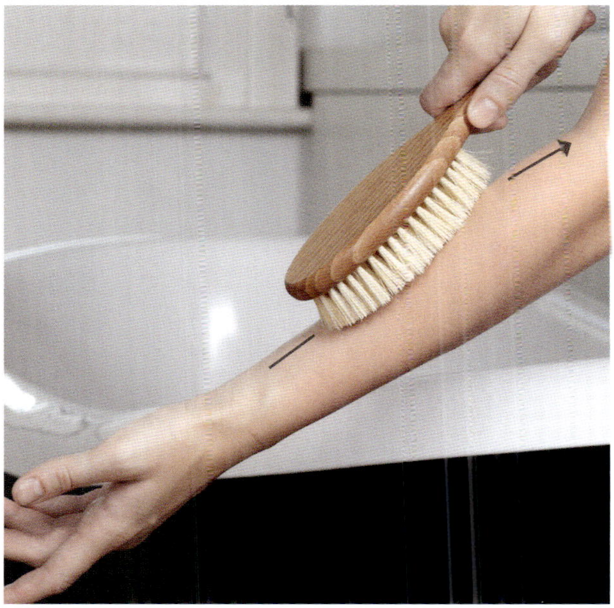

7 Die Innenseite des linken Arms hoch zur Achselhöhle mit langen, gleichmäßigen Strichen abbürsten. Nach jedem Strich die Bürste abheben und mit der Hand darüberstreichen. Dreimal wiederholen. Danach fühlt sich die Haut glatt und weich an.

DETOX-KÖRPERÖL

LEICHT

FÜR ALLE HAUTTYPEN

Probleme mit der Lymphe, wie Cellulite, lassen sich durch Lymphdrainage-Massagen mit einem **entgiftenden** Öl verbessern. Wacholder kann bei Hautbeschwerden helfen, bei denen sich Toxine im Körper ansammeln, und ätherisches Mandarinenöl wirkt **diuretisch**: Schadstoffe werden ausgeschieden. Die Mischung aus diesen Ölen hält ein gesundes Lymphsystem aufrecht.

ERGIBT CA. 45 ML

ZUTATEN

3 EL Traubenkernöl
8 Tropfen ätherisches Wacholderöl
4 Tropfen ätherisches Grapefruitöl
3 Tropfen ätherisches Zypressenöl
2 Tropfen ätherisches Zitronenöl
2 Tropfen ätherisches Mandarinenöl

ZUBEREITUNG

1 Alle Zutaten in einer kleinen Schüssel verrühren.

2 In ein sterilisiertes Fläschchen gießen und fest verschließen. An einem kühlen, trockenen Ort etwa 3 Monate haltbar.

ANWENDUNG

Mit kreisförmigen Bewegungen Richtung Herz in die Haut massieren. Für ein optimales Ergebnis vor oder nach der Trockenbürstenmassage (siehe Seite 156–157) anwenden.

WILDROSEN-KÖRPERÖL

LEICHT

FÜR NORMALE UND TROCKENE HAUT

Das Körperöl enthält einen Mix aus Pflanzenölen und ätherischen Ölen, die die Zellerneuerung begünstigen. Das fördert die Heilung von Wunden, Verbrennungen und Dehnungsstreifen. Wildrosenöl liefert reichlich mehrfach ungesättigte Fettsäuren sowie Linol- und Linolensäuren. Diese unterstützen die Regeneration von Hautgewebe und helfen bei Sonnenbrand, Falten oder Narbengewebe.

ERGIBT CA. 45 ML

ZUTATEN

2 EL Wildrosenöl
1 EL Mandelöl
6 Tropfen ätherisches Weihrauchöl
6 Tropfen ätherisches Rosenöl
4 Tropfen ätherisches Rosengeranienöl
2 Tropfen ätherisches Myrrheöl

ZUBEREITUNG

1 Alle Zutaten in einer kleinen Schüssel verrühren.

2 In ein sterilisiertes Fläschchen gießen und fest verschließen. An einem kühlen, trockenen Ort etwa 3 Monate haltbar.

ANWENDUNG

In die Haut massieren, besonders in trockene Bereiche, auf Narben und Dehnungsstreifen.

Wildrosen-Körperöl ▶

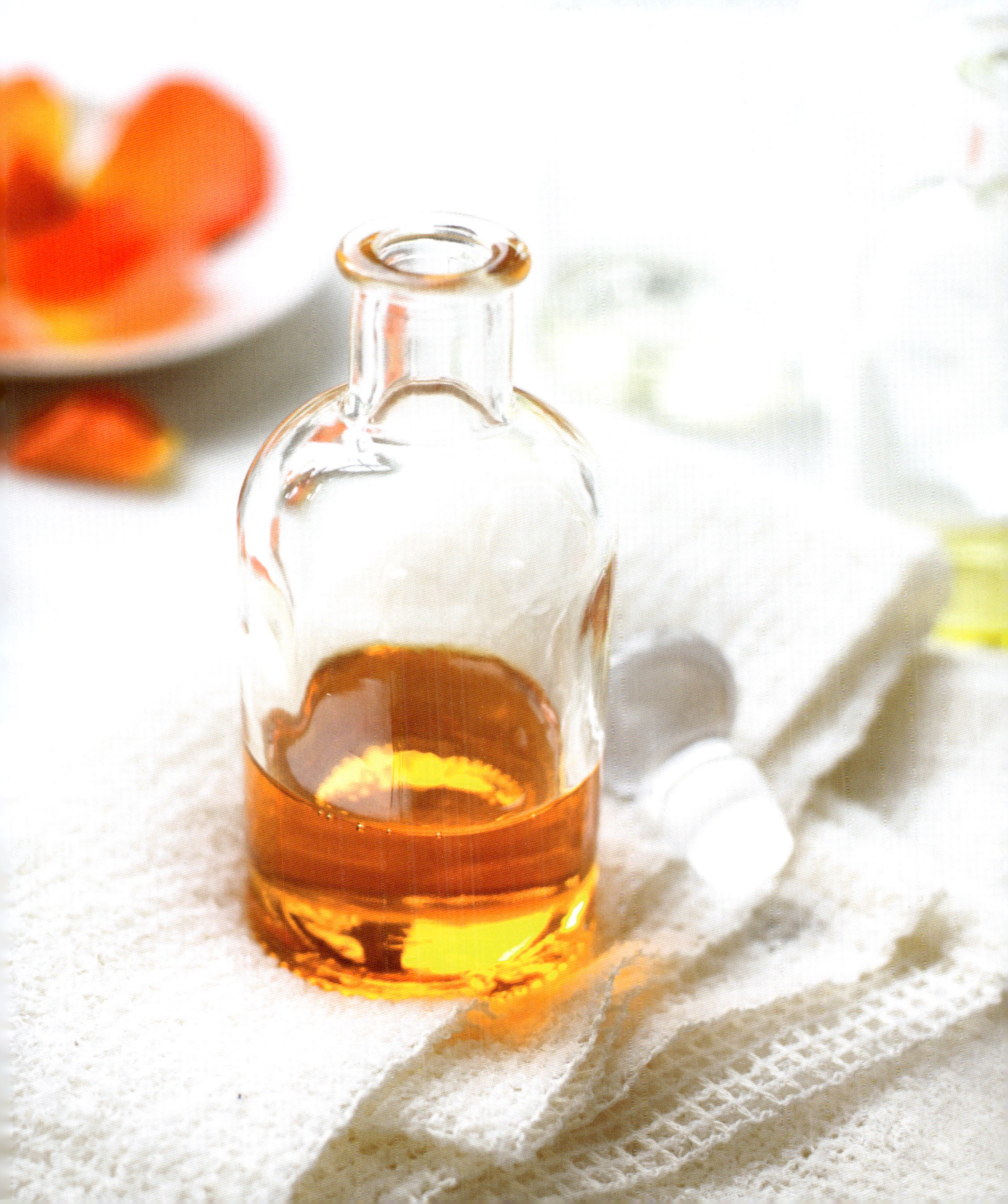

ANTISTRESS-MASSAGEÖL

LEICHT

FÜR ALLE HAUTTYPEN

Stress kann Ursache vieler Erkrankungen sein. Sie können ihn mit **Aromatherapie**, die die physiologischen und psychologischen Wirkweisen ätherischer Öle miteinander verknüpft, reduzieren. Dieses entspannende Massageöl enthält duftendes, **stimmungsaufhellendes** Neroliöl sowie Orangenöl, die mit spirituellem Sandelholzöl und Weihrauchöl gegen Ängstlichkeit kombiniert werden.

ERGIBT CA. 45 ML

ZUTATEN

1 EL Mandelöl
1 EL Sonnenblumenöl
1 EL Avocadoöl
6 Tropfen ätherisches Neroliöl
4 Tropfen ätherisches Weihrauchöl
4 Tropfen ätherisches Bergamottöl
4 Tropfen ätherisches Orangenöl
2 Tropfen ätherisches Sandelholzöl

ZUBEREITUNG

1 Alle Zutaten in einer kleinen Schüssel verrühren.

2 In ein sterilisiertes Fläschchen gießen und fest verschließen. An einem kühlen, trockenen Ort etwa 3 Monate haltbar.

ANWENDUNG

In die Haut massieren. Vor dem Schlafengehen anwenden, um einen erholsamen Schlaf zu fördern. Das Öl etwas in die Haut einziehen lassen, bevor Sie sich anziehen.

ZITRUS-MASSAGEÖL

LEICHT

FÜR ALLE HAUTTYPEN

Das **aufbauende** Massageöl erfrischt Haut und Sinne. Morgens sorgt es für einen frischen Start in den Tag. Jojobaöl ist reich an Vitamin E und besitzt **antioxidative** Eigenschaften. Mandelöl verbessert die Haut und macht diese Mischung zugleich **feuchtigkeitsspendend**. Liebliche Zitrusöle sorgen dafür, dass Sie gern aufstehen und sich Ihren Aufgaben stellen.

ERGIBT CA. 45 ML

ZUTATEN

2 EL Mandelöl
1 EL Jojobaöl
5 Tropfen ätherisches Zitronenöl
5 Tropfen ätherisches Grapefruitöl
5 Tropfen ätherisches Mandarinenöl

ZUBEREITUNG

1 Alle Zutaten in einer kleinen Schüssel verrühren.

2 In ein sterilisiertes Fläschchen gießen und fest verschließen. An einem kühlen, trockenen Ort etwa 3 Monate haltbar.

ANWENDUNG

In die Haut massieren. Das Öl etwas in die Haut einziehen lassen, bevor Sie sich anziehen.

Zitrus-Massageöl ▶

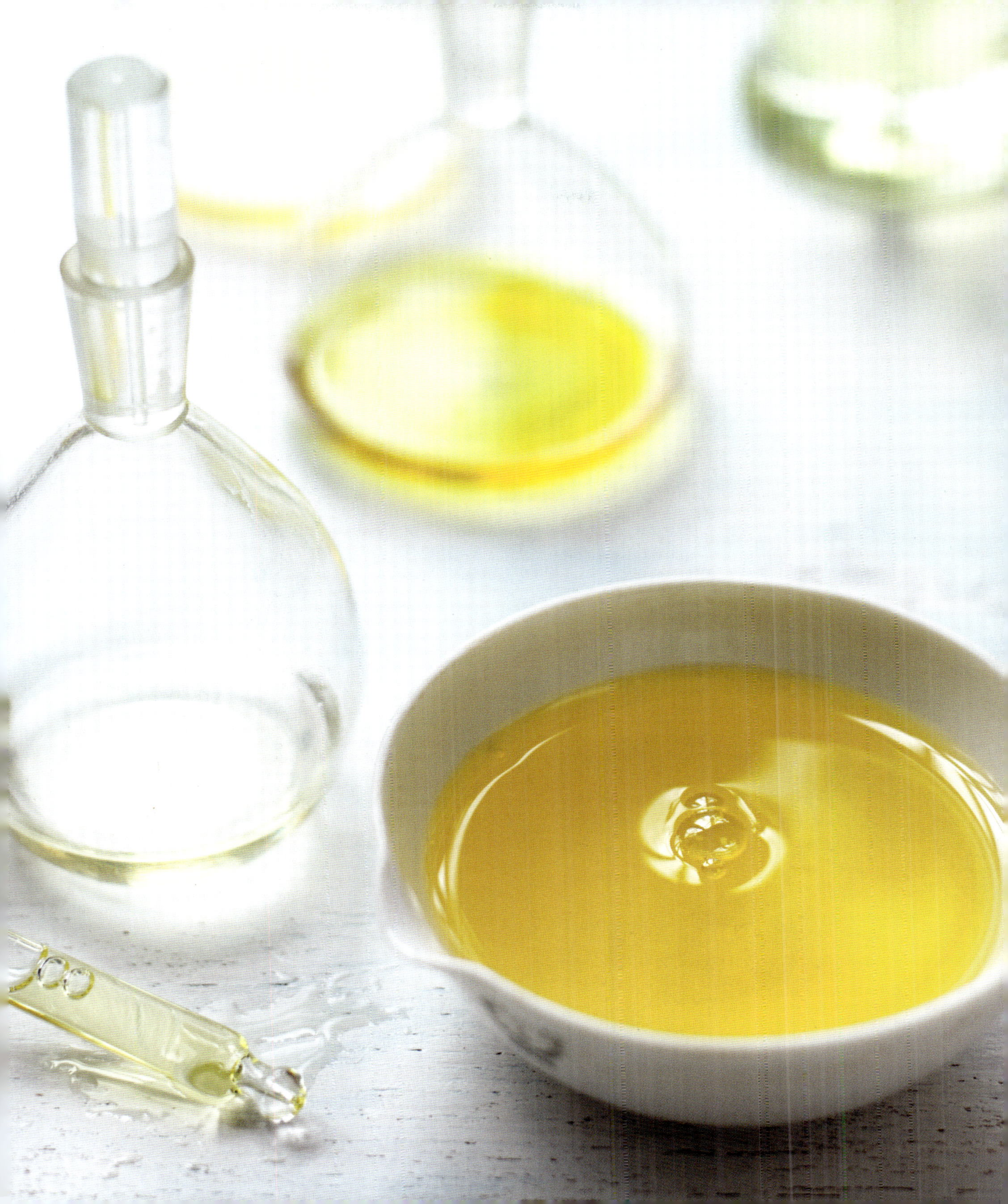

ARNIKA-BEINWELL-MUSKELÖL

LEICHT

FÜR ALLE HAUTTYPEN

Wenden Sie es vor oder nach dem Training an, um die Durchblutung und Selbstheilungskräfte des Körpers **anzuregen**. Beinwell ist ein wirksames **Erste-Hilfe-Mittel**, Arnika wird bei Prellungen eingesetzt, es fördert die **Durchblutung** und Schmerzen durch Überbeanspruchung oder rheumatischer und neuralgischer Natur werden damit gelindert.

ERGIBT CA. 30 ML

ZUTATEN

1 EL Arnika-Ölmazerat
1 EL Beinwell-Ölmazerat
2 Tropfen ätherisches Rosmarinöl
2 Tropfen ätherisches Schwarzer Pfefferöl
2 Tropfen ätherisches Lavendelöl
2 Tropfen ätherisches Majoranöl
2 Tropfen ätherisches Zitronengrasöl

ZUBEREITUNG

1 Alle Zutaten in einer kleinen Schüssel verrühren.

2 In ein sterilisiertes Fläschchen gießen und fest verschließen. An einem kühlen, trockenen Ort etwa 3 Monate haltbar.

ANWENDUNG

Vor oder nach dem Sport die Muskeln damit einreiben. Für eine festere Muskelcreme können Sie die Zutaten mit Bienen- oder Carnaubawachs kombinieren.

MASSAGEÖL FÜR DIE SCHWANGERSCHAFT

FÜR ALLE HAUTTYPEN

Ein **nährendes** Massageöl für Frauen vor und nach einer Geburt. Weizenkeimöl spendet Feuchtigkeit und Vitamin E, Mandelöl nährt, Wildrosenöl ist reich an **Antioxidanzien** und kann **Dehnungsstreifen verhindern**. Die ätherischen Öle in diesem Massageöl **beruhigen** den Geist, haben **hautverbessernde** Wirkung und verbreiten einen äußerst angenehmen Duft.

ERGIBT CA. 45 ML

ZUTATEN

1 EL Weizenkeimöl
1 EL Wildrosenöl
1 EL Mandelöl
8 Tropfen ätherisches Neroliöl
4 Tropfen ätherisches Weihrauchöl
2 Tropfen ätherisches Bergamottöl
2 Tropfen ätherisches Mandarinenöl

ZUBEREITUNG

1 Alle Zutaten in einer kleinen Schüssel verrühren.

2 In ein sterilisiertes Fläschchen gießen und fest verschließen. An einem kühlen, trockenen Ort etwa 3 Monate haltbar.

ANWENDUNG

Behutsam in die Haut massieren. Am besten nach dem Duschen oder Baden anwenden auf der noch leicht feuchten Haut.

Entspannender Badeaufguss mit Zitronenmelisse und Neroli

FÜR ALLE HAUTTYPEN

Mit diesem Aufguss mit entspannender Zitronenmelisse und berauschendem Neroli verwöhnen Sie Körper und Geist. Meersalz ist reich an Mineralien und wirkt **hautheilend**. Die ätherischen Öle regen das Wachstum neuer Zellen an, machen Narbengewebe weicher und spenden einen angenehmen, stimmungsaufhellenden Duft, der Ängste abbaut.

Zutaten

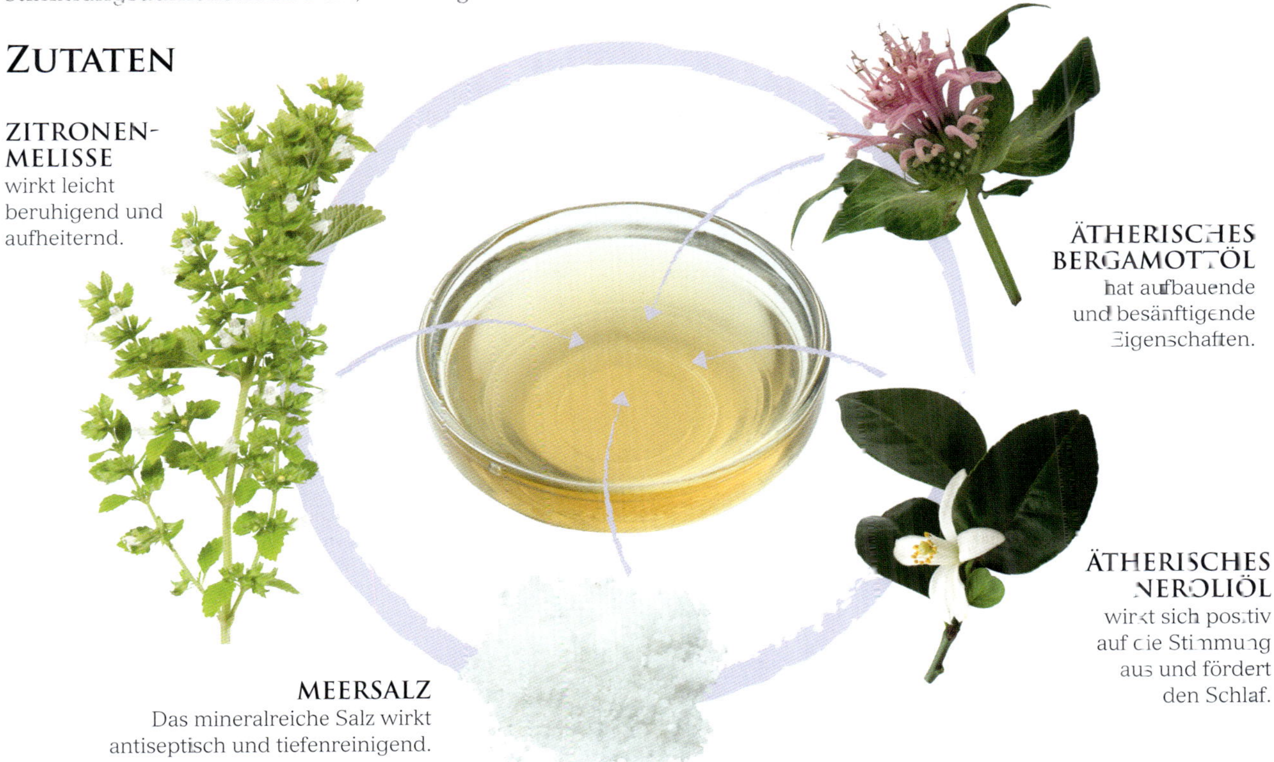
ZITRONEN-MELISSE
wirkt leicht beruhigend und aufheiternd.
ÄTHERISCHES BERGAMOTTÖL
hat aufbauende und besänftigende Eigenschaften.
ÄTHERISCHES NEROLIÖL
wirkt sich positiv auf die Stimmung aus und fördert den Schlaf.
MEERSALZ
Das mineralreiche Salz wirkt antiseptisch und tiefenreinigend.

FÜR 1 VOLLBAD

ZUTATEN

1 EL getrocknete Zitronenmelisse
1 EL Meersalz
5 Tropfen ätherisches Neroliöl
5 Tropfen ätherisches Bergamottöl

ZUBEREITUNG

1 Für den Aufguss Zitronenmelisse in einer Kanne mit 500 ml kochendem Wasser übergießen. 10 Minuten ziehen lassen, dann abseihen.

2 Das Salz zugeben und rühren, bis es sich aufgelöst hat.

3 Die ätherischen Öle einrühren.

ANWENDUNG

Die Mischung sofort ins Badewasser geben und wie gewohnt darin baden.

Rosen-Kamille-Badeaufguss

LEICHT

FÜR ALLE HAUTTYPEN

Nach einem hektischen Arbeitstag entspannt dieser Badeaufguss mit einer **verjüngenden** Mischung aus Kräutern und duftenden, ätherischen Ölen Körper und Geist. Rosenöl wird therapeutisch eingesetzt, denn es **baut auf, vitalisiert** und **besänftigt**. Es harmoniert gut mit der Römischen Kamille und deren süßlichem Kräuterduft. Kamille wirkt bekanntlich **beruhigend**.

FÜR 1 VOLLBAD

ZUTATEN

- 1 EL getrocknete Rosenblütenblätter oder -knospen
- 1 EL Kamillenblüten
- 1 EL Meersalz
- 5 Tropfen ätherisches Rosenöl
- 5 Tropfen ätherisches Römisches Kamillenöl

ZUBEREITUNG

1 Für den Aufguss Blütenblätter und Blüten in einer Kanne mit 500 ml kochendem Wasser übergießen. 10 Minuten ziehen lassen, dann abseihen.

2 Das Salz zugeben und rühren, bis es sich aufgelöst hat.

3 Die ätherischen Öle einrühren.

ANWENDUNG

Die Mischung sofort ins Badewasser geben und wie gewohnt baden.

Detox-Bad mit Rosmarin und Arnika

LEICHT

FÜR ALLE HAUTTYPEN

Mit diesem Aufguss regen Sie den **Kreislauf** an und verwöhnen müde Muskeln. Das Rezept enthält Arnika **gegen Schmerzen**. Fenchelsamen **fördern die Verdauung** und verhindern Blähungen und Blasentang reinigt die Haut von Giften und wirkt **gegen Ödeme**.

FÜR 1 VOLLBAD

ZUTATEN

- 1 EL getrockneter Blasentang *(Fucus vesiculosus)*
- 1 frischer Zweig Rosmarin
- 1 EL Fenchelsamen
- 1 EL getrocknete Arnikablüten
- 1 EL Meersalz
- 2 Tropfen ätherisches Wacholderöl
- 2 Tropfen ätherisches Rosmarinöl
- 2 Tropfen ätherisches Grapefruitöl
- 1 Tropfen ätherisches Schwarzer Pfefferöl

ZUBEREITUNG

1 Für den Aufguss Tang, Rosmarin, Fenchel und Arnika in einer Kanne mit 500 ml kochendem Wasser übergießen. 10 Minuten ziehen lassen, dann abseihen.

2 Das Salz zugeben und rühren, bis es sich aufgelöst hat.

3 Die ätherischen Öle einrühren.

ANWENDUNG

Die Mischung sofort ins Badewasser geben und wie gewohnt darin baden. Eventuell vor dem Bad die Durchblutung mit einer Trockenbürstenmassage (siehe Seite 156–157) anregen, um die Wirkung des Bads noch zu verstärken.

Kühlender Badeaufguss mit Lavendel und Aloe Vera

LEICHT

FÜR ALLE HAUTTYPEN

Aufgrund der Mischung aus Aloe-vera-Saft und Lavendel **kühlt** und **beruhigt** der Aufguss und macht die Haut **geschmeidig**. Die **entspannende** Wirkung des Lavendels ist bekannt: Vor dem Schlafengehen ein Lavendelbad zu nehmen, sorgt für einen guten Schlaf. Lavendel wirkt gegen Hautirritationen und zusammen mit Aloe Vera hilft dieser Aufguss bei erhitzter und geröteter Haut.

FÜR 1 VOLLBAD

ZUTATEN

1 EL getrocknete Lavendelblüten
10 Tropfen ätherisches Lavendelöl
1 EL Aloe-vera-Saft

ZUBEREITUNG

1 Für den Aufguss die Lavendelblüten in einer Kanne mit 500 ml kochendem Wasser übergießen. 10 Minuten ziehen lassen, dann abseihen.
2 Ätherisches Öl und Aloe-vera-Saft hinzufügen und gut verrühren.

ANWENDUNG

Die Mischung sofort ins Badewasser geben und wie gewohnt baden.

Lavendel-Hafer-Bad

LEICHT

FÜR ALLE HAUTTYPEN

Für Badefreunde genau das Richtige. Der Badezusatz aus getrockneten Lavendelblüten hat einen himmlischen Duft. Kombiniert mit mineralstoffreichem Meersalz und **hautberuhigenden** Haferflocken gönnen Sie Ihrer Haut ein echtes Luxusbad. Dazu kommt Natron, das die Haut **geschmeidig** macht und sanft **peelt**.

ERGIBT CA. 450 G

ZUTATEN

100 g getrocknete Lavendelblüten
200 g kernige Haferflocken
50 g Natron
100 g Meersalz

ZUBEREITUNG

1 Alle Zutaten im Mixer fein mahlen.
2 In einem luftdicht schließenden Gefäß hält es sich 3 Monate.

ANWENDUNG

Geben Sie 1 Handvoll der trockenen Mischung ins warme Badewasser und baden Sie wie gewohnt darin. Reste der Mischung auf dem Körper hinterher abduschen. Sollen die Badewanne oder der Abfluss sauber bleiben, geben Sie das Pulver in ein Musselinsäckchen, in einen großen Teebeutel (zutackern) oder in das Bein einer alten Feinstrumpfhose (zuknoten).

Wellness-Badetabs

FÜR ALLE HAUTTYPEN

Diese Tabs enthalten **tiefennährende** Kakaobutter und Sheabutter, die der Haut wieder einen frischen **Hauttonus** verleihen. Zusammen mit dem exotisch duftendem Ylang-Ylang-Öl und **beruhigendem** Salbei- und Rosenöl sind diese kleinen Tabs genau das Richtige für einen Kurzurlaub in der Badewanne. Schenken Sie sich etwas Köstliches ein und genießen Sie das Bad.

FÜR 10 TABS

ZUTATEN

25 g Kakaobutter
25 g Sheabutter
1 TL Mandelöl
1 TL Weizenkeimöl
1 TL Jojobaöl
4 Tropfen ätherisches Ylang-Ylang-Öl
2 Tropfen ätherisches Salbeiöl
2 Tropfen ätherisches Rosenöl
1 Tropfen ätherisches Rosengeranienöl
1 Tropfen Vanilleextrakt
1 TL getrocknete Rosenblütenblätter

ZUBEREITUNG

1 Kakao- und Sheabutter im Wasserbad (siehe Seite 133) erhitzen, bis sie geschmolzen sind. Schüssel vom Topf nehmen.

2 Die Pflanzenöle zugeben.

3 Ätherische Öle, Vanilleextrakt und Rosenblütenblätter einrühren.

4 In Pralinenförmchen oder einen Eiswürfelbehälter füllen und im Kühlschrank 1–2 Stunden fest werden lassen. Aus den Formen lösen. Kühl und dunkel aufbewahrt bis zu 3 Monate haltbar.

ANWENDUNG

Geben Sie 1 Tab ins warme Badewasser und entspannen Sie sich. Ihre Haut erhält Feuchtigkeit und wird wunderbar geschmeidig.

Pflege-Badetabs

FÜR TROCKENE HAUT

Diese Tabs sind schnell und einfach herzustellen. Die nährenden Badezusätze enthalten **feuchtigkeitsspendende** Kakaobutter und Mandelöl sowie das herrlich duftende ätherische Neroliöl. Neroliöl wird aus den Blüten des Bitterorangenbaums destilliert und ist in der **Aromatherapie** ein geschätztes Mittel. Es hilft gegen Schlaflosigkeit – baden Sie also vor dem Schlafengehen.

FÜR 10 TABS

ZUTATEN

50 g Kakaobutter
1 EL Mandelöl
10 Tropfen ätherisches Neroliöl

ZUBEREITUNG

1 Kakaobutter im Wasserbad (siehe Seite 133) erhitzen, bis sie eine goldgelbe Farbe hat. Schüssel vom Topf nehmen.

2 Mandelöl und ätherisches Öl einrühren.

3 In Pralinenförmchen oder einen Eiswürfelbehälter füllen und im Kühlschrank 1–2 Stunde fest werden lassen. Aus den Formen lösen. Kühl und dunkel aufbewahrt bis zu 3 Monate haltbar.

ANWENDUNG

Geben Sie 1 Tab ins warme Badewasser und entspannen Sie sich. Ihre Haut erhält Feuchtigkeit und wird wunderbar geschmeidig.

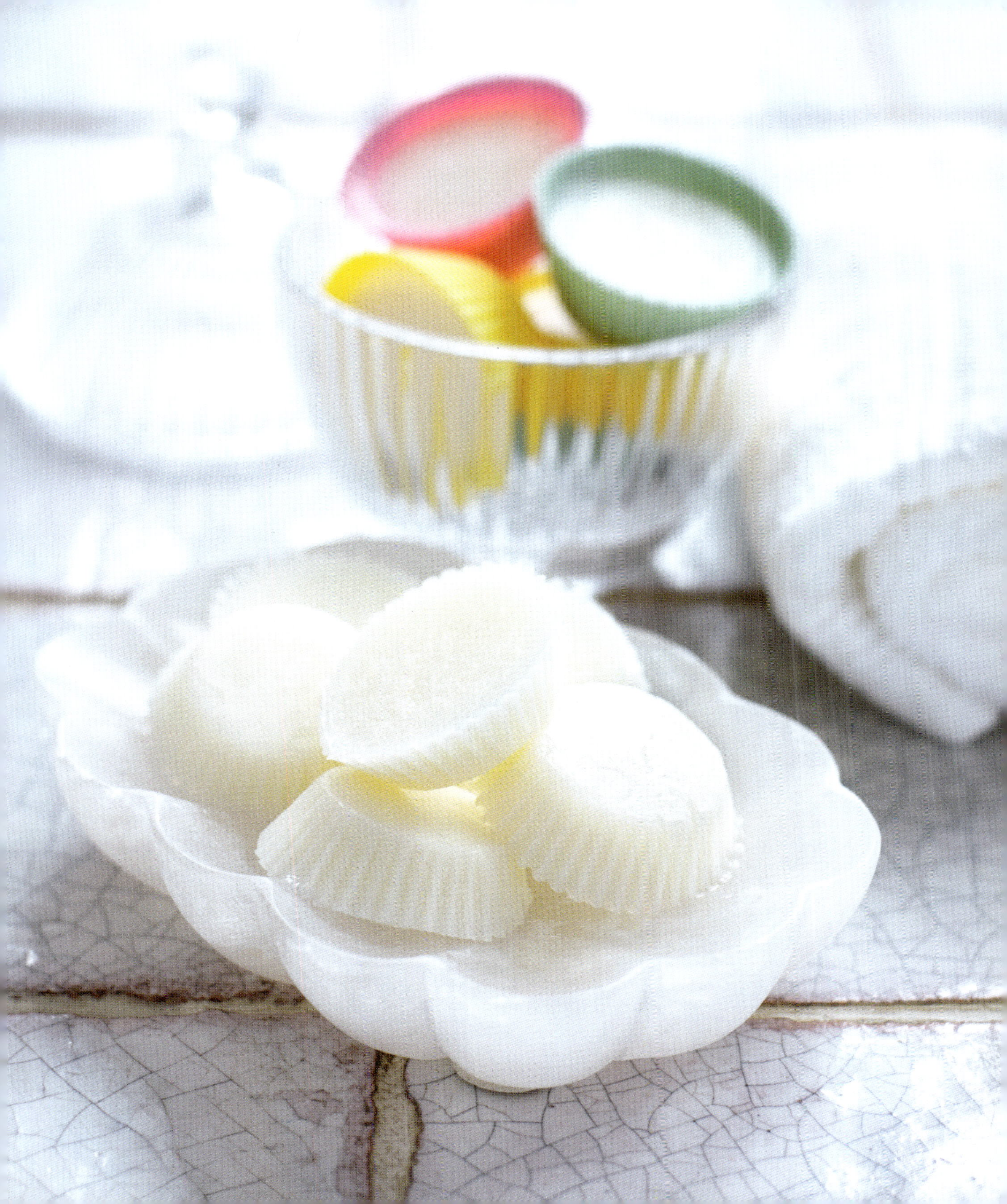

Kamillenkugeln für den Abend

FÜR ALLE HAUTTYPEN

Löst man eine Kugel im Badewasser auf, macht die Kakaobutter die Haut **weich** und schenkt ihr **Feuchtigkeit**. Die ätherischen Öle von Echter Kamille und Lavendel sind ideal für die Schlafenszeit, weil sie einen **beruhigenden** Effekt auf Körper und Geist haben. Die Blüten und Öle können ausgetauscht werden, etwa gegen Rosen- oder Lavendelblüten bzw. ätherisches Rosmarin- oder Jasminöl.

ERGIBT 20 KLEINE KUGELN

ZUTATEN

400 g Natron
200 g Zitronensäure
1 TL getrocknete Kamillenblüten
1 TL Kakaobutter
10 Tropfen ätherisches Öl von der Echten Kamille
5 Tropfen ätherisches Lavendelöl

ZUBEREITUNG

1 Alle trockenen Zutaten in eine Schüssel geben und mit den Händen (mit Einweghandschuhen!) gründlich vermengen.

2 Kakaobutter im Wasserbad (siehe Seite 133) erhitzen, bis sie geschmolzen ist. Schüssel vom Topf nehmen. Kakaobutter und ätherische Öle zu den trockenen Zutaten geben und gut vermengen.

3 In einen Zerstäuber Wasser geben. Die Mischung mit Wasser besprühen, bis die richtige Konsistenz erreicht ist, und die Kugeln formen (siehe Schritt-für-Schritt-Anleitung unten).

4 Sind die Kugeln fest, diese aus der Form nehmen. Halten sich bis zu 3 Monaten.

ANWENDUNG

Geben Sie eine Kugel ins warme Badewasser und genießen Sie den Duft.

Badekugeln herstellen

Eine Badekugel besteht aus einer Basismischung aus Zitronensäure, Natron und Wasser. Diese wird geformt und dann getrocknet. Sie können die fertige Kugel ins Badewasser geben, dann entfalten sich die Düfte der darin enthaltenen Blüten und Öle. Die Formen vorher mit etwas Öl einsprühen.

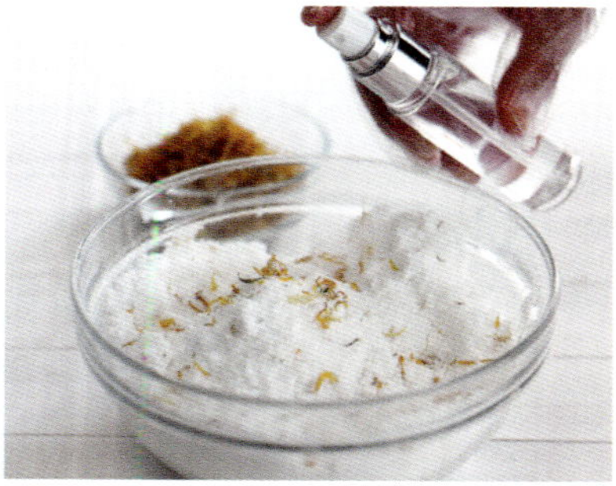

1 Mithilfe eines Zerstäubers wenig Wasser zur Mischung aus geschmolzener Butter, ätherischen Ölen und trockenen Zutaten geben.

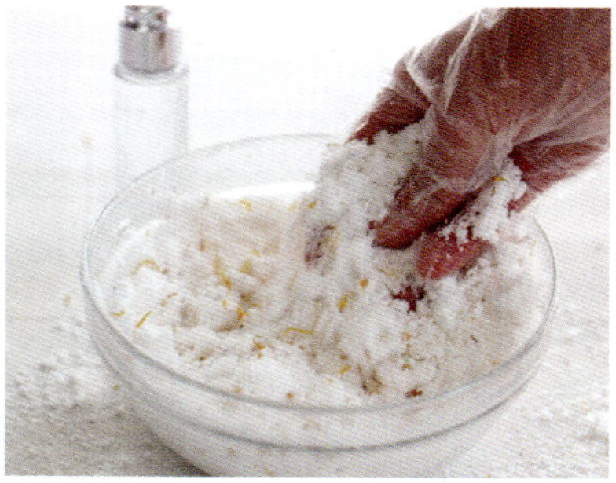

2 Die Mischung mit den Händen vermengen, bis sie feuchtem Sand ähnelt. Ist sie noch zu trocken und krümelig, mehr Wasser aufsprühen.

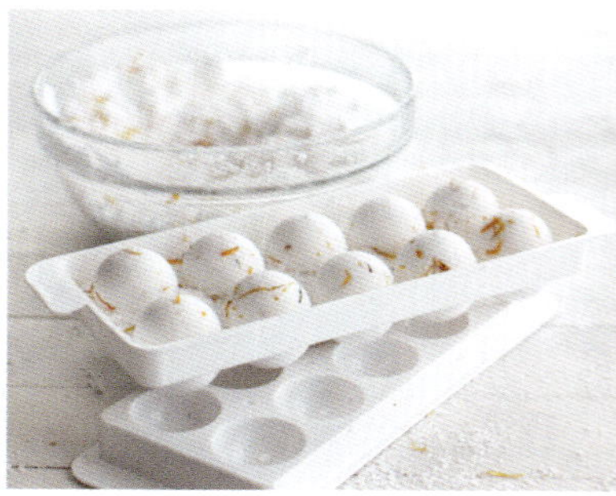

3 Die Mischung fest in 2 Formen drücken. Die Halbkugeln im Kühlschrank 1 Stunde fest werden lassen. Die Halbkugeln aus einer Form herausdrücken. Die Flächen der anderen Halbkugeln befeuchten und die losen daraufdrücken.

MANDARINEN-BADEKUGELN

FÜR ALLE HAUTTYPEN

Genießen Sie ein beruhigendes, entspannendes Bad mit diesen perlenden Zitruskugeln. Mandarinenöl ist auch für Kinder geeignet. Fügen Sie getrocknete Blüten von Rose, Ringelblume, Borretsch oder Kamille und getrocknete Orangenschalen sowie Glitter hinzu, damit die Kugeln hübsch aussehen. Verwenden Sie nur für Kosmetik geeigneten Glitter – er ist in Regenbogenfarben erhältlich.

ERGIBT 20 KLEINE KUGELN

ZUTATEN

400 g Natron
200 g Zitronensäure
1 TL getrocknete Blüten/Kräuter
Kosmetischer Glitter
15 Tropfen ätherisches Mandarinenöl

ZUBEREITUNG

1 Alle trockenen Zutaten in eine Schüssel geben und mit den Händen (mit Einweghandschuhen!) gründlich vermengen.

2 In einen Zerstäuber Wasser geben. Die Mischung mit Wasser besprühen, bis die richtige Konsistenz erreicht ist, und die Kugeln formen (siehe Schritt-für-Schritt-Anleitung links unten).

3 Sind die Kugeln fest, diese aus der Form nehmen. Halten sich bis zu 3 Monaten.

ANWENDUNG

Geben Sie eine Kugel ins Badewasser und genießen Sie den Duft und das feine Prickeln.

PEELENDER BADEZUSATZ

LEICHT

FÜR TROCKENE HAUT

Haferflocken sind für trockene und gereizte Haut eine **pflegende** und **feuchtigkeitsspendende** Zutat. Sie sind so mild, dass sie sich auch für empfindliche Haut eignen. Ätherisches Lavendel- und Rosenöl **duften** nicht nur gut, sie **beruhigen** und **entspannen** die Haut damit. Bei Ekzemen oder Neurodermitis lieber weglassen. Die Zubereitung eignet sich auch als **Peeling** unter der Dusche.

FÜR 1 ANWENDUNG

ZUTATEN

1 EL kernige Haferflocken
1 EL Haferkleie
1 TL Lavendelblüten
1 TL Rosenblütenblätter
2 Tropfen ätherisches Rosenöl
2 Tropfen ätherisches Lavendelöl

ZUBEREITUNG

1 Ein Musselintuch auf dem Tisch ausbreiten. Haferflocken und -kleie in die Mitte geben.

2 Lavendelblüten, Rosenblütenblätter und ätherische Öle daraufgeben.

3 Die Ecken des Tuchs greifen und fest mit Band oder Schnur zusammenbinden. Sofort verwenden.

ANWENDUNG

Ins Badewasser legen oder am Wasserhahn anbinden und das warme Wasser darüber in die Wanne laufen lassen. Sie können das Säckchen auch als Peeling-Schwamm unter der Dusche verwenden.

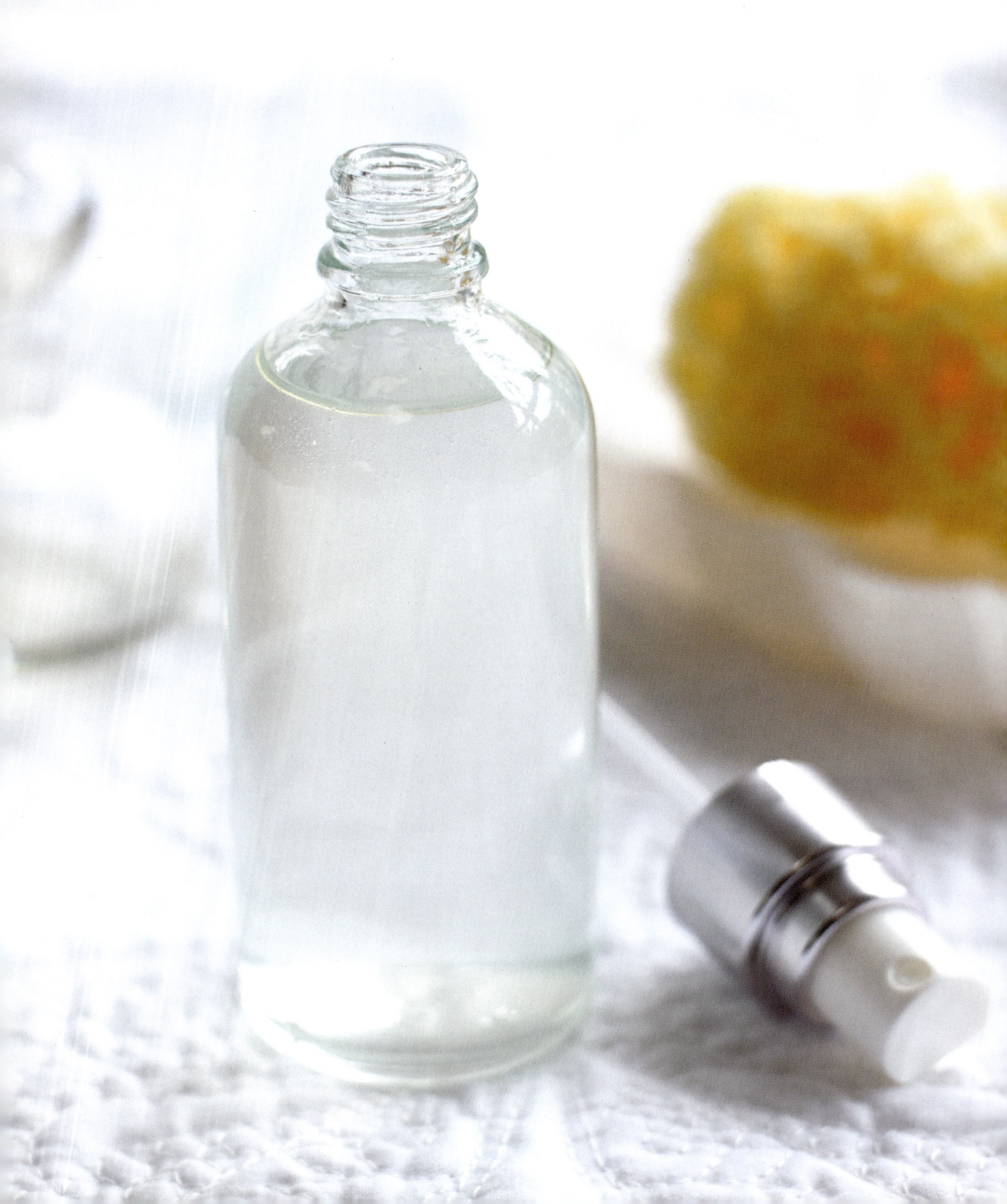

PALMAROSA-ZITRONEN-DEODORANT

FÜR ALLE HAUTTYPEN

Durch Schwitzen reguliert der Körper seine Temperatur und gleicht den Salzgehalt aus. Der Schweiß selbst riecht nach nichts, es sind Bakterien auf der Hautoberfläche, die den Geruch verursachen. Dieses **erfrischende** Achseldeodorant enthält darum **antibakterielle** und **desodorierende** ätherische Öle sowie **kühlende** Aloe vera.

ERGIBT CA. 100 ML

ZUTATEN

90 ml Hamameliswasser
1 TL Glyzerin
1 TL Aloe-vera-Saft
5 Tropfen ätherisches Palmarosaöl
5 Tropfen ätherisches Zitronenöl
3 Tropfen ätherisches Korianderöl
3 Tropfen ätherisches Grapefruitöl
3 Tropfen ätherisches Pfefferminzöl

ZUBEREITUNG

1 Hamameliswasser, Glyzerin und Aloe-vera-Saft in einer Schüssel mischen.
2 Ätherische Öle einrühren. In eine sterilisierte Flasche füllen und den Zerstäuber aufschrauben. Kühl und dunkel gelagert etwa 3 Monate haltbar.

ANWENDUNG

Bei Bedarf auf die gewaschenen Achseln aufsprühen. Nicht auf frisch rasierter Haut anwenden. Vor jeder Verwendung gut schütteln.

ROSEN-KÖRPERPUDER

ALLZWECK

FÜR ALLE HAUTTYPEN

Dieses Luxuspuder macht ihre Haut **seidig-glatt.** Es **duftet** herrlich nach Rose, Rosengeranie und Patschuli. Körperpuder werden in der Regel benutzt, damit der Körper gut riecht, matt erscheint und überschüssige Feuchtigkeit **absorbiert** wird. Nach dem Baden (gut abtrocknen!) das Puder auf der Haut verteilen, besonderes Augenmerk auf Hautfalten, Achseln und Füße richten.

ERGIBT CA. 100 G

ZUTATEN

100 g Maisstärke
1 TL Rosentinktur
10 Tropfen ätherisches Rosenöl
10 Tropfen ätherisches Rosengeranienöl
10 Tropfen ätherisches Patschuliöl

ZUBEREITUNG

1 Die Stärke durch ein Sieb in eine Schüssel sieben.
2 Tinktur und ätherische Öle auf Wattebälle träufeln.
3 Die Wattebälle in einen luftdicht verschließbaren Behälter legen.
4 Speisestärke zugeben, oben etwas Platz zum Mischen lassen.
5 Mit dem Deckel fest verschließen und schütteln, damit der Duft sich verteilt. Kühl und dunkel gelagert etwa 6 Monate haltbar.

ANWENDUNG

Mit einer Puderquaste nach dem Duschen oder Baden auf die trockene Haut auftragen und gut verteilen. Das Puder nimmt überschüssige Feuchtigkeit auf, tragen Sie es auf Bereiche auf, die zum Schwitzen neigen.

◀ Palmarosa-Zitronen-Deodorant

Zitrus-Spray

ALLZWECK

FÜR ALLE HAUTTYPEN

Der **erfrischende** und **stimmungsaufhellende** Duft der Zitrusöle und des Orangenblütenwassers **belebt** Haut und Sinne. Tupfen oder sprühen Sie etwas auf die Pulspunkte (Handgelenk, Hals, Leiste) oder Bereiche der Haut, die eine Revitalisierung benötigen. Die Eigenschaften der ätherischen Öle sind sowohl morgens als auch abends wohltuend.

Zutaten

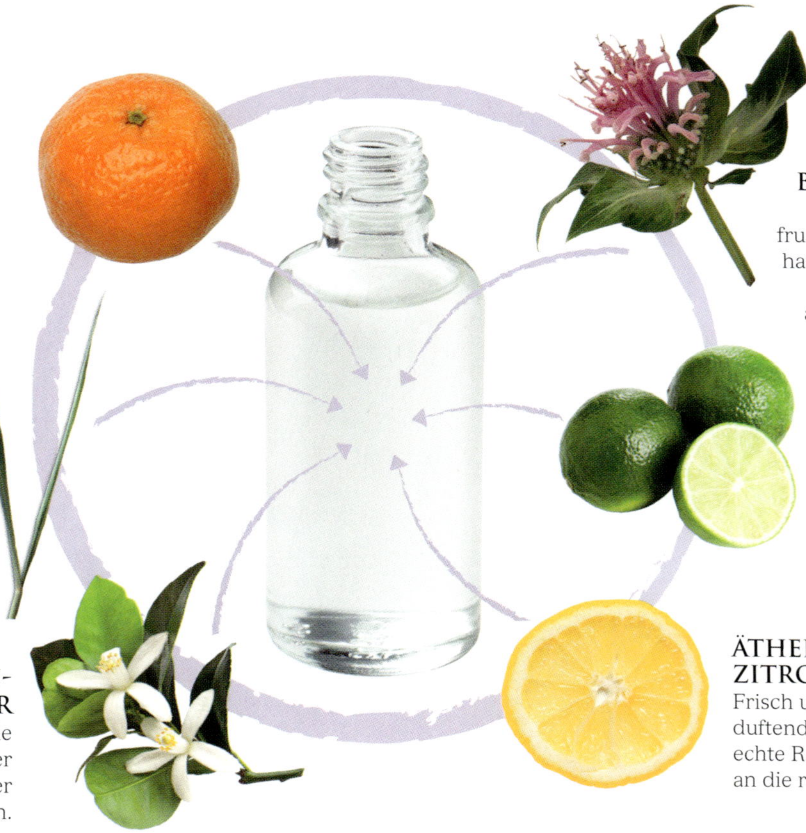

ÄTHERISCHES MANDARINENÖL
Das süße und erfrischende Mandarinenöl beruhigt und tut dem Geist gut.

ÄTHERISCHES PALMAROSAÖL
Das angenehm rosenähnlich duftende Öl hat einen kräftigenden und beruhigenden Effekt auf das Nervensystem.

ORANGENBLÜTENWASSER
Das herrlich duftende Hydrolat fällt bei der Dampfdestillation der Orangenblüten an.

ÄTHERISCHES BERGAMOTTÖL
Mit seinem fruchtig-süßen Geruch hat Bergamottöl einen beruhigenden und aufbauenden Effekt.

ÄTHERISCHES LIMETTENÖL
Es duftet frisch und scharf und wirkt erfrischend und aufbauend.

ÄTHERISCHES ZITRONENÖL
Frisch und süßlich duftend, ist es eine echte Reminiszenz an die reife Frucht.

ERGIBT CA. 60 ML

ZUTATEN

- 2 EL hochprozentiger klarer Alkohol
- 10 Tropfen ätherisches Limettenöl
- 5 Tropfen ätherisches Zitronenöl
- 5 Tropfen ätherisches Bergamottöl
- 5 Tropfen ätherisches Mandarinenöl
- 4 Tropfen ätherisches Palmarosaöl
- 1 EL Mineralwasser
- 1 EL Orangenblütenwasser

ZUBEREITUNG

1 Alle Zutaten in einer kleinen Schüssel verrühren.

2 In ein sterilisiertes Fläschchen füllen und Deckel oder Zerstäuber aufschrauben. Kühl und dunkel gelagert 6 Monate haltbar.

ANWENDUNG

Vor der Verwendung gut schütteln. Nach Bedarf etwas auf den Körper sprühen oder ihn damit betupfen, wenn die Haut sich heiß anfühlt. Den Bereich um die Augen aussparen. Männer können es auch als Aftershave verwenden.

Orientalisches Körperspray

FÜR ALLE HAUTTYPEN

Dieses Körperspray ist eine leichte Alternative zu Parfum. Es enthält **hydrierendes** Rosenblütenwasser und **hautberuhigende** Aloe vera. Es tut der Haut gut und schenkt ihr gleichzeitig einen angenehmen Duft. Himmlisch exotisch duftende Vanille und Ylang-Ylang werden mit Sandelholz- und Rosenöl kombiniert. Die ätherischen Öle haben einen therapeutischen Effekt auf alle Sinne.

ERGIBT CA. 100 ML

ZUTATEN

75 ml Rosenblütenwasser
1 EL Rosentinktur
1 TL Aloe-vera-Saft
10 Tropfen Vanilleextrakt
10 Tropfen ätherisches Ylang-Ylang-Öl
6 Tropfen ätherisches Sandelholzöl
4 Tropfen ätherisches Rosenöl
2 Tropfen ätherisches Salbeiöl
2 Tropfen ätherisches Orangenöl

ZUBEREITUNG

1 Alle Zutaten in einer kleinen Schüssel verrühren.

2 In ein sterilisiertes Fläschchen füllen und Deckel oder Zerstäuber aufschrauben. Kühl und dunkel gelagert 6 Monate haltbar.

ANWENDUNG

Vor der Verwendung schütteln. Nach Bedarf zur Erfrischung verwenden. Der Duft hält nicht so lange wie der eines Parfums, tragen Sie das Spray nach Belieben also häufiger auf. Nicht auf Kleidung oder Bettwäsche sprühen.

Festes Rosenparfum

FÜR ALLE HAUTTYPEN

Feste Parfums (Pulspunkt-Balsam) sind alkoholfrei und lassen sich gut mitnehmen. Beraten Sie ein Parfum bzw. eine **aromatherapeutische** Mischung zu – mit Unter-, Mittel- und Spitzennoten – und rühren Sie alles zu einer einfachen Salbe. Verwenden Sie dafür hübsche Tiegel oder Döschen. So bekommt Ihr Parfum zusätzlichen Glamour.

ERGIBT CA. 25 G

ZUTATEN

10 g Bienenwachs
2 TL Sonnenblumenöl
12 Tropfen ätherisches Rosenöl
8 Tropfen ätherisches Rosengeranienöl
6 Tropfen ätherisches Patschuliöl
4 Tropfen ätherisches Bergamottöl
3 Tropfen ätherisches Zedernholzöl

ZUBEREITUNG

1 Bienenwachs und Öl im Wasserbad (siehe Seite 133) erhitzen und rühren, bis das Wachs geschmolzen ist. Schüssel vom Topf nehmen.

2 Die ätherischen Öle unterrühren.

3 In einen sterilisierten Tiegel füllen, abkühlen lassen und den Deckel aufschrauben. An einem kühlen und dunklen Ort hält es bis zu 6 Monate.

ANWENDUNG

Die Pulspunkte damit einreiben, wenn Sie Lust auf Duft haben.

Festes Neroliparfum

FÜR ALLE HAUTTYPEN

Die Mischung aus Süß und Würzig ergibt ein liebliches Parfum für den Tag und für abends. Die **frischen** Neroli- und Bergamottnoten harmonieren mit der süßeren Orange und dem würzigen **Duft** des Weihrauchs. Zwei süßliche Tinkturen bilden in diesem Parfum die Fixative und halten den Duft so lange wie möglich auf der Haut.

Zutaten

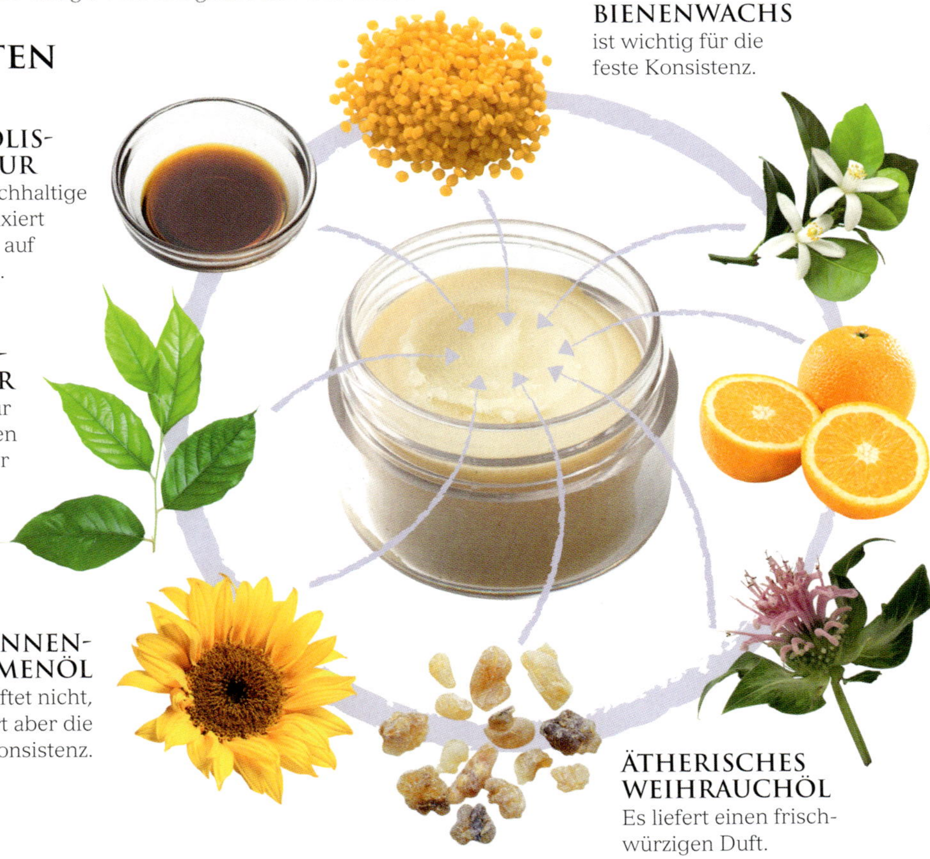

BIENENWACHS ist wichtig für die feste Konsistenz.

ÄTHERISCHES NEROLIÖL Das leichte, erfrischende Öl hat eine florale Kopfnote.

ÄTHERISCHES ORANGENÖL liefert die süße, frische Herznote.

ÄTHERISCHES BERGAMOTTÖL Ein süßliches Zitrusöl mit fruchtiger Basisnote.

ÄTHERISCHES WEIHRAUCHÖL Es liefert einen frisch-würzigen Duft.

SONNENBLUMENÖL Es duftet nicht, verbessert aber die Konsistenz.

BENZOETINKTUR Sie sorgt für einen langen Duft auf der Haut.

PROPOLISTINKTUR Diese reichhaltige Tinktur fixiert den Duft auf der Haut.

ERGIBT CA. 30G

ZUTATEN

10g Bienenwachs
2TL Sonnenblumenöl
1TL Propolistinktur
1TL Benzoetinktur
8 Tropfen ätherisches Neroliöl
4 Tropfen ätherisches Bergamottöl
4 Tropfen ätherisches Orangenöl
2 Tropfen ätherisches Weihrauchöl

ZUBEREITUNG

1 Bienenwachs und Öl im Wasserbad (siehe Seite 133) erhitzen und rühren, bis das Wachs geschmolzen ist. Schüssel vom Topf nehmen.

2 Alle übrigen Zutaten einrühren.

3 In ein sterilisiertes Glas füllen, abkühlen lassen und den Deckel aufschrauben. An einem kühlen und dunklen Ort bis zu 6 Monaten haltbar.

ANWENDUNG

Die Pulspunkte damit einreiben, wenn Sie Lust auf Duft haben.

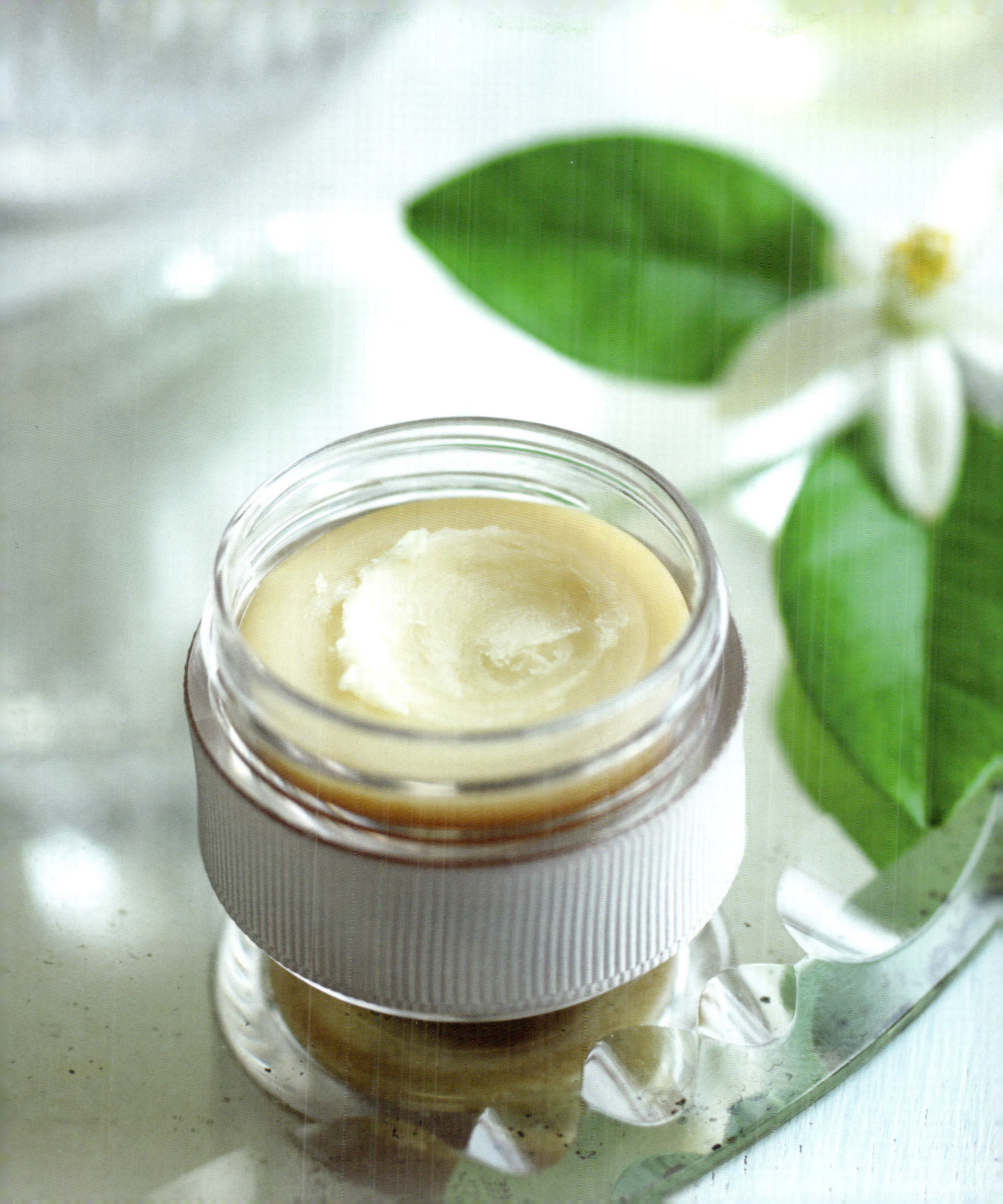

Calendula-Beruhigungssalbe

FÜR ALLE HAUTTYPEN

Beruhigt und **repariert** die Haut mit den Wirkstoffen aus Calendula, Lavendel und Kamille. Das Kamillenöl wirkt analgetisch und **entzündungshemmend** und kann Ekzeme und juckende Hautbeschwerden lindern, auch bei empfindlicher Haut. Calendula ist ein **Antiseptikum** und wird traditionell zur Wundheilung eingesetzt. Es kann Gewebe schnell reparieren.

ERGIBT CA. 30 G

ZUTATEN

1 TL Kakaobutter
1 TL Bienenwachs
1 EL Calendula-Ölmazerat
5 Tropfen ätherisches Lavendelöl
2 Tropfen ätherisches Öl von der Echten Kamille
1 TL Calendulatinktur

ZUBEREITUNG

1 Kakaobutter, Bienenwachs und Ölmazerat im Wasserbad (siehe Seite 133) erhitzen und rühren, bis das Wachs geschmolzen ist. Schüssel vom Topf nehmen.

2 Die übrigen Zutaten einrühren.

3 In ein sterilisiertes Glas füllen, abkühlen lassen und den Deckel aufschrauben. Kühl und dunkel gelagert etwa 6 Monate haltbar.

ANWENDUNG

Behutsam auf überbeanspruchte und gereizte Haut auftragen.

Beruhigt gereizte Haut

Die Haut reagiert als erstes auf Reize in der Umgebung. Aus diesem Grund haben die meisten Menschen irgendwann in ihrem Leben einmal Probleme mit gereizter Haut – ein leichtes Kribbeln, Rötungen oder Ausschlag. Gereizte Haut kann durch eine Vielzahl von Faktoren ausgelöst werden: durch Allergien oder Überempfindlichkeiten auf Kosmetikprodukte bis hin zu Nahrungsmitteln. Auch Chemikalien oder Toxine auf der Haut oder im Körper, emotionale Veränderungen und Ängste können dazu beitragen. Leider gibt es oft nicht nur eine Ursache, sondern eine Kombination aus mehreren. Behandeln Sie gereizte Haut mit beruhigenden Cremes (siehe oben) und medizinischen Salben. Bleibt das Problem oder verschlimmert es sich sogar, suchen Sie einen Arzt auf.

Haare

SCHÖNES HAAR HAT SEINEN URSPRUNG IM KÖRPER-INNEREN. EGAL, WELCHEN HAARTYP SIE HABEN, SORGEN SIE DAFÜR, DASS IHR HAAR MIT EINER KOMBINATION AUS **NAHRHAFTEN** SPEISEN UND **NATÜRLICHER** PFLEGE GUT AUSSIEHT, **KRÄFTIG** BLEIBT UND SEINEN **GLANZ** BEHÄLT.

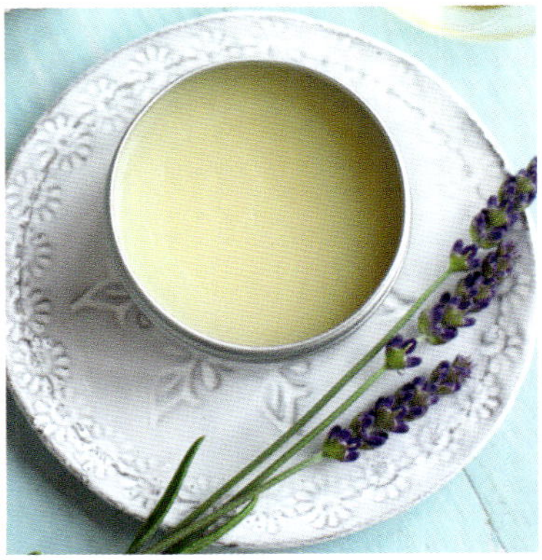

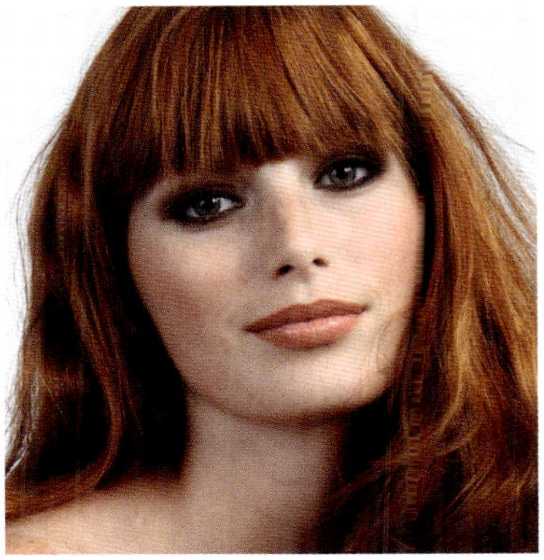

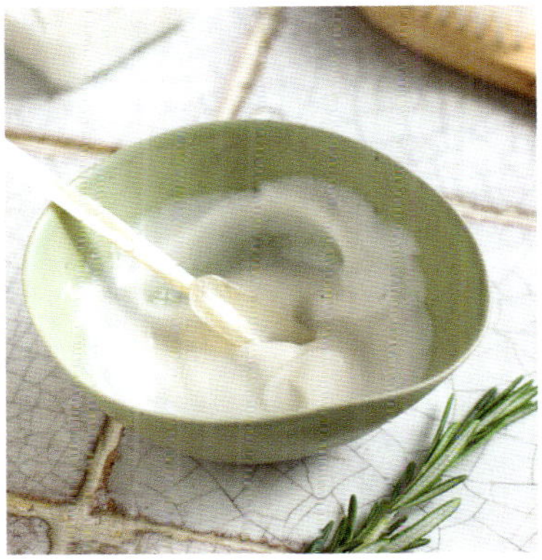

DEN HAARTYP BESTIMMEN

Den eigenen Haartyp zu bestimmen, ist nicht so einfach, wie Sie vielleicht denken. Grob unterscheidet man normales, fettiges und trockenes Haar. Innerhalb dieser drei Kategorien gibt es eine Vielzahl von Varianten. Das einzelne Haar kann z. B. eine feine, mittlere oder grobe Textur besitzen und gleichzeitig ganz gerade, wellig oder klein gelockt sein. Trotzdem helfen die folgenden Definitionen dabei, die richtige Pflege für die eigene Haarpracht zu finden.

DEN TYP BESTIMMEN

Das einfache Diagramm hilft Ihnen, den Basistyp zu bestimmen. Berücksichtigen Sie Textur, Dicke und Welligkeit Ihres Haares, damit es gesund bleibt.

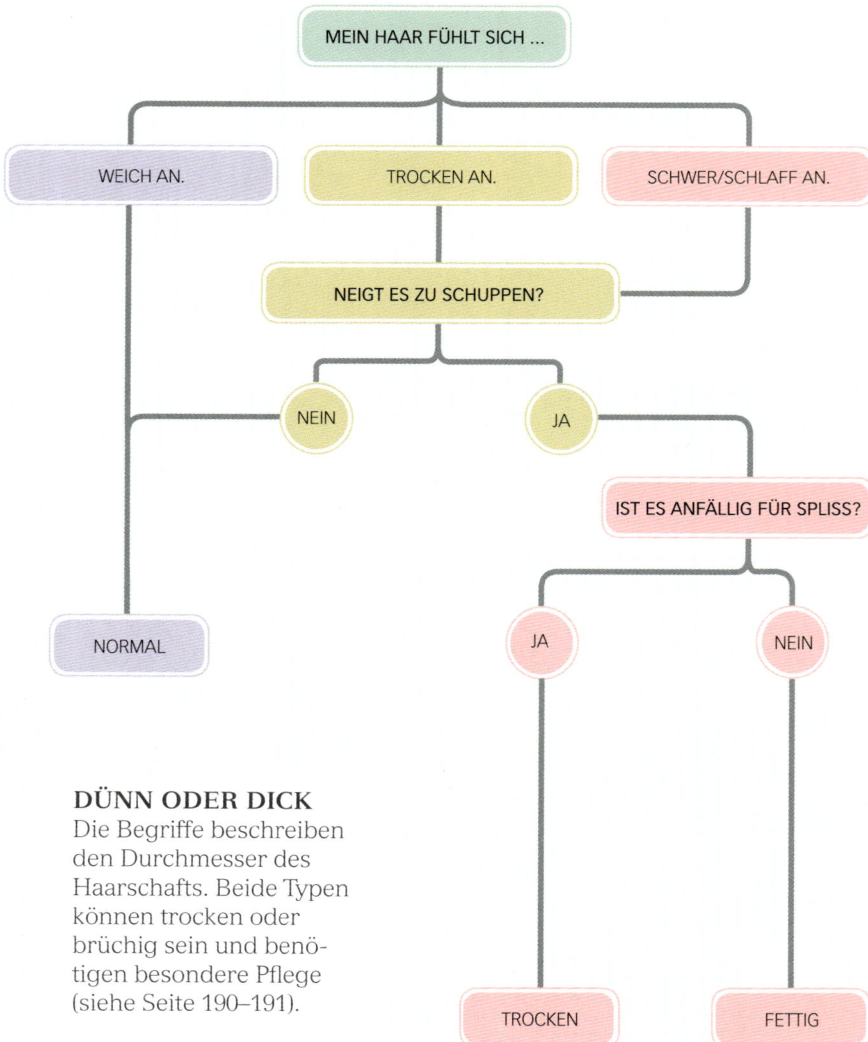

EIN EINZIGES HAAR

Egal, welcher Typ Sie sind, ein Haar ist stets gleich aufgebaut.

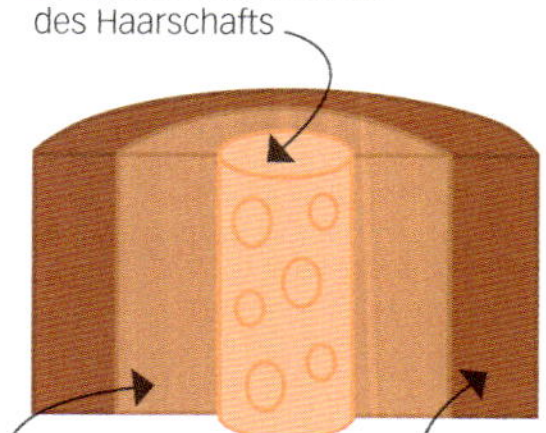

DÜNN ODER DICK

Die Begriffe beschreiben den Durchmesser des Haarschafts. Beide Typen können trocken oder brüchig sein und benötigen besondere Pflege (siehe Seite 190–191).

TEXTUR

Feines Haar hat einen geringen Durchmesser und eine geschlossene Schuppenschicht. Dickes Haar besitzt einen größeren Durchmesser und die Schuppenschicht ist offener. Das macht das Haar poröser. Die Textur von Haar bestimmt den Look. So ist es etwa sehr schwierig, dicke Haare glänzend aussehen zu lassen. Zu häufiges Waschen, Hitze und Stylen kann die Schuppenschicht rau und brüchig machen, das Haar sieht stumpf und struppig aus.

DICHTE

Die Dichte bezieht sich auf die Anzahl der Haare auf dem Kopf. Die meisten haben zwischen 100 000 und 150 000 Haare, doch die Zahl kann je nach Haarfarbe schwanken (Durchschnittszahlen siehe unten). Menschen mit feinem Haar besitzen oft mehr Haare als Menschen mit dickem Haar, aber nicht zwangsläufig.

Naturblondes Haar: 130 000
Naturrotes Haar: 80 000
Naturbraunes Haar: 100 000

LOCKEN

Sie können das Haar nicht nur nach seiner Textur, sondern auch nach seiner Form klassifizieren: gerade/glatt, wellig oder lockig.

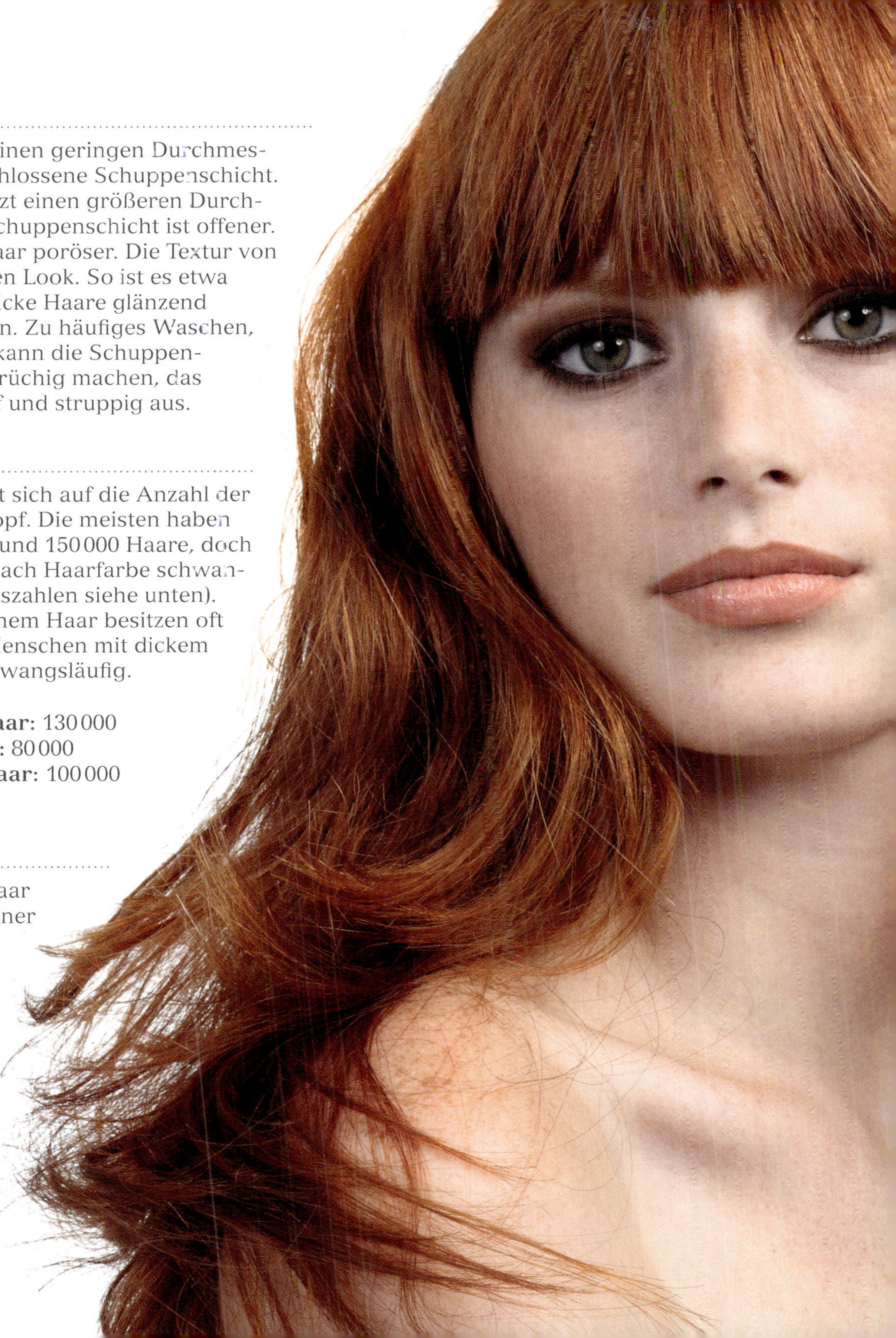

HAARPFLEGE: GRUNDLAGEN

Schönes Haar und eine gesunde Kopfhaut kommen von innen. Beide sind Indikatoren für Stresslevel, Ernährung, hormonelles Gleichgewicht und Durchblutung. Für gesundes, glänzendes und kräftiges Haar ist ein Gleichgewicht zwischen Aktivität und Ruhe wichtig sowie eine vollwertige Ernährung. Versuchen Sie zudem, äußere Schadfaktoren wie Luftverschmutzung und Chemikalien zu meiden, und lassen Sie Ihrem Haar eine sanfte, liebevolle Pflege angedeihen.

LEBENSSTIL ÄNDERN

Ihr Lebensstil spielt bei der Haargesundheit eine Rolle. Wenn Sie in einem Gebäude mit Zentralheizung und Klimaanlage leben, umgeben von elektronischem Equipment wie Telefon, TV und Computer, kann Ihr Haar austrocknen und statisch aufgeladen werden. Eine gesunde Ernährung kann die negativen Auswirkungen derartiger Faktoren reduzieren und das Haar beherrschbar machen.

STRESS UND ÄNGSTE BEHANDELN, sie stehen in Verbindung zu matt ausehendem Haar und Haarausfall. Stress und Angst schaden nicht nur dem Haar, sie gehen auch oft mit weiteren schlechten Gewohnheiten einher, wie Rauchen und exzessiven Alkoholgenuss.

NICHT RAUCHEN, denn das ist (nicht nur) für das Haar schädlich. Es raubt dem Körper Nährstoffe, dehydriert ihn, schadet der Lunge und der Sauerstoffversorgung und umgibt Sie mit Qualm, der das Haar stumpf macht. Geben Sie das Rauchen auf! Nicht nur das Haar sieht dann besser aus, es riecht auch besser und verfärbt nicht.

WENIGER ALKOHOL TRINKEN Alkohol dehydriert und entzieht dem Körper wichtige Nährstoffe.

AKTIV SEIN, damit sauerstoffreiches Blut in alle Winkel des Körpers gelangt, bis in die Kopfhaut. Eine gesunde Durchblutung fördert gesundes, kräftiges Haar.

Wenn Ihr Haar etwa schulterlang ist, kann es schon mindestens drei Jahre alt sein und wurde Hunderte von Malen gewaschen, getrocknet und gestylt.

ÄUSSERE FAKTOREN

Optik und Haptik der Haare ändern sich wöchentlich, ja sogar täglich, denn sie reagieren auf innere und äußere Einflüsse. Ihr Haar wird nicht immer gleich aussehen und auch nicht immer ein und dieselbe Pflege benötigen. Je nach Jahreszeit ändern sich die Bedürfnisse. Im Winter ist die Kopfhaut angespannter und das Haar wächst langsamer. Heizungsluft kann ein Problem sein, denn sie trocknet das Haar aus, macht es stumpfer und aufgeladen. Im Sommer trocknet die Sonne das Haar aus, es wird heller und verliert an Vitalität. Auch Schwimmen kann für das Haar aufgrund von Chlor oder Salz schädlich sein. Schützen Sie Ihr Haar und schwimmen Sie mit einer Badekappe oder tragen Sie vorher Salbe oder Öl auf, um Feuchtigkeitsverlust zu verhindern. Weiches oder hartes Leitungswasser hat ebenfalls Einfluss auf das Haar, auch, wie gut Ihr Shampoo reinigt oder wie leicht sich eine Haarspülung auswaschen lässt.

PASSEN SIE DIE PFLEGE AN

Die Produkte, die Sie regelmäßig verwenden, haben einen großen Einfluss auf das Aussehen Ihres Haares. Wenn Ihr Haar etwa schulterlang ist, kann es an den Spitzen schon drei Jahre alt sein. Hunderte von Malen wurde es eventuell schon shampooniert, geföhnt, gefärbt, aufgedreht oder geglättet, gekämmt, gesprayt, zurückgezogen, aufgesteckt und toupiert. Das fordert seinen Tribut.

SHAMPOONIEREN UND SPÜLEN Sie seltener. Zu häufiges Waschen entfernt die natürliche Fettschicht von Haar und Kopfhaut. Die Spülung bringt zwar etwas Feuchtigkeit zurück, aber mit der Zeit bildet sie Rückstände.

WENIGER STYLINGPRODUKTE VERWENDEN, sie trocknen das Haar zusätzlich aus und können sich anreichern.

NICHT ZU HEFTIG BÜRSTEN ODER KÄMMEN, besonders wenn das Haar feucht ist, denn das kann es schädigen. Das Haar bricht und bekommt Spliss.

VORSICHT MIT WÄRMEBEHANDLUNG wie Lockenstab, Glätteisen oder Haartrockner. Das Haar kann davon brechen und austrocknen.

KEINE SYNTHETISCHEN HAARFÄRBEMITTEL und Bleichungen verwenden, sie enthalten giftige Chemikalien und schaden und schwächen nicht nur das Haar, sondern können zu allergischen Reaktionen führen. Ziel dieser Chemikalien ist, die Schuppenschicht soweit porös zu machen, dass die Farbe von der Faserschicht aufgenommen werden kann.

Essen Sie gesünder

Eine gesunde Ernährung macht Haare schöner.

- Essen Sie viel Obst und Gemüse.
- Essen Sie ballaststoffreiche Produkte wie Avocado, Saaten und Flocken.
- Essen Sie qualitativ hochwertiges Protein, etwa fetten Fisch.
- Essen Sie vor allem gesunde essenzielle Fette, die in Milch und Hanföl stecken.
- Trinken Sie viel Wasser und ungesüßten Kräutertee.
- Was für glänzendes Haar sonst förderlich ist, lesen Sie auf den Seiten 208–209.

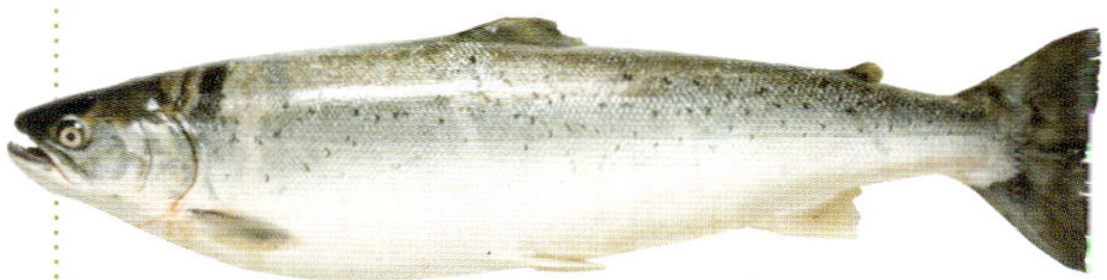

Lachs

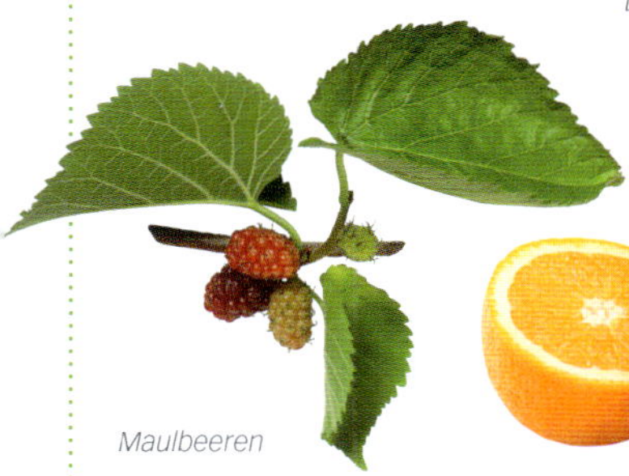

Maulbeeren

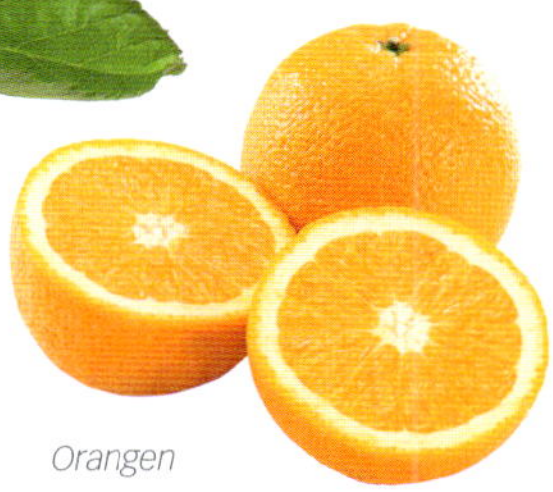

Orangen

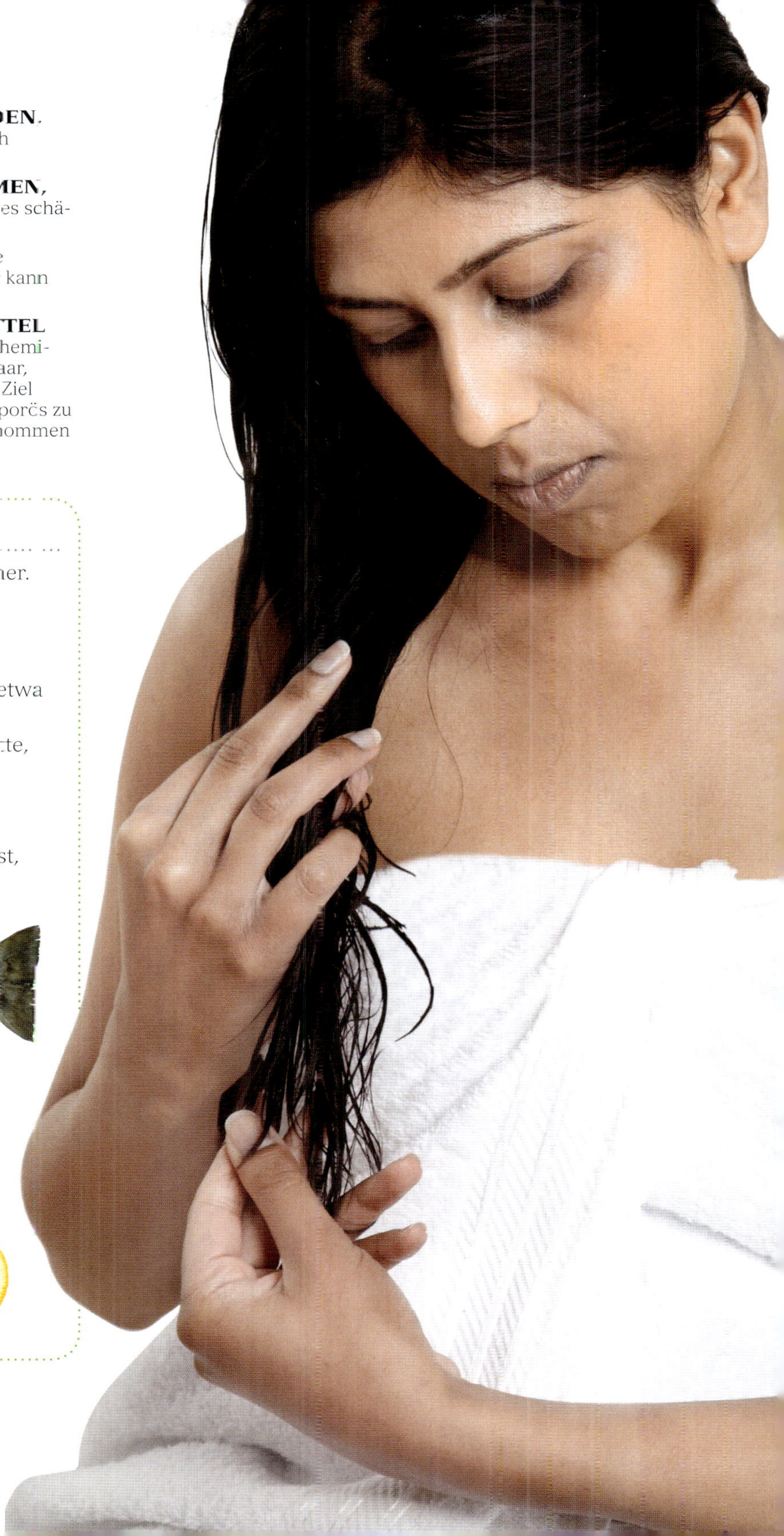

Ein Plan für kräftigeres Haar

Haar besteht hauptsächlich aus Faserproteinen, dem Keratin. Ein einzelnes Haar wird etwa 2–5 Jahre alt und bildet Ihre Gesundheit in dieser Zeit ab, Ihre Gewohnheiten und die Haarpflege. Geschädigtes Haar lässt sich nicht über Nacht reparieren, doch mit der Zeit verhelfen Ihnen die folgenden Tipps zu kräftigem und glänzendem Haar.

Zweimal die Woche

1 Shampoo

Ihr Haartyp kann sich im Laufe der Zeit ändern, also passen Sie das Shampoo an. Wechseln Sie ab zwischen einem klärenden und einem hydrierenden Shampoo, damit das Har glänzend und weich fällt.

Anwendung

Das Shampoo auf das feuchte Haar auftragen und einige Minuten einmassieren. Ausspülen. Ggf. wiederholen.

2 Spülung

Spülungen bringen das Haar ins Gleichgewicht und glätten die Schuppenschicht. Wählen Sie ein Produkt, das zu Ihrem Haar passt.

Anwendung

Spülung auf die volle Länge des Haares geben, besonders in die Spitzen. 2 Minuten einziehen lassen, dann ausspülen.

3 Aufguss

Ein Kräuteraufguss eignet sich vor allem für normales und fettiges Haar. Stellen Sie selbst einen Aufguss aus Kräutern her oder verdünnen Sie Apfelessig (siehe Seite 202). Danach glänzt das Haar und der natürliche pH-Wert wird hergestellt.

Anwendung

Gießen Sie Ihren selbst gemachten Aufguss auf das Haar, dann mit warmem Wasser ausspülen.

Haar reparieren

Es gibt eine Vielzahl von Produkten, Tinkturen, Proteinen, Ölen und Spülungen, die durch Sonne, Föhn, Lockenstab, Glätteisen oder selbst durch das tägliche Bürsten geschädigtes Haar reparieren können. Ist Ihr Haar ausgetrocknet oder sind die Spitzen kaputt, wurde es von der Sonne geschädigt oder ist struppig und brüchig, dann müssen Sie etwas für die Gesundheit Ihres Haares tun. Vielleicht müssen Sie zunächst experimentieren, bis Sie die geeignete Pflege gefunden haben, zumal sich das Haar im Laufe der Zeit verändert.

Jede Woche

Eine Kur auftragen

Nährende Spülungen und Kuren tragen dazu bei, Haare, die durch Färben, Wasser oder Sonne Schaden genommen haben, wieder zu reparieren. Sie enthalten nährende Öle, etwa Argan oder Jojoba, und werden oft mit Proteinen kombiniert.

Anwendung

Nach dem Waschen auftragen und 5–10 Minuten einziehen lassen, bevor Sie die Kur wieder ausspülen.

Kopfhautmassage

Massieren Sie Ihre Kopfhaut mit einem Frucht-, Saaten- oder Nussöl. Kokos-, Jojoba- oder Olivenöl verstopfen die Follikel nicht und sind extrem nährstoffreich.

Anwendung

Einige Tropfen Öl zwischen den Fingerspitzen verreiben und dann die Kopfhaut massieren (siehe Seite 142–143). Danach das Haar gut bürsten. Wer fettiges oder normales Haar hat, wäscht das Öl jetzt aus. Bei trockenem Haar darf es über Nacht einziehen.

Empfehlenswerte Pflanzen

Die folgenden Pflanzen können Ihr Haar kräftigen und reparieren, auch als Bestandteil von Shampoos und Spülungen.

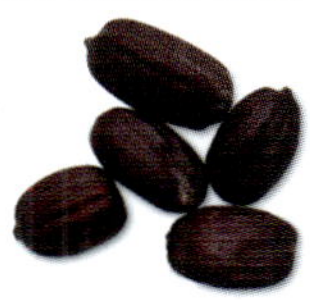

JOJOBA verfügt über natürliche Öle, die natürlichem Hauttalg ähneln. Die Öle nähren die Kopfhaut und stärken das Haar. Jojoba ist Bestandteil vieler hochwertiger Haarpflegeprodukte.

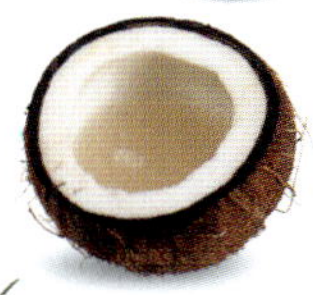

KOKOSÖL Die essenziellen Fettsäuren in diesem Öl können bei trockenem und geschädigtem Haar Wunder bewirken. Es lässt sich auch in die trockene Kopfhaut massieren und wirkt gegen Kopfschuppen.

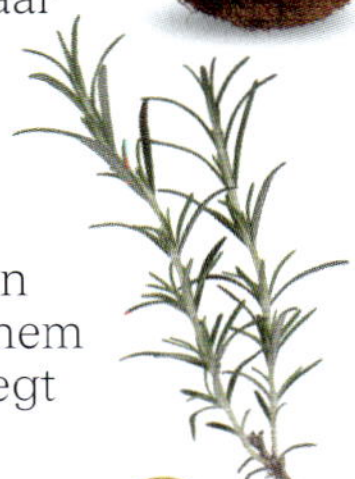

ROSMARIN verleiht dunklem Haar Glanz. Verwenden Sie getrockneten Rosmarin für einen Aufguss. Verdünnen Sie das ätherische Öl in einem Basisöl und massieren Sie die Kopfhaut – das regt das Haarwachstum an.

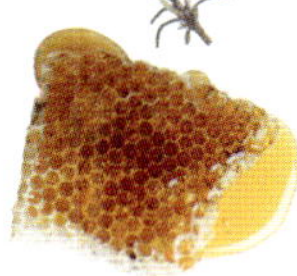

HONIG Eine klassische Zutat in Shampoos und Spülungen aufgrund seiner Fähigkeit, die Feuchtigkeit zu binden und so Trockenheit und Brüchigkeit zu verhindern.

GUTE GEWOHNHEITEN

- Waschen Sie die Haare nicht täglich, sondern nur alle 2–3 Tage oder noch seltener. Für die Regulierung der natürlichen Fette ist das besser.
- Nach dem Waschen mit Shampoo immer eine Spülung verwenden. Das gleicht Trockenheit aus, die durch die Tenside im Shampoo entsteht.
- Trocknen Sie Ihr Haar sanft und verzichten Sie möglichst aufs Föhnen, denn das trocknet das Haar aus.
- Lassen Sie die Haarspitzen alle sechs Wochen schneiden.
- Nehmen Sie ein Nahrungsergänzungsmittel, das Zink, Eisen und Silicium enthält. Für kräftige, gesunde Haare sind diese Mineralien essenziell.

Rezepte zum Probieren:

Apfelessig-Haarspülung, Seite 195
Brennnessel-Haarspülung, Seite 195
Rosmarinkur, Seite 196

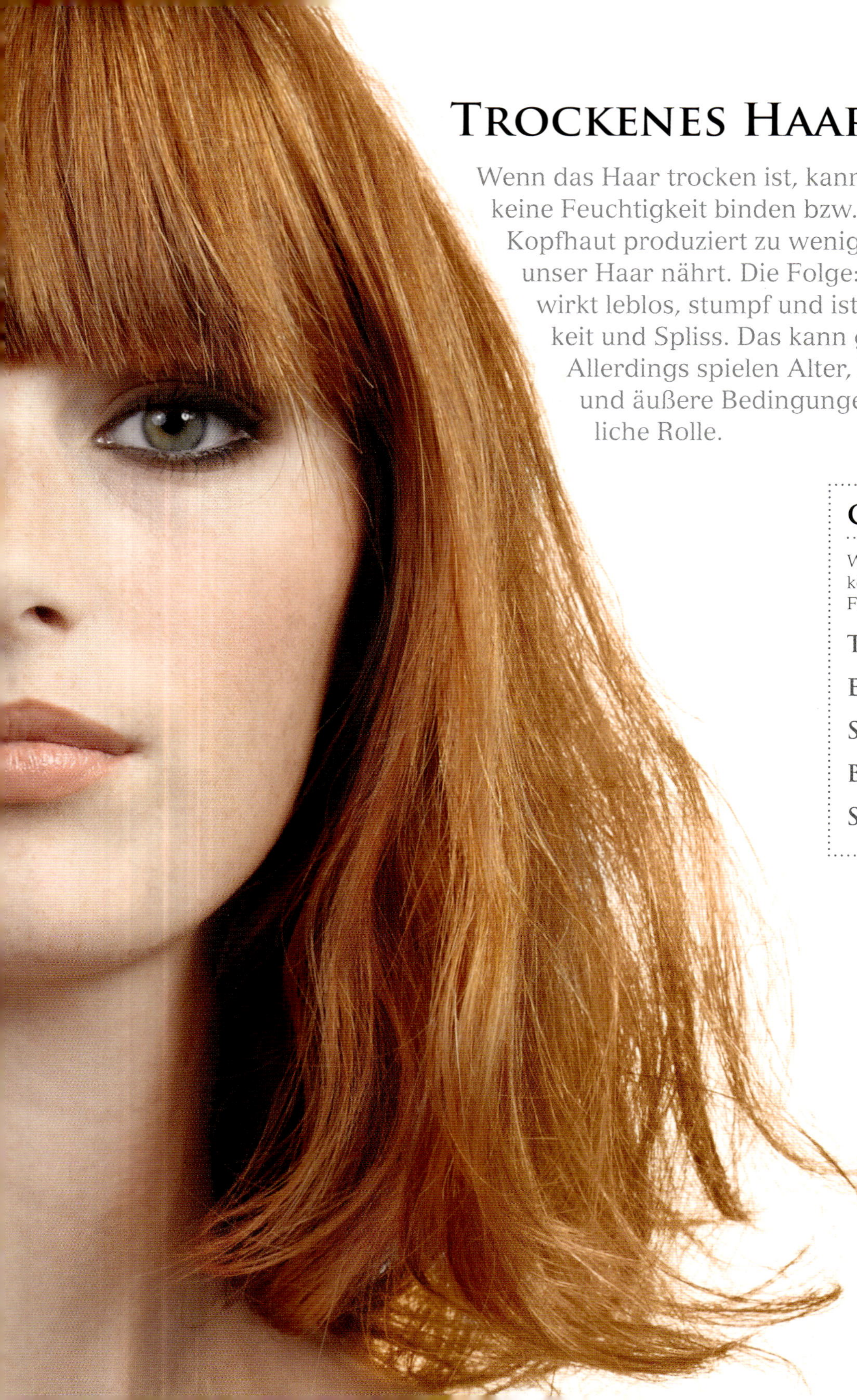

Trockenes Haar

Wenn das Haar trocken ist, kann der Haarschaft keine Feuchtigkeit binden bzw. absorbieren und die Kopfhaut produziert zu wenig Sebum, das Fett, das unser Haar nährt. Die Folge: Das Haar ist strohig, wirkt leblos, stumpf und ist anfällig für Brüchigkeit und Spliss. Das kann genetisch bedingt sein. Allerdings spielen Alter, Haarpflegeroutinen und äußere Bedingungen eine nicht unerhebliche Rolle.

Charakteristika

Wenn Ihr Haar trocken ist, können Sie auch anfällig für Folgendes sein:

- Trockene Kopfhaut
- Ekzeme
- Schuppen
- Brüchiges Haar
- Spliss

Schnelle Hilfe

Mischen Sie ein paar Tropfen durchblutungsförderndes ätherisches Öl mit Kokos-, Mandel- oder Olivenöl. Verteilen Sie dies auf der gesamten Kopfhaut oder geben Sie es nur in die Spitzen. Besonders gut geeignet ist dies bei krausem Haar, das meist fein ist und leicht bricht. Zusätzlich hilft ein Kräuteraufguss aus Calendula, Kamille oder Beinwell.

PROBIEREN SIE …

Sehr trockenes, feines Haar muss regelmäßig geschnitten werden, weil die Spitzen leicht brechen. Achten Sie darauf, dass Sie ausreichend Proteine und gesunde Fette über die Nahrung zu sich nehmen, um die Haargesundheit zu fördern. Viele leiden genetisch bedingt unter trockenem Haar, aber es gibt natürliche Lösungen, um es zu verbessern.

EINE MASKE aus Eigelb und 1 Teelöffel Honig auftragen. 2 Stunden einziehen lassen, danach auswaschen. Alternativ 75 g vollfetten Joghurt mit einem Löffel Olivenöl und 6 Tropfen Ihres ätherischen Lieblingsöls mischen (siehe Unterstützung aus der Natur, rechts). 15–20 Minuten einziehen lassen, mit viel warmem Wasser auswaschen.

WARMES ÖL einmal die Woche anwenden. Dafür 60 ml nährendes Öl, etwa Jojoba oder Kokos, erwärmen und in Kopfhaut und Haar massieren. Wer unter Ekzemen leidet, bezieht auch den Bereich hinter den Ohren ein. Ein weiches Handtuch um den Kopf wickeln, 20 Minuten einziehen lassen, ausspülen und mit einem milden Shampoo waschen.

DAS HAAR an der Luft trocknen lassen. Wenn Sie föhnen müssen, tun Sie dies kalt und halten Sie den Föhn nicht zu nah an den Kopf. Nach dem Trocknen eine kleine Menge Kokosöl oder natürliche Haarsalbe für Glanz und Schutz in die Spitzen geben.

SANFT BÜRSTEN, und zwar mit einer Rundbürste mit Naturborsten jeweils nach unten führend. So schließt sich die Schuppenschicht und das Haar glänzt.

EINEN HAARAUFGUSS nach dem Waschen anwenden. Ein Aufguss aus Meeresalgen und Schachtelhalm wirkt überaus kräftigend. Sie können auch ein Haarspray verwenden.

KOPFHAUT MASSIEREN (siehe Seite 142–143), das entspannt und regt die Talgproduktion an.

VERMEIDEN SIE …

Auch wenn Alter und genetische Veranlagung die Trockenheit des Haares beeinflussen, kann es sein, dass die Haare zu oft gewaschen oder ein scharfes Shampoo oder Stylingprodukt verwendet wurde. Äußere Bedingungen, etwa das Wetter, tragen ebenfalls dazu bei.

NICHT ZU OFT WASCHEN Jede Kopfhaut ist anders. Wenn Ihr Haar sehr trocken ist, waschen Sie es nur alle 2–3 Tage. Kein aggressives Shampoo nehmen, das Feuchtigkeit entzieht.

SELTEN HEISSE GERÄTE NUTZEN, wie Lockenstab oder Glätteisen, besonders in Verbindung mit Stylingprodukten, die Alkohol enthalten. Sie trocknen das Haar stark aus und schädigen es. Bewahren Sie sich das für besondere Anlässe oder Gelegenheiten auf.

HAARE BEDECKEN, wenn Sie extremen Wetterbedingungen ausgesetzt sind.

CHEMISCHE BEHANDLUNGEN Haarfärbungen, Dauerwellen oder chemische Glättmittel (Relaxer) können mit der Zeit Ihre Haare zerstören.

UNTERSTÜTZUNG AUS DER NATUR

Die unten aufgeführten Mittel reparieren trockenes Haar und geben ihm Feuchtigkeit zurück. Gekaufte Produkte sollten diese Stoffe möglichst enthalten. Oder Sie verwenden sie bei Ihren selbst gemachten Produkten.

Heilende Pflanzen Calendula, Kamille, Eibisch und Beinwell

Ätherische Öle Weihrauch, Palmarosa, Sandelholz, Rosengeranie, Kamille, Rose, Patschuli und Vetiver

Feuchtigkeitsöle Nachtkerze, Borretsch, Avocado, Sonnenblume, Jojoba und Mandel

Sinnvolle Nahrungsergänzung Vitamin C, Biotin, Jod, Selen und Omega-3-Fettsäuren

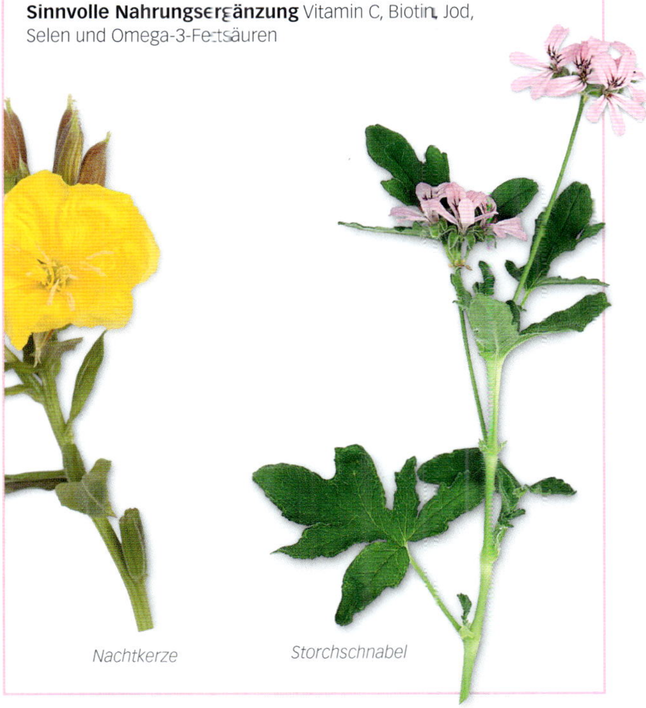

Nachtkerze Storchschnabel

SCHUPPEN BEHANDELN

Ursache für Schuppen ist ein Hefepilz, die Folge falscher Ernährung oder einer allergischen Reaktion. Bereiten Sie sich ein Ölmazerat (siehe Seite 26) aus getrockneter Pfefferminze, Thymian, Rosmarin, Lavendel oder Brennnesseln zu. Alternativ können Sie eine Mischung aus ätherischen Ölen für die Behandlung nehmen. Mischen Sie z. B. Zedernholz, Patschuli, Salbei, Teebaum, Thymian oder Rosmarin mit Mandelöl. Tragen Sie Ölmazerat oder die verdünnten ätherischen Öle auf die Kopfhaut auf und lassen Sie das Ganze möglichst lange einziehen, am besten über Nacht. Mit einem milden Shampoo auswaschen.

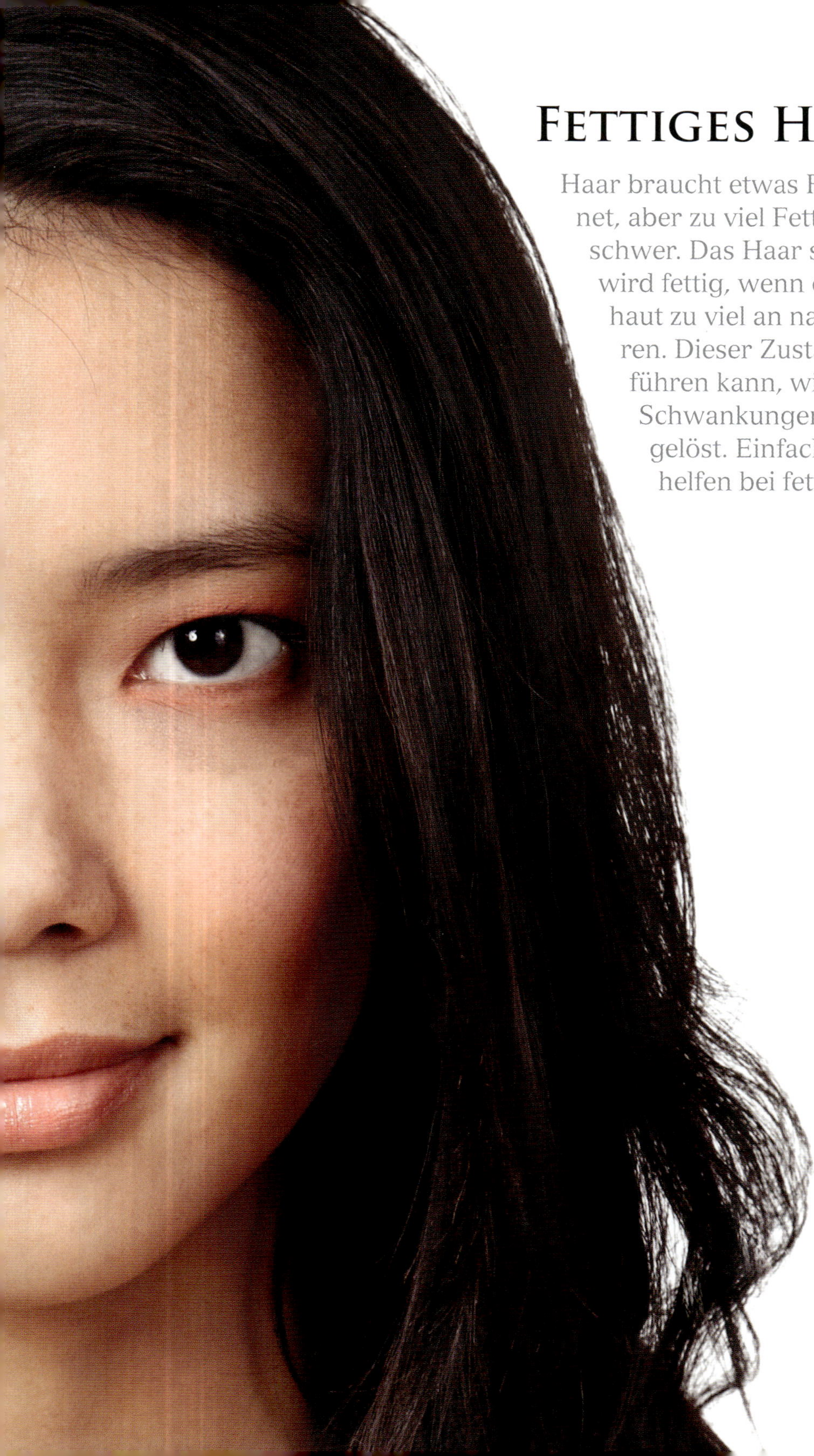

Fettiges Haar

Haar braucht etwas Fett, damit es nicht austrocknet, aber zu viel Fett macht das Haar schlaff und schwer. Das Haar selbst produziert kein Fett, es wird fettig, wenn die Talgdrüsen in der Kopfhaut zu viel an natürlichen Fetten produzieren. Dieser Zustand, der sogar zu Schuppen führen kann, wird oft durch hormonelle Schwankungen oder Erkrankungen ausgelöst. Einfache und natürliche Lösungen helfen bei fettigem Haar.

Charakteristika

Bei fettigem Haar können Sie auch für Folgendes anfällig sein:

Stumpes Haar

Schlaff aussehendes Haar

Schuppen

Seborrhö

Kopfhautakne

Schnelle Hilfe

Geeignete Kräuter (siehe Unterstützung aus der Natur, rechts) können als Aufguss mit einem Shampoo oder einer Haarspülung gemischt werden. Alternativ mazerieren Sie Kräuter in Apfelessig (siehe Seite 26) und geben beim letzten Spülen 2–3 Esslöffel hinzu. Verwenden Sie die genannten ätherischen Öle, gemischt mit einem Basisöl, sparsam.

PROBIEREN SIE …

Menschen mit dichtem Haar – Blonde oder solche mit feinem Haar – besitzen mehr Talgdrüsen in der Kopfhaut und sind deshalb anfälliger für fettiges Haar. Doch es gibt einige Möglichkeiten, um dieses Problem in den Griff zu kriegen.

VIEL WASSER ODER KRÄUTERTEE TRINKEN und viel Sport treiben, um die Durchblutung zu verbessern. Das wiederum verbessert den Zustand des Haares.

TROCKENSHAMPOO zwischen den normalen Haarwäschen verwenden. Das entfernt überschüssiges Fett von der Kopfhaut. Einige Minuten einwirken lassen, dann ausbürsten. Siehe Trockenshampoo-Rezepte (Seite 193).

DEN PH-WERT DER KOPFHAUT NORMALISIEREN Dafür 1 Teelöffel Natron mit mildem Shampoo mischen und zum Waschen verwenden. Alternativ nach dem Shampoonieren mit einer Mischung aus 250 ml Apfelessig, 250 ml Wasser und 10 Tropfen ätherischem Rosmarin- oder Teebaumöl spülen.

DAS HAAR MIT KALTEM WASSER SPÜLEN Das beruhigt überaktive Talgdrüsen.

BERUHIGEN SIE eine schuppige, juckende Kopfhaut mit einer Aloe-vera-Spülung. Dafür 500 ml Wasser mit 250 ml Aloe-vera-Saft mischen, 20 Tropfen ätherisches Öl zugeben, entweder Bergamotte, Zedernholz, Zypresse, Rosengeranie, Grapefruit, Wacholder, Zitrone, Limette, Teebaum, Lavendel oder Petitgrain. Bei Bedarf anwenden.

LOCKEN verhindern, dass produziertes Fett schnell im Haar verteilt wird, weil das Haar nicht an der Kopfhaut anliegt.

VERMEIDEN SIE …

Wenn Ihr Haar fettig ist, sollten Sie Ihre Haarpflege anpassen. Fettiges Haar wird durch häufiges Waschen noch fettiger, weil dies das Säure-Basen-Gleichgewicht der Kopfhaut stört. Maximal alle zwei Tage waschen.

BÜRSTENTRICK Mit Bürstenstrichen an der unteren Hälfte der Haare beginnen und erst später an der Kopfhaut ansetzen und bis zu den Spitzen bürsten. Durch das Bürsten wird Fett von der Kopfhaut im Haar verteilt. Das ist gut bei trockenem Haar, aber bei fettigem Haar unerwünscht.

KEINE BESCHWERENDEN SPÜLUNGEN VERWENDEN Tragen Sie Spülungen nur auf den Haarspitzen auf. Andere Stylingprodukte wie Haarspray, Gel und Wachs können das Haar auch fettig machen. Eine Spülung mit Bier kann das Haar kräftigen. Geben Sie etwa ½ Liter warmes Bier zur letzten Spülung, dann wie gewohnt trocknen und stylen.

NICHT ZU HEISS TROCKNEN Stellen Sie den Föhn auf Kaltluft, damit die Talgpoduktion nicht noch mehr angeregt wird.

HITZE MEIDEN, denn zu heißes und feuchtes Wetter regt die Produktion der Talgdrüsen an.

UNTERSTÜTZUNG AUS DER NATUR

Mit folgenden natürlichen Helfern lässt sich fettiges Haar behandeln und regulieren – kaufen Sie Produkte mit diesen Inhaltsstoffen oder bereiten Sie sie selbst zu.

Heilende Pflanzen Holunder, Zitronenmelisse, Minze, Rosmarin, Salbei, Schafgarbe und Lorbeer

Ätherische Öle Goldmelisse, Zedernholz, Zypresse, Rosengeranie, Grapefruit, Wacholder, Zitrone, Limette, Teebaum, Lavendel, Petitgrain

Feuchtigkeitsöle Haselnuss, Färberdistel und Soja

Sinnvolle Nahrungsergänzung Vitamin A und C, Omega-3-Fettsäuren und Zink

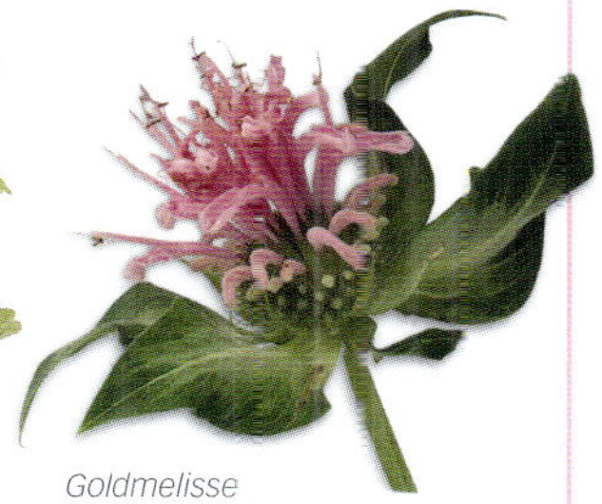

Goldmelisse (Monarda didyma)

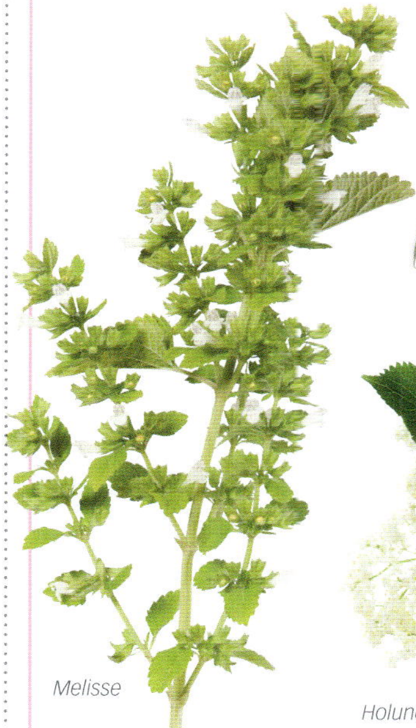

Melisse

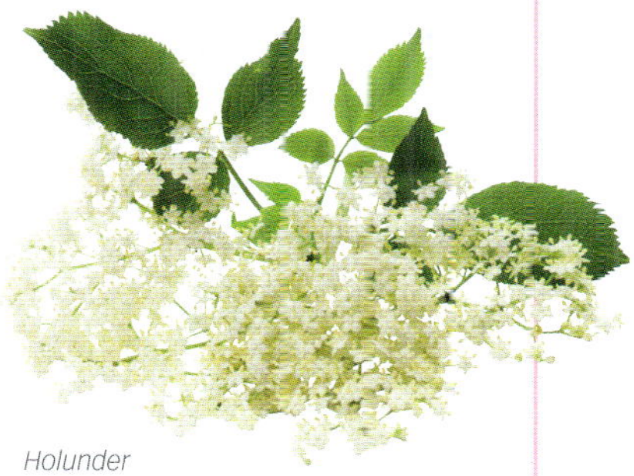

Holunder

BEWAHREN SIE DIE RUHE

Stress fördert die Produktion von Androgenen und die wiederum regen die Talgdrüsenproduktion an. Nehmen Sie sich kleine Auszeiten – probieren Sie Meditation, sanfte Massage, Yoga oder andere Techniken, die entspannen und bei denen Sie ganz zu sich selbst kommen können.

DICKES HAAR

Wenn wir über dickes Haar sprechen, beziehen wir uns auf den Durchmesser des einzelnen Haares. Viele werden dem zustimmen, dass eine dicke Mähne ein Segen sei. Doch auch hier gibt es Pro und Contra. Dickes Haar lässt sich z. B. schwer stylen. Ist es aber einmal gestylt, bleibt es in der Regel länger in Form. Dickes Haar, wie es viele Asiaten und Südländer haben, kann glatt und glänzend sein oder matt und zur Krause neigen, insbesondere wenn die Luft feucht ist.

CHARAKTERISTIKA

Dickes Haar kann auch zu folgenden Problemen neigen:

KRAUSE

HÄRTE

OBERFLÄCHEN-SCHÄDEN

GROBHEIT

SEBORRHOISCHES EKZEM

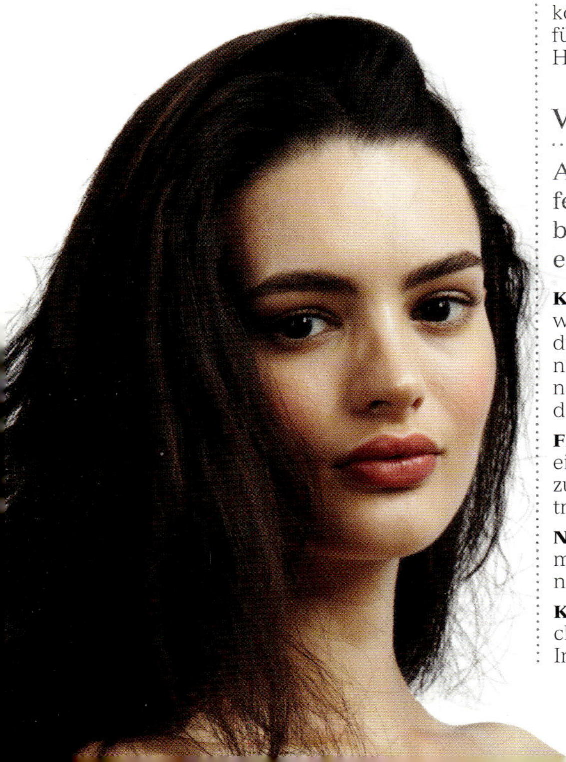

PROBIEREN SIE ...

Dickes Haar wirkt wie ein Schwamm, es nimmt die Feuchtigkeit aus der Umgebung auf. Es absorbiert bis zu 40 % mehr Feuchtigkeit als feines Haar, deshalb kann es zottelig wirken. Damit Ihr dickes Haar gut aussieht, sollten Sie sich Folgendes merken:

MILDE SHAMPOOS VERWENDEN, die dem Haar und der Kopfhaut kein Fett entziehen.

DEM HAAR FEUCHTIGKEIT GÖNNEN, um die Krause in den Griff zu kriegen. Ein bisschen Kokosöl in den Händen verreiben und – etwas entfernt von der Kopfhaut – ins Haar streichen.

DAS HAAR STYLEN, denn langes, dickes Haar verlangt förmlich danach, geflochten, gedreht oder hochgesteckt zu werden.

GRÜNDLICH SPÜLEN nach dem Shampoonieren und nach einer Spülung. Rückstände des Produkts können zu einer juckenden, schuppigen Kopfhaut führen. Das Wasser sollte warm, nicht heiß sein. Heißes Wasser entzieht dem Haar Feuchtigkeit.

VERMEIDEN SIE ...

Auch wenn dickes Haar nicht so schnell wie feines Haar schmutzig und fettig aussieht, benötigt es doch sorgfältige Pflege, damit es immer optimal wirkt.

KEINE HETZE Wenn Sie dickes Haar haben, ist Ihr wichtigstes Styling-Accessoire die Zeit. Bei langem, dickem Haar funktioniert *wash and go* leider gar nicht. Es kann eine Stunde dauern, um das Haar nach dem Waschen trocken zu bekommen. Teilen Sie das Haar zum Trocknen und Stylen ab.

FEUCHTES HAAR NIEMALS BÜRSTEN. Nehmen Sie einen breitzackigen Kamm, um das Haar behutsam zu entwirren und im Anschluss möglichst natürlich trocknen zu lassen.

NICHT HEISS FÖHNEN, das gibt zusätzliches Volumen, das Ihr Haar gar nicht benötigt. Wenn Sie föhnen, möglichst auf niedriger Stufe.

KEINE COLORATIONEN VERWENDEN, sie verdicken das Haar zusätzlich. Verwenden Sie stattdessen Intensivtönungen.

SCHNELLE HILFE

Einmal in der Woche sollten Sie das Haar mit einer Packung pflegen. Nehmen Sie Zutaten wie Olivenöl, Jojobaöl, Sheabutter oder Aloe vera. Tragen Sie diese aufs Haar auf und lassen Sie das Ganze 20 Minuten einwirken, bevor Sie es mit einem milden Shampoo auswaschen.

UNTERSTÜTZUNG AUS DER NATUR

Diese natürlichen Elemente sollten in gekauften und selbst gemachten Produkten enthalten sein.

Heilende Pflanzen Rose, Rosmarin, Thymian, Indianernessel, Aloe vera

Ätherische Öle Zedernholz, Rosmarin, Orange, Lavendel, Rosengeranie

Feuchtigkeitsöle Kokos, Mandel, Jojoba, Haselnuss

Sinnvolle Nahrungsergänzung Eisen, B-Vitamine, Biotin, Vitamin C und E

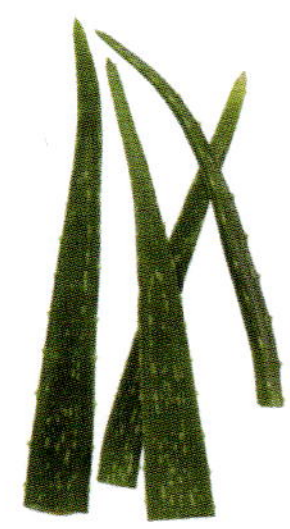

Aloe vera

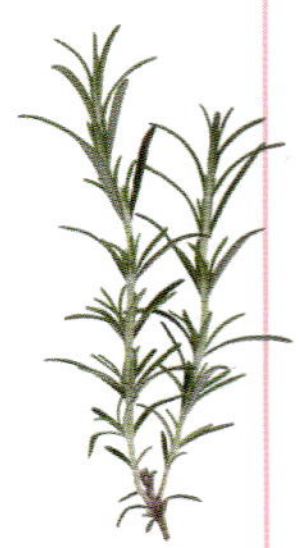

Rosmarin

Feines Haar

Fein bezieht sich hier auf den Durchmesser des Haarschafts, nicht auf die Anzahl der einzelnen Haare auf dem Kopf. Tatsächlich haben Menschen mit feinem Haar oft mehr Haare auf dem Kopf. Wenn es nicht mit Naturlocken gesegnet ist, ist es eine Herausforderung, feines Haar zu stylen: Oft liegt das Haar flach an und wirkt leblos. Viele Stylingprodukte machen es zusätzlich schwer und das Problem noch größer. Mit etwas Sorgfalt kann aber auch feines Haar leicht und seidig aussehen.

Charakteristika

Feines Haar kann auch für folgende Probleme anfällig sein:

- Trockenheit
- Kaum zu bändigen
- Brüchigkeit
- Krause
- Spliss
- Schnell fettig

Unterstützung aus der Natur

Diese natürlichen Elemente sollten in gekauften und selbst gemachten Produkten enthalten sein.

Heilende Pflanzen Calendula, Grünhafer, Meeresalgen

Ätherische Öle Rosengeranie, Lavendel, Kamille, Zitronengras

Feuchtigkeitsöle Nachtkerze, Borretsch, Avocado, Sonnenblume, Jojoba, Mandel

Sinnvolle Nahrungsergänzung Vitamin C, Biotin, Jod, Selen, Omega-3-Fettsäuren

Sonnenblume

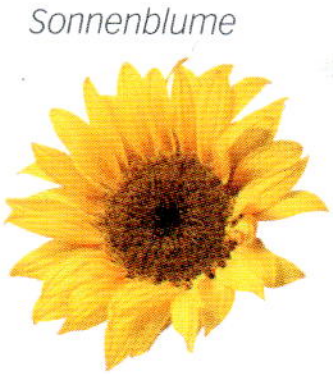

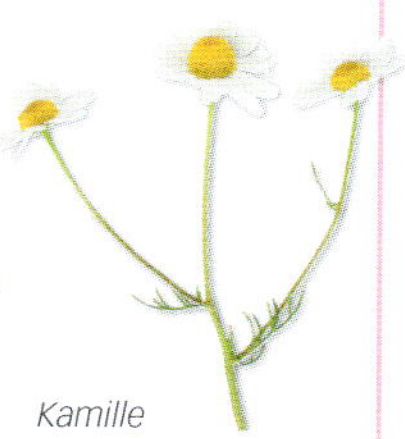

Kamille

Probieren Sie …

Feines Haar muss kein Fluch sein. Wird es ordentlich gepflegt, kann es so weich und seidig sein, dass man es gern anfasst.

DAS HAAR VORBEHANDELN mit Jojoba- oder Mandelöl. Das Öl leicht erwärmen und in Haar und Kopfhaut einmassieren, ein Handtuch um den Kopf wickeln und 20 Minuten einwirken lassen. Mit einem milden Shampoo auswaschen.

GESUND ESSEN Eine Ernährung mit hochwertigen Proteinen fördert die Haargesundheit. Essen Sie grünes Gemüse, frisches Obst und Vollkornprodukte.

BLEIBEN SIE HYDRIERT, indem Sie viel Wasser und ungesüßten Kräutertee trinken.

HAAR VOR WITTERUNG UND UMWELT SCHÜTZEN, vor Sonne, Wind und Schnee.

REGELMÄSSIG die Haare schneiden lassen, etwa alle 6–8 Wochen, denn selbst gut gepflegtes feines Haar neigt zu Spliss.

Vermeiden Sie …

Schon leichte Veränderungen in der Haarpflege können die Gesundheit von feinem Haar verbessern.

KEINE SCHWEREN GELS und Sprays verwenden, sie lassen das Haar noch stumpfer und schwerer erscheinen.

SANFT BÜRSTEN, aber nicht zu häufig. Kräftiges Bürsten kann das Haar brechen und die Spitzen schädigen. Feuchtes Haar soll gar nicht gebürstet werden.

SELTEN heiße Geräte wie Glätteisen, Lockenstab oder Haartrockner verwenden, und dann nur auf niedrigster Stufe.

MÖGLICHST das Haar nicht lang tragen, es ist sonst anfälliger für Schäden. Ein kurzer Schnitt hält das Haar in Top-Form. Auf eine Länge geschnittenes Haar lässt das Haar voller und an den Spitzen dichter wirken. Wenn Sie es länger tragen wollen, geben Sie dem Haar mehr Fülle durch einen Stufenschnitt.

KEINE SCHWEREN SPÜLUNGEN verwenden und Spülungen nur auf die Spitzen auftragen. Das verhindert, dass das Haar schlaff herunterhängt.

Schnelle Hilfe

Stärken Sie feines Haar zwischen den Wäschen mit einem Dekokt. Dafür je 2 Esslöffel getrocknete Kamillenblüten und Zitronengras in 600 ml kochendes Wasser geben. 10 Minuten köcheln, abkühlen lassen und abseihen. In eine Flasche mit Zerstäuber füllen.

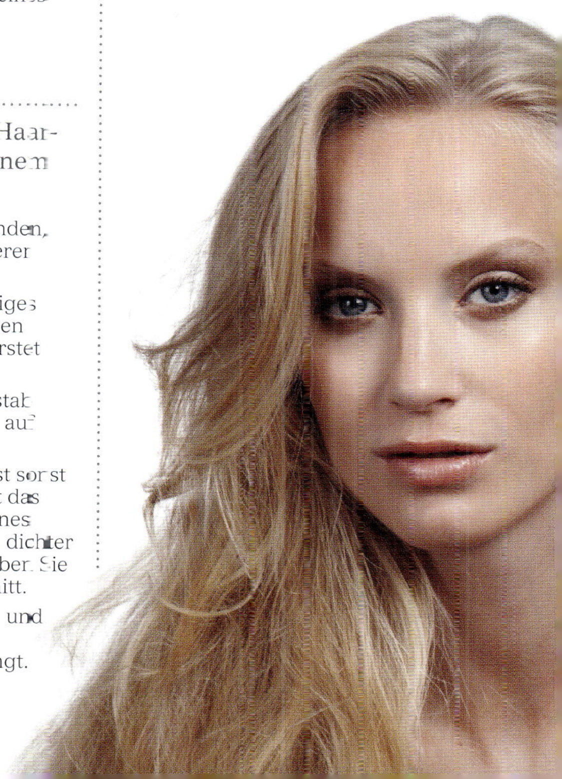

Rezepturen fürs Haar

VERJÜNGEN SIE IHR HAAR MIT **REZEPTUREN**, DIE IHM NICHT DIE NATÜRLICHEN FETTE ENTZIEHEN ODER ES MIT EINER SCHICHT ÜBERZIEHEN. VERWENDEN SIE PFLEGENDE MITTEL, DIE MIT GUTEN ÖLEN UND WACHSEN **FEUCHTIGKEIT** SPENDEN, SOWIE **DUFTENDE** AUFGÜSSE MIT ÄTHERISCHEN ÖLEN. SIE VERBESSERN DEN **ZUSTAND** VON HAAR UND KOPFHAUT.

Basis-Trockenshampoo

FÜR BLONDES HAAR

Trockenshampoo kann bei fettigem Haaransatz helfen, gibt dem Haar zusätzliches **Volumen** und ist auch eine gute **Styling-Hilfe**, es teilt Locken und gibt leichten Halt. Pfeilwurz und Speisestärke **absorbieren** überschüssiges Fett. Die hier verwendeten Puder sind leicht farbig, sie hellen die Spitzen gefärbter Haare auf. Geben Sie für einen frischen, sauberen **Duft** ätherisches Öl hinzu.

ERGIBT CA. 30 G

ZUTATEN

1 EL Maisstärke

1 EL Pfeilwurzelstärke

10 Tropfen ätherisches Grapefruit-, Pfefferminz- oder Eukalyptusöl

ZUBEREITUNG

1 Mais- und Pfeilwurzelstärke in einer Schüssel mischen.

2 10 Tropfen ätherisches Öl untermengen.

3 In einem luftdichten Behälter aufbewahren und vor der Verwendung gut schütteln. Kühl gelagert etwa 3 Monate haltbar.

ANWENDUNG

Auf trockenem Haar anwenden. Mit einer Make-up-Bürste auf die Kopfhaut oder fettige Haarpartien bürsten. Das Haar wie gewohnt frisieren.

Trockenshampoo mit Kakaopulver

FÜR DUNKLES HAAR

Dieses Rezept ist eine Abwandlung der Rezeptur für blondes Haar. Die Kombination von **fettabsorbierendem** Kakaopulver (passend zum dunklen Haarton), stärkehaltiger Pfeilwurzel- und Maisstärke belebt das Haar. Wenn Sie kein Kakopulver für den Kopf verwenden möchten, nehmen Sie einfach Pfeilwurz und Speisestärke und verwenden die Mischung vor dem Schlafengehen

ERGIBT CA. 30 G

ZUTATEN

4 TL Kakaopulver

1 TL Maisstärke

1 TL Pfeilwurzelstärke

10 Tropfen ätherisches Grapefruit-, Pfefferminz- oder Eukalyptusöl

ZUBEREITUNG

1 Kakaopulver, Mais- und Pfeilwurzelstärke in einer Schüssel mischen.

2 Nach Belieben 10 Tropfen ätherisches Öl untermengen.

3 In einem luftdichten Behälter aufbewahren und vor der Verwendung gut schütteln. Kühl gelagert hält es sich 3 Monate.

ANWENDUNG

Auf trockenem Haar anwenden. Mit einer Make-up-Bürste auf die Kopfhaut oder fettige Haarpartien bürsten. Das Haar wie gewohnt frisieren.

Reinigende Haarwaschpaste

FÜR ALLE HAARTYPEN

Dieses preiswerte, effektive und chemiefreie Rezept **reinigt** das Haar und macht es **frisch** und weich. Wenn Sie die Paste erstmals benutzen, fehlt Ihnen zunächst das richtige Waschgefühl auf der Kopfhaut, aber das gibt sich. Sie können die Haarpaste auch an Ihren Haartyp anpassen: Geben Sie ätherische Öle hinzu, die am besten zu Ihrem Haar passen und deren **Duft** Sie mögen.

ERGIBT CA. 60 G

ZUTATEN

2 EL Natron

2 EL Wasser

2 Tropfen ätherisches Öl Ihrer Wahl (siehe unten)

ZUBEREITUNG

1 Natron und Wasser in einer kleinen Schüssel zu einer Paste verrühren. Ist sie zu fest, etwas mehr Wasser zugeben, ist sie zu feucht, etwas mehr Natron nehmen.

2 Ätherisches Öl Ihrer Wahl unterrühren.

3 In eine Spenderflasche (wie für Shampoo oder Körperlotion) füllen. Kühl und dunkel aufbewahrt etwa 1 Woche haltbar.

ANWENDUNG

Vorher gut schütteln. Die erforderliche Menge hängt von Ihrer Haarlänge ab. Das trockene oder feuchte Haar damit überziehen. Die Paste auf der Kopfhaut verteilen, dann im ganzen Haar bis zu den Spitzen. 2–4 Minuten einziehen lassen, dann mit viel warmem Wasser ausspülen. Wie gewohnt trocknen und stylen. Drei- bis viermal pro Woche in Kombination mit der Apfelessig-Haarspülung verwenden (siehe rechte Seite).

FÜR NORMALES HAAR

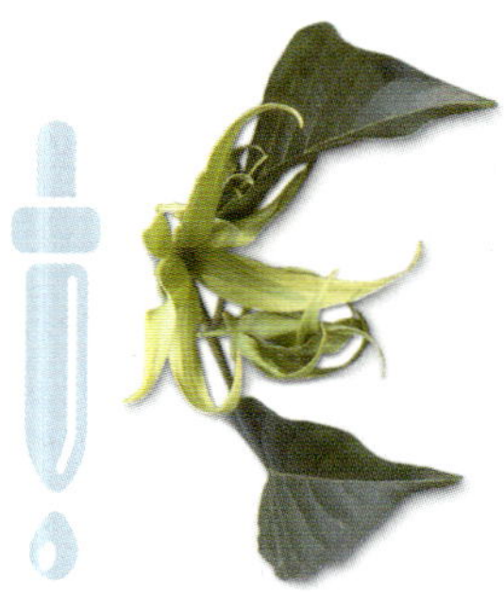

2 TROPFEN ÄTHERISCHES YLANG-YLANG-ÖL

FÜR TROCKENES HAAR

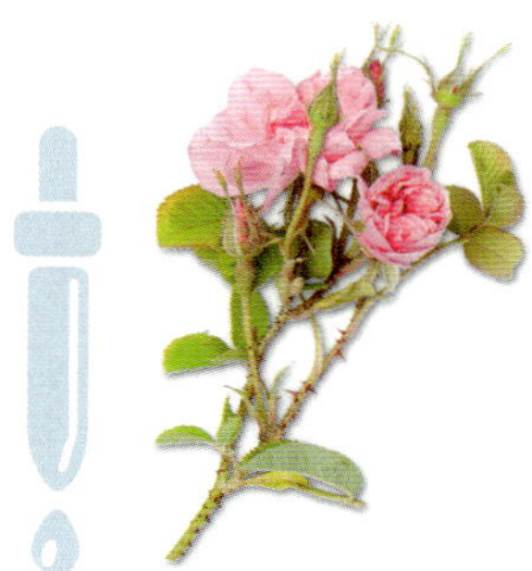

2 TROPFEN ÄTHERISCHES ROSENÖL

FÜR FETTIGES HAAR

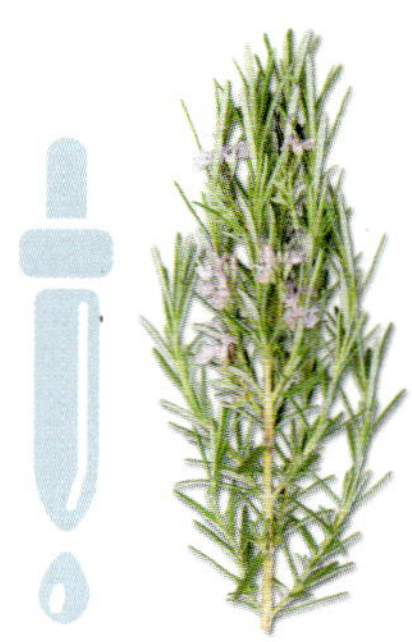

1 TROPFEN ÄTHERISCHES ROSMARINÖL

+

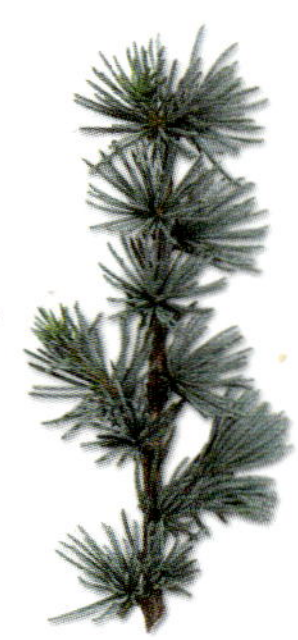

1 TROPFEN ÄTHERISCHES ZEDERNHOLZÖL

Apfelessig-Haarspülung

FÜR ALLE HAARTYPEN

Diese Spülung **glättet** die Schuppenschicht und harmonisiert das Haar. Die Schuppenschicht bildet die äußerste Schicht des Haares und bietet ihm Schutz. Sie muss gesund und dicht sein, damit Ihr Haar glänzen kann. Apfelessig entfernt lose Schuppen und gleicht den pH-Wert aus. Ätherische Öle sorgen für den **Duft**.

ERGIBT CA. 150 ML

ZUTATEN

2 EL Apfelessig
8 EL Wasser
8 Tropfen ätherisches Rosmarinöl
6 Tropfen ätherisches Zitronenöl
4 Tropfen ätherisches Grapefruitöl

ZUBEREITUNG

1 Essig und Wasser in einer Schüssel mischen. Für trockenes Haar weniger Essig und für fettiges Haar mehr Essig nehmen.
2 Ätherische Öle zugeben und unterrühren.
3 In eine Flasche mit Zerstäuber füllen. Kühl gelagert 3 Monate haltbar.

ANWENDUNG

Vorher gut schütteln. Auf feuchtem Haar in der Wanne oder unter der Dusche anwenden. Im Haar verteilen und 1–2 Minuten einziehen lassen. Vorsicht, es darf nicht in die Augen geraten. Das Haar so lange spülen, bis es nicht mehr nach Essig riecht. Wie gewohnt frisieren. Drei- bis viermal pro Woche nach dem Waschen mit der Paste anwenden (siehe linke Seite).

Brennnessel-Haarspülung

FÜR TROCKENE KOPFHAUT

Viele leiden nur manchmal unter einer trockenen, juckenden Kopfhaut. Diese Haarspülung enthält eine Kombination aus Gartenkräutern, die sich positiv auf die Gesundheit der Kopfhaut auswirken. Brennnesseln **reinigen, entgiften** und **stärken** den ganzen Körper. Die Verbindung aus Brennnessel und Salbei ist heilsam bei trockener, schuppiger oder allergisch juckender Kopfhaut.

ERGIBT CA. 180 ML

ZUTATEN

200 ml Mineralwasser
1 EL getrocknete Brennnesseln
1 EL getrockneter Salbei
1 EL getrockneter Rosmarin
4 Tropfen ätherisches Pfefferminzöl

ZUBEREITUNG

1 Für den Aufguss das Mineralwasser in einem Topf zum Kochen bringen. Die Kräuter in einer Kanne damit übergießen. 10 Minuten ziehen lassen, dann abseihen.
2 Abkühlen lassen und das ätherische Öl unterrühren. In eine sterilisierte Falsche füllen und verschließen. Kühl und dunkel gelagert etwa 6 Wochen haltbar.

ANWENDUNG

Vorher gut schütteln. Vor dem Shampoonieren in der Wanne oder unter der Dusche die halbe oder komplette Menge über das feuchte Haar gießen. Einmassieren oder -kämmen, dann mit einem milden Shampoo waschen. Wie gewohnt trocknen und stylen.

ROSMARINKUR

FÜR TROCKENES HAAR

Der **belebende** Rosmarin ist für Haar- und Kopfhautgesundheit überaus hilfreich, sogar Haarausfall und Schuppen lassen sich damit behandeln. Er wird durch drei wertvolle Zutaten ergänzt: Sheabutter, eine der wenigen Zutaten, die bei Spliss hilft, Arganöl, welches das Haar kräftigt und ihm Feuchtigkeit schenkt, sowie Kokosöl, das Haar und Kopfhaut beruhigt.

ERGIBT CA. 45 ML

ZUTATEN

1 EL Sheabutter
1 EL Kokosöl
1 EL Arganöl
10 Tropfen ätherisches Rosmarinöl

ZUBEREITUNG

1 Butter und Öle im Wasserbad (siehe Seite 133) schmelzen. 30 Minuten abkühlen lassen.

2 Mit einem Schneebesen oder Stabmixer die ölige Mischung rühren, bis sie die Konsistenz von Schlagsahne hat.

3 Das ätherische Öl einrühren. Das Ganze in ein sterilisiertes Glas geben, vollständig abkühlen lassen, dann den Deckel aufschrauben. Kühl gelagert etwa 6 Wochen haltbar.

ANWENDUNG

Von dieser Kur benötigen Sie nur eine kleine Menge. Je nach Haarlänge sollte ein münzengroßer Klecks für eine Anwendung reichen. In das Haar massieren, vor allem in die Kopfhaut und in die Haarspitzen. Wickeln Sie ein warmes Handtuch um den Kopf und lassen Sie die Maske 30–60 Minuten oder über Nacht einwirken. Zum Entfernen die Haare mit einem milden Shampoo waschen. Bei Bedarf zweimal waschen.

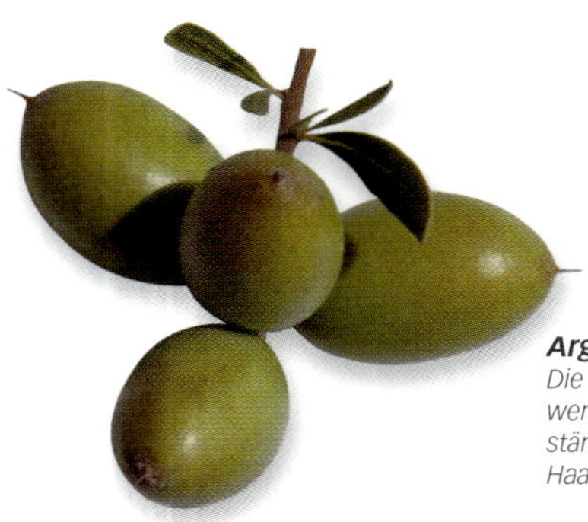

Arganöl
Die Samen des Arganbaumes werden dafür gepresst. Das stärkende Öl wird leicht vom Haar absorbiert.

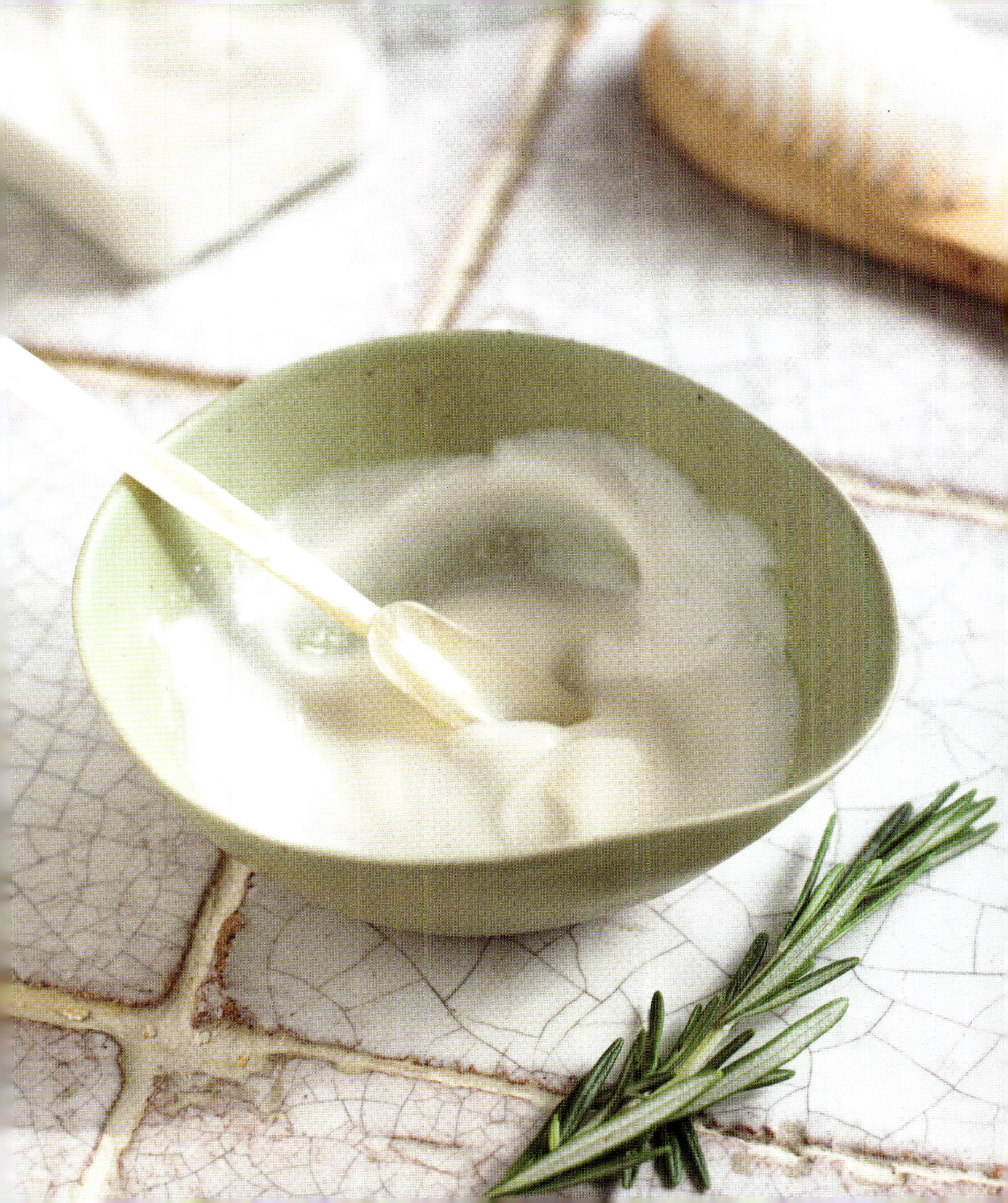

Kokos-Haarkur

FÜR FETTIGES HAAR

Die Kur macht das Haar **weich** und **duftig**. Kokos wird oft in Haarpflegeprodukten verwendet, denn das Öl macht das Haar **glatt** und **beruhigt** die Kopfhaut. Kokosmilch hat einen ähnlich stärkenden und **nährenden** Effekt auf das Haar. Eigelb wird seit Langem eingesetzt, um die Haarstruktur zu verbessern. Es stärkt das Haar und schenkt ihm **Feuchtigkeit**.

FÜR 1 ANWENDUNG

ZUTATEN

1 Eigelb
1 TL flüssiges Kokosöl
3 EL Kokosmilch

ZUBEREITUNG

1 Mit einem Schneebesen oder Stabmixer Eigelb und Kokosöl in einer Schüssel schaumig schlagen.

2 Kokosmilch zugeben und alles glatt rühren.

3 Für die schnelle Anwendung in eine Spenderflasche füllen. Kühl und trocken gelagert etwa 6 Wochen haltbar.

ANWENDUNG

Im Haar verteilen und in die Kopfhaut massieren. 2–5 Minuten einziehen lassen, dann mit kühlem Wasser ausspülen. Wie gewohnt stylen.

Die Kopfhaut massieren

Massieren Sie wie hier beschrieben die Kur in das Haar und stärken Sie so Kopfhaut und Haar.

- Massieren Sie sanft den ganzen Kopf mit Daumen und Fingern wie beim Shampoonieren.
- Ergreifen Sie eine dicke Haarsträhne und ziehen Sie sie sanft in verschiedene Richtungen. Das kräftigt die Haarwurzeln.
- Mit den Handballen drücken Sie jetzt gegen die Schläfen und machen langsame, kreisförmige Bewegungen.
- Legen Sie die Daumen unter den Okzipitalknochen (siehe Seite 143). Massieren Sie den Bereich, ruhig kräftig, um die Muskeln dort zu lockern.

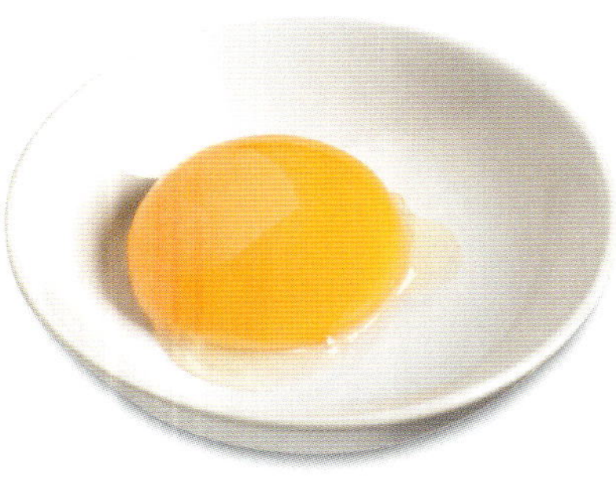

Eigelb
Das nahrhafte Eigelb enthält Proteine, Vitamine und Mineralien. Es ist gut für die Behandlung von Akne oder trockener, schuppiger Haut geeignet.

Kämmhilfe mit Kamille

FÜR ALLE HAARTYPEN

Die Kombination aus Kamille und Kokosmilch **kräftigt** und **glättet** das Haar. Kamillenaufgüsse werden seit Jahrhunderten für medizinische Zwecke verwendet. Sie können blondes Haar und auch dunkleres minimal aufhellen und **beruhigen** zudem eine gereizte Kopfhaut. Kokosmilch **nährt** und **stärkt** das Haar und macht es leicht kämmbar.

Zutaten

Kamillenblüten
Sie können gereizte Kopfhaut beruhigen.

Kokosmilch
Die nährende Milch besitzt stärkende Eigenschaften.

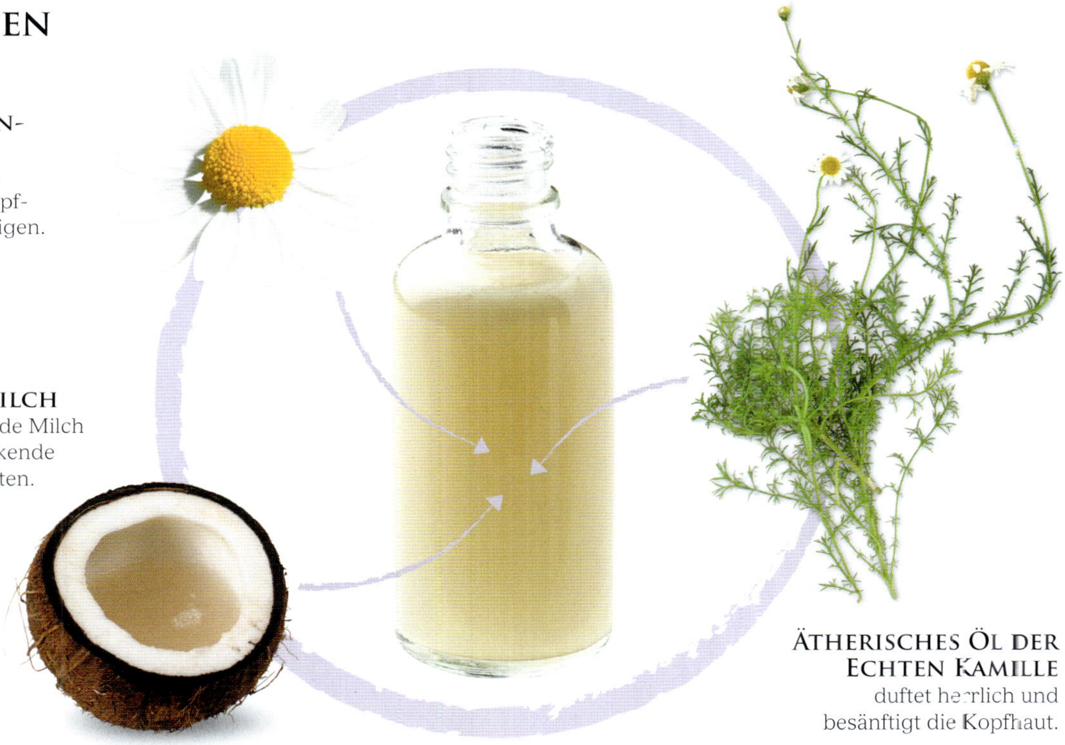

Ätherisches Öl der Echten Kamille
duftet herrlich und besänftigt die Kopfhaut.

ERGIBT CA. 200 ML

ZUTATEN
200 ml Mineralwasser
1 EL Kamillenblüten
2 Tropfen ätherisches Öl von der Echten Kamille
2 EL Kokosmilch

ZUBEREITUNG

1 Für einen Kamillenblütenaufguss Mineralwasser aufkochen. Die Blüten in einer Kanne damit übergießen. 10 Minuten ziehen lassen, dann abseihen.

2 Ätherisches Öl in die Kokosmilch rühren.

3 Kokosmilchmischung zum abgekühlten Aufguss geben und verrühren.

4 In eine sterilisierte Flasche mit Zerstäuber füllen. Kühl gelagert etwa 6 Wochen haltbar.

ANWENDUNG

Vor Gebrauch schütteln. Auf das saubere, feuchte Haar sprühen, durchkämmen und mit warmem Wasser ausspülen oder im Haar belassen.

HENNA-HAARFARBE

LEICHT

FÜR ALLE HAARTYPEN

Henna ist ein natürliches **Haarfärbemittel** mit langer Tradition. Es kann das Haar etwas austrocknen, geben Sie zum Ausgleich je 1 Esslöffel Basisöl und warme Milch zur Paste. Halten Sie sich beim Färben an die Packungsanleitung und wenden Sie vorher die Heißölbehandlung (siehe rechte Seite) oder die Bananen-Haarpackung (siehe Seite 204) an. Ggf. vorher an einer Haarsträhne testen.

FÜR 1 ANWENDUNG

ZUTATEN

Für kurzes Haar
25 g Henna

Für schulterlanges Haar
50 g Henna

Für langes Haar
75 g Henna

ZUBEREITUNG

1 Je nach Haarlänge Hennapulver abwiegen und in eine Schüssel geben. Nach Packungsanweisung die entsprechende Menge Wasser in einem Topf erhitzen.

2 Das heiße Wasser über das Pulver gießen und das Ganze mit Handschuhen zu einer Paste vermengen. Sofort anwenden.

ANWENDUNG

Massieren Sie die Paste (mit Einweghandschuhen!) ins Haar und lassen Sie sie 30–40 Minuten einwirken. Für einen intensiveren Farbton können Sie ein (altes) Handtuch um den Kopf wickeln und die Paste 1–4 Stunden oder sogar über Nacht einwirken lassen.

Färben mit Henna

Seit Urzeiten färben Frauen Haare, Fingernägel, Handinnenflächen und Fußsohlen mit Henna oder malen sich damit Muster auf die Haut. Henna stammt von einem kleinen Strauch mit blassgrünen Blättern. Die Blätter werden getrocknet und zu einem grünlich-gelben Pulver gemahlen, das dann zu einer Paste fürs Haar gemischt wird. Auf dunklem Haar hinterlässt Henna einen orangebraunen bzw. kastanienfarbenen Ton. Allergische Reaktionen sind extrem selten, obwohl sie bei sehr empfindlicher Haut vorkommen können. Tragen Sie zum Test vorher etwas Paste auf die empfindliche Haut hinter den Ohren auf (24–48 Stunden dort belassen). Spätestens nach dem Abwaschen sehen Sie, ob die Haut gereizt wurde.

HEISSÖLBEHANDLUNG

FÜR ALLE HAARTYPEN

Die Heißölbehandlung gibt Ihrem Haar zusätzlichen **Glanz**. Zur Stärkung von lockigem Haar sollte sie einmal monatlich angewendet werden. Kokosöl ist ein nährendes Haaröl, Jojobaöl bildet auf Haar und Kopfhaut einen Film und macht das Haar **seidig-glatt** und **weich**, Olivenöl ist ein natürliches **Feuchtigkeitsmittel** und glättet das Haar ebenfalls. Die Menge reicht für mittellanges Haar.

FÜR 1 ANWENDUNG

ZUTATEN

1 TL festes Kokosfett
1 TL Olivenöl
1 TL Jojobaöl

ZUBEREITUNG

1 Alle Zutaten im Wasserbad (siehe Seite 133) erwärmen, bis das feste Kokosfett geschmolzen ist.

2 Die Mischung sollte warm, aber nicht heiß sein (die Kopfhaut soll nicht verbrennen). Ist sie zu heiß, muss sie vor der Anwendung etwas abkühlen. Dann sofort verwenden.

ANWENDUNG

Die komplette Menge auf sauberes, feuchtes Haar geben. Die Fingerspitzen in das warme Öl tauchen und die Mischung in Kopfhaut und Haare einmassieren. Ein Handtuch vorwärmen und den Kopf damit umwickeln. Die Ölmischung 20 Minuten wirken lassen. Danach die Haare waschen, dafür das Shampoo aufs ölige Haar geben, bevor Sie es anfeuchten. Wie gewohnt trocknen und stylen.

FESTES KOKOSFETT

Wird es erwärmt, schmilzt das nährende Kokosfett und fühlt sich überaus angenehm an.

Schmelzen
Das Fett schmilzt bei etwa 26 °C.

Flüssig
Im flüssigen Zustand lässt es sich leicht verteilen.

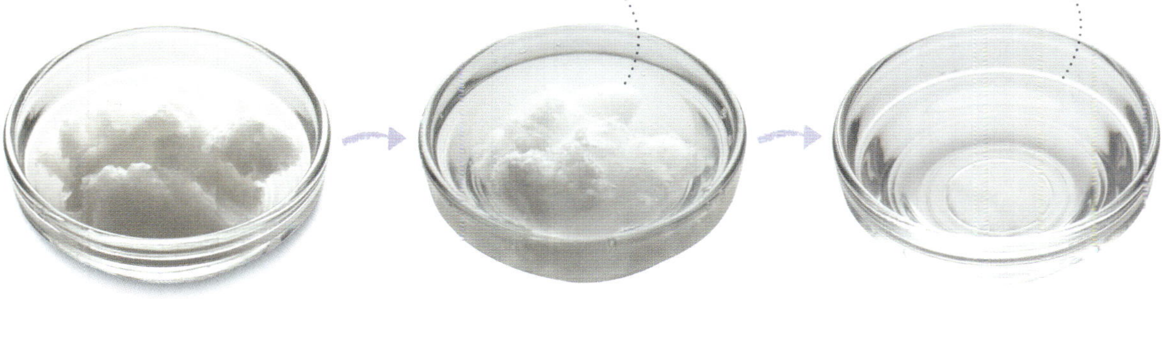

10 Minuten für üppige Haarpracht

Es dauert nur 10 Minuten, den Zustand Ihres Haares zu verbessern. Diese Massagekur plus Spülung verjüngt das Haar und macht es glänzend und voluminöser. Kräuter frischen die Haarfarbe auf, machen Sie deshalb nach dem Waschen eine Kräuterspülung. Nehmen Sie dafür ein Rezept, das zu Ihrer Haarfarbe passt.

Geräte

Nehmen Sie eine Bürste mit weichen Naturborsten. Für kurzes Haar genügt ein Kamm.

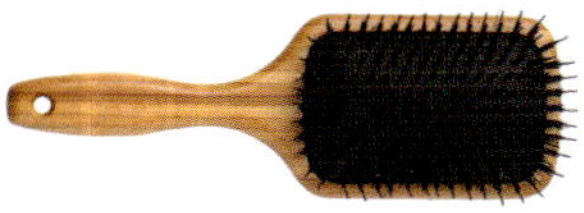

KRÄUTERSPÜLUNG

Für blondes Haar Geben Sie je 1 Esslöffel Ringelblumen- und Kamillenblüten und den Saft einer Zitrone in eine Kanne. Gießen Sie kochendes Wasser darüber und lassen Sie alles 10 Minuten ziehen, dann abseihen.

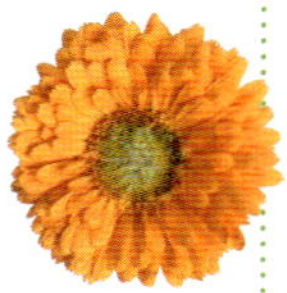

Ringelblume

Für dunkles Haar Geben Sie je 1 Esslöffel getrocknete Brennnessel, getrockneten Rosmarin und Salbei in eine Kanne. Gießen Sie kochendes Wasser darüber und lassen Sie das Ganze 30 Minuten ziehen, dann abseihen.

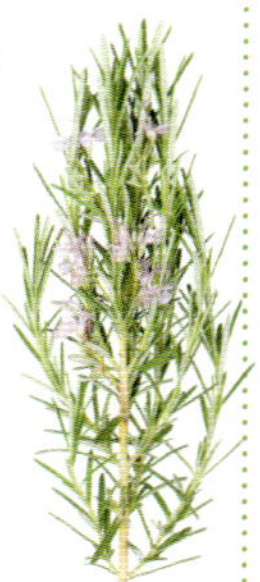

Rosmarin

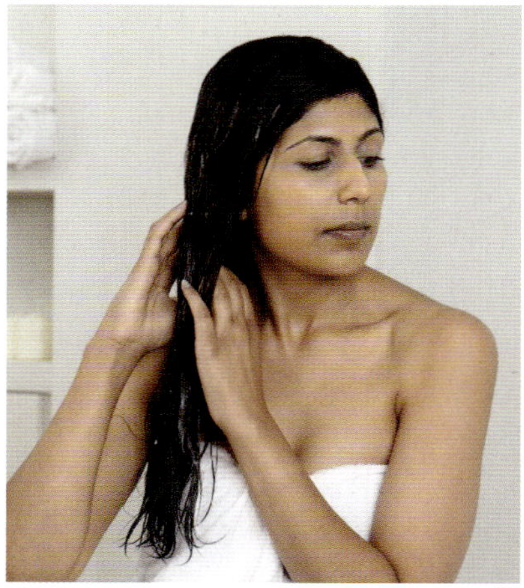

1 Das Haar wie gewohnt waschen. Eine großzügige Menge Haarkur bis zu den Spitzen im nassen Haar verteilen.

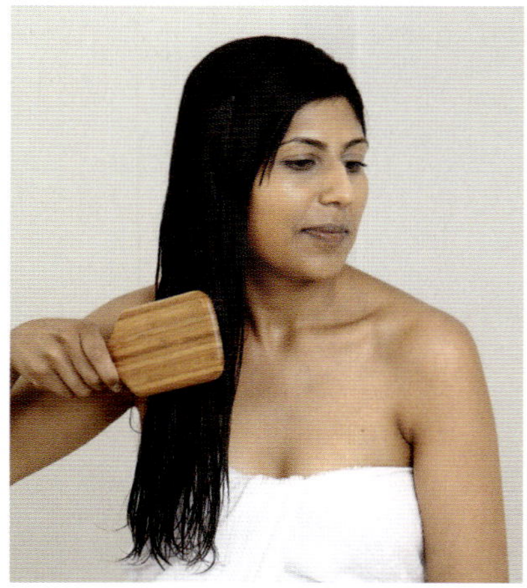

2 Mit Bürste oder Kamm die Kur weiter möglichst gleichmäßig im Haar verteilen.

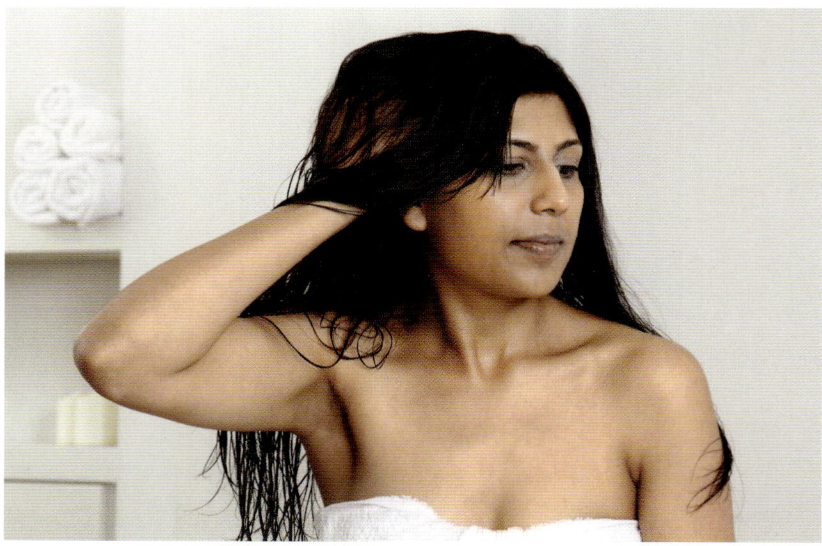

3 Die Kopfhaut 3 Minuten mit langsamen, kreisförmigen Bewegungen mit den Fingerspitzen wie beim Shampoonieren massieren.

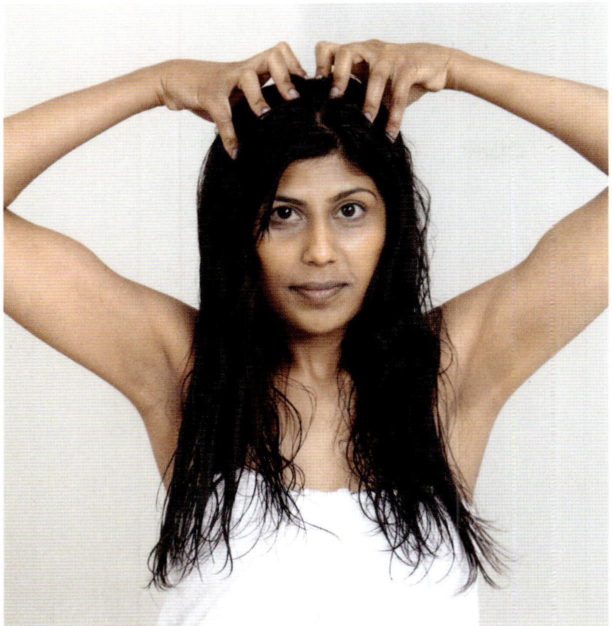

4 Die Kopfhaut weitere 2 Minuten anregen. Dafür mit den Fingerkuppen die gesamte Kopfhaut »punktieren«.

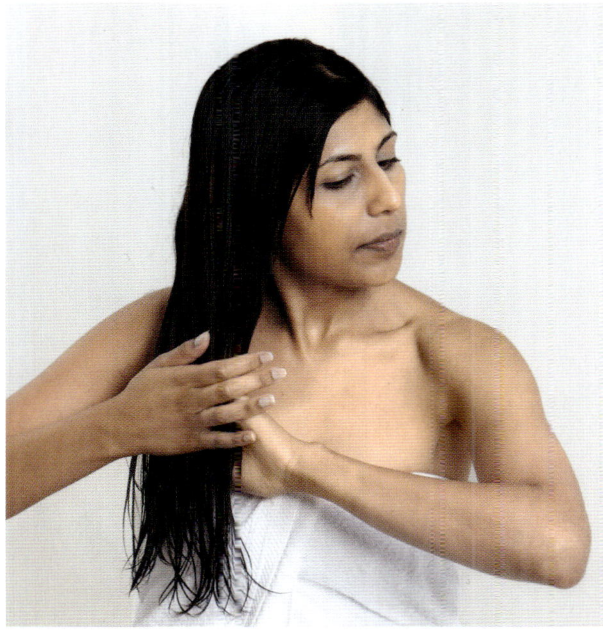

5 Das Haar mit leichtem Druck zwischen den Handflächen langsam glatt streichen. Jeweils von den Haarwurzeln bis zu den Spitzen arbeiten.

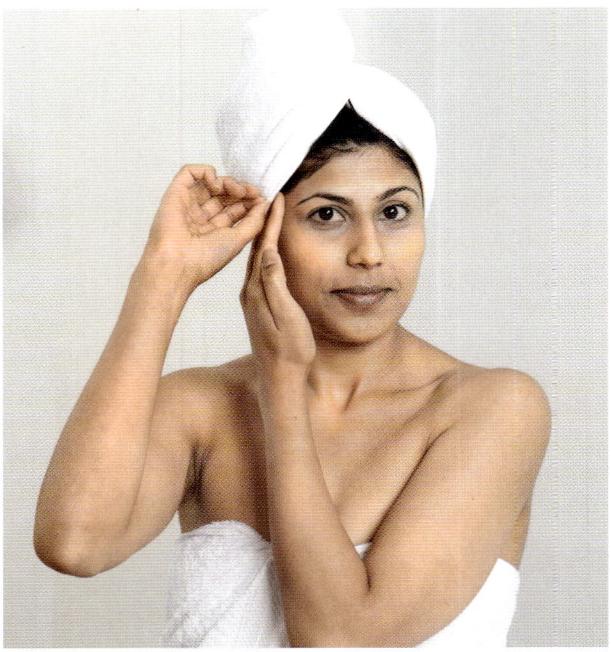

6 Den Kopf fest in ein warmes Handtuch wickeln. Setzen Sie sich bequem hin und entspannen Sie 5 Minuten, bevor Sie die Haarkur mit klarem Wasser ausspülen.

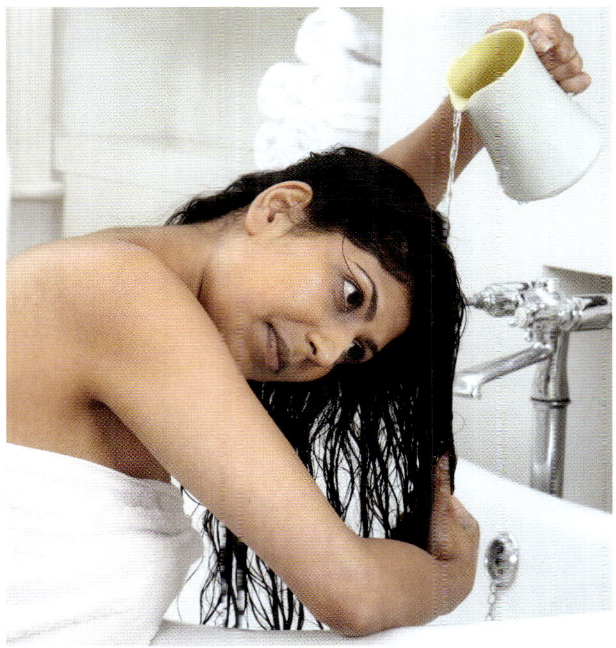

7 Die selbst gemachte Kräuterspülung über das Haar gießen. Danach mit viel warmem Wasser ausspülen, bevor Sie das Haar wie gewohnt trocknen und stylen.

BANANEN-HAARKUR

LEICHT

FÜR ALLE HAARTYPEN

Diese wunderbar **feuchtigkeitsspendende** Kur aus überreifen Bananen bewirkt Wunder für Haar und Kopfhaut. Bananen sind reich an Kalium und Vitamin A, C und E, sie halten das Haar gesund und **kräftigen** es. Eine ideale Frucht, preiswert und einfach in der Anwendung, für selbst gemachte Haarbehandlungen. Nach der Kur fühlt sich das Haar **weich** und zugleich **gestärkt** an.

FÜR 1 ANWENDUNG

ZUTATEN

1 sehr reife Banane
1 reife Avocado
3 EL Kokosmilch

ZUBEREITUNG

1 Mit einer Gabel Banane und Avocado in einer Schüssel zerdrücken.
2 Kokosmilch zugeben und zu einer Paste verrühren. Bei sehr trockenem oder geschädigtem Haar können Sie die Avocado weglassen und die Kokosmilch durch 1 Esslöffel Mandel-, Kokos- oder Olivenöl ersetzen.
3 Sofort verwenden, da Banane und Avocado schnell braun werden.

ANWENDUNG

Die Packung ins trockene Haar einmassieren und 15 Minuten einwirken lassen. Am besten wickeln Sie ein warmes Handtuch um den Kopf. Mit viel warmem Wasser ausspülen und das Haar wie gewohnt waschen.

ZEDERNHOLZ-ÖLKUR

FÜR FETTIGES HAAR

Die **regenerativen, antiseptischen** und **adstringierenden** Eigenschaften von Zedernholzöl können bei fettigem Haar, Schuppen und Kopfhautreizung hilfreich sein. Das Kokosöl **nährt** das Haar und verleiht ihm Fülle und Glanz. Lavendel, ein ausgezeichnetes **Antiseptikum**, **beruhigt** und **heilt** und hat die Fähigkeit, Narbengewebe zu verbessern.

ERGIBT CA. 45 G

ZUTATEN

2 EL festes Kokosfett
3 TL Neemöl
5 Tropfen ätherisches Zedernholzöl
5 Tropfen ätherisches Lavendelöl
5 Tropfen ätherisches Rosmarinöl

ZUBEREITUNG

1 Fett und Öl im Wasserbad (siehe Seite 133) erhitzen und rühren, bis sie geschmolzen sind. Schüssel vom Topf nehmen. Die ätherischen Öle unterrühren.
2 In ein sterilisiertes Glas füllen, abkühlen lassen, Deckel aufschrauben. Kühl, dunkel und trocken gelagert etwa 3 Monate haltbar.

ANWENDUNG

Abhängig von der Haarlänge reicht ein münzengroßer Klecks für eine Behandlung aus. In das Haar und in die Kopfhaut massieren, dann ein warmes Handtuch um den Kopf wickeln und das Ganze 30–60 Minuten oder über Nacht einwirken lassen. Zuerst Shampoo im Haar verteilen, dann mit warmem Wasser ausspülen. Wiederholen, damit wirklich alle Reste ausgespült werden. Danach das Haar an der Luft trocknen lassen.

Zedernholzöl-Ölkur ▶

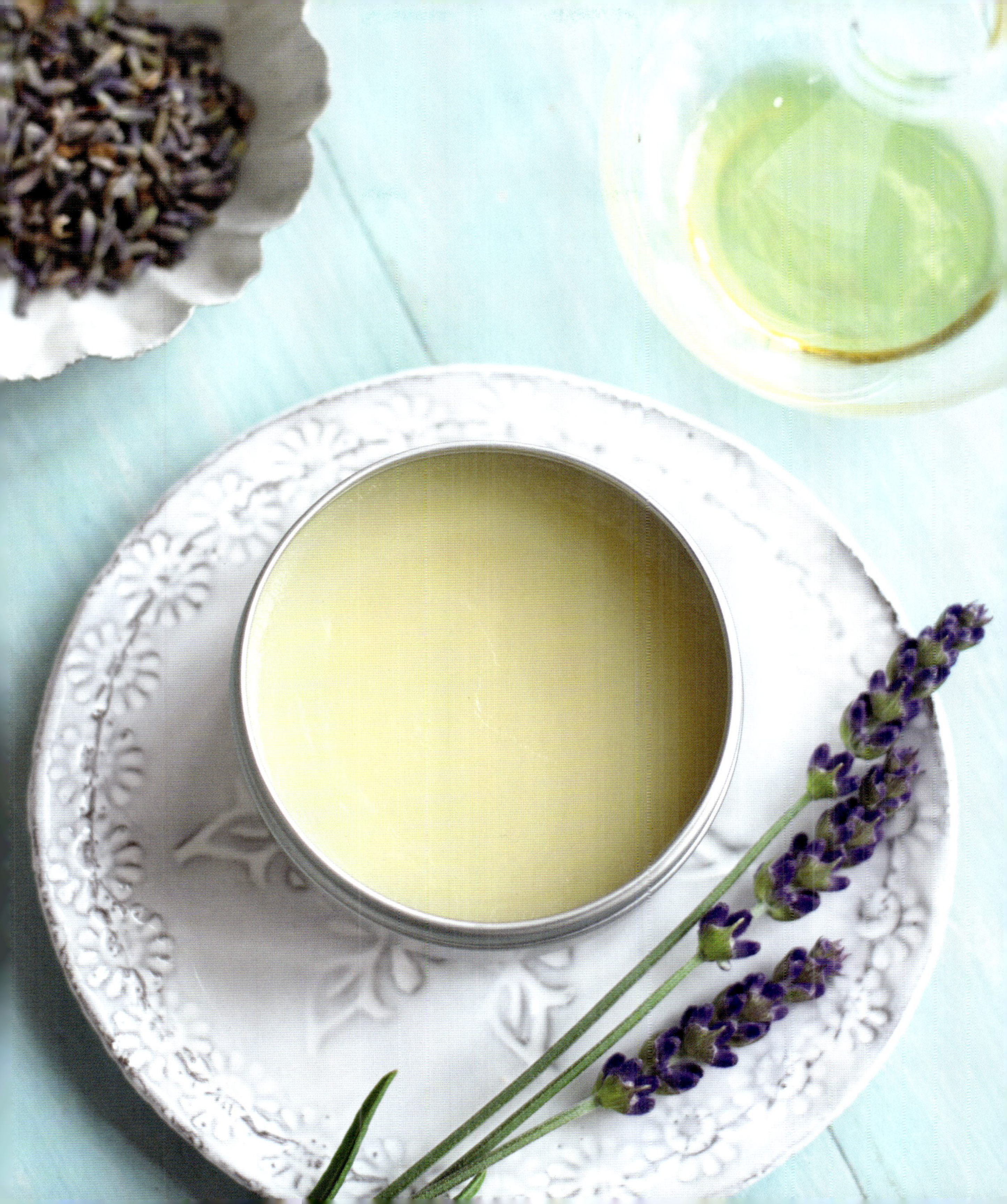

Neem-Kokos-Salbe für die Kopfhaut

FÜR TROCKENE ODER SCHUPPIGE KOPFHAUT

Neemöl wird in der ayurvedischen Medizin eingesetzt, schon in frühen Sanskrit-Schriften wird es zur Behandlung von Erkrankungen empfohlen. Die Zweige des Baums werden in Asien als Zahnbürsten verwendet, die Blätter haben medizinische Eigenschaften. Das Öl ist **antiseptisch** und hält Insekten fern. Zudem wirkt es gegen **Kopfhautprobleme** und **Kopfläuse, Juckreiz** und **Schuppen**.

ERGIBT CA. 45 G

ZUTATEN

1 EL Neemöl
2 EL festes Kokosfett
3 Tropfen ätherisches Salbeiöl
3 Tropfen ätherisches Teebaumöl
3 Tropfen ätherisches Lavendelöl

ZUBEREITUNG

1 Neem- und Kokosöl im Wasserbad (siehe Seite 133) erhitzen und rühren, bis sie geschmolzen sind. Schüssel vom Topf nehmen.

2 Ätherische Öle zugeben und unterrühren.

3 In ein sterilisiertes Glas füllen, 1–2 Stunden abkühlen lassen, dann den Deckel aufschrauben. Kühl und dunkel gelagert etwa 3 Monate haltbar.

ANWENDUNG

Einmal pro Woche in die Kopfhaut massieren. 10 Minuten einwirken lassen, dann shampoonieren und mit viel warmem Wasser ausspülen.

Rosmarin-Kokosöl-Gloss

FÜR ALLE HAARTYPEN

Haar kann seinen Glanz verlieren, insbesondere wenn die verwendeten Produkte ihm die natürliche Feuchtigkeit entzogen haben. Damit es glänzend und gesund bleibt, sind eine gesunde Ernährung und regelmäßige körperliche Betätigung wichtig. Diese Salbe **verbessert** das Haar auf natürliche Weise und **schützt** es zudem vor Schädigung. Auf trockenem oder nassem Haar anwendbar.

ERGIBT CA. 20 G

ZUTATEN

1 EL festes Kokosfett
1 TL Kakaobutter
5 Tropfen ätherisches Rosmarinöl

ZUBEREITUNG

1 Kokosfett und Kakaobutter im Wasserbad (siehe Seite 133) erhitzen und rühren, bis die Kakaobutter geschmolzen ist. Schüssel vom Topf nehmen.

2 Ätherisches Rosmarinöl unterrühren. Die Mischung in ein sterilisiertes Glas geben, abkühlen lassen, dann den Deckel aufschrauben. Kühl und dunkel gelagert etwa 3 Monate haltbar.

ANWENDUNG

Auf sauberes, feuchtes Haar auftragen. Die Mischung im Haar verteilen, besonders in die Spitzen, und 3–5 Minuten einziehen lassen. Nicht in die Kopfhaut massieren. Mit warmem Wasser ausspülen, dann wie gewohnt trocknen und stylen.

Sheabutter-Salbe für krauses Haar

FÜR KRAUSES HAAR

Strohiges, verknotetes Haar entsteht häufig, wenn die Schuppenschicht sich anhebt, statt flach und glatt anzuliegen. Krauses Haar sollten Sie nicht im trockenen Zustand bürsten, das schädigt die Schuppenschicht. Sheabutter **nährt** das Haar und schenkt ihm **Feuchtigkeit**. Tragen Sie die Salbe auf Kopfhaut und Haare auf. Sie **schützt** und hilft auch bei Spliss.

ERGIBT CA. 90 ML

ZUTATEN

1 TL Sheabutter
1 EL Arganöl
1 TL Emulgierwachs
1 TL Glyzerin
4 EL Aloe-vera-Saft
5 Tropfen ätherisches Öl Ihrer Wahl (siehe unten)

ZUBEREITUNG

1 Aus Sheabutter, Arganöl und Emulgierwachs eine Emulsion zubereiten (siehe Seite 109).

2 Glyzerin mit Aloe-vera-Saft mischen und sanft erwärmen.

3 Die warme Ölmischung zur warmen Aloe-vera-Mischung geben und mit einem Schneebesen oder Stabmixer glatt verrühren.

4 Ätherisches Öl unterrühren. In eine sterilisierte Flasche geben und abkühlen lassen, dann mit einer Pumpvorrichtung schließen. Kühl und dunkel gelagert etwa 3 Monate haltbar.

ANWENDUNG

Vor Gebrauch schütteln. Nach dem Shampoonieren eine kleine Menge in den Handflächen verreiben und im Haar verteilen. Mit warmem Wasser ausspülen oder im Haar lassen. Wie gewohnt trocknen und stylen.

BEI SCHUPPEN

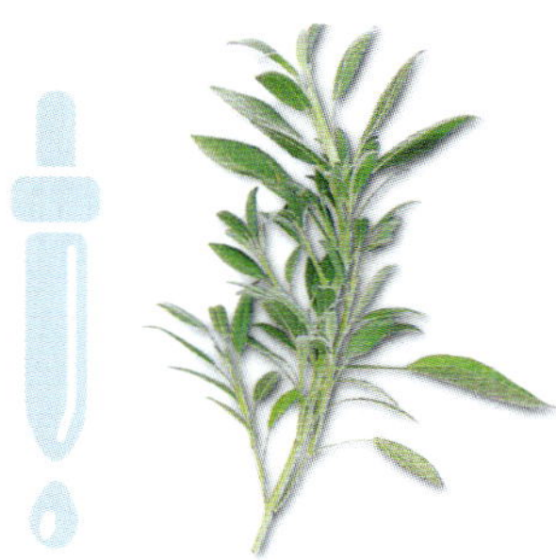

5 TROPFEN ÄTHERISCHES SALBEIÖL

BEI HAARAUSFALL

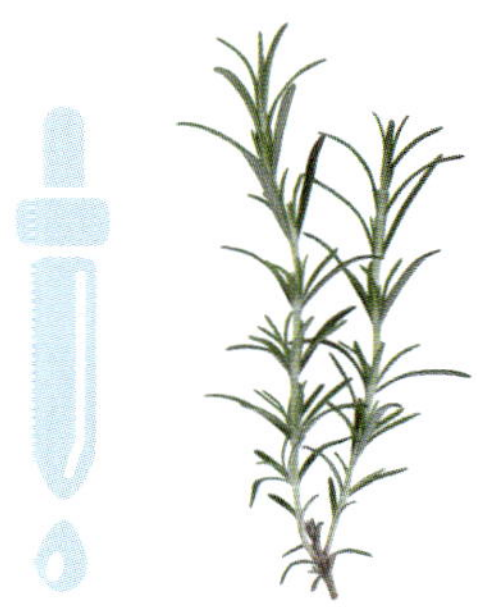

5 TROPFEN ÄTHERISCHES ROSMARINÖL

BEI GEREIZTER KOPFHAUT

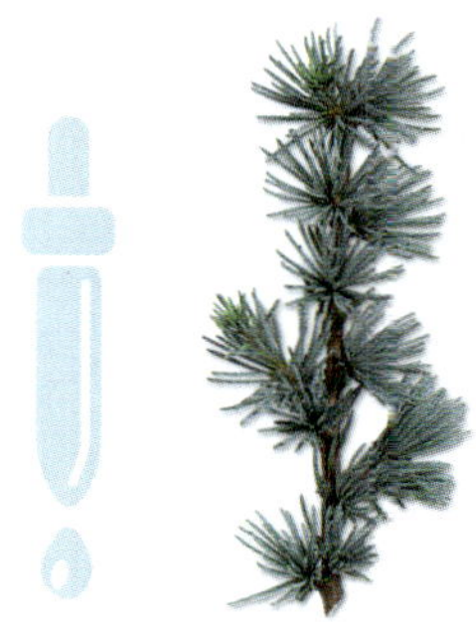

5 TROPFEN ÄTHERISCHES ZEDERNHOLZÖL

GUTES ESSEN FÜR GLÄNZENDES HAAR

Ihr Haar spiegelt wider, wie gesund Ihre Ernährung und Ihr Lebensstil sind. Damit es glänzt, braucht Haar gesunde Haarwurzeln und eine gesunde Kopfhaut, dazu ausreichend Proteine und Mineralien, um lange Haarstränge zu bilden. Verbessern Sie Ihre Ernährung bewusst, damit die Haare schön glänzen. Nach 6–8 Wochen werden Sie bereits den Erfolg sehen.

BESSER ESSEN

PROTEINE Haar besteht hauptsächlich aus dem Protein Keratin. Für kräftiges, glänzendes Haar mit flach anliegenden Schuppen in der Schuppenschicht müssen Sie reichlich hochwertiges Protein zu sich nehmen. Essen Sie weniger raffinierte Kohlenhydrate und mehr Eiweiß zu jeder Mahlzeit: Fisch, Eier, Nüsse und Saaten, etwas Biofleisch, Bohnen und Hülsenfrüchte sind gute Lieferanten.

ZINK Das Mineral ist überaus wichtig für die Haargesundheit und hilft bei Reparatur und Wachstum. Viele leiden unter Zinkmangel, da intensive Landwirtschaft den Boden seiner natürlichen Bestandteile beraubt hat. Essen Sie zinkreiche Lebensmittel, etwa Haferflocken, oder nehmen Sie ein Nahrungsergänzungsmittel.

EISEN Viele Menschen leiden an Eisenmangel. Zu den Symptomen gehören Anämie und dünnes Haar. Essen Sie eisenreiche Lebensmittel wie Nüsse und grünes Blattgemüse, oder ein Nahrungsergänzungsmittel, um Wachstum und Volumen des Haares zu verbessern.

SILIZIUM Mit dem Alter erschöpft sich der Siliziumvorrat im Körper. Ergebnisse sind dünnes Haar und Glanzlosigkeit. Zu den natürlichen Siliziumquellen gehören Hafer, Naturreis, Gerste, grünes Gemüse, Sojabohnen und Äpfel.

OMEGAREICHE ÖLE Nähren Sie Ihre Kopfhaut mit »guten« Ölen. Diese stecken in Fisch, Nüssen und Saaten.

SUPERFOOD

Ergänzen Sie eine ausgewogene Ernährung mit diesen vitaminreichen Superfoods. Sie liefern alles, was Sie benötigen, um Keratin aufzubauen, die Kopfhaut zu schützen und das Haar zum Glänzen zu bringen.

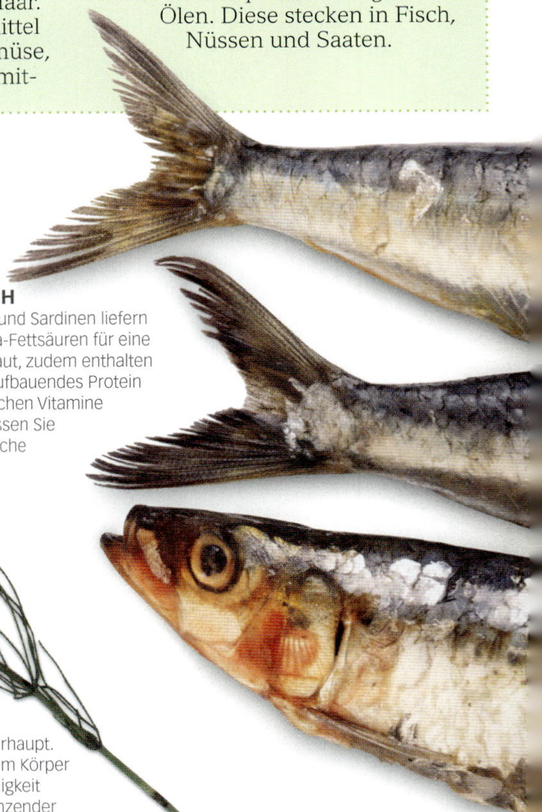

FETTER FISCH
Lachs, Makrele und Sardinen liefern reichlich Omega-Fettsäuren für eine gesunde Kopfhaut, zudem enthalten sie ein keratinaufbauendes Protein und die fettlöslichen Vitamine A, D, E und K. Essen Sie zweimal die Woche fetten Fisch!

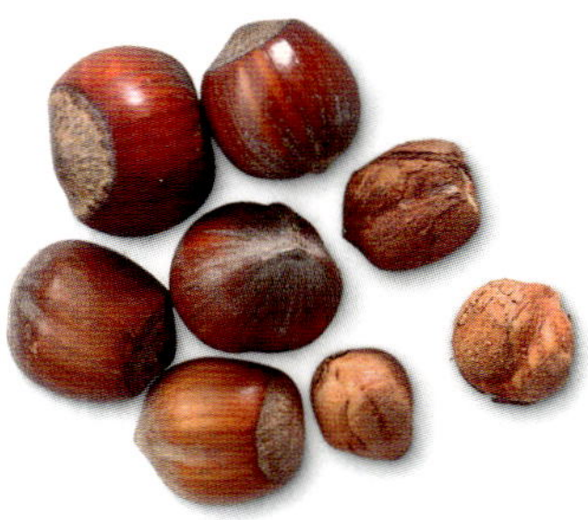

HASELNÜSSE
Sie liefern reichlich Folsäure und Vitamin B (Biotin) und enthalten zudem Proteine und Omega-6-Fettsäuren. Die Haut enthält eine Menge von Proanthocyanidin, ein Antioxidans, das die Kopfhaut und die Haarwurzeln schützt.

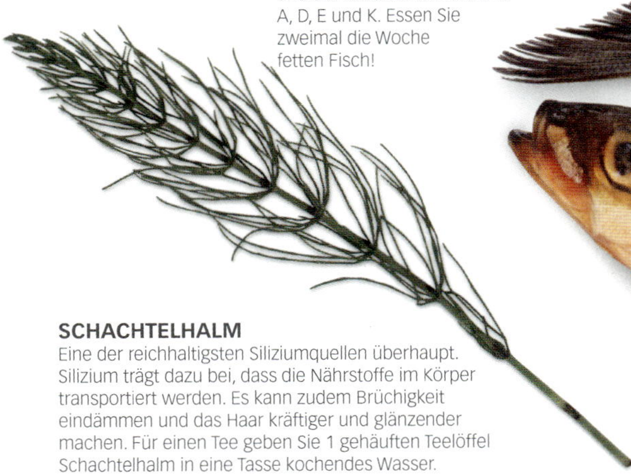

SCHACHTELHALM
Eine der reichhaltigsten Siliziumquellen überhaupt. Silizium trägt dazu bei, dass die Nährstoffe im Körper transportiert werden. Es kann zudem Brüchigkeit eindämmen und das Haar kräftiger und glänzender machen. Für einen Tee geben Sie 1 gehäuften Teelöffel Schachtelhalm in eine Tasse kochendes Wasser.

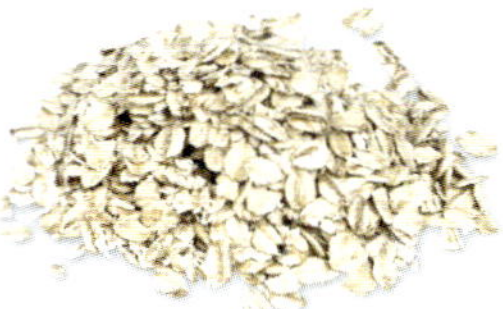
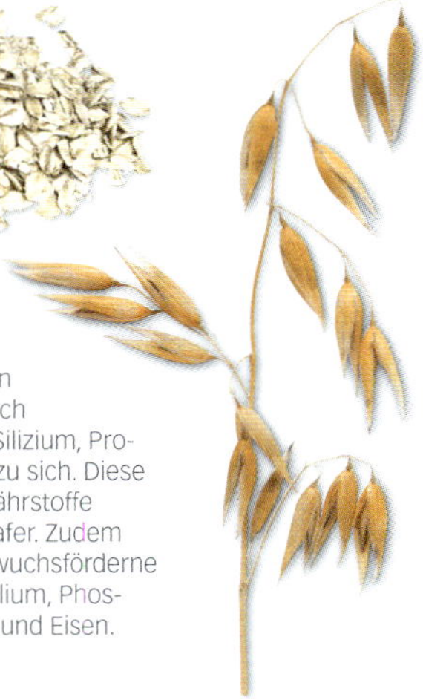

HAFER
Nehmen Sie zur Vorbeugung gegen Haarausfall reichlich B-Vitamine, Zink, Silizium, Proteine und Kupfer zu sich. Diese wichtigen Mikronährstoffe stecken alle im Hafer. Zudem liefert Hafer haarwuchsförderne Mineralien wie Kalium, Phosphor, Magnesium und Eisen.

SAGEN SIE NEIN ZU …

VERARBEITETEN LEBENSMITTELN Sie machen satt, liefern aber nur wenig Nährstoffe wie Flavonoide, Mineralien und Vitamine. Sie könnten damit übergewichtig werden und trotzdem an einem Mangel wichtiger Nährstoffe leiden.

»SCHLECHTEN ÖLEN« Gehärtete Fette wie in Margarine und Kochölen sowie Lebensmittel mit gesättigten Fetten (meist tierische Fette) fördern Entzündung und frühzeitiges Altern. Sie können zudem die Überproduktion von Hauttalg anregen oder zu schuppiger Kopfhaut führen. Nehmen Sie stattdessen »gute Öle«, die reich an essenziellen, ungesättigten Fettsäuren sind, z. B. Raps-, Soja- oder Olivenöl.

PHYTINSÄURE Sie ist Bestandteil von Vollkornprodukten, Hülsenfrüchten, Nüssen und Samen. Sie kann sich an einige Mineralien binden, etwa Eisen, Zink, Mangan und Kalzium, und deren Resorption im Körper verhindern. Diese schädlichen Phytate können Sie vermeiden, indem Sie die Anti-Nährstoffe aufbrechen. Wenn Sie Frühstücksflocken und Hülsenfrüchte essen, kochen Sie diese vorher. Wenn Sie Hafer roh essen möchten, weichen Sie diesen einige Stunden in etwas Saurem ein, etwa Apfelsaft, Joghurt oder Buttermilch.

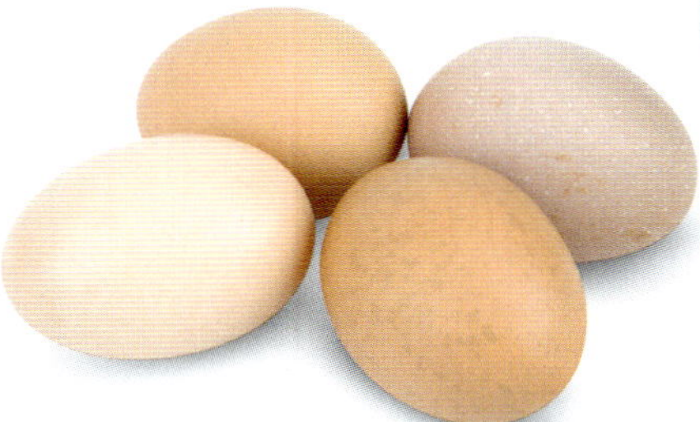

EIER
Sie sind eine gute Quelle für keratinaufbauendes Protein, Eigelb ist zudem ein wichtiger Lieferant von Omega-Fettsäuren, die der Kopfhaut gut tun, und von Biotin, einem wasserlöslichen Vitamin B. Zu wenig Biotin kann zu brüchigem Haar und ggf. sogar zu Haarausfall führen.

SPIRULINA
Die blaugrüne Alge besitzt ein unglaubliches Nährstoffprofil. Sie enthält 18 Aminosäuren, die nahezu alles zum Keratinaufbau liefern. Zudem stellen Spirulina essenzielle Fettsäuren und viele Antioxidanzien für eine gesunde Kopfhaut zur Verfügung. Geben Sie täglich 1 Teelöffel Spirulina in Apfelsaft und trinken Sie es.

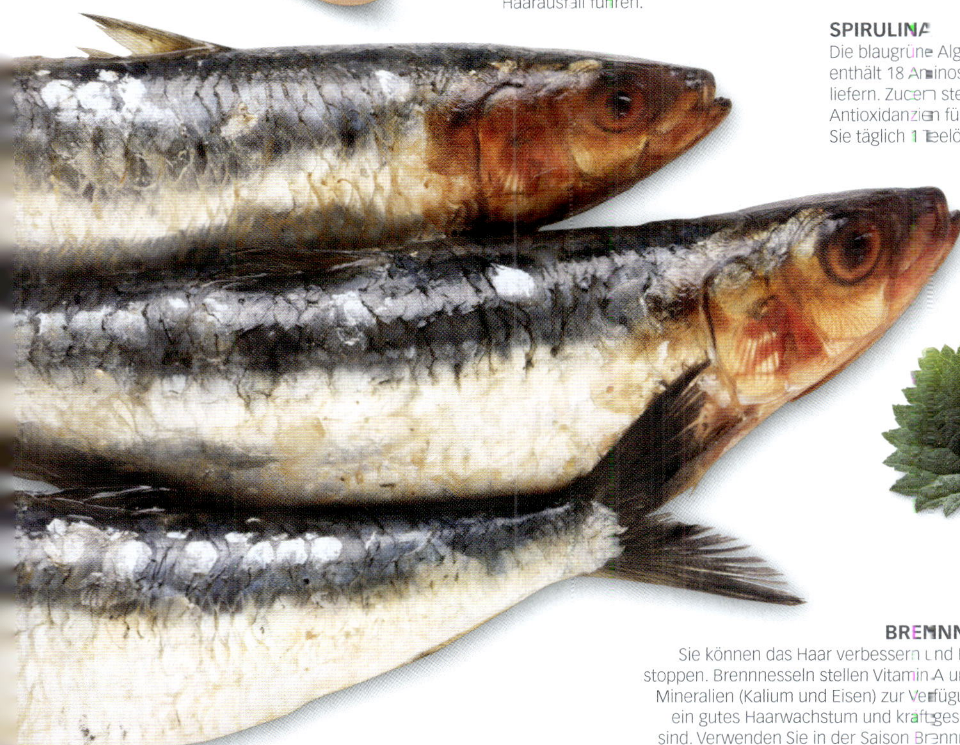

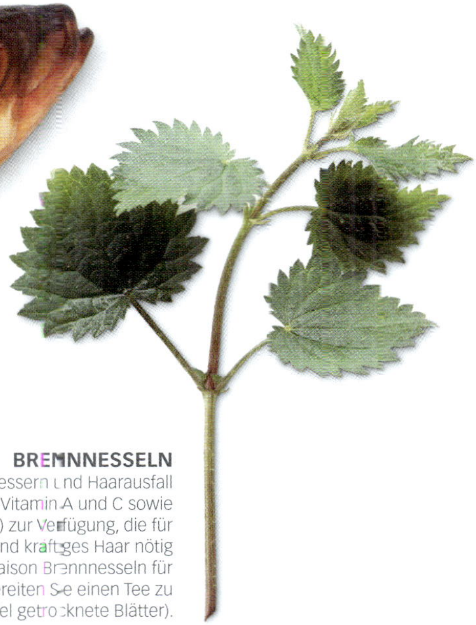

BRENNNESSELN
Sie können das Haar verbessern und Haarausfall stoppen. Brennnesseln stellen Vitamin A und C sowie Mineralien (Kalium und Eisen) zur Verfügung, die für ein gutes Haarwachstum und kräftiges Haar nötig sind. Verwenden Sie in der Saison Brennnesseln für Suppen und Eintöpfe oder bereiten Sie einen Tee zu (1 gehäufter Teelöffel getrocknete Blätter).

HÄNDE & FÜSSE

OFT VERGESSEN WIR, UNS UM UNSERE HART ARBEITENDEN HÄNDE UND FÜSSE ZU **KÜMMERN**. MIT DIESEN **STÄRKENDEN** PFLEGEMASSNAHMEN UND REZEPTUREN **KRÄFTIGEN** SIE IHRE NÄGEL UND VERABSCHIEDEN SICH VON RAUER, SPRÖDER HAUT.

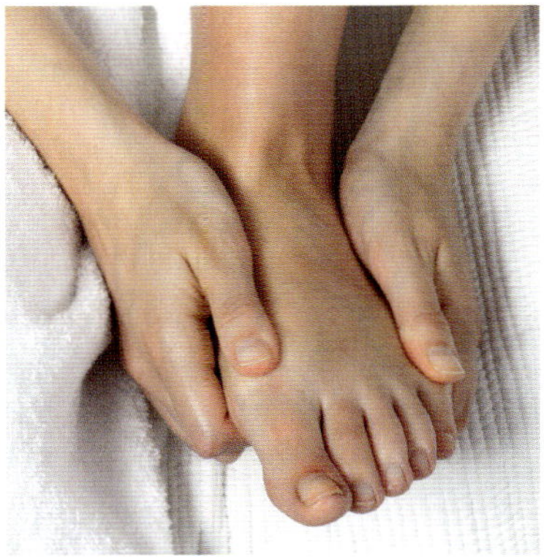

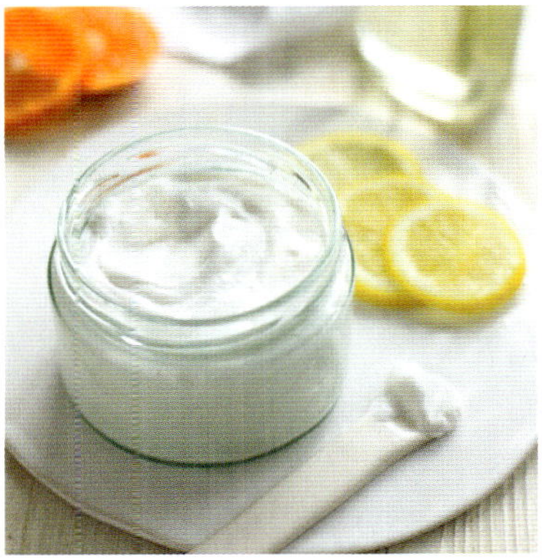

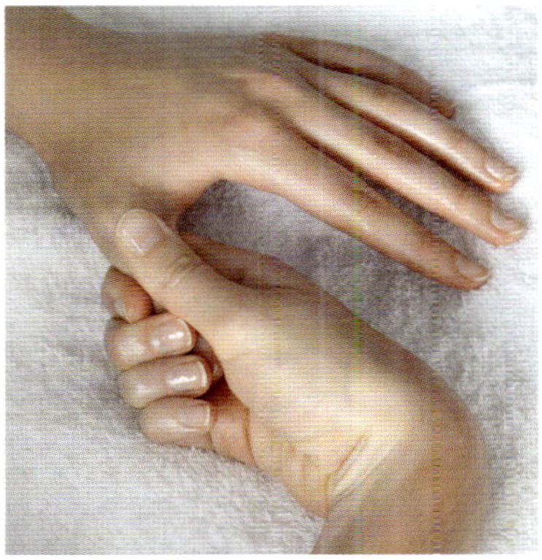

Pflege für Hände & Füsse

Viele unserer täglichen Schönheitsroutinen konzentrieren sich auf Gesicht und Haare und schnell vergessen wir andere Bereiche unseres Körpers, die ebenfalls unsere Aufmerksamkeit benötigen. Hände und Füße gehören zu den am härtesten arbeitenden Teilen unseres Körpers. Sie zu pflegen, ist wesentlicher Bestandteil eines gesunden Lebensstils.

Besser essen

Ihre Ernährung hat Einfluss auf die Gesundheit von Haut und Nägeln.

- Essen Sie eine Vielfalt gesunder essenzieller Fette, um Haut und Nägel zu nähren.
- Nehmen Sie eine gute Multivitamin- und Mineralstofftablette – schon ein leichter Mangel ist oft die Ursache eines Nagelproblems.
- Essen Sie hochwertige Proteine, etwa Hülsenfrüchte, Nüsse und Saaten sowie Lebensmittel, die viele B-Vitamine enthalten. Oder nehmen Sie eine Ergänzung.
- Trinken Sie reichlich Wasser oder Kräutertee. Nur ein gut hydrierter Körper führt zu glatter Haut und stabilen Nägeln.

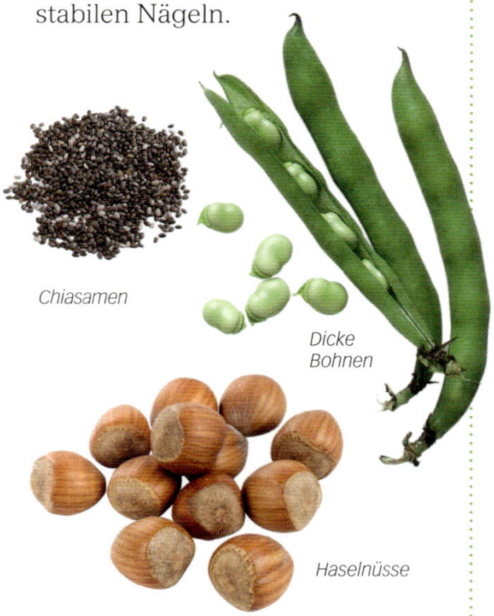

Chiasamen

Dicke Bohnen

Haselnüsse

Helfen Sie Ihren Händen

Unsere Hände sind jeden Tag Sonne, Wind, Regen und Kälte ausgesetzt. Da wir sie zum Waschen und Reinigen gebrauchen, sind sie mehr als jeder andere Körperbereich Tensiden und anderen Chemikalien ausgesetzt. Schäden an Haut und Nägeln treten da schnell zutage und vernachlässigte Hände zeigen überdeutlich, wie alt sie sind.

Gesunde Fingernägel sind grundsätzlich elastisch und einheitlich in der Farbe. Sie sollten weder Punkte, Rillen, Beulen noch Verfärbungen aufweisen. Wenn Ihre Nägel nicht gut aussehen, kann das an mangelnder Pflege liegen, es kann aber auch auf eine Erkrankung hindeuten, etwa eine Pilzinfektion. Dann ist eine Behandlung dringend erforderlich.

HÄNDE REGELMÄSSIG WASCHEN und danach stets mit Handcreme rückfetten.

NÄGEL BRAUCHEN FEUCHTIGKEIT Wie Ihre Haut, so benötigen auch Nägel Feuchtigkeit. Massieren Sie diese in Nägel und Nagelhaut, um die Durchblutung anzuregen. So kann das mit Sauerstoff und Nährstoffen angereicherte Blut die Nägel versorgen.

HANDSCHUHE TRAGEN Wenn Sie spülen, im Garten arbeiten oder mit scharfen Reinigern hantieren, tragen Sie Handschuhe, damit die Haut diesen Aggressoren nicht für längere Zeit ausgesetzt ist.

KEINE NÄGEL KAUEN oder die Nagelhaut abreißen. Das schädigt das Nagelbett. Schon der kleinste Schnitt kann dazu führen, dass Bakterien oder Pilze eindringen und eine Infektion auslösen. Nägel wachsen nur langsam und ein verletzter Nagel zeigt mehrere Monate Verletzungsspuren.

FINGERNÄGEL REGELMÄSSIG KÜRZEN UND SÄUBERN Benutzen Sie eine scharfe Nagelschere oder einen hochwertigen Nagelknipser. Raue Stellen entfernen Sie mit einer Nagelfeile.

NIEMALS AN NIETNÄGELN REISSEN. Stattdessen diese vorsichtig an der Basis abschneiden.

NAGELLACK VERMEIDEN Die meisten Nagellacke enthalten giftige Lösungsmittel und Kunststoffe, die den Hormonhaushalt stören können. Viel schlimmer sind jedoch die Produkte, mit denen der Nagellack wieder entfernt wird. Sie trocknen Nägel und Nagelhaut aus. Gut gepflegte, natürlich aussehende Nägel sind auf jeden Fall die gesündere Option.

GESUNDE, SCHÖNE FÜSSE

Viele vernachlässigen ihre Füße, wenn diese nicht gerade schmerzen. Wenn Sie Ihre Füße ein Leben lang pflegen, werden Sie staunen, wie leichtfüßig Sie sind. Gute Fußpflege beginnt bei den Schuhen, achten Sie darauf, dass sie passen. Schlecht sitzende Schuhe erhöhen das Risiko für Senkfuß, entzündete Fußballen und Hühneraugen sowie eingewachsene Fußnägel. All das ist sehr schmerzhaft und kann Ihren Gang beeinflussen. In Sportschuhen können die Füße schwitzen, riechen und sind anfällig für Fußpilz. Hohe und enge Schuhe fördern eine schlechte Haltung und Rückenschmerzen.

WASCHEN UND TROCKNEN Sie die Füße sorgfältig ab, auch zwischen den Zehen. Bleibt Feuchtigkeit zurück, ist sie der ideale Nährboden für Fußpilz.

NAGELKNIPSER zum regelmäßigen Schneiden der Fußnägel verwenden. Schneidet man die Nägel an den Seiten zu tief, können die Nägel einwachsen.

FÜSSE HOCHLEGEN am Ende eines Tages. Wenn Sie den ganzen Tag auf den Beinen waren, sind diese womöglich geschwollen. Versuchen Sie, die Füße eine gewisse Zeit höher als Ihren Kopf zu legen. Die Füße ab und zu drehen und bewegen, um die Durchblutung anzuregen.

RAUE HAUT mit nährenden Ölen wie Oliven-, Kokosöl, Sheabutter oder reiner Kakaobutter weicher machen. Die Füße jeden Abend einreiben und sich ab und zu eine Fußmassage (siehe Seite 218) gönnen. Ist die Haut besonders rau, nach dem Eincremen Baumwollsocken anziehen und über Nacht anlassen.

EIN ENTSPANNENDES FUSSBAD lindert Schmerzen. Geben Sie Meersalz, Bittersalz oder belebende ätherische Öle wie Lavendel, Kamille, Teebaum oder Eukalyptus hinzu.

INFEKTIONEN SOFORT BEKÄMPFEN, bevor sie sich ausbreiten. Ätherische Öle wie Teebaum oder Thymian eignen sich dafür. Bei chronischen Fußproblemen einen Arzt, Fußpfleger oder Podologen aufsuchen, wenn Hausmittel nicht das gewünschte Ergebnis zeigen.

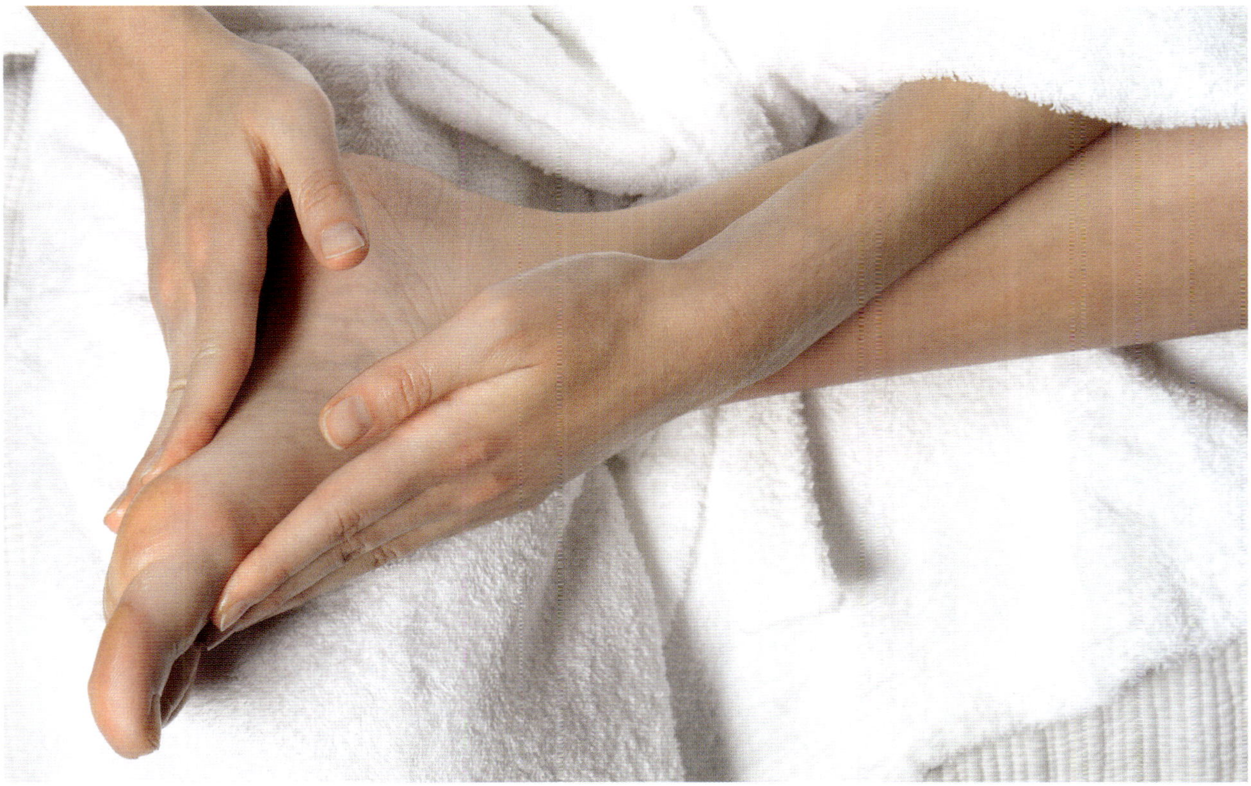

Einmal in der Woche sollten Sie Ihren Füßen eine entspannende Massage mit einem Feuchtigkeitsöl oder einer Lotion gönnen (siehe Seite 218). Das stärkt und belebt sie, wenn sie müde sind oder schmerzen.

HANDWASCHPASTE FÜR GÄRTNER

FÜR MÜDE UND SCHMUTZIGE HÄNDE

Nach der Gartenarbeit lassen sich strapazierte Hände mit dieser Waschpaste **glätten** und **nähren**. Sie enthält Reismehl und Bimssteinpulver, dadurch ist sie fest und weich zugleich. Mandelöl liefert Nährstoffe, Olivenöl glättet, **beruhigt** und **heilt**; beide Öle **schützen** die Haut. Das **stimulierende** ätherische Rosmarinöl ist eine Wohltat für müde und überarbeitete Muskeln.

ZUTATEN

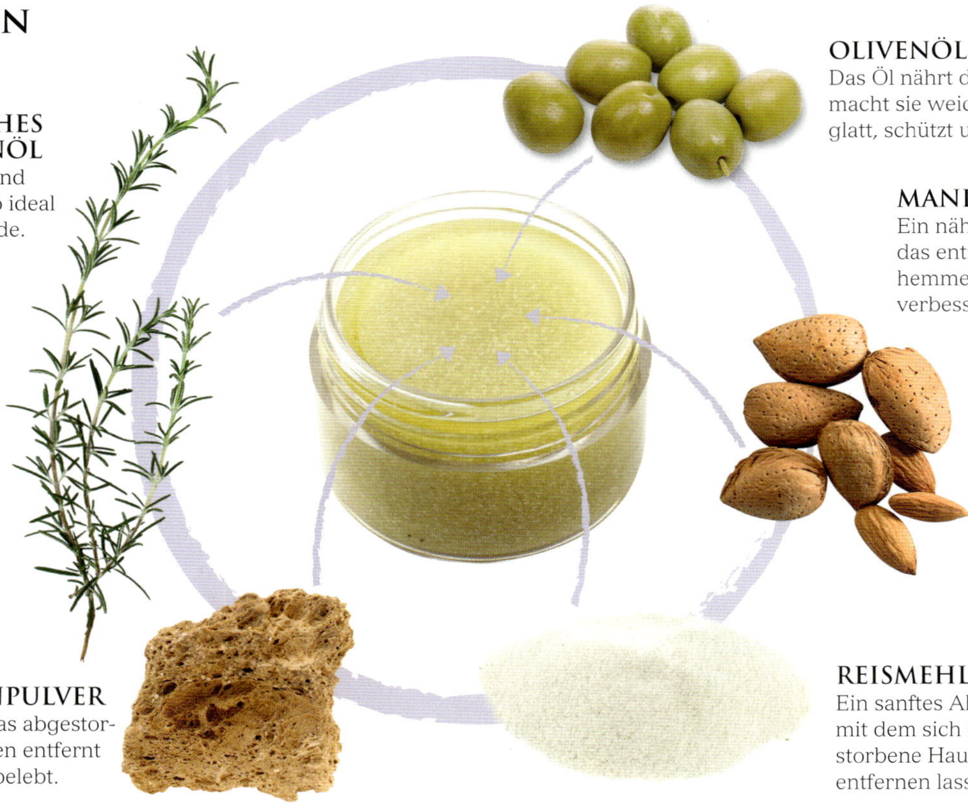

ÄTHERISCHES ROSMARINÖL
ist anregend und wärmend, also ideal für müde Hände.

OLIVENÖL
Das Öl nährt die Haut, macht sie weich und glatt, schützt und heilt.

MANDELÖL
Ein nährendes Öl, das entzündungshemmend und hautverbessernd wirkt.

BIMSSTEINPULVER
Ein Abrasiv, das abgestorbene Hautzellen entfernt und die Haut belebt.

REISMEHL
Ein sanftes Abrasiv, mit dem sich abgestorbene Hautzellen entfernen lassen.

ERGIBT CA. 50 G

ZUTATEN

1 EL Reismehl
1 TL Bimssteinpulver
1 EL Mandelöl
1 EL Olivenöl
10 Tropfen ätherisches Rosmarinöl

ZUBEREITUNG

1 Alle Zutaten in eine Schüssel geben und gut mischen.

2 In ein sterilisiertes Glas füllen und den Deckel aufschrauben. Kühl und dunkel gelagert etwa 3 Monate haltbar.

ANWENDUNG

In die Hände massieren, besonders in Bereiche mit tief sitzendem Schmutz und trockene Stellen. Mit viel warmem Wasser abspülen. Danach eine Handcreme verwenden.

Sanftes Hafer-Handpeeling

FÜR REIFE HAUT

Unsere Hände sind immer beschäftigt. Sie machen Tag für Tag einiges mit und verschleißen, so wie der Rest unserer Haut auch. Sich um die Hände zu kümmern, steht bei vielen meist ganz unten auf der Prioritätenliste, doch mit diesem Peeling sind Sie in der Lage, stumpfe Haut im Nu zu **revitalisieren**. Die Hände fühlen sich nach der Behandlung **seidig glatt** an und wirken viel **jugendlicher**.

ERGIBT CA. 45 G

ZUTATEN

1 EL kernige Haferflocken
1 EL Arganöl
1 TL Zucker
1 TL Reismehl
1 TL Glyzerin
Je 4 Tropfen ätherisches Rosengeranien- und Orangenöl

ZUBEREITUNG

1 Alle Zutaten in einer kleinen Schüssel mischen.
2 In ein sterilisiertes Glas füllen und den Deckel aufschrauben. Kühl und trocken gelagert etwa 3 Monate haltbar.

ANWENDUNG

Die Hände waschen. Das Peeling sanft in die Hände reiben. Mit warmem Wasser abspülen, sorgfältig abtrocknen und mit einer Handcreme einreiben. Bei empfindlicher Haut den Zucker weglassen.

Argan-Nagelsalbe

FÜR BRÜCHIGE NÄGEL

Mit dieser Nagelsalbe **stärken** Sie Nägel und Nagelhaut. Die enthaltenen Pflanzenöle schenken zudem **Feuchtigkeit**. Stärkendes Arganöl und reichhaltige Kakaobutter machen die Nagelhaut **weich** und ätherisches Melissen- und Zitronenöl sorgen dafür, dass Ihre Nägel **gut riechen**. Myrrheöl kann rissige Haut **heilen**.

ERGIBT CA. 20 G

ZUTATEN

1 TL Arganöl
1 TL Nachtkerzenöl
1 TL Kakaobutter
½ TL Bienenwachs
5 Tropfen ätherisches Melissenöl
2 Tropfen ätherisches Zitronenöl
2 Tropfen ätherisches Mandarinenöl
1 Tropfen ätherisches Myrrheöl

ZUBEREITUNG

1 Öle, Butter und Bienenwachs im Wasserbad (siehe Seite 133) erhitzen und rühren, bis das Wachs geschmolzen ist. Schüssel vom Topf nehmen.
2 Ätherische Öle zugeben und untermischen.
3 In ein sterilisiertes Glas füllen, abkühlen lassen, dann den Deckel aufschrauben. Kühl und trocken gelagert etwa 3 Monate haltbar.

ANWENDUNG

Vorsichtig in Nägel und Nagelhaut massieren. Bei Bedarf wiederholen.

Aufbauende Handcreme

FÜR TROCKENE HAUT

Hart arbeitende Hände werden durch eine Kombination aus reichhaltigen Pflanzenölen und ätherischen Ölen **genährt**, bekommen **Feuchtigkeit** und sehen wieder schön aus. Diese **schützende** Creme verwöhnt Hände und Nägel mit Oliven- und Jojobaöl, Arganöl liefert **Vitamine** und Fettsäuren. Die ätherischen Öle **reparieren** die Haut, lindern Entzündungen und verbreiten einen herrlichen Duft.

Zutaten

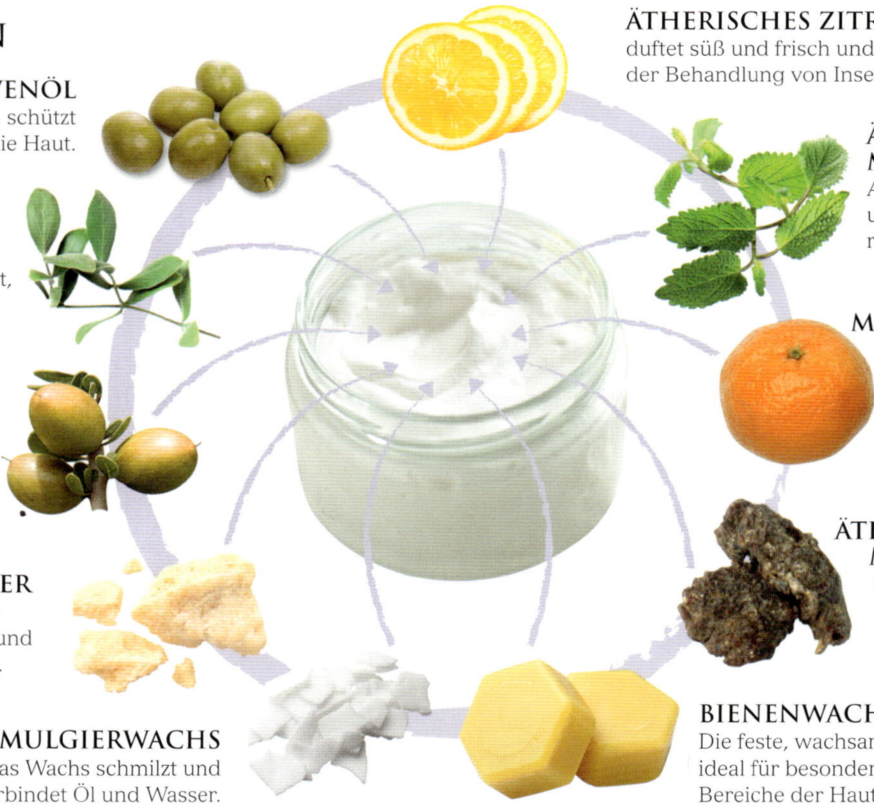

OLIVENÖL
beruhigt, schützt und heilt die Haut.

JOJOBAÖL
hilft trockener und rissiger Haut, die Feuchtigkeit zu binden.

ARGANÖL
liefert reichlich ungesättigte Fettsäuren und Vitamin E.

KAKAOBUTTER
ist eine feuchtigkeitsspendende und stärkende Butter.

EMULGIERWACHS
Das Wachs schmilzt und verbindet Öl und Wasser.

ÄTHERISCHES ZITRONENÖL
duftet süß und frisch und ist hilfreich bei der Behandlung von Insektenstichen.

ÄTHERISCHES MELISSENÖL
Antientzündlich und kann die Haut reparieren.

ÄTHERISCHES MANDARINENÖL
duftet süßlich und klärt die Haut.

ÄTHERISCHES MYRRHEÖL
ist hilfreich bei rissiger und spröder Haut.

BIENENWACHS
Die feste, wachsartige Textur ist ideal für besonders strapazierte Bereiche der Haut.

ERGIBT CA. 100 G

ZUTATEN

Je 1 TL Argan-, Oliven- und Jojobaöl
1 TL Kakaobutter
1 TL Bienenwachs
60 ml Mineralwasser
1 EL Emulgierwachs
1 TL Glyzerin
8 Tropfen ätherisches Melissenöl
Je 4 Tropfen ätherisches Zitronen-, Mandarinen- und Myrrheöl

ZUBEREITUNG

1 Aus Ölen, Butter und Bienenwachs eine Emulsion (siehe Seite 109) zubereiten.

2 Mineralwasser auf 80 °C erhitzen, Wachs und Glyzerin einrühren.

3 Die heiße Ölmischung zur heißen Wassermischung geben und mit einem Schneebesen oder einem Stabmixer glatt rühren.

4 Ätherische Öle einrühren. In ein sterilisiertes Glas füllen, abkühlen lassen, Deckel aufschrauben. Kühl und trocken gelagert etwa 3 Monate haltbar.

ANWENDUNG

Behutsam in die trockenen Hände, auf Nägel und Nagelhaut massieren.

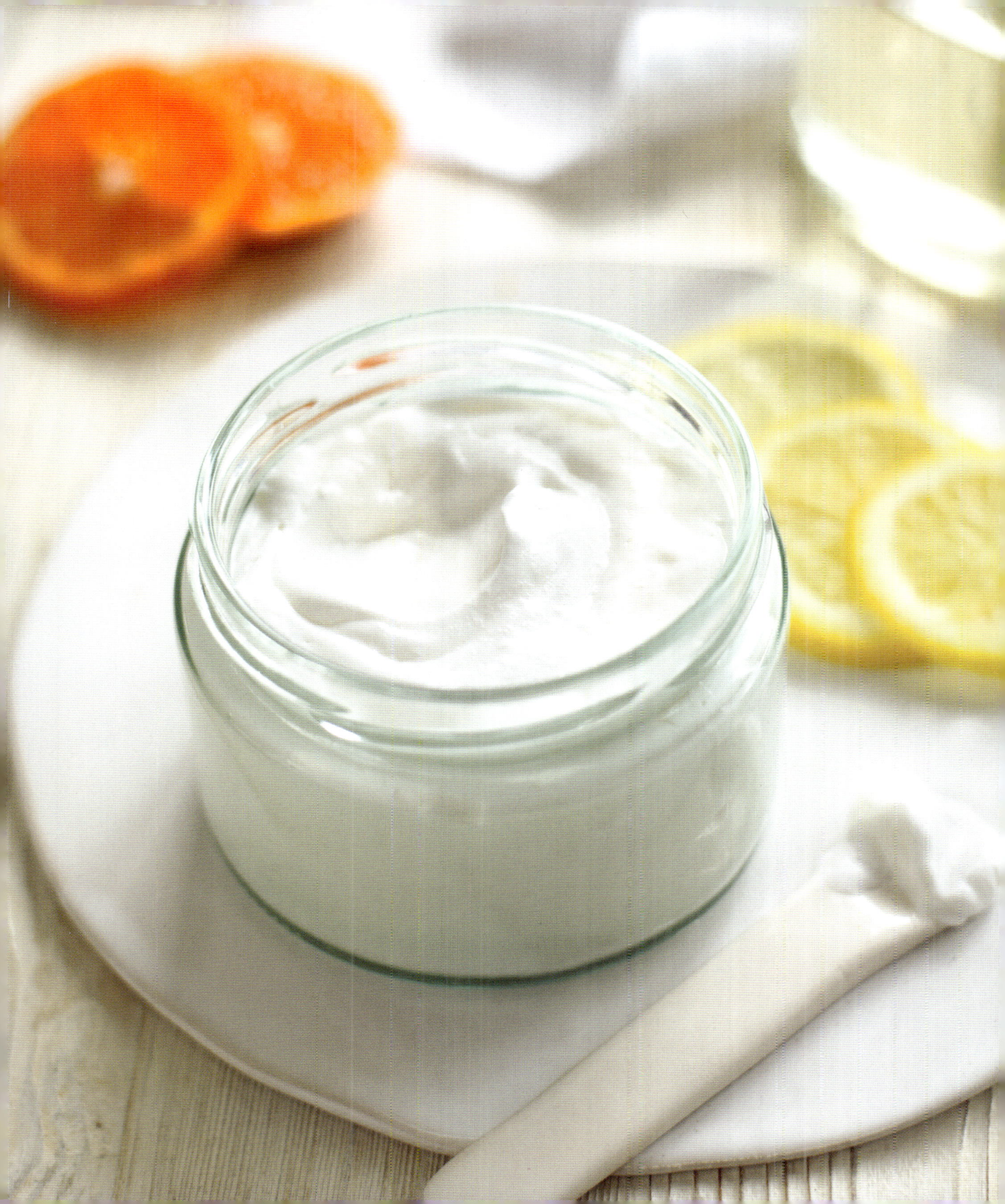

10-MINUTEN-FUSSMASSAGE

Entspannen Sie sich einmal wöchentlich bei einer Fußmassage. Weichen Sie zur Vorbereitung Ihre Füße in warmem Wasser ein, in das Sie 2 Tropfen ätherisches Öl geben, z. B. Pfefferminz- oder Lavendelöl. Nach 5 Minuten die Füße abtrocknen. Stützen Sie den Rücken mit Kissen und legen Sie den linken Fuß über das rechte Knie.

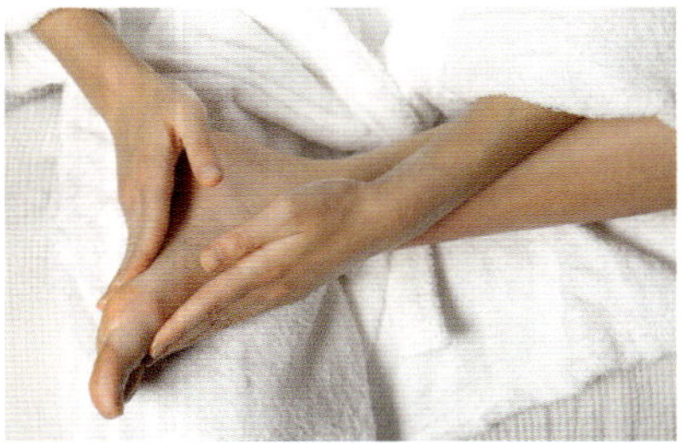

1 Öl oder Lotion zwischen den Handinnenflächen verreiben. Den linken Fuß zwischen die Hände legen. Nun die Hände vorwärts und rückwärts über die Füße reiben, um sie zu erwärmen.

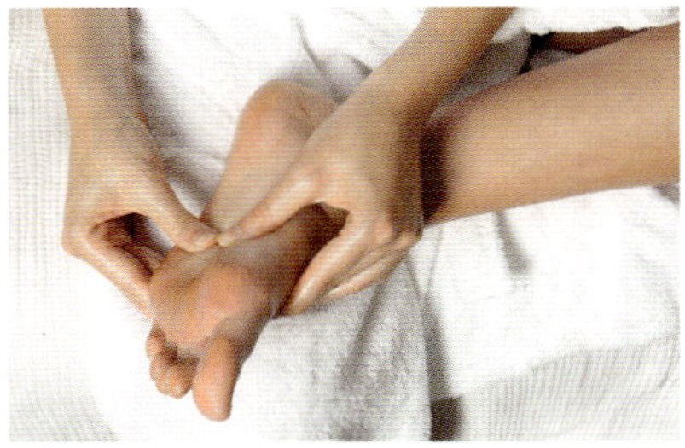

2 Mit festen, kreisförmigen Bewegungen die Fußsohle mit beiden Daumen von der Ferse bis zu den Zehen massieren. Darauf achten, dass die ganze Fußsohle bedacht wird.

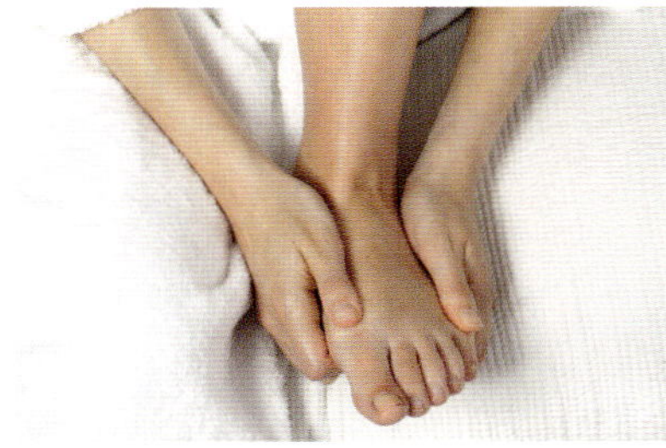

3 Die Unterseite des Fußes mit beiden Händen halten und mit den Daumen sanft von innen nach außen Richtung Sohle streichen. Dreimal wiederholen.

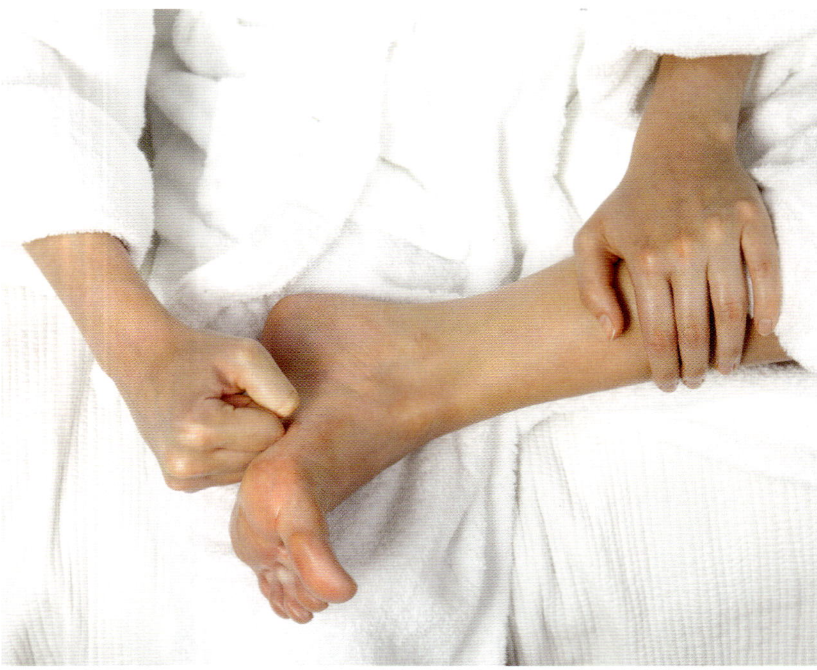

4 Den Fuß wölben. Das linke Bein mit der linken Hand halten, mit der rechten eine Faust machen. Die Fingerknöchel vor- und rückwärts über die Sohle streichen, um diese zu kneten. Kraftvoll in die Wölbung arbeiten.

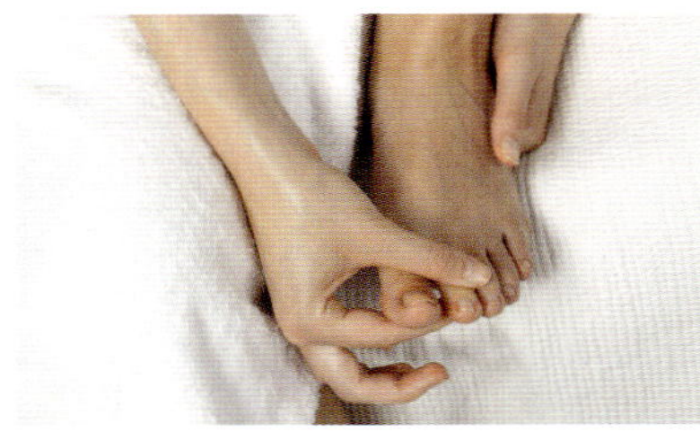

5 Mit der linken Hand die Ferse des Fußes stützen und mit der rechten Hand die Zehen greifen. Jeden einzelnen Zeh drücken, drehen und sanft biegen. Jeden einzelnen Zeh so massieren.

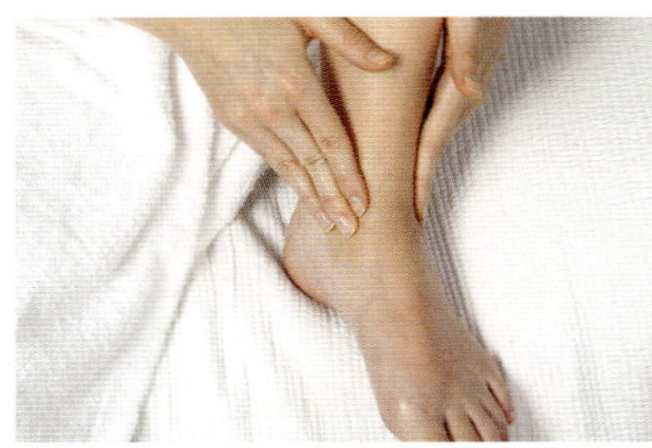

6 Mit den Händen beide Seiten des Fußgelenks mit kreisförmigen Bewegungen massieren. Vorsichtig über den Knochen reiben. Mit dem rechten Fuß wiederholen.

10-MINUTEN-HANDMASSAGE

Verwöhnen Sie Ihre Hände mit einer wöchentlichen Massage. Geben Sie zuerst 2 Tropfen Ihres ätherischen Lieblingsöls in warmes Wasser und weichen Sie die Hände darin 5 Minuten ein. Gründlich abtrocknen. Setzen Sie sich auf einen Stuhl, legen Sie ein Tuch auf den Schoß und verreiben Sie Lotion oder Öl auf den Handinnenflächen.

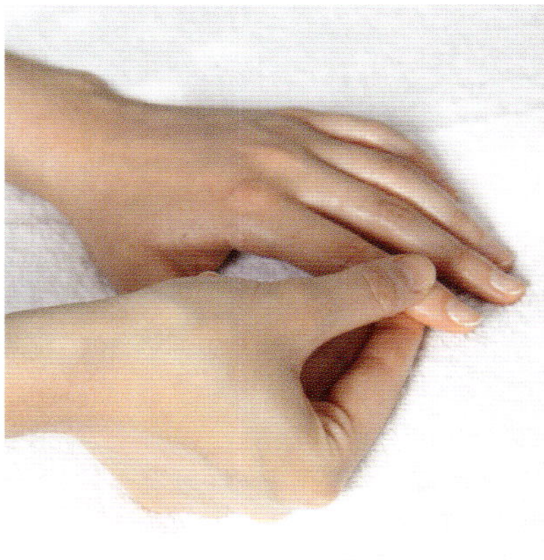

1 Die linke Hand mit der Innenfläche nach unten hinlegen. Jeden einzelnen Finger von der Basis bis zur Spitze mit festem Druck ausstreichen.

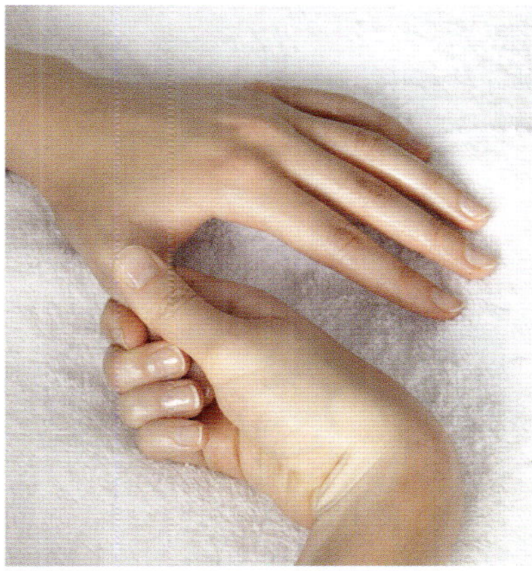

2 Den Daumen mit der rechten Hand ergreifen und vorsichtig drehen und zur Fingerspitze hin ziehen. Mit jedem Finger der linken Hand wiederholen, dabei nicht zu stark an den Gelenken ziehen.

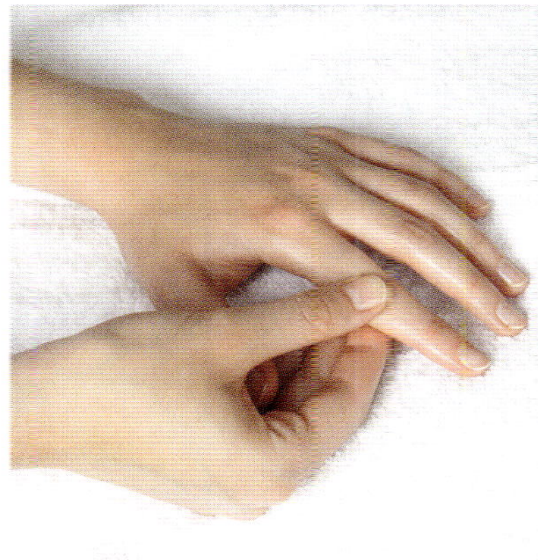

3 Sanft jedes Fingergelenk der linken Hand mit kreisförmigen Bewegungen zwischen Daumen und Zeigefinger der rechten Hand massieren.

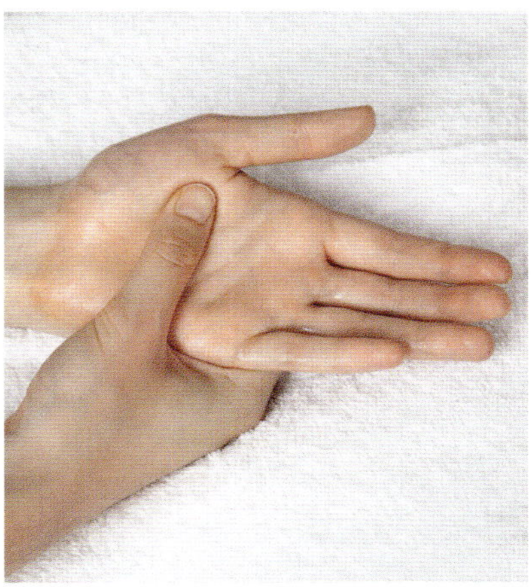

4 Die linke Hand mit 4 Fingern der rechten Hand stützen. Mit dem ganzen Daumen die Handinnenfläche massieren und zwar in Kreisen im und dann gegen den Uhrzeigersinn. Auf die Muskeln rund um das Daumengelenk konzentrieren.

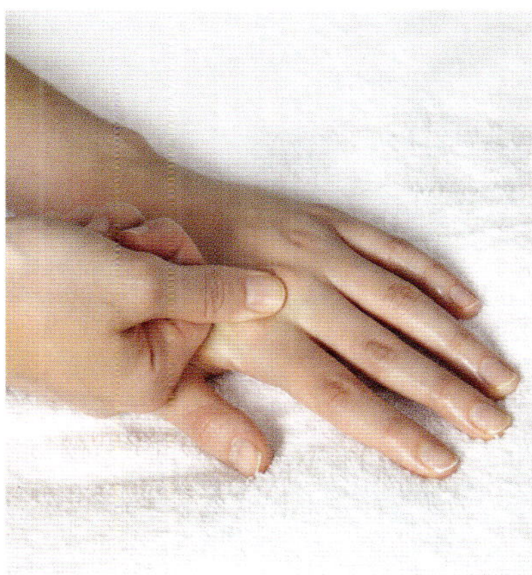

5 Die Hand wenden, die Innenfläche zeigt nach unten. Mit dem rechten Daumen zwischen zwei Fingern Richtung Handgelenk streichen. Achten Sie darauf, nicht auf die Knochen selbst zu drücken. Dreimal wiederholen.

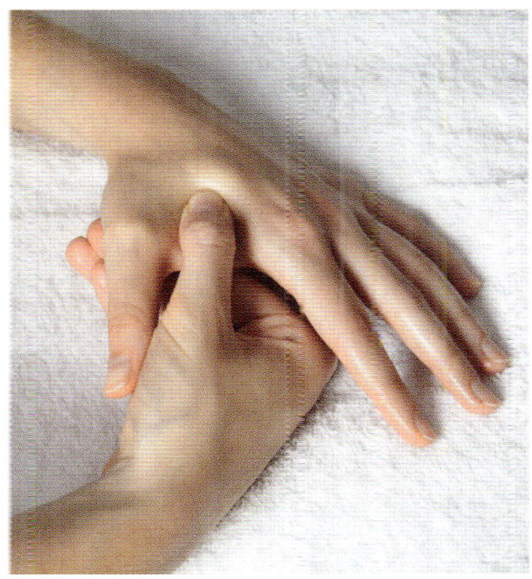

6 Mit dem rechten Daumen zwischen Daumen und Zeigefinger der linken Hand in kleinen Kreisen massieren, im und gegen den Uhrzeigersinn. Beide Hände leicht ausschütteln. Mit der anderen Hand wiederholen. 5 Minuten ruhen.

ROSEN-HANDCREME MIT SHEABUTTER

FÜR TROCKENE HAUT

Kümmern Sie sich um Ihre strapazierten Hände und verwöhnen Sie sie mit dieser **pflegenden** und **wohltuenden** Creme. Mandelöl mit seinen **nährenden** Eigenschaften und **feuchtigkeitsspendende** Sheabutter bilden die Basis dieser Handcreme. Sie duftet beruhigend nach ätherischem Rosenöl und nach Rosengeranienöl, das eine ausgleichende Wirkung entfaltet.

ERGIBT CA. 90 G

ZUTATEN

1 TL Mandelöl
1 TL Sheabutter
1 EL Emulgierwachs
60 ml Mineralwasser
1 TL Glyzerin
Je 5 Tropfen ätherisches Rosenöl und Rosengeranienöl
3 Tropfen ätherisches Patschuliöl

ZUBEREITUNG

1 Aus Öl, Butter und Wachs eine Emulsion (siehe Seite 109) zubereiten.
2 Das Mineralwasser auf 80 °C erhitzen. Glyzerin zugeben.
3 Die heiße Ölmischung zur heißen Wassermischung geben und mit einem Schneebesen oder einem Stabmixer glatt rühren.
4 Ätherische Öle zugeben und unterrühren.
5 In ein sterilisiertes Glas füllen, abkühlen lassen, dann den Deckel aufschrauben. Kühl und trocken gelagert etwa 3 Monate haltbar.

ANWENDUNG

Behutsam in die trockenen Hände, auf Nägel und Nagelhaut massieren.

GLÄTTENDE HANDCREME

FÜR TROCKENE, WUNDE HAUT

Unsere Hände sind ständig dem Wetter ausgesetzt, zudem kommen sie oft mit Reinigungsmitteln in Berührung und werden mit Seife gewaschen. Kein Wunder, dass sie trocken werden. Diese Handcreme wurde speziell für wunde Hände entwickelt. Die Mischung aus Calendula-Ölmazerat und ätherischem Kamillenöl **beruhigt** gereizte Haut und füllt die **Feuchtigkeitsspeicher** wieder auf.

ERGIBT CA. 100 G

ZUTATEN

1 TL Jojobaöl
2 TL Calendula-Ölmazerat
1 TL Bienenwachs
1 EL Emulgierwachs
60 ml Mineralwasser
6 Tropfen ätherisches Lavendelöl
5 Tropfen ätherisches Öl von der Echten Kamille

ZUBEREITUNG

1 Aus Ölen, Bienen- und Emulgierwachs eine Emulsion (siehe Seite 109) zubereiten.
2 Das Mineralwasser auf 80 °C erhitzen. Die heiße Ölmischung zum heißen Wasser geben und mit einem Schneebesen oder einem Stabmixer glatt rühren.
3 Ätherische Öle zugeben und unterrühren.
4 In ein sterilisiertes Glas füllen, abkühlen lassen, dann den Deckel aufschrauben. Kühl und trocken gelagert etwa 3 Monate haltbar.

ANWENDUNG

Behutsam in die trockenen Hände, auf Nägel und Nagelhaut massieren. Bei Bedarf wiederholen.

Bimsstein-Fusspeeling

LEICHT

FÜR TROCKENE FÜSSE

Machen Sie trockene oder harte Fußhaut mit diesem **reinigenden** Peeling wieder **weich**. Bimssteinpulver und Reismehl können abgestorbene Hautzellen lösen und das **reinigende** Kaolin hilft bei Unreinheiten und Schweißproblemen. Die ätherischen Öle stimulieren überdies die **Durchblutung**. Danach haben Sie **glatte, warme** und **saubere** Füße.

ERGIBT CA. 40 G

ZUTATEN

1 TL Bimssteinpulver
1 TL Reismehl
1 TL Kaolin
5 Tropfen ätherisches Zitronengrasöl
2 Tropfen ätherisches Ingweröl
2 Tropfen ätherisches Grapefruitöl

ZUBEREITUNG

1 Bimssteinpulver, Reismehl und Kaolin in einer Schüssel mischen.

2 Nach und nach 1–2 Esslöffel Wasser zugeben und die Zutaten zu einer Paste verrühren. Ätherische Öle zugeben und unterrühren.

3 In ein sterilisiertes Glas füllen und den Deckel aufschrauben. Kühl und trocken gelagert etwa 1 Monat haltbar.

ANWENDUNG

Die Masse mit kreisförmigen Bewegungen in die Haut massieren, trockene Stellen und die Fersen besonders intensiv reiben. 5 Minuten für den zusätzlichen Reinigungseffekt einwirken lassen. Gründlich mit warmem Wasser abspülen und die Füße mit einem Handtuch abtrocknen.

Meersalz-Scrub mit Teebaum

LEICHT

FÜR TROCKENE FÜSSE

Gönnen Sie trockener, verhornter Fußhaut mit diesem schnell zubereiteten Scrub eine wohltuende Behandlung. Meersalz entspannt und beruhigt und eignet sich gut als Abrasivstoff. Gemischt mit **nährendem** Jojobaöl und **reinigendem** Teebaumöl, können Sie den Scrub jeden Tag benutzen, um müde Füße zu beleben und raue Haut zu glätten.

ERGIBT CA. 45 G

ZUTATEN

1 EL Meersalz
3 EL Jojobaöl
10 Tropfen ätherisches Teebaumöl

ZUBEREITUNG

1 Alle Zutaten in einer Schüssel zu einer homogenen Paste vermengen. Ggf. mehr Öl zugeben.

2 In ein sterilisiertes Glas füllen und den Deckel aufschrauben. Kühl und trocken gelagert etwa 3 Monate haltbar.

ANWENDUNG

Vorher die Füße 5 Minuten in warmem Wasser einweichen, abtrocknen. Den Scrub mit kreisförmigen Bewegungen auf der Haut verreiben, besonders auf trockenen Hautabschnitten und Fersen. Füße wieder ins Wasser stellen und weitere 5 Minuten einweichen. Die Füße anschließend mit klarem, warmem Wasser abspülen. Mit einem weichen Handtuch abtrocknen. Nicht bei rissiger Haut verwenden, sonst brennt das Salz.

FERSENBALSAM

FÜR TROCKENE, RISSIGE FERSEN

Sorgen Sie dafür, dass die Fersen genug **Feuchtigkeit** bekommen, um Risse in der Haut zu vermeiden. Mit dieser intensiven Pflegecreme funktioniert das. Sie enthält ätherische Öle, die die **Wundheilung** fördern, in einer **schützenden** und **weich machenden** Basis aus wertvollen Wachsen und Ölen. Am besten nach dem Duschen oder einem Peeling auftragen.

ERGIBT CA. 50 G

ZUTATEN

1 TL Bienenwachs
1 TL Carnaubawachs
1 TL Kastoröl
1 TL Hanfsamenöl
1 EL Sonnenblumenöl
1 EL Jojobaöl
5 Tropfen ätherisches Myrrheöl
4 Tropfen ätherisches Lavendelöl

ZUBEREITUNG

1 Alle Wachse und Öle im Wasserbad (siehe Seite 133) erhitzen und rühren. Schüssel vom Topf nehmen, sobald das Wachs geschmolzen ist.

2 Ätherische Öle unterrühren und das Ganze etwa 1 Stunde abkühlen lassen.

3 In ein sterilisiertes Glas füllen und verschließen. Kühl und trocken gelagert etwa 6 Wochen haltbar.

ANWENDUNG

Die Fersen sanft mit einem Bimsstein glätten, dann die Füße gründlich waschen und abtrocknen. In die Haut massieren, besonders in die trockenen, rissigen Bereiche.

Rissige Fersen pflegen

Trockene, eingerissene Fersen sind sehr schmerzhaft. Die Risse können sich vertiefen und – werden sie längere Zeit nicht beachtet – blutig werden. Um das zu verhindern, sollte die raue Haut mit nährenden Fetten, etwa Olivenöl, Kokosöl, Sheabutter oder Kakaobutter, behandelt werden. Zur regelmäßigen Pflege rissige Fersen mit diesem Balsam einreiben (siehe oben) oder medizinische Salben verwenden, die tief in die Risse eindringen. Vor dem Schlafengehen großzügig einreiben und dünne Socken überziehen. Am Morgen sind die Fersen schon deutlich weicher und glatter.

MEERSALZ-FUSSBAD

FÜR ALLE HAUTTYPEN

Genau das richtige Fußbad nach einem langen, anstrengenden Tag. Meersalz ist bekannt für seine **tiefenreinigenden** und **antiseptischen** Eigenschaften. Das Fußbad enthält eine Kombination aus Salz aus dem Toten Meer und **hautberuhigendem** Hafer, gemischt mit Arnika-Ölmazerat, das den Muskeln gut tut. Ätherisches Lavendelöl entspannt die Muskeln und sorgt für einen angenehmen **Duft**.

ZUTATEN

MEERSALZ
Durch seinen hohen Mineralgehalt ist Meersalz antiseptisch und reinigend.

ARNIKA-ÖLMAZERAT
Ein exzellentes Heilmittel bei Prellungen und Schmerzen.

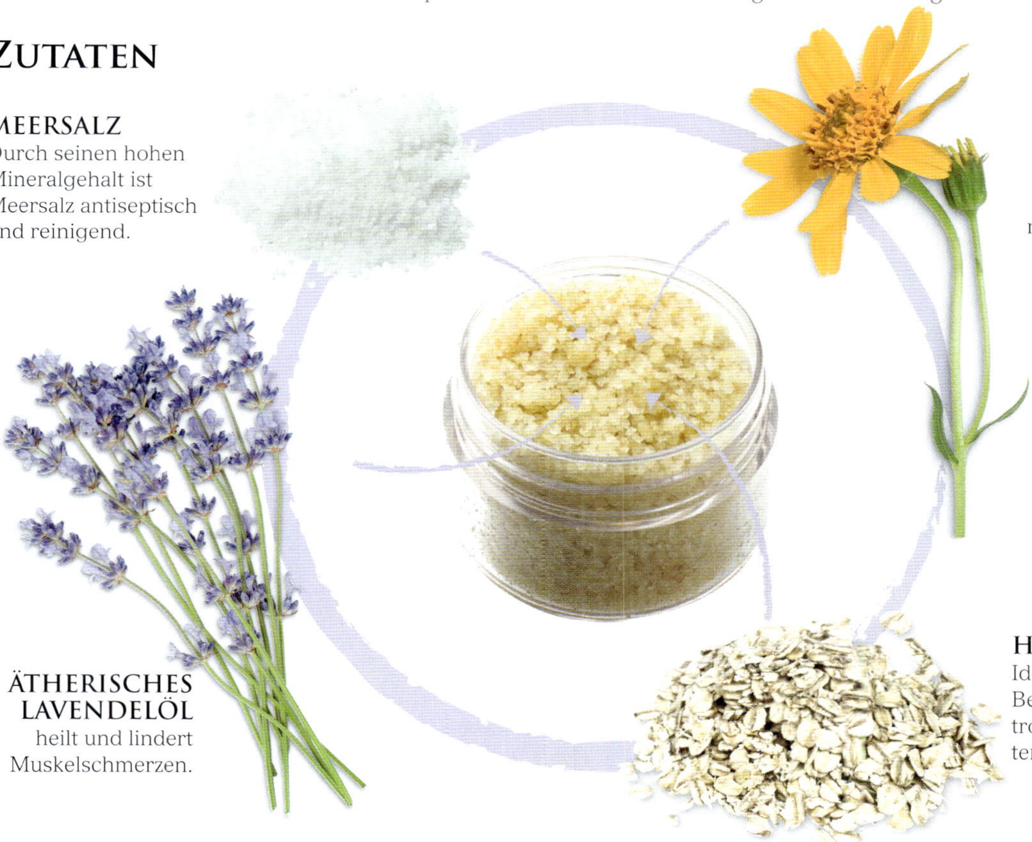

ÄTHERISCHES LAVENDELÖL
heilt und lindert Muskelschmerzen.

HAFERFLOCKEN
Ideal für eine sanfte Behandlung von trockener und gereizter Haut.

ERGIBT CA. 50 G

ZUTATEN
2 EL Meersalz
1 EL kernige Haferflocken
1 TL Arnika-Ölmazerat
10 Tropfen ätherisches Lavendelöl

ZUBEREITUNG

1 Meersalz und Hafer im Mixer fein mahlen.
2 Arnika-Ölmazerat und ätherisches Öl zugeben und mischen.
3 In ein sterilisiertes Glas füllen. Kühl und trocken gelagert etwa 6 Monate haltbar.

ANWENDUNG

Für ein Fußbad 1 Esslöffel der Mischung ins Wasser geben und die Füße darin 10 Minuten einweichen. Aus dem Wasser nehmen, abtrocknen und mit Fußsalbe eincremen.

TEEBAUM-FUSSCREME

FÜR ALLE HAUTTYPEN

Viele von uns tragen schlecht sitzende Schuhe und vernachlässigen die Füße, bis es draußen wärmer wird und die Barfußzeit anbricht. Die folgende reichhaltige, erfrischende Creme enthält wertvolle Kakaobutter und **nährendes** Jojobaöl, dazu **antiseptisch** wirkendendes Teebaum- und Myrrheöl. Für Ihre Füße ist das eine **feuchtigkeitsspendende** Rezeptur, die sie verdienen!

ERGIBT CA. 90 G

ZUTATEN

1 TL Jojobaöl
1 TL Kakaobutter
1 TL Bienenwachs
1 EL Emulgierwachs
60 ml Mineralwasser
6 Tropfen ätherisches Teebaumöl
5 Tropfen ätherisches Zitronenöl
2 Tropfen ätherisches Myrrheöl

ZUBEREITUNG

1 Aus Öl, Butter und Wachsen eine Emulsion (siehe Seite 109) zubereiten.

2 Das Mineralwasser auf 80 °C erhitzen. Die heiße Ölmischung zum heißen Wasser geben. Mit einem Schneebesen oder einem Stabmixer glatt rühren.

3 Ätherische Öle zugeben und weiterrühren, bis die Creme abkühlt. In ein sterilisiertes Glas füllen, vollständig abkühlen lassen, dann den Deckel aufschrauben. Kühl und trocken gelagert etwa 6 Wochen haltbar.

ANWENDUNG

Auf trockene Füße auftragen und sanft einmassieren, besonders auf rissige Bereiche und auf die Fersen. Bei Bedarf wiederholen.

TEEBAUM-FUSSPUDER

GEGEN FUSSSCHWEISS

Mit der Fusssalbe lässt sich die Schweißproduktion kontrollieren. Es enthält eine Mischung aus **antiseptischen** ätherischen Ölen und absorbierender Speisestärke, die Feuchtigkeit aufnimmt und Geruch verhindert. Teebaumöl wirkt gegen Pilzbefall und ist ideal bei Schweißfüßen, das Lavendelöl bekämpft Bakterien, die für den Geruch verantwortlich sind.

ERGIBT CA. 50 G

ZUTATEN

50 g Biospeisestärke
1 TL Propolistinktur
10 Tropfen ätherisches Teebaumöl
10 Tropfen ätherisches Lavendelöl

ZUBEREITUNG

1 Speisestärke in einen Salz- oder Zuckerstreuer füllen, oben etwas Platz zum Mischen lassen.

2 Tinktur und ätherische Öle auf Watteballchen träufeln und mit in den Streuer legen.

3 Zwei Stunden ruhen lassen, zwischendurch mehrmals schütteln, damit Duft und Propolis sich gut verteilen.

4 Vor der Verwendung gut schütteln. Kühl und trocken gelagert etwa 6 Monate haltbar.

ANWENDUNG

Bei Bedarf die trockenen und sauberen Füße damit einstäuben.

BANANENKUR FÜR DIE FÜSSE

LEICHT

FÜR TROCKENE FÜSSE

Trockene Füße sehen nicht nur unschön aus, die Füße können auch weiteren Schaden nehmen. Wird die Haut zu trocken, kann sie unter der täglichen Belastung reißen. Bananen haben einen hohen Feuchtigkeitsgehalt, und wenn man sie auf die Haut aufträgt, geben sie viel von dieser Feuchtigkeit ab: Die Haut der Füße wird weicher, glatter und sehr viel geschmeidiger.

FÜR 1 ANWENDUNG

ZUTATEN

2 vollreife Bananen

ZUBEREITUNG

Mithilfe einer Gabel die Bananen zu einer glatten Paste zerdrücken.

ANWENDUNG

Ein- bis zweimal pro Woche die sauberen Füße damit verwöhnen. Das Mus in die Fersen massieren. 10 Minuten einziehen lassen, danach mit warmem Wasser abwaschen. Mit einem weichen Handtuch abtrocknen.

Probieren Sie eine natürliche Pediküre

Alle paar Wochen sollten Sie Ihren Füßen eine natürliche Pediküre gönnen, damit sie gesund bleiben und gut aussehen.

- Weichen Sie die Füße 10 Minuten in einem Fußbad ein, z.B. mit Meersalz (siehe Seite 223).
- Ein Peeling auftragen, etwa das Bimsstein-Peeling (siehe Seite 221). Das Produkt mit kleinen, kreisförmigen Bewegungen sanft einmassieren. Mit warmem Wasser abspülen. Die Füße mit einem weichen Handtuch trocken reiben.
- Die Füße dick mit einer Feuchtigkeitscreme eincremen, etwa mit Teebaum-Fußcreme (siehe Seite 224). Das Produkt einmassieren, besonders auf die Zehengelenke und den Fersenbereich.
- Die Nägel sorgfältig mit Schere und Nagelknipser kürzen. Immer gerade über die Nägel schneiden, um einwachsende Zehennägel zu vermeiden. Mit einer Nagelfeile in die gewünschte Form bringen. Nägel möglichst nicht lackieren, da Nagellack schädliche synthetische Zutaten enthält. Stattdessen 1 Tropfen Mandel- oder Nachtkerzenöl in die Nägel und Nagelhaut reiben.

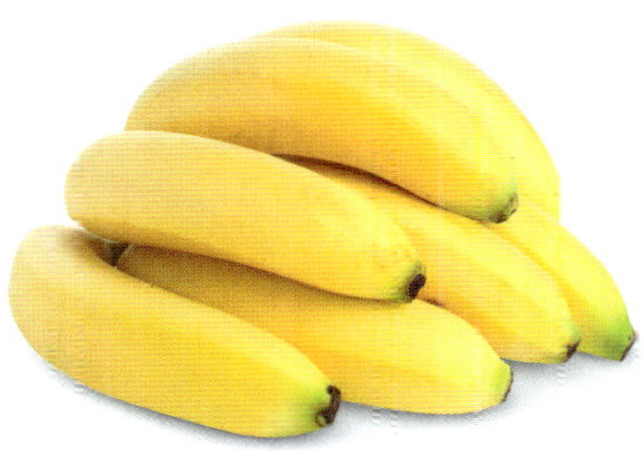

Bananen
Bananen enthalten Vitamine, Mineralstoffe und Antioxidanzien. Zudem liefern sie sehr viel Wasser und spenden so reichlich Feuchtigkeit. Ideal, um der Haut Nährstoffe und Feuchtigkeit zuzuführen.

Vitamine, Mineralien und Nährstoffe

Essenziell für gesunde, funktionierende Körpersysteme sind Vitamine, Mineralien und Nährstoffe. Sie tragen dazu bei, Haar und Nägel zu kräftigen, bilden Kollagen und halten die Haut gesund. Durch unsere Ernährung sollten wir ausreichend Nährstoffe aufnehmen, doch die moderne Landwirtschaft und die Methoden zur Lebensmittelverarbeitung führen zu einer Reduktion der Nährwertmenge. Essen Sie deshalb zusätzlich bestimmte Lebensmittel oder nehmen Sie Ergänzungsmittel.

Vitamin oder Nährstoff	Aufgaben für Haut, Haar und Nägel	Gute Quellen	Hinweise	Empf. Tagesm. (ETM)/ Ergänzung (ERG)
Vitamin A (Retinol) und Carotinoide	**Vitamin A:** Ein Antioxidans und Anti-Aging-Mittel. Es unterstützt die Kollagenbildung. **Carotinoide:** Vorstufe des Vitamin A. Besitzen antioxidative Eigenschaften und schützen die Haut vor Sonnenschäden.	**Vitamin A:** Lebertran, Leber, fetter Fisch, Eigelb, Vollmilch und Butter **Carotinoide:** Grünes und gelbes Obst und Gemüse, grünes Blattgemüse, Paprika, Süßkartoffel, Brokkoli	Vitamin A aus tierischen Quellen wird besser aufgenommen als das aus pflanzlichen Quellen.	**Vitamin A:** ETM: 5000–9000 IE ERG: 10 000+ **Betacarotin:** ETM: 5–8 mg ERG: 10–40 mg
B-Vitamine	Sie sind nötig für Haut, Haar und Augen, auch für die Leber und das Nervensystem.	Hefe, Leber, Nieren, Mandeln, Weizenkeime, Naturreis, Pilze, Eigelb, dunkles Fleisch, Makrele	Durch Weiterverarbeitung können die Vitamine zerstört werden.	Variabel, individuell unterschiedlich.
Vitamin C (Ascorbinsäure)	Ein wichtiges Antioxidans und Anti-Aging-Mittel. Vitamin C ist gut für gesunde Knochen, Zähne, Zahnfleisch, Knorpel, Gefäße, Immunsystem und Bindegewebe. Es ist entzündungshemmend und unterstützt Heilungsprozesse.	Acerolakirschen, Paprika, Grünkohl, Petersilie, grünes Blattgemüse, Brokkoli, Brunnenkresse, Erdbeeren, Papaya, Orangen, Grapefruits, Kohl, Zitronensaft, Holunderbeeren, Leber, Mangos	Das Vitamin ist hitze- und lichtempfindlich. Durch Kochen können 10–90 % des Vitamins verloren gehen.	ETM: 75–125 mg ERG: 250–2000 mg
Vitamin D (Colecalciferol)	Bietet Schutz vor Krebs und reguliert die Kalziumaufnahme. Wichtig für gesunde Knochen, Zähne, Haare und Nägel. Es reguliert den Hormonspiegel und stärkt das Immunsystem.	**Vitamin D_3:** Lebertran, Sardinen (Dose und frisch), Lachs, Thunfisch, Garnelen, Butter, Leber, Eigelb, Milch und Käse **Vitamin D_2:** Sonnenblumenkerne, Spirulina, Pilze, Leinsamen, Sprossen	Vitamin D wird durch Sonnenlicht auf der Haut gebildet. Vitamin D_3 wird besser aufgenommen als Vitamin D_2.	ETM: 200–400 IE ERG: 400–3000 IE
Vitamin E (α-Tocopherol)	Gegen freie Radikale, für ein gesundes Immunsystem, Herz, Kreislauf. Schützt mehrfach ungesättigte Fettsäuren vor der Zerstörung. Es hat zudem Anti-Aging-Effekte auf die Haut.	Sonnenblumenkerne, Sonnenblumenöl, Distelöl, Mandeln, Sesamöl, Erdnussöl, Maiskeimöl, Weizenkeime, Erdnüsse, Olivenöl, Butter, Spinat, Haferflocken, Lachs, Naturreis	Empfindlich gegen Hitze und Licht. Mehl etwa verliert beim Mahlen bis zu 80 % an Vitamin E.	ETM: 30 mg ERG: 100–800 mg
Bioflavonoide wie Citrin, Hesperidin, Rutin und Quercetin	Die entzündungshemmenden Bioflavonoide sind Antioxidanzien und begünstigen ein gesundes Immunsystem. Wichtig für gesunde Blutgefäße, können Schädigung der feinen Kapillaren verhindern. Rutin wirkt gegen Hautrötungen.	Äpfel, schwarze und rote Beeren, schwarze Johannisbeeren, Buchweizen, Zitrusfrüchte, Aprikosen, Knoblauch, grüne Schösslinge, Zwiebeln, Hagebutten, Kirschen	Durch Kochen und Verarbeitung reduzieren sich die Werte.	ETM: nicht verfügbar ERG: 500–3000 mg
Ungesättigte, Omega-n-Fettsäuren	Diese Fettsäuren regulieren Entzündungen und Hormone. Wichtig für die Fettbilanz, Wachstum, Nervensystem, Augen, Haut, Gelenke und Stoffwechsel.	Lebertran, fetter Fisch, Milch, Käse, Leinöl, Hanföl, Rapsöl, Walnussöl	Durch Hydrierung, Hitze und Licht gehen Inhaltsstoffe verloren.	ETM: 3–8 % der Kalorien

Vitamin oder Nährstoff	Aufgaben für Haut, Haar und Nägel	Gute Quellen	Hinweise	Empf. Tagesm. (ETM)/ Ergänzung (ERG)
Hyaluronsäure	Die Säure ist wichtig für die Wundheilung, für Knorpel und Gelenke, Bindegewebe und Hautregeneration.	Innereien, Fischöle, Obst (Kirschen, Guave), Petersilie	Lebensmittel mit viel Vitamin A enthalten auch viel Hyaluronsäure.	40–200 mg
Organischer Schwefel (Methylsulfonylmethan/ MSM)	MSM verbessert die Kollagen- und Keratin-Produktion, reduziert Zeichen der Hautalterung, wirkt entzündungshemmend und entgiftend. Es kräftigt das Unterhautgewebe und hilft bei Ekzemen, Akne und Psoriasis.	Zwiebeln, Knoblauch, Kohl, Lebensmittel mit Proteinen wie Nüsse, Saaten, Milch und Eier	Beim Kochen und in der Weiterverarbeitung geht MSM verloren. Rohkost aus dem Freiland bevorzugen.	500–6000 mg

Mineral	Aufgaben	Gute Quellen	Hinweise	Empf. Tagesm. (ETM)/ Ergänzung (ERG)
Kalzium	Gut für Knochen, Zähne und Nägel. Reguliert Nerven- und Muskelfunktion und regt Hormonproduktion an.	Seetang, Algen, Käse, Melasse, Karob, Mandeln, Hefe, Petersilie, Mais, Brunnenkresse, Ziegenmilch, Kuhmilch, Tofu, Feigen, Sonnenblumenkerne, Joghurt, Rote Bete, grünes Blattgemüse, Weizenkleie, Buchweizen, Sesamsaat	Wasserenthärter entziehen dem Wasser Kalzium.	ETM: 800–1400 mg ERG: 1000–2500 mg
Kupfer	Kupfer unterstützt die Enzymsynthese, die für die Eisenaufnahme nötig ist. Es bildet Kollagen und rote Blutkörperchen, hält Haut, Knochen und Nerven gesund.	Austern, Meeresfrüchte, Paranüsse, Mandeln, Haselnüsse, Walnüsse, Pekannüsse, Hülsenfrüchte, Spalterbsen, Leber, Buchweizen, Erdnüsse, Lamm, Sonnenblumenöl, Krebse	Hohe Zink- und Kalziumspiegel verhindern die Aufnahme von Kupfer.	ETM: 1–3 mg ERG: 2–10 mg
Eisen	Wichtig für die Funktion der roten Blutkörperchen, Energieversorgung, Wachstum, Regeneration von Knochen. Eisen ist zudem gut für Haut, Haar und Nägel.	Seetang, Hefe, Melasse, Weizenkleie, getrocknete Aprikosen/Pflaumen, Leber, Sonnenblumenkerne, Hirse, Petersilie, Muscheln, Mandeln, Cashews, rotes Fleisch, Eier, Nüsse	Vitamin C erhöht die Eisenaufnahme.	ETM: 10–20 mg ERG: 15–50 mg
Magnesium	Beteiligt am Protein- und Kohlenhydratstoffwechsel. Wichtig bei der DNA-Reparatur, Energieversorgung und für gesunde Haut und Nägel.	Seetang, Algen, Weizenkleie, Weizenkeime, Mandeln, Cashews, Melasse, Bierhefe, Buchweizen, Para- und andere Nüsse	Bei der Verarbeitung von Getreide und Flocken können bis zu 90 % Magnesium verloren gehen.	ETM: 350 mg ERG: 300–800 mg
Selen	Wirkt antioxidativ, hilft bei der Entgiftung und fördert die Fruchtbarkeit. Wichtig für die Reparatur von DNA und Sperma, das Reproduktionssystem und die Schilddrüse. Möglicherweise antikarzinogen.	Butter, Weizenkeime, Paranüsse, Apfelessig, Gerste, Garnelen, Hafer, Mangold, Meeresfrüchte, Milch, Fisch, rotes Fleisch, Melasse, Knoblauch, Eier, Pilze, Alfalfa-Sprossen	Bei der Verarbeitung von Getreide und Flocken können bis zu 40–50 % Selen verloren gehen.	ETM: 50–200 µg ERG: 200–800 µg
Silizium	Essenzielles Mineral für gesundes, kräftiges Haar und Nägel und für die Kollagenproduktion. Es reguliert den Kalzium-/Magnesiumspiegel und den Hormonhaushalt.	Äpfel, Lauch, grüne Bohnen, Bambussprossen, Gurke, Mango, Sellerie, Spargel, Rhabarber, Kohl, Getreideflocken, Schachtelhalm, einige Mineralwässer	Mit den Jahren sinkt der Siliziumspiegel. Dann sind Ergänzungsmittel eine gute Option.	10–30 mg
Zink	Wirkt antioxidativ, fördert die Enzymaktivität, hilft bei der DNA- und RNA-Synthese, erhöht die Fruchtbarkeit, begünstigt Wundheilung. Gut für Haut, Haar, Muskeln und Lunge.	Austern, Ingwer, rotes Fleisch, Nüsse, getrocknete Bohnen, Leber, Milch, Eigelb, Vollkornweizen, Roggen, Hafer, Paranüsse, Erdnüsse, Huhn, Sardinen, Buchweizen, fetter Fisch, Garnelen, weißer Fisch	Bei der Verarbeitung von Getreide und Flocken können bis zu 80 % verloren gehen. Gefrorenes Gemüse verliert 25–50 % Zink.	ETM: 15 mg ERG: 10–70 mg

Hinweis: Die empfohlene Tagesmenge (ETM) gibt die Menge von essenziellen Nährstoffen an, die nach dem aktuellen wissenschaftlichen Stand für ausreichend angesehen werden, den täglichen Bedarf eines gesunden Menschen zu decken. Bei den Nahrungsergänzungsmitteln (ERG) ist die unbedenkliche Höchstmenge angegeben.

Superfood

Nahrhaftes Superfood kann Ihrer Gesundheit und Ihrer Ausstrahlung einen zusätzlichen Kick geben. Einige dieser wertvollen Lebensmittel und Produkte können in die tägliche Ernährung einbezogen werden, manche sind sogar besonders lecker. Wählen Sie diese als Hauptzutat für Ihre Rezepte. Andere nimmt man besser als Ergänzungsmittel zu sich. Wenn Sie schwanger sind oder regelmäßig Medikamente nehmen, fragen Sie Ihren Arzt, bevor Sie Nahrungsergänzungsmittel nehmen.

Superfood	Hauptbestandteile	Eigenschaften	Hinweise	Verzehrempfehlung
Acerolakirsche	Die Kirsche zählt zu den besten Quellen für Vitamin C und Flavonoide, wie Hesperidin und Rutin.	Vitamin C fördert Kollagenbildung und Wundheilung und wirkt entzündungshemmend. Rutin ist hilfreich bei geplatzten Äderchen, Akne und Rosacea.	Acerola ist oft natürliche Vitamin-C-Quelle für Ergänzungsmittel.	Essen Sie in der Saison frische Früchte oder bereiten Sie daraus eine Konfitüre zu. Probieren Sie ein Pulver oder Kapseln.
Avocado	Enthält Omega-n-Fettsäuren, Vitamin A, B-Vitamine, Vitamin E und K, Ballaststoffe, Kalium, Magnesium, Sterolin, Lezithin.	Ausgezeichnete Quelle für gesunde Fette, mit entzündungshemmenden, hautnährenden und die Haut weich machenden Eigenschaften.	Sterolin kann die Erscheinung von Altersflecken mindern.	Essen Sie täglich frische Avocado oder probieren Sie 1 Esslöffel kalt gepresstes Avocadoöl für Salatdressings.
Blütenpollen	Pollen enthalten 40 % Protein, freie Aminosäuren und B-Vitamine.	Bienenpollen regen die Zellerneuerung an und verjüngen die Haut.	Jedes Stück Bienenpollen enthält über zwei Millionen Pollenkörner.	Nehmen Sie bis zu 1 Teelöffel täglich zu sich.
Blaubeeren	Blaubeeren sind eine ausgezeichnete Quelle für Antioxidanzien. Sie enthalten Anthocyane, Flavonoide (Quercetin) und Resveratrol.	Gut für den ganzen Körper, besonders für Kreislauf, Augen und Haut. Blaubeeren besitzen antioxidative und regenerative Eigenschaften und sind ein Anti-Aging-Mittel.	Essen Sie Bioware. Sie enthält mehr Antioxidanzien und Pestizidrückstände sind kein Problem.	Wenn Blaubeeren erntefrisch zu bekommen sind, essen Sie täglich eine Handvoll davon.
Indischer Weihrauch *(Boswellia)*	Das Harz enthält ätherische Öle und Boswellia-Säure.	Besitzt reichlich entzündungshemmende Eigenschaften und wirkt auf die Haut regenerativ und wie ein Anti-Aging-Mittel.	Im Ayurveda wird Weihrauch bei allen entzündlichen Erkrankungen eingesetzt.	Täglich 300–1200 mg in Form von Kapseln (37,4–65 % Boswellia-Säure)
Chia-Samen	Chia-Samen liefern Omega-3-Fettsäuren, Ballaststoffe, Protein, Kalzium und Mangan.	Gut für eine glatte Haut, gute Zähne, Nägel und Haar.	Omega-3-Fettsäuren können vom Körper optimal verwertet werden.	Täglich 1 Esslöffel Chia-Samen zu Saft oder Müsli geben.
Chlorella	Die Süßwasseralge enthält Protein, Chlorophyll, Vitamin A, B_{12} und D, dazu Mineralstoffe und Nukleinsäuren.	Chlorella-Algen reinigen das Blut und klären so auch die Haut. Wirken regenerativ.	Chlorella wird eine außergewöhnliche zellschützende Wirkweise zugeschrieben.	3–10 g täglich
Gojibeeren	Diese Beeren liefern Vitamin A und C, Carotinoide, Betacarotin, Eisen, Selen, essenzielle Fettsäuren und Ballaststoffe.	Gojibeeren sind an der Kollagenproduktion beteiligt, das die Haut nährt und rosig aussehen lässt. Gelten als Anti-Aging-Mittel.	Gojibeeren werden seit über 6000 Jahren in der Traditionellen Chinesischen Medizin wegen ihrer Heilwirkung eingesetzt.	Essen Sie jeden Tag 4 Esslöffel getrocknete Gojibeeren.
Traubenkernextrakt	Der Extrakt enthält oligomere Proanthocyanidine (OPC).	Ein hochwirksames Antioxidans mit Anti-Aging-Eigenschaften, zudem wundheilend und entzündungshemmend.	Der Extrakt (enthält Resveratrol) ist ein hochwirksames Antioxidans.	Täglich 50–300 mg in Form von Kapseln

Superfood	Hauptbestandteile	Eigenschaften	Hinweise	Verzehrempfehlung
Grüner und weißer Tee	Grüner und weißer Tee sind wertvolle Quellen für Antioxidanzien, insbesondere Catechine.	Diese Teesorten helfen den Zellen in allen Wachstumsphasen und besitzen Anti-Aging-Wirkung. Möglicherweise helfen sie beim Abnehmen.	Um die Antioxidanzien zu bewahren, das Teewasser nicht über 80–90 °C erhitzen.	Trinken Sie 2–3 Tassen am Tag oder nehmen Sie ein Ergänzungsmittel (100–750 mg Polyphenole).
Baumnüsse	Sie enthalten reichlich essenzielle Fettsäuren wie Linol- und Linolensäure, B-Vitamine und Vitamin E, Eisen, Kupfer und Mangan. Nüsse sind auch an der Produktion des Enzyms Superoxid-Dismutase (SOD) beteiligt, das antioxidanziell wirkt.	SOD-Enzyme wirken als Anti-Aging-Mittel, sie reparieren Zellschäden und wirken entzündungshemmend. Sie neutralisieren Schäden, deren Folge Falten sind.	Nehmen Sie Nüsse mit einer braunen äußeren Hülle: darin stecken viele Nährstoffe, und die Nüsse halten länger. Das enthaltene Fett ist ungesättigt.	Essen Sie mehrere Nüsse täglich oder träufeln Sie kalt gepresstes Nussöl über Salate.
Hanf	Hanf enthält Proteine, Omega-n-Fettsäuren, Gamma-Linolensäure, B-Vitamine, Vitamin D und E sowie Enzyme, zudem Kalzium, Eisen, Magnesium, Kupfer, Phospholipide und Phytosterole.	Hanf liefert ein gut verdauliches Protein für gesundes Haar und gesunde Nägel. Seine essenziellen Fettsäuren helfen bei Akne, Ekzemen und trockener Haut, indem sie Entzündungen reduzieren.	Hanföl hat von allen pflanzlichen Ölen das beste Verhältnis von Omega-3- und Omega-6-Fettsäuren.	Verwenden Sie Samen oder Pulver zum Kochen, Backen, für Müslis und Smoothies. Sie können auch 1 Esslöffel Öl zu Saft oder Salatdressing geben.
Leinsamen	Enthalten Omega-n-Fettsäuren, Alpha-Linolensäure, Ballaststoffe, Lignane, Mineralstoffe (Kalzium, Eisen, Zink, Magnesium, Selen), Vitamin E sowie B-Vitamine.	Leinsamen fördern die Verdauung (auch als leichtes Abführmittel) und sind gut bei Akne, Ekzemen und trockener Haut. Die essenziellen Fettsäuren reduzieren Entzündungen und sind gut für die Haut.	Leisamenöl ist eine ausgezeichnete Quelle für Omega-3-Fettsäuren.	Geben Sie 1 Esslöffel zum Müsli oder verwenden Sie die Samen zum Backen, evtl. in Wasser einweichen. Geben Sie 1 Esslöffel Leinöl zu Saft oder Salatdressing.
Maulbeeren	Die Beeren enthalten Antioxidanzien, Anthocyane, Resveratrol, Vitamin C, Ballaststoffe, Eisen, Magnesium, Kalium und Zink.	Agiert als Anti-Aging-Mittel und stärkt das Kollagen. Maulbeeren regulieren den Blutzuckerspiegel, fördern Haarwachstum und Hautgesundheit.	Die Beeren wurden traditionell verwendet, um ein frühzeitiges Ergrauen des Haares zu verhindern.	Essen Sie täglich eine Handvoll frische oder 2 Esslöffel getrocknete Beeren.
Haferflocken	Haferflocken enthalten Ballaststoffe, Protein, Mineralstoffe (Mangan, Kupfer, Biotin, Magnesium, Selen, Silizium, Zink), Antioxidanzien und Beta-Glucan.	Haferflocken regulieren den Blutzuckerspiegel und helfen, das Gewicht zu halten. Silizium und andere Mineralien sorgen dafür, dass Haar und Nägel kräftig und gesund bleiben.	Weichen Sie Haferflocken ein oder kochen Sie sie, damit das enthaltene Phytat aufgespalten wird.	Essen Sie täglich einen Teller Porridge.
Hagebutten	Hagebutten enthalten die Vitamine A, C und K, Bioflavonoide und Carotinoide.	Sie liefern unglaublich viel Vitamin C, stärken das Kollagen und wirken entzündungshemmend. Gut bei Hauterkrankungen wie Akne oder Rosacea.	Hagebutten werden in Ergänzungsmitteln oft mit Vitamin C kombiniert, um die Aufnahme zu verbessern.	Trinken Sie täglich 2–3 Tassen Hagebuttentee oder nehmen Sie 2–10 g Hagebuttenpulver zu sich.
Fetter Fisch, z. B. Lachs	Fetter Fisch liefert Proteine, Omega-3-Fettsäuren (DHA und EPA), B-Vitamine, Vitamin D, Mineralstoffe (Selen, Jod, Kalium).	Stärkt das Kollagen und wirkt entzündungshemmend. Fetter Fisch kann Falten reduzieren und andere Zeichen der Hautalterung.	Essen Sie unterschiedlich fette Fischsorten. Meiden Sie Aquakultur, dort werden Antibiotika und Pestizide eingesetzt.	Essen Sie mindestens dreimal pro Woche eine kleine Portion fetten Fisch.
Spirulina	Enthält hochwertiges Protein, Mineralstoffe (Magnesium, Kalzium, Kalium, Eisen, Zink), B-Vitamine, Vitamin E, Betacarotin und Chlorophyll.	Die Algen haben antioxidative Eigenschaften und gelten als Anti-Aging-Mittel. Sie helfen, das Gewicht zu halten und verbessern Haut, Haare und Nägel.	Mit anderen Algen, etwa Chlorella, kombinieren.	Probieren Sie 1–3 g täglich – geben Sie das Pulver in Smoothies, Suppen oder Säfte oder nehmen Sie es in Tablettenform.

SACHREGISTER

STICHWORT-REGISTER

Kursive Einträge verweisen auf Rezepte, fette Einträge auf detaillierte Beschreibungen.

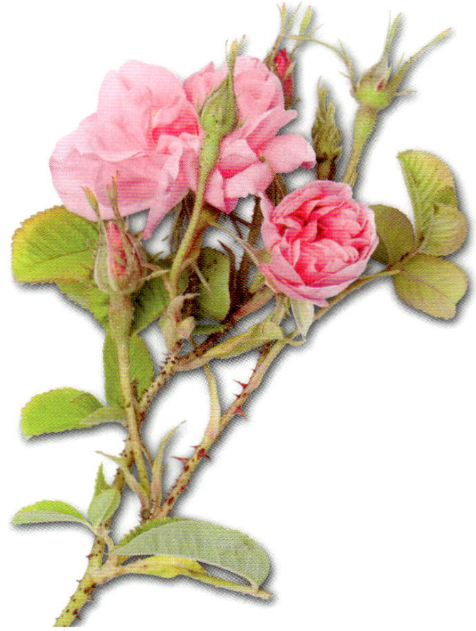

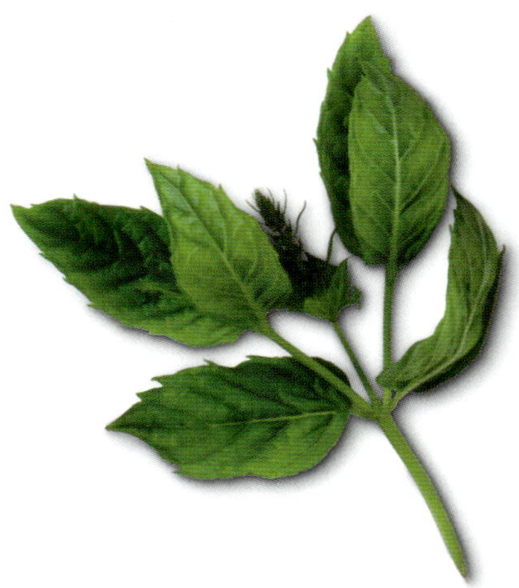

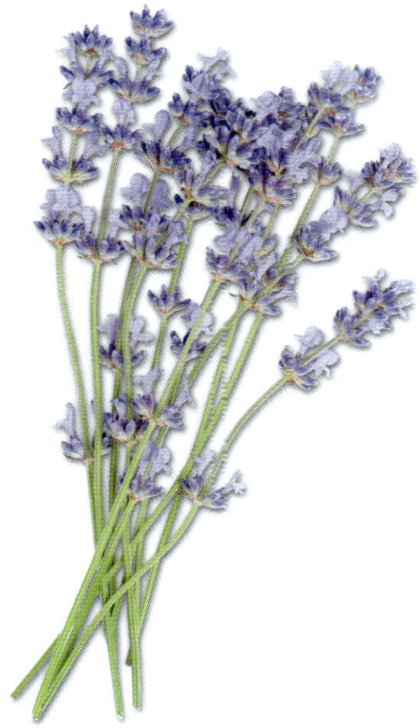

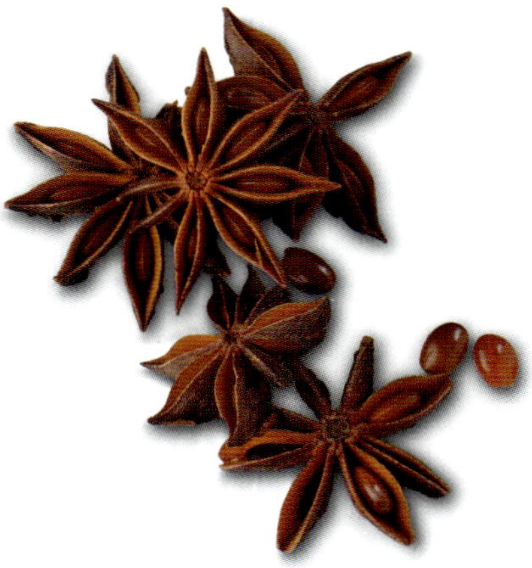

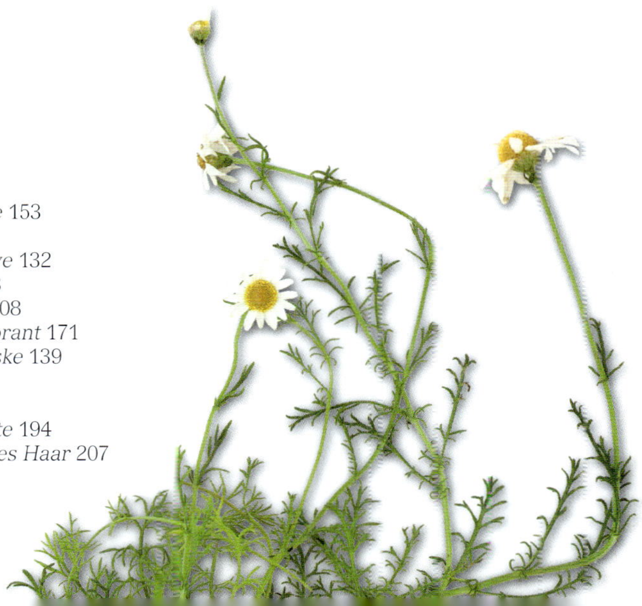

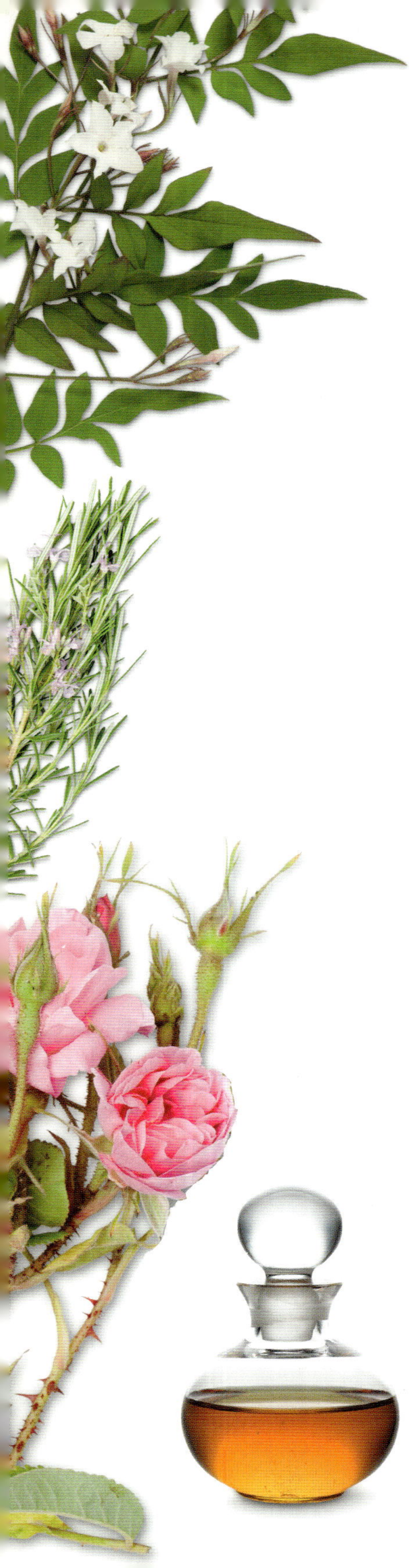

Mehr Ideen für Ihre Schönheit

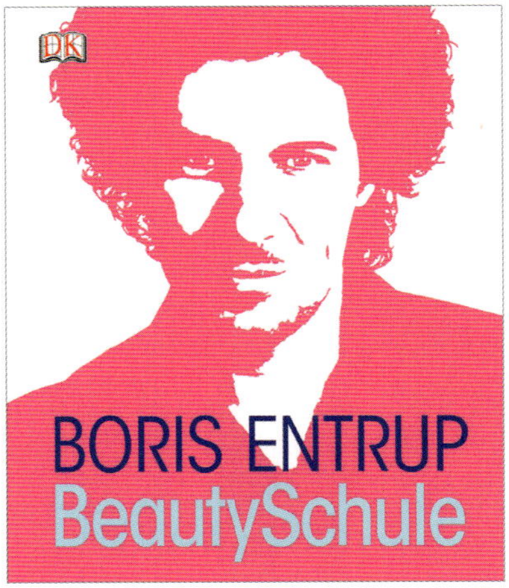

€ 16,95 (D)/€ 17,50 (A)
978-3-8310-2515-2

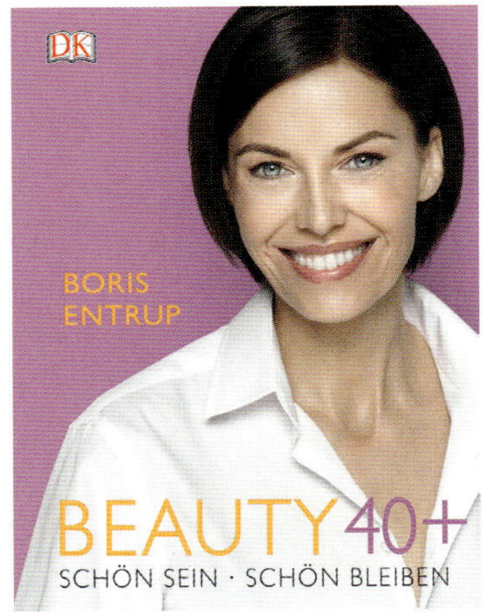

€ 19,95 (D)/€ 20,60 (A)
978-3-8310-3005-7

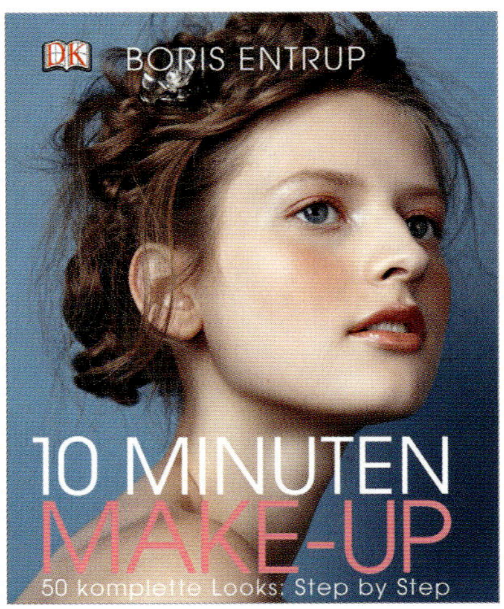

€ 14,95 (D)/€ 15,40 (A)
978-3-8310-2371-4

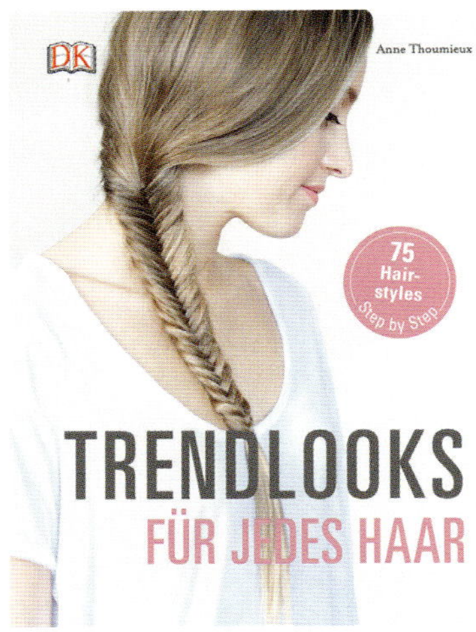

€ 16,95 (D)/€ 17,50 (A)
978-3-8310-3065-1

DANKSAGUNG

Die Autoren möchten sich an dieser Stelle bei den folgenden Menschen für deren wertvolle Mitarbeit an diesem Buch bedanken: Peter Kindersley für seine unermüdliche Unterstützung, wenn es um die Prinzipien für natürliche Gesundheit und Schönheit ging; dem Rezeptteam und dem technischen Team von NYR in Vergangenheit und Gegenwart; Kristina Koestler für ihren Rat bei den Schönheitsplänen; Justine Jenkins für ihre Make-up-Expertise und Billy Scheepers für ihren fotografischen Einsatz. Und natürlich geht unser Dank an den DK Verlag für den Enthusiasmus, der uns von Anfang bis Ende begleitet hat.

Der DK Verlag bedankt sich bei dem großartigen Team bei Neal's Yard Remedies.

Rezept- und Zutatenfotografie William Reavell
Rezeptstyling Jane Lawrie and Kat Mead
Requisite und Art Direction Isabel de Cordova
Fotografie Billie Scheepers
Make-up Justine Jenkins
Assistenz Make-up Jo Hamilton
Haar-Stylist Lisa Eastwood
Models Chloe Blanchard, Olivia Burchell, Tatiana Chechetova, Sarah Edwards, Jessi M'Bengue, Kasimira Mosich Miller, Marie Sander, Poonam Vasani, Alea Wiles und Sarah Willey
Therapeuten Margherita De-Cristofano und Kristina Koestler
Schlussredaktion Corinne Masciocchi, Dorothy Kikon, Nidhilekha Mathur, Neha Samuel und Arani Sinha
Register Marie Lorimer
Rezepttester Francesca Dennis
Redaktionsassistenz Claire Gell
Assistenz Design Mandy Earey